Pediatria

Instituto da Criança
Hospital das Clínicas

Editores da coleção
Benita G. Soares Schvartsman
Paulo Taufi Maluf Jr.

Terapia Intensiva

Artur Figueiredo Delgado
Hélio Massaharo Kimura
Eduardo Juan Troster

EDITORES DA COLEÇÃO

Benita G. Soares Schvartsman

Doutora em Pediatria pela FMUSP. Médica Assistente da Unidade de Nefrologia do Instituto da Criança do HC-FMUSP.

Paulo Taufi Maluf Jr.

Professor Livre-Docente em Pediatria pela FMUSP. Médico Assistente da Unidade de Onco-Hematologia do Instituto da Criança do HC-FMUSP. Responsável pelo Serviço de Pediatria do Hospital Nove de Julho, São Paulo, SP.

Terapia Intensiva

COORDENADORES

Artur Figueiredo Delgado

Coordenador da Unidade de Terapia Intensiva do Instituto da Criança do HC-FMUSP. Professor Colaborador da FMUSP.

Hélio Massaharo Kimura

Médico Assistente da Unidade de Terapia Intensiva do Instituto da Criança do HC-FMUSP. Mestre em Pediatria pela FMUSP.

Eduardo Juan Troster

Professor Livre-Docente do Departamento de Pediatria da FMUSP. Coordenador do Centro de Terapia Intensiva Pediátrico do Hospital Israelita Albert Einstein.

Manole

Este livro contempla as regras do Acordo Ortográfico da Língua Portuguesa de 1990, que entrou em vigor no Brasil.

Capa: Hélio de Almeida
Projeto gráfico: Departamento Editorial da Editora Manole
Editoração eletrônica: Departamento Editorial da Editora Manole
Ilustrações: Mary Yamazaki Yorado

Dados Internacionais de Catalogação na Publicação (CIP)
(Câmara Brasileira do Livro, SP, Brasil)

Terapia intensiva / Artur Figueiredo Delgado, Hélio Massaharo Kimura, Eduardo Juan Troster. – Barueri, SP : Manole, 2010. – (Coleção Pediatria. Instituto da Criança HC-FMUSP / editores Benita G. Soares Schvartsman, Paulo Taufi Maluf Jr.)

Vários autores.
Bibliografia.
ISBN 978-85-204-2863-4

1. Pediatria de urgência 2. Terapia intensiva pediátrica I. Delgado, Artur Figueiredo. II. Kimura, Hélio Massaharo. III. Troster, Eduardo Juan. IV. Schvartsman, Benita G. Soares. V. Maluf Junior, Paulo Taufi. VI. Série.

CDD-618.920028
09-10528 NLM-WS 366

Índices para catálogo sistemático:
1. Pediatria intensiva : Medicina : 618.920028
2. Terapia intensiva : Pediatria : 618.920028

1ª edição – 2010
Reimpressão – 2011

Direitos adquiridos pela:
Editora Manole Ltda.
Avenida Ceci, 672 – Tamboré
06460-120 – Barueri – SP – Brasil
Tel.: (11) 4196-6000 – Fax: (11) 4196-6021
www.manole.com.br
info@manole.com.br

Impresso no Brasil
Printed in Brazil

Autores

Albert Bousso

Doutor em Pediatria pela FMUSP. Chefe da Unidade de Terapia Intensiva Pediátrica do Hospital Universitário da USP. Médico do Centro de Terapia Intensiva Pediátrico do Hospital Israelita Albert Einstein.

Alfio Rossi Júnior

Mestre em Pediatria pela FMUSP. Presidente da Comissão de Controle de Infecção Hospitalar do Instituto da Criança do HC-FMUSP.

Ana Cristina Aoun Tannuri

Doutora Assitente do Serviço de Cirurgia Pediátrica do Instituto da Criança do HC-FMUSP.

Ana Paula de Carvalho Canela

Médica Pediatra Intensivista da Unidade de Terapia Intensiva Pediátrica do Instituto da Criança do HC-FMUSP.

Andréa Cordeiro Ventura

Médica Assistente da Unidade de Terapia Intensiva Pediátrica do Hospital Universitário da USP. Mestre em Medicina pela FMUSP.

Andréa Hiromi Imamura

Médica Plantonista da Unidade de Terapia Intensiva Pediátrica do Instituto da Criança do HC-FMUSP, do Hospital do Servidor Público e do Hospital São Luiz – Anália Franco.

Andréia Watanabe
Médica Assistente da Unidade de Nefrologia Pediátrica do Instituto da Criança do HC-FMUSP. Médica Plantonista da Unidade de Terapia Intensiva Pediátrica do Hospital Sírio Libanês. Mestre em Ciências pelo Departamento de Pediatria da FMUSP.

Artur Figueiredo Delgado
Coordenador da Unidade de Terapia Intensiva do Instituto da Criança do HC-FMUSP. Professor Colaborador da FMUSP.

Benita Galassi Soares Schvartsman
Doutora em Pediatria pela FMUSP. Médica Assistente da Unidade de Nefrologia do Instituto da Criança do HC-FMUSP.

Cláudio Flauzino de Oliveira
Pediatra Intensivista. Doutor em Ciências pela FMUSP.

Claudio Reingenheim
Residência em Pediatria na Unidade de Terapia Intensiva Pediátrica do Instituto da Criança do HC-FMUSP. Plantonista da Unidade de Terapia Intensiva do ICr-HC-FMUSP, do Hospital Darcy Vargas e da Unidade de Terapia Intensiva Neonatal do Hospital Israelita Albert Einstein.

Cristiane de Freitas Pizarro
Mestre em Medicina pelo Departamento de Pediatria da FMUSP. Médica Assistente da Unidade de Terapia Intensiva do Instituto da Criança do HC-FMUSP. Coordenadora da Pediatria e da UTI Pediátrica do Hospital Estadual Vila Alpina-SP. Coordenadora Pediátrica do Hospital Estadual Sapopemba.

Christiane Finardi Pancera
Médica Pediatra Intensivista do Instituto da Criança do HC-FMUSP. Médica Pediatra Intensivista da Santa Casa de São Paulo (setor de retaguarda). Mestre em Oncologia Pediátrica pelo Hospital do Câncer. Instrutora da PALS.

Daniel Massakasu Katayama
Médico Assistente da Terapia Intensiva do Instituto da Criança do HC-FMUSP.

Daniela Akashi
Pediatra com Título de Especialista em Terapia Intensiva Pediátrica pelo Instituto da Criança do HC-FMUSP.

Daniela Carla Souza
Mestre em Ciências pela FMUSP. Médica Assistente da Unidade de Terapia Intensiva Pediátrica do Hospital Universitário da USP. Médica da UTIP do Hospital Sírio Libanês.

Denise Varella Katz
Mestre em Pediatria pelo HC-FMUSP. Médica Contratada da Unidade de Terapia Intensiva Pediátrica do Instituto da Criança do HC-FMUSP. Médica Contratada da UTIP do Hospital Israelita Albert Einstein.

Eduardo Juan Troster
Professor Livre-Docente do Departamento de Pediatria da FMUSP. Coordenador do Centro de Terapia Intensiva Pediátrico do Hospital Israelita Albert Einstein.

Emiliana Holzhausen Gonçalves da Motta
Médica Plantonista da Unidade de Terapia Intensiva do Instituto da Criança do HC-FMUSP. Médica Diarista da Unidade de Terapia Intensiva Neonatal/Pediátrica do Hospital e Maternidade São Camilo-Santana.

Erasmo Barbante Casella
Neurologista da Infância e da Adolescência do Instituto da Criança do HC-FMUSP. Doutor em Neurologia pela FMUSP. Neurologista Infantil do Hospital Israelita Albert Einstein.

Fabiane Aliotti Regalio
Médica Assistente da Unidade de Terapia Intensiva Pediátrica do Instituto da Criança do HC-FMUSP.

Flávia Andrea Krepel Foronda
Médica Assistente da Unidade de Terapia Intensiva do Instituto da Criança do HC-FMUSP. Médica Horizontal da UTI Pediátrica do Hospital Sírio Libanês.

Flávia Feijó Panico
Médica Assistente da Unidade de Terapia Intensiva do Instituto da Criança do HC-FMUSP.

Flávio Roberto Nogueira de Sá
Ex-preceptor do Centro de Terapia Intensiva Pediátrica do Instituto da Criança do HC-FMUSP. Médico Pediatra Intensivista pela AMIB/SBP. Pediatra da Unidade de Primeiro Atendimento do Hospital Israelita Albert Einstein. Coordenador de Pediatria e Unidade de Terapia Intensiva Pediátrica do Hospital Estadual de Vila Alpina-SP.

Graziela de Araújo Costa
Médica Intensivista Pediátrica pelo Instituto da Criança do HC-FMUSP. Médica Coordenadora do Hospital do ICr-HC-FMUSP. Plantonista do Pronto-Atendimento do Hospital Sírio Libanês e da Unidade de Terapia Intensiva Pediátrica do Hospital Nove de Julho.

Heloísa Amaral Gaspar
Médica Assistente da Unidade de Terapia Intensiva do Instituto da Criança do HC-FMUSP.

Hélio Massaharo Kimura
Médico Assistente da Unidade de Terapia Intensiva do Insituto da Criança do HC-FMUSP. Mestre em Pediatria pela FMUSP.

Iracema Fernandes
Mestre em Pediatra. Assitente Diarista da Unidade de Terapia Intensiva Pediátrica do Hospital Universitário da USP.

Jaques Sztajnbok
Médico Assistente da Unidade de Terapia Intensiva do Instituto da Criança do HC-FMUSP. Médico Assistente da UTI do Instituto de Infectologia Emílio Ribas. Chefe da UTI Pediátrica do Hospital da Cruz Azul de São Paulo. Título de Especialista em Medicina Intensiva pela AMIB.

João Fernando Lourenço de Almeida
Coordenador da Unidade de Terapia Intensiva Pediátrica do Hospital Estadual Vila Alpina-SP. Médico do Centro de Terapia Intensiva do Hospital Israelita Albert Einstein.

José Carlos Fernandes
Médico Supervisor da Unidade de Terapia Intensiva Cardiopediátrica do Hospital do Coração (HCor) – Associação do Sanatório Sírio-SP. Médico Diarista e Ex-Coordenador da UTI Pediátrica do Hospital Universitário da USP. Ex-Coordenador da UTIP do Hospital Geral de Vila Nova Cachoeirinha-SP.

Juliana Del Grossi Moura
Médica Especialista em Pediatria e Terapia Intensiva Pediátrica.

Lucília Santana Faria
Mestre em Pediatria pela FMUSP. Médica Coordenadora da Unidade de Terapia Intensiva Pediátrica do Hospital Sírio Libanês. Médica Assistente do Centro de Terapia Intensiva Pediátrico do Instituto da Criança do HC-FMUSP.

Maria Carolina Caparica Módolo
Médica Assistente da Unidade de Terapia Intensiva Pediátrica do Instituto da Criança do HC-FMUSP. Médica Plantonista da UTI Pediátrica do Hospital Geral Sabará. Plantonista da UTIP do Hospital Nove de Julho. Plantonista da UTIP do Hospital Geral Vila Nova Cachoeirinha. Titulada em Pediatria pela SBP. Especializada em Terapia Pediátrica pela FMUSP.

Maria Thereza de Cordes Cabêdo
Médica Assistente do Centro de Terapia Intensiva Pediátrico do Instituto da Criança do HC-FMUSP. Médica da UTIP do Hospital Sírio Libanês.

Patrícia Freitas Góes Cauduro
Médica Assistente do Hospital Universitário da USP. Mestre em Pediatria pela FMUSP.

Patrícia Leão Tuma
Médica Plantonista da Unidade de Terapia Intensiva Pediátrica do Instituto da Criança do HC-FMUSP.

Patrícia Zamberlan
Nutricionista das Unidades de Terapia Intensiva Pediátrica e Neonatal do Instituto da Criança do HC-FMUSP. Especialista em Nutrição Enteral e Parenteral pela Sociedade Brasileira de Nutrição Parenteral e Enteral.

Paula Perez Domingues Peron
Médica Assistente da Unidade de Terapia Intensiva do Instituto da Criança do HC-FMUSP. Médica Diarista da UTI Infantil do Hospital São Luiz – Anália Franco. Médica Plantonista da UTI Pediátrica do Hospital Nove de Julho.

Ricardo Silveira Yamaguchi
Médico Preceptor da Unidade de Terapia Intensiva Pediátrica do Instituto da Criança do HC-FMUSP. Médico Assistente do Centro de Terapia Intensiva Pediátrico do ICr-HC-FMUSP.

Rodrigo Locatelli
Médico Assistente do Pronto-Socorro Pediátrico do Hospital Universitário da USP.

Sérgio Sztajnbok
Mestre em Pediatria pela FMUSP. Médico Assistente da Unidade de Terapia Intensiva do Instituto da Criança do HC-FMUSP. Médico Assistente da UTI do Instituto de Infectologia Emílio Ribas.

Shieh Huei Shin
Médico Coordenador da Unidade de Terapia Intensiva Pediátrica do Hospital Cruz Azul de São Paulo. Médico Assistente da UTIP do Hospital Universitário da USP.

Sílvia Maria de Macedo Barbosa
Médica Pediatra. Doutora em Ciências pela FMUSP. Chefe da Unidade de Dor e Cuidados Paliativos do Instituto da Criança do HC-FMUSP. Coordenadora do Comitê de Pediatria da Sociedade Brasileira de Estudo da Dor. Presidente da Academia Nacional de Cuidados Paliativos.

Uenis Tannuri
Professor Titular da Disciplina de Cirurgia Pediátrica do Departamento de Pediatria da FMUSP. Chefe do Serviço de Cirurgia Pediátrica do Instituto da Criança do HC-FMUSP. Chefe do Laboratório de Cirurgia Pediátrica LIM-30 do HC-FMUSP.

Woady Jorge Kalil Filho
Doutor em Pediatria (Terapia Intensiva) pela FMUSP. Médico Assistente Supervisor da Unidade de Terapia Intensiva do Instituto da Criança do HC-FMUSP. Médico Coordenador da UTI Infantil do Hospital São Luiz – UAF.

Sumário

Seção II – Distúrbios respiratórios

Seção III – Alterações hemodinâmicas

Seção IV – Disfunção renal

Seção V – Distúrbios metabólicos e hidroeletrolíticos

Seção VI – Distúrbios neurológicos

Seção VII – Terapia nutricional

Seção VIII – Terapia anti-infecciosa

Seção IX – Disfunção hepática

Seção X – Disfunção gastrintestinal

Seção XI – Disfunção hematológica

Prefácio

A medicina de cuidados intensivos é a via comum da medicina interna para os pacientes com acometimento agudo e disfunção de órgãos e sistemas, abrangendo uma variedade de especialidades médicas que, tradicionalmente, também estão envolvidas no tratamento das crianças graves. Este livro aumenta a extensão do conhecimento médico necessário para a prática em unidade de cuidados intensivos. A medicina de emergência e cuidados intensivos está sempre em desenvolvimento, com um grande número de pesquisas e impacto clínico importante, que alteram o manejo da criança criticamente enferma. Concomitantemente, a especialidade de cuidados intensivos em pediatria está em constante crescimento e atinge, nesse momento, uma maturidade, com sociedades atuantes, especialistas reconhecidos e uma atuação cada vez maior em todo o país.

Este livro contém temas atuais, permitindo ao colega intensivista ou que realiza residência médica, uma reciclagem e atualização que lhe possibilite proporcionar uma melhor assistência clínica à criança. Foi escrito, primariamente, pelos membros do corpo clínico da Unidade de Terapia Intensiva do Instituto da Criança do HC-FMUSP, de uma maneira concisa, sendo de grande utilidade a sua aplicação à beira do leito, pois enfoca aspectos de informação prática. Apresenta uma revisão bibliográfica e as principais citações da literatura médica recente.

Gostaria de agradecer e parabenizar a todos os colaboradores que participaram da elaboração e da confecção deste excelente trabalho.

Eu acredito que este livro será uma obra adicional na biblioteca de profissionais de saúde que atuam em cuidados intensivos pediátricos, além de se tornar uma referência em UTI pediátrica.

Werther Brunow de Carvalho
Professor Titular de Terapia Intensiva/
Neonatologia do ICr-HC-FMUSP

Introdução

A Unidade de Terapia Intensiva do Instituto da Criança "Professor Pedro de Alcântara" do Hospital das Clínicas da Faculdade de Medicina da Universidade de São Paulo está completando 35 anos, desde sua primeira equipe. Com a formação de vários intensivistas, mesmo antes da valorização dessa essencial área de atuação da Pediatria, foi berço de assistência, pesquisa e ensino.

Várias unidades de terapia intensiva do território nacional têm em suas equipes pediatras que obtiveram seu aprendizado com o tratamento dos pacientes internados nesse setor do Instituto da Criança, de cuidados eminentemente terciários.

Houve várias modificações de área física e hoje temos 20 leitos para o tratamento de condições clínicas e cirúrgicas, como insuficiência respiratória no paciente oncológico, choque séptico no paciente com grave disfunção hepática, transplante hepático e renal, entre outras.

A construção desse modelo de ensino foi resultado do esforço de todos os médicos assistentes, residentes e estagiários que passaram pela Unidade nesse período e a contribuição dos coordenadores Fábio Pileggi, Pedro Takanori Sakane, Norberto Freddi, Hélio Kimura e Eduardo Juan Troster.

O acúmulo de experiência foi inegável durante todos esses anos e faltava um livro texto que resumisse algumas das condutas mais frequentes tomadas ante a criança gravemente doente. Nesta edição, os assistentes atuais resumem em capítulos objetivos os principais protocolos de diagnóstico e tratamento, associando-os à prática médica realizada na Unidade.

Todos os membros dessa equipe, associados ao grupo irmão do Hospital Universitário (da Universidade de São Paulo) se sentem muito felizes de fazer parte da história da Terapia Intensiva Pediátrica do Brasil e ter o privilégio de poder dividir com pediatras mais e menos experientes um trabalho de 35 anos.

Artur Figueiredo Delgado
Coordenador da UTI do ICr-HC-FMUSP

Seção I

Procedimentos e avaliação de critérios de qualidade

Procedimentos 1

Emiliana Holzhausen Gonçalves da Motta
Ricardo Silveira Yamaguchi

Após ler este capítulo, você estará apto a:

1. Indicar corretamente um cateter venoso central (CVC), intubação e pressão arterial invasiva.
2. Ter conhecimento da técnica de passagem do CVC, da intubação e da pressão arterial invasiva mais adequada em cada caso.
3. Estar atento para possíveis complicações dos procedimentos.
4. Saber indicar corretamente uma sequência rápida de intubação.

CATETER VENOSO CENTRAL

Introdução

Na prática atual, mais de 80% dos pacientes hospitalizados necessitam de acesso venoso para infusão de medicações, fluidos, nutrição e derivados sanguíneos. A maioria dos pacientes em UTI precisam de cateterização venosa central. Apesar de necessários, os acessos venosos, tanto periférico como central, não são livres de complicações, as quais podem colaborar com aumento da morbidade e da mortalidade, aumento da internação hospitalar e custos[1]. Portanto, conhecer suas indicações, contraindicações, técnicas e complicações é importante para um melhor manejo do acesso e do paciente.

Indicações e Contraindicações

As principais finalidades do uso de cateter venoso central em pediatria são: impossibilidade de acesso venoso periférico, administração de fluidos, drogas vasoativas, soluções hipertônicas, nutrição parenteral, hemodiálise, hemofiltração, exsanguineotransfusão, quimioterapia, plasmaférese, monitorização de pressão venosa central e débito cardíaco[1-5].

Como um acesso venoso central pode salvar uma vida, não há contraindicação absoluta, todas são relativas. Entre as contraindicações, estão coagulopatia (presença de sangramento clínico e/ou plaquetopenia < 50.000 e/ou atividade de protrombina < 50%), o que aumenta o risco de sangramento durante e após a passagem do CVC; diarreia (em cateter femoral); recém-nascidos e crianças com peso < 3.000 g; malformações, cirurgia, irradiação prévia do local, inexperiência do operador e obesidade mórbida[1,2,4].

Escolha do Cateter e Local de Punção

Os cateteres venosos centrais são de diferentes materiais, tamanhos, número de lumens e forma de implantação. Em pediatria, os cateteres mais utilizados atualmente como acesso venoso central são os de poliuretano, que são pouco reativos ao endotélio e têm baixa trombogenicidade. Os tamanhos mais utilizados são 4Fr (lactentes pequenos), 5Fr (lactentes e pré-escolares) e 7Fr (escolares), definidos conforme o tamanho e o peso da criança, lembrando que quanto maior o diâmetro, maior o risco de trombose e estenose venosa. Existem cateteres de um lumen e de múltiplos lumens (2,3,4 lumens), devendo-se utilizar o menor número possível de lumens, reduzindo o risco de infecção[1-3].

Quanto à implantanção, os cateteres podem ser não tunelizados (CVC), tunelizados (permite maior tempo de uso), implantados (*porth-o-cath*), cateter de aférese/diálise e cateter central inserido perifericamente (PICC)[3].

Atualmente, existem cateteres impregnados com clorexidina e sulfadiazina de prata e com minociclina e rifampicina. Estudos mostram uma tendência a menor risco de infecção de corrente senguínea relacionada a cateter, porém seu uso ainda é controverso[1,2,6].

Locais de punção

As vias de acesso são: veia jugular externa (VJE), veia jugular interna (VJI), veia subclávia (VSC) e veia femoral (VF). A escolha da via de acesso depende da indicação clínica e das características de cada via, com suas vantagens, desvantagens e riscos.

As principais características das vias de acesso estão descritas no Quadro 1.1. O acesso pela VJI é o mais utilizado em crianças, seguido pela VF e VSC[4]. O acesso pela VJE exige pouca experiência do profissional, sendo uma via segura, com poucas complicações[5].

Quadro 1.1 – Características das principais vias de acesso venoso central[1,2,4,5,7]

	Veia jugular interna direita (VJID)	Veia jugular interna esquerda (VJIE)	Veia subclávia (VSC)	Veia femoral (VF)
■ Vantagens	Mais retilínea; sucesso alto; baixo risco de pneumotórax	Sucesso alto	Anatomia constante	Sem risco de lesão em tórax; acesso rápido
■ Desvantagens	Paciente obeso dificulta a localização de pontos de referência	Une-se em ângulo reto com veia subclávia; maior risco de pneumotórax	Maior risco de complicações na passagem que VJI	Dificuldade de manter limpo; em ascite, maior dificuldade de passagem
■ Complicações	Punção carótida; síndrome de Horner; embolia gasosa; hematoma mediastinal; hemotórax	Semelhante a VJID; lesão de ducto torácico	Hemotórax; pneumotórax; punção de artéria subclávia	Hematoma; fístula arteriovenosa; oclusão vascular; estenose

Técnica de Passagem

Após indicação adequada e escolha do cateter e da via de acesso, é necessário orientar o paciente e sua família e iniciar a preparação do material (Quadro 1.2). O paciente deve ser monitorizado com eletrocardiograma contínuo e oximetria de pulso; sua anatomia deve ser avaliada com cuidado[2,3].

O posicionamento adequado do paciente depende da via de acesso escolhida e, quando necessário, deve-se realizar uma sedação e/ou analgesia do paciente. O

Quadro 1.2 – Material[5]

- Máscara, gorro, luvas estéreis, campos estéreis, avental estéril
- Lidocaína 2% sem vasoconstritor
- Solução antisséptica (Povidine degermante, clorexidina alcoólica 2%)
- Gazes e fita adesiva
- Seringas (5 mL, 10 mL e 20 mL)
- Agulhas (25x6 e 40x12)
- Fio de sutura mononáilon (4.0 ou 5.0) agulhado
- Tesoura, porta-agulha e bisturi
- Soro fisiológico
- Cateter

posicionamento adequado para cada via de acesso será descrito mais adiante. A técnica estéril é sempre recomendada, sendo, portanto, necessário o uso de máscara, gorro, avental estéril, campo cirúrgico amplo e campo cirúrgico fenestrado e luvas estéreis, a fim de prevenir e diminuir o risco de infecção[3-5].

Uma vez posicionado, realizar a antissepsia ampla do local, primeiro com clorexidina degermante e depois com clorexidina alcoólica; em seguida, cobrir a área com campos estéreis. Localizados os pontos de referência anatômicos, fazer uma anestesia local com lidocaína 2% sem vasoconstritor na pele e no trajeto[2,5].

Atualmente, a técnica de Seldinger modificada é a mais utilizada para passagem de cateter venoso central, consistindo nos seguintes passos:

- Preencher o cateter com soro fisiológico.
- Punção venosa com agulha pouco calibrosa.
- Inserção do fio-guia pela agulha, retirando-se a agulha e mantendo-se o fio-guia no interior da veia.
- Inserção do dilatador pelo fio-guia, introduzindo-o através da pele e do tecido subcutâneo com movimentos rotatórios, segurando o dilatador próximo à pele do paciente.
- Retirar o dilatador e passar o cateter, já preenchido com soro fisiológico, pelo fio-guia.
- Retirar o fio-guia após o posicionamento central do cateter[2,4,5,7,8].

Veia jugular externa

Posicionar o paciente em Trendelenburg a 30° em decúbito dorsal horizontal, com a cabeça lateralizada ligeiramente a 45°, com um coxim sobre os ombros. A veia é puncionada sob visualização direta sem conexão da seringa na agulha[2,5,7-9] (Figura 1.1).

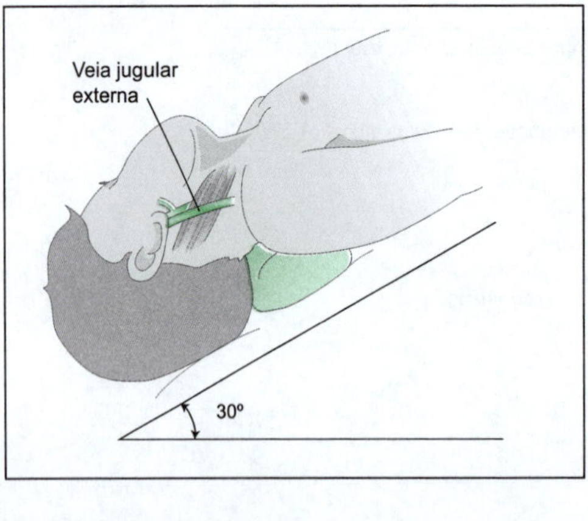

Figura 1.1 Veia jugular externa.

Veia jugular interna

O posicionamento deve ser realizado da mesma maneira que na VJE. Existem três vias de acesso para a punção da VJI.

1. Acesso anterior: inserir a agulha a 30° conectada à seringa (com pressão negativa constante), na altura do terço médio do pescoço, passando sob o feixe do músculo esternocleidomastoideo, ou dirigindo-se ao ponto médio do triângulo de Sedellot (formado pela separação dos feixes esternal e clavicular do músculo esternocleidomastoideo) em direção ao mamilo ipsilateral à punção[2,4,5,7-9] (Figura 1.2).

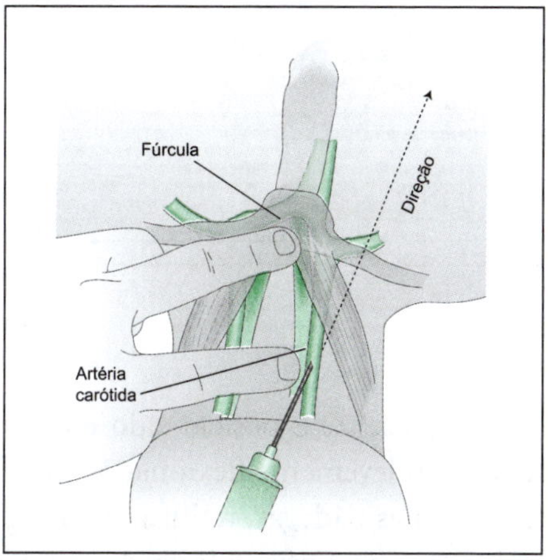

Figura 1.2 Veia jugular interna: acesso anterior.

2. Acesso medial: o local de punção é o ápice do triângulo de Sedellot. A agulha é inserida a 30 a 45° em direção ao mamilo ipsilateral à punção[2,4,5,7-9] (Figura 1.3).

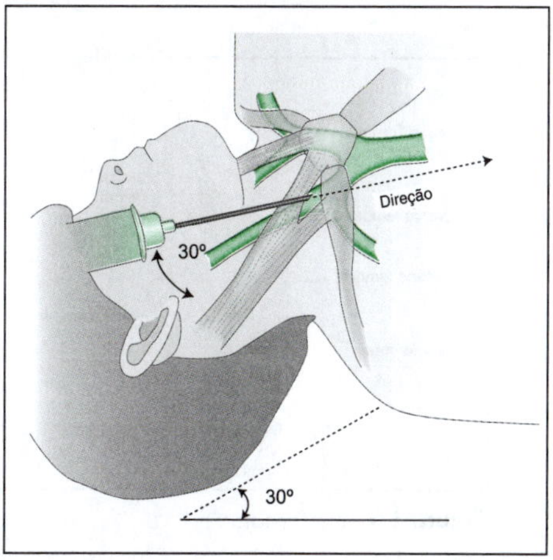

Figura 1.3. Veia jugular interna: acesso medial.

3. Acesso posterior: a agulha é inserida a 45° na borda do feixe clavicular do músculo esternocleidomastóideo, no cruzamento com a veia jugular externa, passando pelo músculo em direção à fúrcula esternal[2,4,5,7-9] (Figura 1.4).

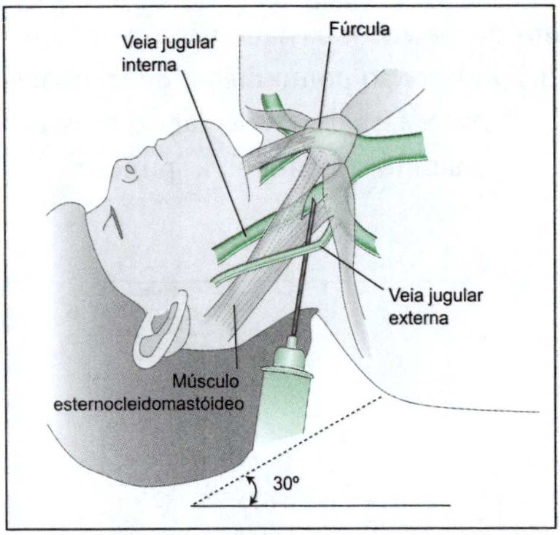

Figura 1.4. Veia jugular interna: acesso posterior.

Veia femoral

O paciente é posicionado em decúbito dorsal horizontal, com os membros inferiores levemente flexionados e em discreta rotação externa. Um coxim é colocado sob as nádegas, retificando a região perineal. Localiza-se o ligamento inguinal, que une a sínfise púbica e a crista ilíaca anterosuperior. Palpa-se o pulso femoral, 2 cm abaixo desse ligamento inguinal, 1 a 1,5 cm medialmente, em posição paralela à artéria, em direção a cicatriz umbilical, em um ângulo de 45°[2,4,5,7] (Figura 1.5).

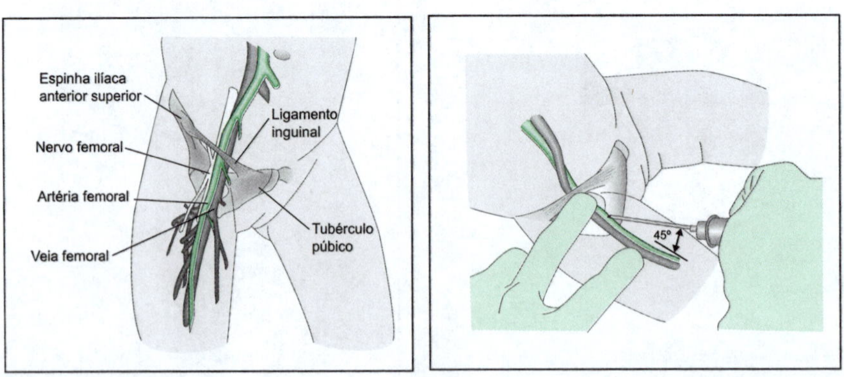

Figura 1.5 Veia femoral.

Veia subclávia

O paciente é posicionado em decúbito dorsal, em Trendelenburg, com a cabeça voltada para a linha média ou lateralizada para o lado da punção. Usar coxim entre as escápulas para facilitar, expondo a clavícula.

A punção é realizada entre os terços médio e externo da clavícula, pouco abaixo da borda inferior (via infraclavicular). Insere-se a agulha em ângulo de 45° até atingir a borda inferior da clavícula; depois, seguir com a agulha paralelamente à clavícula, em direção à fúrcula esternal[2,4,5,7,8] (Figura 1.6).

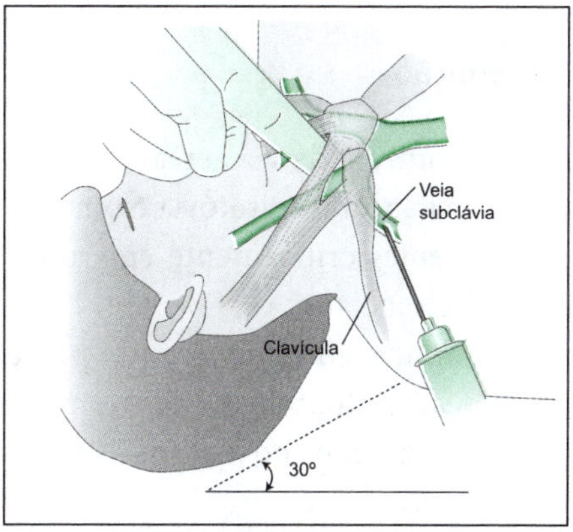

Figura 1.6 Veia subclávia.

Cuidados Pós-passagem do Cateter

- Verificar se o cateter apresenta fluxo e refluxo adequados. Manter cateter salinizado, evitando obstrução.
- Realizar radiografia de tórax para verificar a posição do cateter. Fixar cateter com fio mononáilon, após confirmar posicionamento adequado.
- Cateteres em veia jugular ou subclávia devem ficar localizados na porção distal da veia cava superior ou logo acima da do átrio direito. Cateteres em veia femoral não devem ficar intra-hepáticos ou entre a L4 e a L5.
- Monitorizar eventuais complicações, como as descritas no Quadro 1.3.
- Realizar curativo oclusivo sobre sítio de inserção do cateter[3].

Quadro 1.3 – Complicações em cateteres venosos centrais[2,4,5,8-11]

Complicações na instalação	Complicações na manutenção
▪ Punção arterial; hematoma no local da punção	▪ Infecção de corrente sanguínea relacionada a cateter
▪ Mau posicionamento do cateter	▪ Infecção no sítio do cateter
▪ Embolia; pseudoaneurisma arterial	▪ Infecção do trajeto do cateter

(continua)

Quadro 1.3 – Complicações em cateteres venosos centrais[2,4,5,8-11] (continuação)

Complicações na instalação	Complicações na manutenção
▪ Hemotórax; pneumotórax; quilotórax (lesão ducto torácico); hidromediastino	▪ Embolia
▪ Lesão de plexo braquial; lesão de nervo frênico	▪ Trombose
▪ Síndrome de Horner (lesão de cadeia simpática)	
▪ Rouquidão (lesão do nervo laríngeo recorrente)	▪ Perfuração vascular

INTUBAÇÃO

Introdução

O controle da via aérea sempre foi um tema de grande importância na medicina. A falência respiratória é um dos maiores fatores de morbidade e mortalidade em pacientes criticamente enfermos, portanto, um acesso rápido e seguro à via aérea é essencial.

A intubação traqueal é um procedimento para assegurar a permeabilidade da via aérea, facilitando a higiene respiratória, o manejo ventilatório com pressão positiva e até mesmo a administração de medicamentos (como óxido nítrico, surfactante etc.)[4,12].

Indicações

São várias as indicações de intubação, podendo ser eletivas, como em cirurgias, ou de urgência, que podem ser divididas em quatro categorias: (1) obstrução aguda da via aérea; (2) perda de reflexos de proteção; (3) secreção pulmonar excessiva; e (4) falência respiratória, tanto por falha de ventilação como de oxigenação[5,12] (Quadro 1.4).

Quadro 1.4 – Indicações de intubação

Urgência	Eletiva
▪ Insuficiência respiratória	▪ Coleta de secreção traqueobrônquica
▪ Bradipneia ou apneia	▪ Broncoscopia
▪ Alterações morfofuncionais de caixa torácica	▪ Anestesia geral
▪ Suporte ventilatório em distúrbios hemodinâmicos, metabólicos e/ou neurológicos	▪ Outros procedimentos eletivos
▪ Obstrução de vias aéreas	

Considerações Anatômicas da Via Aérea na Criança

A criança apresenta algumas peculiaridades anatômicas e funcionais da via aérea que favorecem a insuficiência respiratória e que podem dificultar a intubação. Dentre elas, destacam-se menor diâmetro da via aérea, suporte cartilaginoso da via aérea incompleto, maior complacência da caixa torácica, ventilação contralateral deficiente, controle central da respiração deficiente, menor proporção de fibras musculares tipo I, cabeça maior em relação ao corpo, língua maior em relação às demais estruturas da cavidade oral, epiglote mais curta, estreita, tubular e angulada em relação à traqueia, laringe anterior, cefalizada e com forma afunilada[4].

Avaliação Prévia da Via Aérea

Uma rápida avaliação da anatomia da via aérea superior é importante para o sucesso da intubação orotraqueal (IOT), prevenindo possíveis complicações. Algumas formas de avaliação são descritas a seguir.

1. Escore de Mallampati: prevê a dificuldade de intubação pela avaliação da cavidade oral, pelo exame direto e pela laringoscopia direta. Avalia o número de estruturas visíveis, variando de I (mais estruturas visíveis) a IV (cordas vocais geralmente não são visualizadas durante laringoscopia direta)[4,12] (Figura 1.7).
2. Classificação de Cormack e Lehane: também prediz a dificuldade de intubação, visualizando as estruturas durante a laringoscopia direta. Varia de grau I (boa visualização das cordas vocais) a IV (epiglote não visualizada)[4,12].

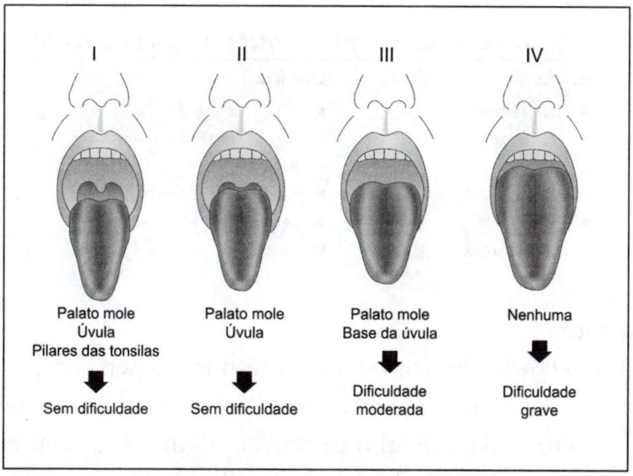

Figura 1.7 Escore de Mallampati.

Material Necessário para Intubação

Indicada a IOT, deve-se separar os equipamentos necessários, descritos no Quadro 1.5[4,5,12,13].

Quadro 1.5 – Materiais necessários para IOT

- Sonda da aspiração de grosso calibre
- Laringoscópio (cabo, pilhas, luz, lâminas)
- Sistema de aspiração a vácuo
- Pinça de MacGill (intubação nasotraqueal)
- Sondas gástricas
- Fitas adesivas para fixação da cânula
- Fontes de oxigênio e AMBU (com ou sem reservatório de O_2)
- Máscara facial transparente
- Luvas estéreis, máscara, óculos de proteção
- Monitor cardíaco e oximetria de pulso
- Capnógrafo, seringa
- Cânulas traqueais
- Acesso venoso

Laringoscópio

Sua lâmina é utilizada para expor a glote e deslocar a língua lateralmente; pode ser reta ou curva. A lâmina reta é mais utilizada em lactentes e crianças menores de 8 anos, com glote mais anteriorizada e cefálica, facilitando a exposição da glote; com ela, deve-se pinçar a epiglote. A lâmina curva é utilizada em crianças maiores de 8 anos, adolescentes e adultos, devendo-se elevar a valécula e, com isso, a epiglote. As lâminas variam de 0 (zero) a 3 (Quadro 1.6)[4,5,13].

Quadro 1.6 – Lâmina de laringoscópio para cada idade

Idade	Lâmina
RN pré-termo	Reta – Zero (0)
RN termo	Reta – Zero (0) ou 1
Lactente	Reta – 1
Pré-escolar	Reta – 2
Escolar	Reta ou curva – 2 ou 3
Adolescentes	Curva – 3

Cânulas de intubação

As cânulas são fabricadas com material radiopaco, seu comprimento é indicado em centímetros, são ligeiramente curvadas para facilitar sua introdução na laringe e seu conector é de tamanho universal. Algumas cânulas apresentam uma abertura lateral na ponta distal, denominado olho de Murphy, que serve como via alternativa caso a ponta da cânula seja obstruída.

A numeração da cânula corresponde ao seu diâmetro interno, podendo ser com ou sem *cuff*. No passado, as cânulas com *cuff* eram usadas apenas em pacientes com mais de 8 anos de idade; abaixo dessa idade, apenas em situações especiais. Atualmente, elas têm sido usadas em todas as idades, com vantagens de permitir menor escape de ar em torno da cânula e melhor eficiência da ventilação mecânica (principalmente na necessidade de altas pressões positivas), garantir medidas confiáveis de mecânica respiratória, minimizar contaminação ambiental com outros gases (como óxido nítrico) e prevenir aspiração de conteúdo gástrico ou de orofaringe para via aérea inferior.

Para a escolha do diâmetro da cânula (em mm) em crianças com mais de 2 anos de idade, a *American Heart Association* (AHA) e a *American Academy of Pediatrics* (AAP) recomendam a fórmula a seguir:

[idade (anos)/4] + 4 (devendo-se separar 0,5 mm acima e abaixo do diâmetro obtido)

Em cânulas com *cuff*, normalmente o diâmetro a ser utilizado é menor, podendo ser estimado pela fórmula de Motoyama:

[idade (em anos)/4] + 3,5

ou, ainda, pela fórmula de Khine:

[idade (em anos)/4] + 3

Para crianças menores de 2 anos de idade, o tamanho da cânula recomendado está indicado na Tabela 1.1[4,5,12-15].

Tabela 1.1 – Diâmetro da cânula para crianças até 2 anos

Idade	Diâmetro da cânula
RN pré-termo	2,5 a 3,0
RN termo	3,0 a 3,5
De 1 a 6 meses	3,5 a 4,0
6 meses a 1 ano	3,5 a 4,0
1 a 2 anos	4,0 a 4,5

Posicionamento da Criança

A criança deve ser posicionada em decúbito dorsal horizontal com discreta extensão da cabeça para uma adequada retificação das vias aéreas. Para isso, utiliza-se um coxim abaixo da região occipital (maiores de 2 anos) e embaixo dos ombros (menores de 2 anos); com isso, o canal externo do ouvido posiciona-se anteriormente aos ombros[4,5].

Sequência Rápida de Intubação

Tem como objetivo levar o paciente a um estado de inconsciência, com bloqueio neuromuscular, para promover uma intubação mais segura no departamento de emergência, aumentando a chance de sucesso da IOT. Consiste nas seguintes etapas:

- Uma avaliação prévia do paciente e de sua via aérea, com rápida história de antecedentes de alergias, medicações, história pregressa, última refeição e eventos que o levaram ao serviço médico (AMPLE).
- Pré-oxigenação com FiO_2 a 100%, a fim de assegurar uma reserva funcional de oxigênio de 3 a 4 minutos para o procedimento.
- Medicações são escolhidas conforme clínica, idade e antecedentes pessoais do paciente, consistindo em pré-medicação, analgesia, sedação e bloqueio neuromuscular.

Pré-medicação

A atropina deve ser usada em casos de bradicardia, uso de succinilcolina e em crianças menores de 1 ano de idade, a fim de bloquear bradicardia reflexa. A dose é de 0,02 mg/kg, mínima de 0,1 mg e máxima de 1 mg. O uso de lidocaína como pré-medicação está indicado em casos de hipertensão intracraniana, na dose de 1,5 mg/kg.

Analgesia

Normalmente, é realizada com fentanil, na dose de 2 a 4 mcg/kg.

Sedação

A escolha do sedativo depende sobretudo do quadro clínico e da doença do paciente. Os agentes sedativos mais utilizados em pediatria são descritos na Tabela 1.2.

Tabela 1.2 – Sedativos para sequência rápida de intubação

Droga	Vantagens	Desvantagens	Dose
Midazolam	Sedativo/hipnótico; bom efeito sedativo; rápido início de ação; curta duração	Comprometimento cardiovascular	0,1 a 0,4 mg/kg (IV, IM, IN, IR)
Tiopental	Diminui pressão intracraniana (ideal em hipertensão intracraniana)	Queda da pressão arterial	1 a 4 mg/kg (IV)
Ketamina	Efeito broncodilatador (recomendada em mal asmático)	Liberação de catecolaminas (aumento da pressão intracraniana e da pressão ocular); laringoespasmo	1 a 4 mg/kg (IV, IM)
Etomidato	Não altera pressões arterial e intracraniana	Supressão suprarrenal	0,2 a 0,4 mg/kg (IV)
Propofol	Efeito rápido e curto; sedativo; reduz hiper-reatividade brônquica	Síndrome de infusão do propofol	1 a 2 mg/kg (IV)

IV: intravenoso; IM: intramuscular; IN: intranasal; IR: intrarretal.

Bloqueio neuromuscular

Podem ser divididos em despolarizantes e não despolarizantes.

- Despolarizante: succinilcolina. Tem rápido início e término de ação, porém com diversos efeitos colaterais, estando em desuso. Pode levar a um aumento no nível sérico de potássio (0,5 a 1 mEq/L), aumento da pressão intracraniana e hipertermia maligna, sendo contraindicado em casos de queimados, miopatias, paralisia, falência renal, história familiar de hipertermia maligna, traumas e doenças neuromusculares. Se for utilizada, recomenda-se uma dose de defasciculação de 0,1 mg/kg antes da sedação, completando-se a dose após a sedação. Dose endovenosa de 1 mg/kg.
- Não despolarizantes: pancurônio, rocurônio, vecurônio, atracúrio. Todos têm início de ação mais lento e meia-vida maior quando comparados à succinilcolina, porém são mais seguros e com menores efeitos colaterais. Pancurônio: dose de 0,1 mg/kg IV, apresenta poucos efeitos cardiovasculares e de liberação histamínica. Rocurônio: dose de 0,6 a 1,2 mg/kg IV, com mínimos efeitos cardiovasculares, porém ação prolongada em casos de insuficiência hepática. Vecurônio: dose de 0,1 a 0,2 mg/kg IV, curta duração e poucos efeitos cardiovasculares. Atracúrio: dose de 0,5 mg/kg IV leva à liberação histamínica, podendo causar queda da pressão arterial[4,5,13,16].

Contraindicações da sequência rápida de intubação

Possibilidade de insucesso da intubação ou ventilação com máscara e bolsa, traumas facial/laríngeo graves, obstrução de via aérea superior, distorção da anatomia facial ou da via aérea (ou seja, via aérea difícil)[4].

Intubação Orotraqueal

Após os passos anteriores, realiza-se a intubação propriamente dita. A compressão cricoide (manobra de Sellick) deve ser realizada para promover a obliteração do lumen do esôfago, protegendo-a de aspiração de conteúdo gástrico.

O laringoscópio, segurado pela mão esquerda, é introduzido pelo lado direito da boca, direcionando a lâmina para a linha média, rebatendo a língua para a esquerda; avançar a lâmina até a valécula (lâmina curva) ou até a epiglote (lâmina reta), expondo a fenda glótica, pregas vocais e subglote; introduzir a cânula pelo lado direito da cavidade oral (não inserir pela fenda da lâmina, pois leva à obstrução do campo de visão) e inseri-la na fenda glótica. Uma vez introduzida a cânula, verificar se está na posição correta (traqueia), pela expansibilidade pulmonar bilateral e simétrica, ausculta do murmúrio vesicular nas regiões axilares bilateralmente, presença de vapor de água na cânula durante a exalação. Além disso, se disponível, utilizar métodos de detecção de CO_2 exalado, como capnografia ou capnometria. Na sequência, realizar radiografia de tórax pra confirmar a posição da cânula e eventuais complicações (Quadro 1.7)[4,12,13]. A posição ideal da cânula é realizada pela regra: 3 vezes o número da cânula no lábio superior; por exemplo, uma cânula número 5 deve ser fixada em 15 cm no lábio superior[4,5,13].

Quadro 1.7 – Complicações da intubação

Imediatas	Precoces	Tardias
Apneia	Laceração e erosão ou hematoma de cordas vocais e da traqueia (cânulas com *cuff*)	Reintubação
Hipoxemia	Extubação acidental	Laringite pós-extubação
Obstrução nasal ao fluxo de ar	Intubação seletiva	Sinusite
Bradicardia por reflexo vagal	Obstrução de cânula	Rouquidão
Aumento da pressão arterial sistêmica	Úlceras de cordas vocais	Granuloma de cordas vocais
Arritmias associadas a hipotensão	Pneumotórax	Paralisia de cordas vocais
Espasmo da glote e brônquios	Atelectasia pulmonar	Estenose subglótica
Tosse, vômitos	Infecção	Estenose nasal
Subluxação da coluna cervical		Atelectasia
Perda de dentes		

(continua)

Quadro 1.7 – Complicações da intubação (continuação)

Imediatas	Precoces	Tardias
Lesão de lábios e gengiva		
Ulceração da parede posterior da faringe, epiglote		
Epistaxe		
Traumatismo de mucosa nasal e adenoide		

Intubação Nasotraqueal

O mesmo procedimento para intubação orotraqueal deve ser seguido, apenas devendo ser precedido da passagem da cânula pela narina. Com auxílio de pinça de MacGill, a cânula é avançada pela fenda glótica[4,5].

Estratégias Alternativas

Em casos de insucesso para intubação, o médico deve estar preparado para procedimentos alternativos para a manutenção da via aérea, como uso de máscara laríngea, intubação por fibroscopia, cricotireoidotomia ou traqueostomia.

A máscara laríngea é um método seguro e rápido para estabelecer uma via respiratória. Empregada para manter a permeabilidade da via aérea até obtenção de uma via definitiva, é inserida acompanhando-se o palato duro e com o dedo indicador pressionando a máscara contra a parede posterior da laringe e para baixo. Após posicionada, insuflar o *cuff*, de modo a selar a hipofaringe e a extremidade distal da máscara posicionada acima da fenda glótica. Seu tamanho é escolhido conforme o tamanho da criança. Tem alto sucesso em sua instalação[4,5,13,17].

PRESSÃO ARTERIAL INVASIVA

Introdução

A canulação de uma artéria tem como vantagem permitir a medida contínua e fidedigna da pressão arterial, além de proporcionar fácil coleta de exames laboratoriais. Está contraindicada em distúrbios hemorrágicos graves, circulação arterial local comprometida, infecção local da pele e intervenção cirúrgica prévia.

Material Necessário

- Gelco (nº 24 em neonatos, nº 22 a 24 em lactentes e pré-escolares, nº 20 em maiores).

- Se disponível, cateteres para inserção arterial.
- Gaze estéril.
- Solução antisséptica.
- Máscara, avental, campos e luvas estéreis.
- Transdutores de pressão.
- Solução de irrigação fisiológica.
- Monitor de pressão.
- Óculos de proteção.

Escolha do Local

As artérias mais utilizadas são: radial, dorsal do pé (pediosa) e tibial posterior. A preferência é dada para artéria radial, por estar localizada mais superficialmente, facilitando o acesso, e por representar um vaso não terminal, com circulação da mão também realizada pela artéria ulnar.

Antes da punção da artéria radial, deve-se realizar o teste de Allen. Consiste na oclusão das artérias radial e ulnar no nível do punho, através da compressão digital, seguida da compressão da mão de modo a permitir o retorno do sangue. Libera-se o pulso da artéria ulnar e verifica-se a circulação arterial até os dedos. Caso não ocorra, está contraindicado o acesso por essa via.

Técnica

- Imobilizar o antebraço e a mão em dorsiflexão.
- Antissepsia local.
- Palpar a artéria radial, inserindo a agulha obliquamente em ângulo de 30°.
- Com o refluxo do sangue, introduzir o cateter e conectar ao transdutor de pressão.
- Fixar o cateter.

Tempo de Permanência

Remover o cateter quando aparecerem sinais de complicações, tornar-se não funcionante ou em caso de permanência > 72 a 96 horas.

Complicações

Sangramento, isquemia, embolia, formação de trombo, infecção, neuropatia periférica e hematomas[4,5].

CONCLUSÕES

A escolha do local de instalação do cateter venoso e sua adequada manutenção são essenciais para uma boa utilização, sendo que a técnica adequada para qualquer procedimento é determinante para seu sucesso.

Além disso, o preparo correto, com emprego de técnicas e materiais adequados, deve ser de conhecimento de toda a equipe multidisciplinar da UTI.

REFERÊNCIAS BIBLIOGRÁFICAS

1. Waitt C, Waitt P, Pirmohamed M. Intravenous theraphy. Postgrad Med J. 2004;80(939):1-6.
2. Taylor RW, Palagiri AV. Central venous catheterization. Crit Care Med. 2007;35(5):1390-6.
3. Bishop L, Dougherty L, Bodenham A, Mansi J, Crowe P, Kibbler C, et al. Guidelines on the insertion and management of central venous access devices in adults. Int J Lab Hematol. 2007;29(4):261-78.
4. Carvalho WB, Hirschheimer MR, Matsumoto T. Terapia intensiva pediátrica. 3ª ed. São Paulo: Atheneu, 2006.
5. Stape A, Troster EJ, Kimura HM, Gilio AE, Bousso A, Britto JLBC. Manual de normas: terapia intensiva pediátrica. São Paulo: Sarvier; 1998.
6. Kalfon P, Vaumas C, Samba D, Boulet E, Lefrant J, Eyraud D, et al. Comparison of silver-impregnated with standard multi-lumen central venous catheters in critically ill patients. Crit Care Med. 2007;35(4):1-8.
7. Radtke WAK. Vascular access and management of its complications. Pediatr Cardiol. 2005;26(2):140-6.
8. Albuquerque Jr. FC, Leitão PRV. Technical aspects of central venous catheterization. Curr Opin Clin Nutr Metab Care. 1998;1(3):297-304.
9. Boon JM, Van Schoor AN, Meiring JH, Welch T. Central venous catheterization – an anatomical review of a clinical skill, part 2: internal jugular vein via the supraclavicular approach. Clin Anat. 2008;21(1):15-22.
10. Casado-Flores J, Barja J, Martino R, Serrano A, Valdivielso A. Complications of central venous catheterization in critically ill children. Pediatr Crit Care Med. 2001;2(1):57-62.
11. Arenas-Marquez H, Anaya-Prado R, Barrera-Zepeda LM, Gonzalez-Ojeda A. Complications of central venous catheters. Curr Opin Clin Nutr Metab Care. 2001;4(3):207-10.
12. Stocker R, Biro P. Airway management and artificial ventilation in intensive care. Curr Opin Anaesthesiol. 2005;18(1):35-45.
13. Bledsoe GH, Schexnayder SM. Pediatric rapid sequence intubation – a review. Pediatr Emerg Care. 2004;20(5):339-44.
14. Jaeger JM, Durbin CG. Specialized endotracheal tubes. Clin Pulm Med. 2001;8(3):166-76.
15. Weiss M, Dullenkopf A, Gysin C, Dillier CM, Gerber AC. Shorcomings of cuffed paediatric tracheal tubes. Br J Anaesth. 2004;92(1):78-88.
16. Simon L, Trifa M, Mokhtari M, Hamza J, Treluyer JM. Premedication for tracheal intubation: a prospective survey in 75 neonatal and pediatric intensive care units. Crit Care Med. 2004;32(2):565-8.
17. Steel A. The intubating laryngeal mask airway. Emerg Med J. 2005;22(1):47-9.

2 Qualidade em terapia intensiva

Graziela de Araújo Costa
Eduardo Juan Troster

Após ler este capítulo, você estará apto a:

1. Avaliar a importância dos indicadores de qualidade de assistência em terapia intensiva pediátrica, assim como sua aplicabilidade na rotina da UTI.
2. Descrever os principais escores prognósticos e de disfunção orgânica utilizados em UTI pediátrica.
3. Avaliar a importância da participação dos pais, bem como suas necessidades e expectativas no atendimento da criança da UTI.

INTRODUÇÃO

Embora o conceito de qualidade em saúde não seja novo, sua aplicabilidade vem se tornando cada vez mais frequente, principalmente em terapia intensiva, com enfoque na qualidade e na segurança do paciente durante o tratamento. Em 2000, o *Institute of Medicine* publicou um livro chamado *To Err is Human*, que estima que cerca de 98 mil mortes por ano sejam atribuídas a erros médicos preveníveis[1].

Nas instituições de saúde, o modelo mais conhecido de avaliação da qualidade dos serviços prestados é o que foi desenvolvido por Donabedian na década de 1960[2,3], que avalia três categorias:

- Estrutura: refere-se aos recursos disponíveis para a execução dos serviços propostos. Esses recursos podem ser classificados em materiais (equipamentos, edificações), humanos (número e qualificação dos profissionais) e financeiros (investimento e manutenção). Costuma-se avaliar a estrutura por meio do inventário dos recursos humanos, materiais e financeiros presentes e de sua comparação com os padrões de referência e organização estabelecidos previamente. A estrutura representa o potencial que um determinado serviço possui para realizar aquilo a que se propôs. Uma boa qualidade dos serviços prestados depende de infraestrutura adequada e dos processos ligados à rotinas de funcionamento dos serviços.

- Processo: refere-se ao conjunto de procedimentos envolvidos na transformação dos recursos (estrutura) em resultados. O processo abrange as rotinas ou políticas de funcionamento do serviço. A avaliação dos processos é realizada por meio de ferramentas de qualidade (carta de tendência, fluxograma, folha de verificação). Essa avaliação visa identificar os procedimentos necessários à melhora da assistência, os procedimentos equivocados ou desnecessários com o objetivo de melhoria da qualidade e a economia dos recursos.
- Resultados: denota o efeito dos cuidados no estado de saúde do paciente e da população em questão. A avaliação dos resultados consiste em determinar em que condições os pacientes deixam o hospital e se o fazem de acordo com suas expectativas. Pode ser medido pelo nível de satisfação do usuário e dos indicadores de resultados, sendo que os mais empregados são a mortalidade e a morbidade.

Souza et al.[4] avaliaram a estrutura das unidades de terapia intensiva pediátricas e/ou neonatais no município de São Paulo e observaram uma distribuição desproporcional das unidades e dos leitos de terapia intensiva em relação à população pediátrica de cada distrito; foram observadas distribuição desproporcional em regiões centrais e menor concentração nas regiões periféricas do município, as quais, por sua vez, possuíam a maior população pediátricas, caracterizando falta de regionalização desses serviços.

PROMOÇÃO DE QUALIDADE DE ATENDIMENTO NA UTI

O nível de estresse no ambiente hospitalar leva a maior suscetibilidade a erros e as principais unidades em que isso ocorre são a Unidade de Terapia Intensiva (UTI), o Centro Cirúrgico e o Pronto-Socorro. A UTI Pediátrica (UTIP) é um local único em virtude da heterogeneidade dos pacientes em relação a idade, diagnósticos e modalidades terapêuticas (incluindo doses das medicações e interações medicamentosas). Associado o alto nível de estresse ao ambiente de alta complexidade, a UTIP torna-se mais suscetível a erros[5]. Por isso, a avaliação dos indicadores de qualidade de assistência à saúde é essencial[6].

Erro médico e efeito adverso não são sinônimos e requerem diferentes estratégias de intervenção. Erro médico é a falha em completar a ação conforme planejada ou o uso inadequado da ação para alcançar o objetivo. Eventos adversos são definidos como danos, pequenos ou grandes, causados mais pela intervenção terapêutica do que pela condição de saúde basal do paciente[5].

Alguns erros de medicação resultam em aumento da morbimortalidade. A população pediátrica é um grupo com maior risco e, em crianças, o número de reações adversas é três vezes maior que nos adultos[7]. Isso ocorre devido às mudanças na farmacocinética e farmacodinâmica das drogas e à necessidade do cálculo individualizado das doses (baseado em idade, peso, superfície corpórea e condições clínicas). O uso da tecnologia, por meio da implantação de sistemas eletrônicos de prontuários e prescrições, melhora a eficiência do serviço e ajuda a reduzir os erros, uma vez que seria irreal utilizar uma meta de erro zero[7]. Como o número de medicações prescritas por paciente é grande, é importante a presença de um farmacêutico clínico diariamente na UTIP para avaliar e ajudar no processo de farmacovigilância.

A implantação dos indicadores de qualidade é um processo contínuo, com busca pró-ativa das áreas que devem ser melhoradas, com reavaliação e modificações constantes, e deve envolver a equipe multidisciplinar[8].

Um dos indicadores de qualidade é o uso rotineiro de escores prognósticos. Os escores de mortalidade são úteis para avaliar a qualidade do atendimento, comparar diferentes serviços, dimensionar os profissionais de acordo com o grau de complexidade, determinar o prognóstico e estimar o risco de mortalidade. Porém, a análise isolada dos escores de mortalidade é insuficiente para avaliar a eficiência de uma UTIP, sendo que o uso de escores de disfunção orgânica permite uma visão mais específica de dados de morbidade, melhorando a qualidade de assistência da UTIP.

Os escores de mortalidade mais utilizados são o *Pediatric Risk of Mortality* (PRISM)[9] e o *Pediatric Index of Mortality* 2 (PIM2)[10]. O PRISM foi validado por Pollack et al.[9] em 1988 e utiliza variáveis fisiológicas e exames laboratoriais nas primeiras 24 horas de internação para estimar o risco de óbito. O PIM2[10], versão atualizada do PIM, foi validado na Austrália, na Nova Zelândia e no Reino Unido, em 2003, por Shann et al., e utiliza 8 variáveis coletadas na primeira hora de internação para calcular o risco de óbito. O PRISM III é a terceira geração do PRISM, validada por Pollack et al. em 1996, e é um dos principais escores de mortalidade utilizados nos EUA[11]. Porém, é o primeiro escore prognóstico pediátrico protegido por licenças e patentes, sendo que, para adquirir as fórmulas e o cálculo final da probabilidade de óbito, é necessário pagar uma taxa institucional anual.

Os dois principais escores de disfunção orgânica utilizados são o *Pediatric Multiple Organ Dysfunction* (PEMOD) e o *Pediatric Logistic Organ Dysfunction*

(PELOD). Em um estudo comparativo entre os dois escores, o PELOD se mostrou mais discriminante que o PEMOD, além de apresentar a vantagem de considerar conjuntamente a gravidade relativa de cada disfunção orgânica, além do valor e da gravidade individual de cada uma delas[12].

O escore ideal deveria ser de fácil aplicação, não exigir grande experiência do observador, ser facilmente reprodutível, ter baixo custo, ser pouco invasivo e preciso. Porém, ainda não há consenso sobre qual poderia ser mais útil, quando utilizado de forma padronizada à internação para as crianças e adolescentes em UTIP.

A *Joint Commission on Acreditation of Healthcare Organization* (JCAHO) tem introduzido, no processo de acreditação, indicadores de qualidade tanto para monitorização interna do hospital quanto para comparação entre as instituições. Dentre os indicadores utilizados pela JCAHO, em UTI adulto, estão: prevenção de pneumonia associada à ventilação mecânica (VAP), profilaxia de úlcera de estresse, profilaxia de trombose venosa profunda, taxa de infecção relacionada a cateter venoso central, dias de permanência na UTI e taxa de mortalidade[13].

Como ocorre com outros aspectos da saúde, os indicadores de qualidade e segurança medidos para a população adulta não são adequados para a população pediátrica. Para tentar estabelecer alguns indicadores de qualidade em UTI pediátrica foi criado um grupo, o *Pediatric Data Quality System* (Pedi-QS) *Collaborative Measure Workgroup*, formado pelas organizações *Child Health Corporation of America* (CHCA), *National Association of Children's Hospitals and Related Institutions* (NACHRI), *Nemours Foundation, National Initiative for Children's Healthcare Quality* (NICHQ), *Nemours and Medical Management Planning* (MMP). Em 2005, o grupo criou os indicadores de qualidade em UTI pediátrica que foram aprovados pela JCAHO. Embora a proposta dos indicadores de qualidade pelo grupo ainda deva ser aperfeiçoada, os sete indicadores são[14]:

1. Taxa de mortalidade.
2. Dias de permanência.
3. Taxa de readmissões inexplicadas.
4. Revisão sistemática das readmissões.
5. Avaliação da dor à admissão e periodicamente.
6. Adoção de práticas seguras para medicações.
7. Medidas para prevenção de infecção relacionada a cateter venoso central.

Assim como na UTI adulto, outro indicador que poderia ser usado na UTIP é a taxa de pneumonia associada à ventilação mecânica.

Por fim, outro aspecto fundamental no processo de qualidade de assistência na UTIP é a experiência dos pais durante a internação, uma vez que a maioria das crianças é incapaz de expressar suas necessidades e experiências. Os pais devem estar envolvidos no processo do cuidar de seus filhos devendo ser respeitados, informados sobre os procedimentos e medicações, além de receberem suporte físico e emocional (Figura 2.1). A interação e a comunicação efetivas entre a equipe multidisciplinar da UTIP e os pais reduzem os níveis de estresse e ansiedade e ajudam no tratamento da criança.

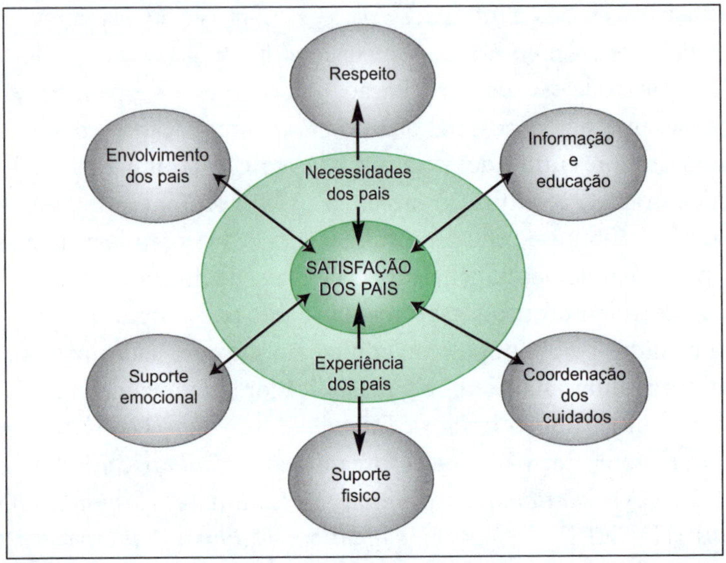

Figura 2.1 Esquema para melhora da satisfação dos pais na unidade de terapia intensiva pediátrica. Adaptado de Latour et al.[11].

Alguns trabalhos citam as principais necessidades dos pais durante a internação de seus filhos na UTIP. Dentre elas, estão[15]:

- Conhecer o tratamento medicamentoso.
- Ter esperança no tratamento.
- Ter certeza de que estão fazendo o melhor possível.
- Ter respostas honestas às suas perguntas e explicações compreensíveis.
- Saber exatamente o que está sendo feito e ser avisado sobre mudanças no tratamento.
- Conhecer o prognóstico.
- Receber informações diárias (de médicos e enfermeiras).
- Saber se a criança está sendo tratada com o mínimo possível de dor.
- Saber se a criança pode ouvir.
- Ver e visitar a criança a qualquer hora.

CONCLUSÕES

A qualidade de assistência à saúde em terapia intensiva pediátrica não se dá somente através das descobertas de novos procedimentos e tecnologia, e sim através da melhora da segurança do paciente e da redução do sofrimento das crianças e familiares que requerem cuidados intensivos. O pré-requisito para uma segurança efetiva do paciente é acreditar que há possibilidade de erro zero[16]. Os erros de medicação são descritos nas várias etapas do processo (ordem, transcrição, dispersação e administração), sendo que todas devem ser monitorizadas[17].

Definir e mensurar o desempenho de uma UTI é uma tarefa complexa, porém essas ideias devem fazer parte da rotina da UTI e estar incorporadas à sua cultura[18,19].

O uso de indicadores de qualidade deve ser feito continuamente na UTI, com reavaliações e modificações constantes, devendo envolver a equipe multidisciplinar visando melhora na qualidade de atendimento ao paciente gravemente enfermo.

Por fim, é fundamental o envolvimento dos pais no processo de cuidar dos filhos na UTI, devendo-se levar em consideração suas necessidades e expectativas.

REFERÊNCIAS BIBLIOGRÁFICAS

1. Kohn LT, Corrigan JM, Donaldson MS. To err is human: building a safer health system. Washington, DC: National Academy Press, 2000.
2. Donabedian A. The quality of medical care. Science. 1978;200(4344):856-64.
3. Donabedian A. The quality of care. How can it be assessed? JAMA. 1988;260(12):1743-8.
4. Souza DC, Troster EJ, Carvalho WB, Shin SH, Cordeiro AMG. Disponibilidade de unidades de terapia intensiva pediátrica e neonatal no município de São Paulo. J Pediatr (Rio J). 2004;80(6):453-60.
5. Sharek PJ, Classen D. The incidence of adverse events and medical error in pediatrics. Pediatr Clin North Am. 2006;53(6):1067-77.
6. Scanlon MC, Mistry KP, Jeffres HE. Determining pediatric intensive care unit quality indicators for measuring pediatric intensive care unit safety. Pediatr Crit Care Med. 2007;8(2 Suppl):S3-S10.
7. Levine SR, Cohen MR, Blanchard NR, Frederico F, et al. Guidelines for preventing medication errors in pediatrics. J Pediatr Pharmacol Ther. 2001;6:426-42.
8. McMillan TR, Hyzy RC. Bringing quality improvement into the intensive care unit. Crit Care Med. 2007;35(2 Suppl):S59-65.
9. Pollack MM, Ruttimann E, Getson PR. Pediatric risk of mortality (PRISM) score. Crit Care Med. 1988;16(11):1110-6.
10. Slater A, Shann F, Pearson G. PIM2: a revised version of the paediatric index of mortality. Intensive Care Med. 2003;29(2):278-85.
11. Pollack MM, Patel KM, Ruttimann UE. PRISM III: an update Pediatric Risk of Mortality score. Crit Care Med. 1996;24(5):743-52.
12. Leteurtre S, Martinot A, Duhamel A, Gauvin F, Grandbastien B, Nam TV, et al. Development of a Pediatric Multiple Organ Dysfunction Score: use of two strategies. Med Decis Making. 1999;19(4):399-410.

13. Performance Measurement in Health Care. Joint Commission on Accreditation of Healthcare Organizations, 2005. Disponível em: www.jcho.org (acesso 10 nov 2008)
14. Pediatric Data Quality System Collaborative Measure Workgroup: Resource Center for Pediatric Data Quality Systems (Pedi-QS) Measures Workgroup. Disponível em: www.pediqs.com (acesso 10 nov 2008)
15. Latour JM, Goudoever JB, Hazelzet JA. Parent satisfaction in the pediatric ICU. Pediatr Clin N Am. 2008;55(3):779-90.
16. Morath JM. Patient Safety: a view from the top. Pediatr Clin North Am. 2006;53(6):1053-65.
17. Nicther MA. Medical errors affecting the pediatric intensive care patient: incidence, identification, and practical solutions. Pediatr Clin North Am. 2008;55(3): 757-77.
18. Garland A. Improving the ICU - part 1. Chest. 2005;127(6):2151-64.
19. Garland A. Improving the ICU - part 2. Chest. 2005;127(6):2165-79.

Avaliação de gravidade e prognóstico em terapia intensiva pediátrica

3

Graziela de Araújo Costa
Artur Figueiredo Delgado

Após ler este capítulo, você estará apto a:

1. Entender os principais escores utilizados em terapia intensiva pediátrica, assim como sua aplicabilidade na rotina da UTI.

INTRODUÇÃO

Com o avanço tecnológico nas unidades de terapia intensiva pediátricas (UTIP), houve um aumento na sofisticação dos cuidados prestados às crianças e aos adolescentes, tornando essas unidades preparadas para casos de alto custo e complexidade. Com isso, tornou-se necessário caracterizar o estágio da doença dos pacientes no momento e durante a internação, avaliando a gravidade e o prognóstico[1].

Essa avaliação pode ser feita por meio dos escores prognósticos de mortalidade e dos escores de disfunção orgânica. Os escores prognósticos de mortalidade quantificam objetivamente a gravidade do paciente crítico, estimando a probabilidade de morte, e auxiliam nas diversas áreas do tratamento e atendimento, como seleção das medicações, orientação ética e estratégias econômicas[2]; porém, sabe-se que a utilização isolada dos escores de mortalidade é insuficiente para avaliar a eficiência de uma UTIP, sendo também necessário o uso de escores de disfunção orgânica, que avaliam a morbidade na UTIP, pela utilização de novas terapias ou monitorizações instituídas durante a internação.

As disfunções orgânicas da criança e do adolescente gravemente doente podem apresentar pior prognóstico à admissão ou durante a internação na UTIP. No momento da admissão, há dificuldades em estabelecer critérios clínicos e laboratoriais que possibilitem uma previsão do número e da intensidade das disfunções orgânicas e a necessidade de intervenção diagnóstica e terapêutica.

Desde a introdução dos escores nas UTIP, seu uso tem se tornado cada vez mais frequente e, hoje, os indicadores fazem parte da metodologia dos controles de qualidade e pesquisa[3]. Eles são úteis para avaliar a qualidade do atendimento, comparar diferentes serviços, dimensionar os profissionais de acordo com o grau de complexidade, determinar o prognóstico e estimar o risco de mortalidade[4].

A utilização de um escore prático e objetivo, que apresente critérios clínicos e/ou laboratoriais que não espoliem ou retardem o tratamento dos pacientes é fator de impacto na qualidade de atendimento dos pacientes gravemente doentes.

O escore ideal deveria ser de fácil aplicação, não exigir grande experiência do observador, ser facilmente reprodutível, ter baixo custo e ser pouco invasivo e preciso. Porém, ainda não há consenso sobre qual poderia ser mais útil, quando utilizado de forma padronizada, à internação para as crianças e adolescentes em UTIP.

ESCORES PROGNÓSTICOS DE MORTALIDADE

PRISM – *Pediatric Risk of Mortality*

Obtido a partir do *Physiologic Stability Index* (PSI)[5] e validado em 1988 por Pollack et al.[1], foram avaliados 1.415 pacientes de 9 UTIP dos EUA entre 1984 e 1985, com 116 óbitos.

Análises estatísticas eliminaram as categorias sem significância do PSI, diminuindo o número de variáveis fisiológicas, e atribuíram pesos diferentes às variáveis, criando e validando o PRISM, que utiliza 14 variáveis, tanto fisiológicas quanto dados de exames laboratoriais. O risco de óbito é calculado mediante uma equação de regressão logística com a utilização do valor do PRISM, idade do paciente e presença ou não de cirurgia à admissão na UTIP (Tabela 3.1).

Apresenta um excelente desempenho preditivo, sendo utilizado em muitas UTIP como escore prognóstico para avaliação da gravidade da doença.

PRISM III – *Pediatric Risk of Mortality III*

Em virtude da introdução de novos protocolos de tratamento, intervenções terapêuticas e estratégias de monitorização, além da mudança no perfil da população internada em UTIP, tornou-se necessária a reavaliação do PRISM. O PRISM III

Tabela 3.1 – Variáveis fisiológicas do PRISM[1]

Variáveis	Variação de acordo com a idade		Pontos
PA sistólica (mmHg)	Lactentes	Crianças	
	130 a 160	150 a 200	2
	55 a 65	65 a 75	2
	> 160	> 200	6
	40 a 54	50 a 64	6
	< 40	< 50	7
PA diastólica (mmHg)	Todas as idades		
	> 110		6
Frequência cardíaca (bpm)	Lactentes	Crianças	
	> 160	> 150	4
	< 90	< 80	4
Frequência respiratória (rpm)	Lactentes	Crianças	
	61 a 90	51 a 90	1
	> 90	> 90	5
	apneia	apneia	5
PaO_2/FiO_2[a]	Todas as idades		
	200 a 300		2
	< 200		3
$PaCO_2$ (mmHg)[b]	Todas as idades		
	51 a 65		1
	> 65		5
Escala de coma de Glasgow[c]	Todas as idades		
	< 8		6
Reações pupilares	Todas as idades		
	Anisocóricas ou dilatadas		4
	Fixas e dilatadas		10
TP/TTPA	Todas as idades		
	> 1,5 x controle		2
Bilirrubina total (mg/dL)	Maiores que 1 mês		
	> 3,5		6
Potássio (mg/dL)	Todas as idades		
	3 a 3,5		1
	6,5 a 7,5		1
	< 3		5
	> 7,5		5
Cálcio (mg/dL)	Todas as idades		
	7 a 8		2
	12 a 15		2
	< 7		6
	> 15		6
Glicemia (mg/dL)	Todas as idades		
	40 a 60		4
	250 a 400		4
	< 40		8
	> 400		8

PA: pressão arterial; PaO_2: pressão arterial de oxigênio; FiO_2: fração inspirada de oxigênio; $PaCO_2$: pressão arterial de gás carbônico; TP: tempo de protrombina; TTPA: tempo de tromboplastina parcial ativada.

(continua)

Tabela 3.1 – Variáveis fisiológicas do PRISM[1] (continuação)

Variáveis	Variação de acordo com a idade	Pontos
Bicarbonato (mEq/L)[d]	Todas as idades	
	< 16	3
	> 32	3

a. Não deve ser realizado em pacientes com *shunt* intracardíaco ou insuficiência respiratória crônica; existe necessidade de amostra arterial.
b. Pode ser realizado com amostra de sangue capilar.
c. Não pode ser realizado em pacientes com sedação, paralisia, anestesia ou disfunção neurológica crônica.
d. Pode-se utilizar os valores medidos.

é a terceira geração do PRISM, sendo validada por Pollack et al., em 1996[5]. Foi realizado um estudo prospectivo em 32 UTIP americanas, entre 1993 e 1994, que incluíram 11.165 admissões com 543 óbitos.

O risco de mortalidade pode ser calculado utilizando-se dados das primeiras 12 horas (PRISM III-12) ou das primeiras 24 horas de internação (PRISM III-24).

A regressão logística multivariada resultou em 17 variáveis fisiológicas subdivididas em 26 itens tanto para o PRISM III-12 quanto para o PRISM III-24. O PRISM III-24 mostrou melhor acurácia para o risco de mortalidade individual.

É um dos principais escores utilizados em UTIP nos EUA. Mostrou-se um modelo com boa acurácia e boa capacidade de discriminação. Porém, é o primeiro escore prognóstico pediátrico protegido por licenças e patentes, sendo que, para adquirir as fórmulas e o cálculo final da probabilidade de óbito, é necessário pagar uma taxa institucional anual.

PIM2 – *Pediatric Index of Mortality 2*

O PIM2[6] é uma versão revisada do PIM[7], validado em UTIP da Nova Zelândia, Austrália e Reino Unido por Shann et al[7]. em 2003. Foram avaliados 20.787 pacientes durante o ano de 1997, com 1.104 óbitos; foi realizada uma regressão logística para avaliar o novo modelo que, embora tenha 11 variáveis (3 a mais em relação ao PIM), mostrou ser mais bem calibrada, segura e com melhor ajuste em diferentes grupos diagnósticos quando comparado à versão original (Quadro 3.1)[6]. O risco de óbito é calculado mediante uma equação de regressão logística que utiliza as variáveis fisiológicas, status operatório, presença de doença de base e motivo de internação na UTIP[8].

Quadro 3.1 – Variáveis do PIM2[7]

O PIM é calculado com base nas informações obtidas no momento da admissão na UTI pediátrica, durante a primeira hora de internação.

1. Pressão arterial sistólica (em mmHg). Considerar 0 se PCR, 30 se choque e se não for possível medi-la e 120 se desconhecida.
2. Resposta pupilar à luz (ambas > 3 mm e fixas = 1, outra ou desconhecida = 0)
3. PaO_2 (em mmHg) (desconhecido = 0)
4. FiO_2 no momento da PaO_2 (desconhecido = 0)
5. Excesso de base arterial ou capilar, mmol/L (desconhecido = 0)
6. Ventilação mecânica na primeira hora da internação na UTI (SIM = 1, NÃO = 0)
7. Admissão na UTI após cirurgia eletiva ou após procedimento eletivo, por exemplo, passagem de cateter central ou avaliação da ventilação domiciliar (NÃO = 0, SIM = 1)
8. A principal razão para a admissão na UTI é após uma cirurgia ou procedimento (NÃO = 0, SIM = 1)
9. Admissão após cirurgia com circulação extracorpórea (SIM = 1, NÃO = 0)
10. Doença de alto risco (SIM = 1, NÃO = 0):
    - [0] Nenhuma
    - [1] Parada cardíaca antes da admissão na UTI
    - [2] Imunodeficiência combinada severa
    - [3] Leucemia/linfoma antes da 1ª indução
    - [4] Hemorragia cerebral espontânea
    - [5] Cardiomiopatia ou miocardite
    - [6] Síndrome do ventrículo esquerdo hipoplásico
    - [7] Infecção pelo HIV
    - [8] Insuficiência hepática, quando for a razão para admissão na UTI
    - [9] Distúrbios neurodegenerativos
11. Doenças de baixo risco (SIM = 1, NÃO = 0):
    - [0] Nenhuma
    - [1] Asma é a principal razão para admissão na UTI
    - [2] Bronquiolite é a principal razão para admissão na UTI
    - [3] Crupe é a principal razão para admissão na UTI
    - [4] Apneia obstrutiva é a principal razão para admissão na UTI
    - [5] Cetoacidose diabética é a principal razão para a admissão na UTI

A sobrevida após a internação na UTI (alta da UTI =0, óbito na UTI = 1)

PIM: *pediatric index of mortality*; PCR: parada cardiorrespiratória.

Therapeutic Intervention Scoring System – TISS (TISS-28)

O TISS-28 foi criado em 1974 e revisado em 1983, é um método aceito para estadiamento de pacientes de alto risco. É de fácil aplicação, principalmente após a validação do TISS-28, que reduz de 76 para 28 as variáveis analisadas[9].

Geralmente é realizado por um observador experiente e sua pontuação é feita segundo intervenções terapêuticas realizadas em cada paciente. Os dados devem ser coletados todos os dias, sempre no mesmo horário, preferencialmente pela manhã; deve ser realizado pelo mesmo examinador.

A partir das informações colhidas, pode-se obter dados sobre o tempo de permanência, o estadiamento do paciente, as admissões inapropriadas, a demanda diária de cuidados intensivos, a triagem para alta, a razão entre o número de enfermeiras por pacientes e o número de leitos ocupados.

ESCORES DE DISFUNÇÃO ORGÂNICA

Como já discutido no início do capítulo, a análise isolada dos escores de mortalidade é insuficiente para avaliar a eficiência de uma UTIP; uma visão mais específica de dados de morbidade é interessante para uma avaliação mais ampla. Como geralmente a taxa de mortalidade na UTIP é baixa, avaliar o número e a gravidade das disfunções orgânicas torna-se uma ferramenta útil na avaliação da qualidade de assistência prestada.

Na faixa etária pediátrica, os dois principais escores de disfunção orgânica utilizados são: PEMOD (*Pediatric Multiple Organ Dysfunction)* e PELOD (*Pediatric Logistic Organ Dysfunction*) (Tabela 3.2). Em um estudo comparativo entre os dois escores, o PELOD se mostrou mais discriminante que o PEMOD, além de apresentar a vantagem de considerar conjuntamente a gravidade relativa de cada disfunção orgânica, além do valor e da gravidade individual de cada uma delas[10].

Tabela 3.2 – PELOD – Variáveis e escore de classificação das disfunções orgânicas

	Escore			
Disfunção orgânica e variável	**0**	**1**	**10**	**20**
■ Neurológica				
– Glasgow	12 a 15	7 a 11	4 a 6	3
– Reação pupilar	Ambas reativas	–	Ambas fixas	–
■ Cardiovascular				
– Frequência cadíaca	(bpm)			
< 12 anos	< 195	–	> 195	–
> 12 anos	< 150	–	> 150	–
– Pressão arterial sistólica	(mmHg)			
< 1 mês	> 65	–	35 a 65	< 35
1 mês a 1 ano	> 75	–	35 a 75	< 35
1 a 12 anos	> 85	–	45 a 85	< 45
> 12 anos	> 95	–	55 a 95	< 55

(continua)

Tabela 3.2 – PELOD – Variáveis e escore de classificação das disfunções orgânicas (continuação)

Disfunção orgânica e variável	Escore 0	1	10	20
■ Renal				
– Creatinina	(mg/dL)			
< 7 dias	< 1,59	–	> 1,59	–
7 dias a 1 ano	< 0,62	–	> 0,62	–
1 a 12 anos	< 1,13	–	> 1,13	–
> 12 anos	< 1,59	–	> 1,59	–
■ Pulmonar				
– PaO_2/FiO_2	> 70	–	< 70	–
– $PaCO_2$ (mmHg)	< 90	–	> 90	–
– Ventilação mecânica	Sem ventilação	Com ventilação	–	–
■ Hematológico				
– Leucócitos (10^9/L)	> 4,5	1,5 a 4,4	< 1,5	–
– Plaquetas (10^9/L)	> 35	< 35	–	–
■ Hepática				
– TGO (UI/L)	< 950	> 950	–	–
– Tempo de protrombina	> 60%	< 60%	–	–

TGO: transaminase glutâmico – oxalacítica; Glasgow: escala de coma de Galsgow. Utilizar o menor valor. Se o paciente estiver sedado, estimar o valor pré-sedação.
Quando uma variável é medida mais de uma vez, anotar o pior valor para cálculo do escore.
O uso de máscara de ventilação não foi considerado ventilação mecânica.

CONCLUSÕES

Os escores prognósticos são importantes para estimar a gravidade e avaliar a probabilidade de morte na UTI. Os escores PRISM e PIM 2 têm se mostrado úteis para os pacientes na faixa etária pediátrica[11-13].

Os escores de disfunção orgânica são importantes na avaliação evolutiva dos pacientes e como critério para melhoria na qualidade de atendimento.

REFERÊNCIAS BIBLIOGRÁFICAS

1. Pollack MM, Ruttimann E, Getson PR. Pediatric risk of mortality (PRISM) score. Crit Care Med. 1988;16(11):1110-6.
2. Kalil Filho WJ, Delgado AF, Schvartsman B, Kimura HM. Análise clínica e prognóstica da síndrome de disfunção orgânica múltipla. Pediatria (São Paulo). 1995;17(3):143-7.
3. Shann F. Are we doing a good job: PRISM, PIM and all that. Intensive Care Med. 2002;28:105-7.
4. Martha VF, Garcia PCR, Piva JP, Einloft PR, Bruno F, Rampon V. Comparação entre dois escores prognósticos (PRISM e PIM) em uma unidade de terapia intensiva pediátrica. J Pediatria (Rio J). 2005;81(3):259-64.

5. Pollack MM, Patel KM, Ruttimann UE. PRISM III: an update Pediatric Risk of Mortality score. Crit Care Med. 1996;24(5):743-752.
6. Slater A, Shann F, Pearson G. PIM2: a revised version of the paediatric index of mortality. Intensive Care Med. 2003;29(2):278-85.
7. Shann F, Pearson G, Slater A, Wilkinson K. Paediatric index of mortality a mortality prediction model for children in intensive care. Intensive Care Med. 1997;23(2):201-7.
8. Garcia PCR, Piva JP. Pediatric index of mortality 2 (PIM2) – A prognostic tool for developing countries: easy, efficient, and free! Pediatr Crit Care Med. 2007;8(1):77-8.
9. Fortis A, Mathas M, Laskou M, Kolias S, Maguina N. Therapeutic Intervention Scoring System-28 as a tool of post ICU outcome prognosis and prevention. Minerva Anestesiol. 2004;70(1-2):71-81.
10. Leteurtre S, Martinot A, Duhamel A, Gauvin F, Grandbastien B, Nam TV, et al. Development of a Pediatric Multiple Organ Dysfunction score: use of two strategies. Med Decis Making. 1999;19(4):399-410.
11. Slater A, Shann F. The suitability of the pediatric index of mortality (PIM), PIM2, the pediatric risk of mortality (PRISM), and PRISM III for monitoring the quality of pediatric intensive care in Australia and New Zealand. Pediatr Crit Care Med. 2004;5(5):447-54.
12. Leteurtre S, Leclerc F, Martinot A, Cremer R, Fourier C, Sadik A, et al. Can generic scores (Pediatric Risk of Mortality and Pediatric Index of Mortality) replace specific scores in predicting the outcome of presumed meningococcal septic shock in children? Crit Care Med. 2001;29(6):1239-46.
13. Eulmeseklan PG, Perez A, Minces PG, Ferrero H. Validation of pediatric index of mortality 2 (PIM2) in a single pediatric intensive care unit of Argentina. Pediatr Crit Care Med. 2007;8(1):54-7.

Transporte da criança gravemente doente

4

Woady Jorge Kalil Filho

Após ler este capítulo, você estará apto a:

1. Descrever os principais cuidados com o paciente gravemente doente antes e durante o transporte.
2. Tomar os principais cuidados antes de transportar uma criança grave.
3. Identificar e evitar as principais complicações durante o transporte.
4. Reconhecer situações que necessitem de intervenção emergencial.
5. Tratar, na medida do possível, os distúrbios apresentados.

INTRODUÇÃO

A evolução tecnológica na abordagem de crianças gravemente doentes, principalmente das unidades de terapia intensiva e prontos-socorros, tem propiciado grande melhora nos resultados da morbimortalidade infantil[1].

Os pacientes pediátricos frequentemente precisam ser encaminhados para hospitais próximos para que possam ser estabilizados, sabendo-se que, mesmo assim, muitas vezes a infraestrutura local não corresponde às reais necessidades dessas crianças. Ao mesmo tempo, alguns pacientes pediátricos, admitidos em hospitais capazes de tratar doenças rotineiras da criança, são surpreendidos com a deterioração da doença de base, ou até mesmo com complicações provenientes da própria terapêutica empregada. Nessas situações, é comum a necessidade de cuidados especiais que ultrapassam as condições encontradas no local de internação. A existência de um sistema nesses moldes torna imperativo o transporte inter-hospitalar estruturado para hospitais com maiores recursos.

Pode-se dizer que existem três condições que surgem com maior frequência para a realização do transporte inter-hospitalar:

1. O paciente necessita ser transferido de forma definitiva para um serviço especializado em urgências ("via única"), acompanhado do médico do serviço de origem.
2. O paciente grave necessita ser transferido para a realização de procedimentos de urgência (diagnósticos e/ou terapêuticos) com posterior retorno para a unidade de origem (UTI ou pronto-socorro).
3. O paciente grave necessita ser transportado para a realização de exames e/ou procedimentos eletivos, porém de suma importância diagnóstica e/ou otimização terapêutica.

Na primeira condição, as maiores desvantagens encontram-se nas condições das ambulâncias de transporte e na falta de experiência da equipe responsável, que, na maioria das vezes, é chamada por improviso frente à necessidade urgente do transporte. Nas duas últimas condições ("transporte de duas vias"), o risco inerente é quanto ao tempo despendido na ida e na volta, enquanto sua vantagem é que o encaminhamento pode ser feito por equipes especializadas em ambulâncias mais bem equipadas.

O Instituto da Criança do Hospital das Clínicas da Faculdade de Medicina da Universidade de São Paulo (ICr-HC-FMUSP) é um hospital pediátrico de atendimento terciário, cujo nível de gravidade das crianças internadas é de alta complexidade. Apesar de possuir um setor de emergências equipado para dar suporte a esse tipo de paciente, o ICr ainda depende de especialistas e/ou exames subsidiários locados no Complexo HC (neurocirurgiões, cirurgia cardíaca, etc.). Tudo isso levou o ICr a desenvolver a Central de Transporte de Crianças Graves (CTCG), para que os "transportes de duas vias" pudessem ser executados com a máxima segurança, providos de alta tecnologia. Com uma cabine de ambulância especialmente projetada para o transporte neonatal e pediátrico de pacientes graves e com uma equipe composta por médicos especializados em urgências pediátricas, essas crianças podem ser devidamente conduzidas para a realização de procedimentos diagnósticos e/ou terapêuticos.

A CTCG começou a ser planejada no 2º semestre de 1997, com início de suas atividades em janeiro de 1998, visando a realização de transportes exclusivamente no complexo HC.

A CTCG é constituída, normalmente, por uma central de atendimento 24 horas, munida de uma UTI móvel com cabine adaptada para o transporte neonatal e pediátrico, monitores de transporte integrados (ECG, oximetria de pulso e pressão arterial invasiva e não-invasiva), ventilador mecânico, macas e incubadoras de transporte. Também fazem parte da estrutura da CTCG as fichas e o manual de transporte, além de um banco de dados para controle de qualidade e realização de estudos prospectivos e/ou retrospectivos. É fundamental ter em mente as normas básicas do transporte (Quadro 4.1).

Quadro 4.1 – Normas áureas do transporte

- Planejar antecipadamente
- Os grandes problemas são simplesmente os pequenos problemas que não foram previstos
- Os transportes são paliativos, não curativos
- Nenhuma forma de transporte é ideal para todos os pacientes
- O hospital é sempre melhor que a ambulância
- Se for possível para um enfermo tornar-se ainda mais doente, isso provavelmente irá ocorrer
- Nada dura eternamente (ar, O_2, baterias, etc.)
- Uma ambulância bem equipada e com pessoal treinado não infringe as leis de trânsito
- Um material leve e unificado mantém uma equipe tranquila, ágil e concentrada no paciente
- Dez metros de transporte não especializado podem representar risco de mais de 10 dias na UTI

EQUIPES NÃO ESPECIALIZADAS *VERSUS* ESPECIALIZADAS

A transferência de uma criança instável é um perigo em potencial, onde há sempre o risco de deterioração ou de complicações da doença de base, provenientes até mesmo do próprio transporte. A transferência inter-hospitalar de crianças gravemente doentes por equipes sem experiência em transporte pediátrico tem sido relacionada a níveis inaceitáveis de morbidade, que poderiam ser facilmente evitados. Em um estudo realizado em Birmingham (Reino Unido), 75% das crianças gravemente doentes, transportadas por equipes não especializadas, sofreram sérias complicações, com 23% desses transportes gerando grande de risco de morte para essas crianças[2,3]. Um outro estudo, realizado nos EUA, por Kanter e Tompkins[4], mostrou que 21% das crianças graves transportadas por equipes não especializadas sofreram deterioração fisiológica grave[4].

Há muitas evidências provando que equipes especializadas transportam crianças graves com muito mais segurança do que aquelas não especializadas. Um estudo realizado em Vancouver (Canadá), por Mcnab[2], constatou 53% de erros durante o transporte por equipes não especializadas, comparados a 26% de erros das equipes especializadas em transporte pediátrico[2]. Edge[5] utilizou os critérios de

Kanter e Tompkins para a realização de um estudo que pôde constatar que as equipes especializadas reduziram significativamente a ocorrência de efeitos adversos relacionados ao equipamento de transporte, de 20 para 2%.

Um sistema de transporte pediátrico, embora possa funcionar conjuntamente com transporte de adultos, compartilhando alguns componentes, como veículos, estrutura administrativa e certos monitores, necessita que as equipes sejam integradas e coordenadas por pediatras especializados em crianças graves. O sistema deve possuir ainda treinamento específico para o transporte pediátrico de cuidados intensivos, central de atendimento, protocolos próprios, banco de dados, equipamentos e insumos apropriados para o cuidado de crianças e recém-nascidos.

A composição da equipe pode ser variável de acordo com o tipo de remoção que o serviço realiza. Sua composição pode variar conforme as exigências clínicas da criança a ser transportada[6,7]:

- Pediatra com formação em atendimento de urgência ou tratamento intensivo e treinamento específico para transporte pediátrico de urgência.
- Enfermeira com formação em pediatria de urgência ou terapia intensiva pediátrica e treinamento específico para transporte pediátrico, com conhecimento das características dos veículos de transporte, equipamentos e medicações utilizadas.
- Condutores dos veículos que devem ter um rígido treinamento para as peculiaridades do transporte da criança gravemente doente. O conceito do veículo bem equipado torna absolutamente desnecessária a velocidade excessiva, o desrespeito às leis do trânsito e manobras bruscas, que, na verdade, dificultam o tratamento do paciente a bordo e também geram complicações (intubações orotraqueais sob movimentações bruscas e constantes da ambulância estão associadas a maior incidência de extubações acidentais e posterior edema de glote).
- Fisioterapeuta respiratório para o transporte de crianças com doenças respiratórias graves e que exigem assistência respiratória complexa, especialmente nos percursos longos e remoção aérea.

A escolha da equipe de transporte deve ser criteriosa, evitando-se riscos para a criança a ser transportada por meio de escolha minimizada da equipe, assim como deve-se também evitar usar equipe médica especializada nos casos sem indicações precisas (a necessidade de equipes especializadas é superestimada em até 25% dos transportes, enquanto é subestimada apenas em 3%)[6].

REGRAS BÁSICAS[7]

1. Preencher devidamente a ficha de transporte.
2. Avaliar risco-benefício do transporte.

3. Estabilizar o paciente antes da partida, sempre que possível.
4. Contatar a unidade receptora para a execução imediata do procedimento e/ou exame, prevenindo-os antes e imediatamente após a saída; comunicar via rádio-ambulância pouco antes da chegada (se possível).
5. Não desconectar medicamentos sob infusão contínua e antecipar as medicações consideradas "secundárias".
6. Todo material fixo de bordo deve ser diariamente verificado pelo motorista da ambulância (cilindros de ar, O_2 etc.) e todas as baterias de monitorização devem ser checadas diariamente pela equipe responsável.
7. Avaliar a necessidade de equipe especializada.
8. Considerar escores de gravidade, porém não superestimar nem subestimar seus valores (aplicabilidade questionável).
9. Levar prontuário com todos os exames do paciente e orientações básicas da unidade responsável.
10. Exames subsidiários prévios, necessários para intervenções terapêuticas de urgência (gasometria, Ca^{++}, Na^{+}, K^{+}, glicemia, coagulograma e plaquetas etc.); levar folha de medicações de urgência devidamente preenchida.
11. Registrar sinais vitais e exame neurológico antes da saída.
12. Adequar temperatura corpórea antes do transporte (recém-nascidos [RN], lactentes jovens, grandes queimados, quase-afogados etc.).
13. Sedação e analgesia para os pacientes graves que ofereçam riscos de agitação durante o transporte; evitar ao máximo os bloqueadores neuromusculares (NM).
14. Todos os alarmes de monitorização devem permanecer ajustados, bem audíveis e acionados durante todo o transporte.
15. Jejum ou esvaziamento gástrico para o transporte (introduzir sonda nasogástrica [SNG] para prevenção de broncoaspiração) e/ou SNG ou balonamento nos sangramentos digestivos.
16. Estabilizar coluna cervical e eventuais fraturas quando presentes.
17. Movimentação da criança e da maca sempre em bloco com os aparelhos, bombas de infusão e profissionais, tomando-se os devidos cuidados para não ocorrer extubação acidental, perda de acessos venosos, etc.

CONDUTAS PARA O TRANSPORTE INTRA E EXTRA-HOSPITALAR

Tais condutas dividem-se em 3 fases[7]:

1. Fase preparatória.
2. Fase de transferência.
3. Fase de estabilização pós-transferência.

Fase Preparatória[7]

- Avaliação da gravidade do paciente e do nível de estabilidade (avaliar monitoração e terapia necessárias no momento e prever necessidades futuras).
- Adequação de acessos venosos, de intubação traqueal e sedação; caso seja necessária a imobilização, significa que os procedimentos devem ser executados antes do transporte.
- Estabilizar o paciente o melhor possível antes da partida.
- Conhecer a estrutura do local de destino (monitorização disponível, tempo provável de espera, distância da porta ao local programado, disponibilidade de elevador exclusivo).
- Seleção da equipe necessária (Quadro 4.2).

Quadro 4.2 – Categorias classificatórias para transporte de crianças

Categorias	Critérios	Equipe de transporte
I	Raramente necessita de monitoração; pode ser ambulatorial Nenhuma necessidade de O_2 Glasgow = 15	Pode ser transportado por enfermeira Não internados em UTIP
II	Taquipneia Pouca necessidade de O_2 Não necessita acesso venoso	Pode ser transportado por enfermeira Não internados em UTIP
III	Monitoração a cada 30 ou 60 minutos Insuficiência respiratória leve/moderada Alteração de consciência; necessita 1 acesso venoso Glasgow > 9	Enfermeira da UTIP Às vezes requer médico Unidade intermediária Enfermaria, semi-intensiva
IV	Intubado Requer monitoração invasiva (PVC, PAM, sonda de Foley) 2 acessos venosos Glasgow = 6 a 9	Enfermeira da UTI Médico especializado Internação de UTI
V	Instável, requer terapia durante o transporte SO_2 baixa Glasgow = 3	Equipe da categoria IV Talvez especialista suplementar
VI	Morte cerebral clínica antes do transporte	Equipe da categoria IV

Fonte: Dobrin et al.[1]. UTIP: unidade de terapia intensiva pediátrica; PVC: pressão venosa central; PAM: pressão arterial média; SO_2: saturação de oxigênio.

Fase de Transferência

Objetivos

1. Prevenir ou evitar iatrogenias.
2. Manter a estabilidade do paciente com monitorização contínua.
3. Manter as condições orgânicas pré-transporte.
4. Minimizar o tempo gasto por meio de comunicação com o local receptor (quanto maior o tempo no transporte, maior a incidência de efeitos adversos)[6].

Fase Pós-transporte

- Relato completo à unidade receptora das condições apresentadas durante as 2 fases anteriores.
- Média de 30 a 60 minutos para estabilização do paciente após um transporte intra-hospitalar[7].

CUIDADOS ESPECIAIS

Respiratórios

1. Fisioterapia respiratória até 2 horas antes da saída, quando possível com higiene brônquica.
2. Garantir permeabilidade de vias aéreas (Guedel, cânula oro ou nasotraqueal).
3. Intubar, antes da remoção, os pacientes instáveis com risco de desenvolver insuficiência cardiorrespiratória.
4. Avaliação gasométrica e radiológica (parênquima, coração, posicionamento da cânula) antes do transporte, se houver insuficiência respiratória e/ou cardiovascular.
5. Certificar-se da boa fixação da cânula de intubação traqueal (preferência para intubação nasotraqueal) e/ou da permeabilidade de vias aéreas.
6. Verificar funcionamento das válvulas dos Ambus.
7. Determinar o fluxo e o método da administração de O_2.
8. Providenciar e testar aspiração: muita atenção às obstruções da cânula traqueal (incidência = até 42%).
9. Ajustar ventilação mecânica como na unidade de origem.

10. Determinar o melhor segmento corpóreo para fixação do oxímetro (certificar-se do bom funcionamento e da captação do aparelho); preferência para sensor nasal.
11. Atenção e prontidão para drenagem de tórax de urgência frente ao pneumotórax barotraumático (oscilações de fluxo são frequentes durante o transporte de pacientes intubados)[8-10].

Cardiovasculares[7,11]

1. Avaliação das condições cardiovasculares e da perfusão tecidual pré-transporte.
2. Eletrocardiograma (ECG) contínuo (variações da FC até 20%, arritmias).
3. Acesso venoso, preferencialmente central (testar fixação) ou no mínimo 2 acessos periféricos quando não houver a via central (evitar soluções que podem causar necrose da pele: Ca^{++}, adrenalina). Heparinizar a(s) via(s) quando não houver necessidade de infusões imediatas.
4. Conexão de SF, Ringer lactato ou coloides frente à instabilidade hemodinâmica, com bomba de infusão disponível; a altura da ambulância pode prejudicar infusões rápidas.
5. Pressão arterial (PA) não-invasiva ou invasiva, quando já tiver sido instalada na unidade de proveniência.
6. Atenção especial para PA (distanciamentos, pinçamentos etc.) durante todo o transporte.
7. Saco coletor de diurese ou sonda vesical, quando indicado.

Sistema Nervoso Central[12]

1. Glasgow de partida e chegada. Avaliação durante o transporte, quando indicado.
2. Imobilização de cabeça, pescoço e tórax (colar cervical rígido + prancha rígida longa em casos de politrauma e/ou trauma cranioencefálico [TCE] – cervical).
3. Manter hiperventilação quando indicado pela unidade de origem.
4. Cuidado especial com vias aéreas nos pacientes comatosos (obstrução até 42% com hipoxemia = 25%).
5. Atenção às crises convulsivas focais (as crises convulsivas tônico-clônico generalizadas [CCTCG] são facilmente perceptíveis, mesmo durante o transporte).

Gerais

1. Trato gastrintestinal: balonamento nos casos de sangramento gastroesofágico ou SNG aberta, com prontidão para reposição de hemoderivados (solicitar hemoderivados para o transporte quando indicado).

2. Temperatura (hipotermia é associada ao aumento da mortalidade e hipertermia com crises convulsivas no lactente).
3. Membros: imobilização de fraturas e dos membros com acesso venoso.
4. Esvaziamento vesical antes do transporte (voluntário ou por meio de sondas).

EPISÓDIOS ADVERSOS DURANTE O TRANSPORTE[7,10,12-16]

Os episódios adversos são classificados de acordo com as alterações nas variáveis fisiológicas e nas interferências relacionadas aos equipamentos (Quadro 4.3). Alterações significativas dos sinais vitais podem ser definidas de várias maneiras. A primeira definição é uma alteração de 20% ou mais das medidas basais (mais indicada para adolescentes e adultos). Para crianças menores, a alteração dos sinais vitais em 2 vezes o desvio-padrão é significativa. As alterações significativas dos sinais vitais podem ser posteriormente classificadas em *minor* (não requerem terapia imediata) e *major* (requerem terapia imediata).

Quadro 4.3 – Episódios adversos durante o transporte intra-hospitalar

Deterioração fisiológica	Episódios relacionados ao equipamento
Alterações significativas dos sinais vitais (frequência cardíaca, pressão arterial, frequência respiratória, temperatura) em 20% ou 2 desvios-padrão do nível basal	Intercorrências com a cânula traqueal (deslocamentos, perda ou obstrução por secreções)
Cianose ou SO_2 < 90%	Perda do suprimento de O_2
Aumento da PCO_2	Quebra do aspirador
pH arterial < 7,3	Mau funcionamento de aparelhos; fim de baterias
	Perdas de sondas, cateteres
	Erro de medicação (defeito de bombas de infusão)

SO_2: saturação de oxigênio; PCO_2: pressão parcial de CO_2.

Alterações Respiratórias[7,10,12-16]

As crianças correm maior risco de dessaturação arterial em virtude de uma taxa metabólica mais alta e de uma alta relação da ventilação alveolar para a capacidade residual funcional, em comparação com adultos. A dessaturação arterial já foi documentada em pacientes pediátricos de baixo risco, transferidos do centro cirúrgico para a sala de recuperação.

- Acúmulo de secreções em cânula traqueal e/ou vias aéreas.
- Extubação acidental e/ou deslocamento da cânula com intubação seletiva.
- Desajustes de parâmetros ventilatórios decorrentes de variações de fluxo dos torpedos.

- Perdas ou deslocamentos de drenos torácicos.
- Pneumotórax por variações de fluxo (Ambus, ventilador mecânico ou até pressão positiva).
- Colabamentos alveolares decorrentes de mudanças bruscas da PEEP ou por acúmulo de secreções.
- Maior índice de edema de glote por movimentação intensa durante o transporte, principalmente em cânulas frouxas.
- Até 42% dos pacientes comatosos sem cânula traqueal podem apresentar obstrução de vias aéreas durante o transporte[7,10,12,13].
- Hipoxemia pode ocorrer em até 23%.
- 30% podem ter parada respiratória em decorrência de obstrução de vias aéreas ou de hipoxemia prolongada.
- Broncoaspiração por acúmulo de secreções bucais e/ou refluxo gastroesofágico.

Alterações Cardiovasculares[7,10,12-16]

- Depende da volemia, reserva cardíaca (frequência cardíaca, contratilidade, pré e pós-cargas, desenvolvimento cardíaco conforme a idade), dependência de drogas vasoativas, adequação da sedação e da ventilação.
- 41% das crianças transportadas podem apresentar alterações da pressão arterial (13% de hipertensão e 28% de hipotensão).
- 18% apresentam alterações de até 20% na frequência cardíaca.
- Choque cardiogênico (até 6% em adultos).
- Crianças transportadas com pressões diastólicas < 2 desvios-padrão sofrem mais danos neurológicos.

Alterações Gastrintestinais[7,10,12-16]

- Distensão gástrica decorrente de escapes de intubação, predispondo à broncoaspiração e reflexo vagal.
- Maior tendência ao refluxo gastroesofágico em razão da movimentação do veículo.
- Contaminação fecal das vias urinárias (dificuldade de trocas durante o transporte).
- Vômitos.

Alterações do Sistema Nervoso Central[12-16]

- Aumento da pressão intracraniana decorrente de vibrações da viatura.
- Insultos cerebrais secundários (hipoxemia, baixo fluxo, vasodilatação ou vasoconstrição secundárias a ventilação pulmonar).

- Hipoventilação e hipoxemia em até 25% de crianças inconscientes com trauma cranioencefálico.
- Crises convulsivas podendo resultar em obstrução das vias aéreas e consequente hipoventilação.
- Perdas de derivações ventriculares (DVP).

Alterações da Temperatura[16,17]

- Hipotermia: mais frequente em recém-nascidos e lactentes jovens, além dos grandes queimados, quase-afogados e politraumatizados. Pode complicar o choque e/ou torná-lo refratário. Está associada a maior mortalidade.
- Hipertermia: descontrole da *isolette* de transporte ou falta de controle da temperatura corpórea, gerando alterações cardiovasculares que podem ser coadjuvantes para a piora do transporte de O_2 e do edema cerebral.

TRANSPORTE DE RECÉM-NASCIDO GRAVE[17,18]

1. Checar temperatura da incubadora (34 a 36°C), carga de O_2 do cilindro e carga da bateria. Checar laringoscópio, cânulas e drogas para o transporte (adrenalina, soro fisiológico e atropina).
2. Regular o fluxômetro (1 a 2 L/min), verificando a pressão inspiratória no baraca ou CRF. Aspirar a cânula traqueal do RN.
3. Transportar o RN para a incubadora, permanecendo ainda conectado ao ventilador. Fixar a cabeça na posição mediana, em situação neutra, com auxílio dos pesos laterais e coxim sob os ombros. Fixar as mãos com gaze e esparadrapo na parede da incubadora.
4. Adaptar o oxímetro de pulso, além do monitor cardiorrespiratório.
5. Desconectar o intermediário do circuito do ventilador, conectar o baraca (ou CRF), iniciar a ventilação manual e verificar a pressão inspiratória e o PEEP, fazendo os ajustes necessários na válvula expiratória e no fluxo.
6. Fechar a incubadora de transporte, reavaliar pressões sob ventilação manual, observar a expansão e auscultar o tórax e observar a saturação de O_2. Dar início ao deslocamento somente após se certificar de que o RN está estável, com saturação de O_2 adequada.
7. O auxiliar deve checar a infusão do soro, atuar em qualquer procedimento que se faça necessário e proceder ao transporte da incubadora propriamente dito.

CONCLUSÕES

O transporte de uma criança grave precisa e deve ser encarado com a mesma seriedade e cuidados que o paciente merece quando se encontra em UTI ou pronto-socorro. A estabilidade durante o transporte é fundamental para que o mesmo ocorra da forma mais segura e tranquila para a criança e o corpo médico.

REFERÊNCIAS BIBLIOGRÁFICAS

1. Weil MH, Pllanta MV, Rackow EC. Critical Care Medicine: introduction and historical perspective. In. Shoemaker MC, Ayres S, Grenvik A, et al. The textbook of critical care. Philadelphia: Saunders; 1989. p.1-4.
2. MacNab AJ. Optimal escort for interhospital transport of pediatric emergencies. J Trauma. 1991;31:205-9.
3. Brito J, Nadel S, Machonochie I, Levin M, Habibi P. Impact of specialized pediatric retrieval teams. BMJ. 1996;312-121.
4. Kanter RK, Tompkins JM. Adverse events during interhospital transport: physiologic deterioration associated with pretransport severity of illness. Pediatrics. 1989;84:43-8.
5. Edge WE, Kanter RK, Weigle CGM, Walsh RF. Reduction of morbidity in interhospital transport by specialized pediatric staff. Crit Care Med. 1994;22:1186-91.
6. Dobrin RS, Black B, Gilman JI, Massaro TA. The development of a pediatric emergency transport system. Pediatr Clin North Am. 1980;27(3):663-40.
7. Hageman JR, Fetcho S. Clínicas de terapia intensiva: transporte do paciente gravemente enfermo. Philadelphia: WB Saunders; 1992. p.525-31.
8. American Academy of Pediatrics Committee on Interhospital Transport. Guidelines for air and ground transport of neonatal and pediatric patients. Pediatrics. 1993;4:30.
9. American Heart Association and American Academy of Pediatrics. Pediatric Advanced Life Support; 1997.
10. Barbier ML, Chabernaud JL, Lavaud JL, et al. Les transports médicalisés urgents en pédiatrie dans la région Ile-de- France. Arch Fr Pediatr. 1987;44:413-17.
11. Brito J, De Munter C, Habibi P. Specialized pediatric interhospital transfer. In. Vincent JL, Tibboel D, van der Voort E. 25 update in intensive care and emergency medicine. Springer. 1998;146-158.
12. Day S, McCloskey K, Orr R, Notterman D, Hackel A. Pediatric interhospital critical care transport: consensus of a national leadership conference. Pediatrics. 1991;88(1):696-704.
13. Andrews PJ, Piper IR, Dearden NM, et al. Secondary insults during interhospital transport of head injured patients. Lancet. 1990;335:327.
14. Braman SS, Dunn SM, Amico CA, et al. Complications of intrahospital transport in critically ill patients. Ann Intern Med. 1987;107:469.
15. Gervais HW, Eberle B, Konietzke D, et al. Comparison of blood gases of ventilated patients during transport. Crit Care Med. 1987;15:761.
16. Link J, Krause H, Wagner W, et al. interhospital transport of critically ill patients. Crit Care Med. 1990;18:1427.
17. Kronick JB, Frewen TC, Kissoon N, Lee R, Sommerrauer JF, Reid WD, et al. Pediatric and neonatal critical care transport: a comparison of therapeutic interventions. Pediatr Emerg Care. 1996;12(1):23-6.
18. Kronick JB, Frewen TC, Kissoon N, Lee R, Sommerrauer JF, Reid WD, et al. Influence of referring physicians on interventions by a pediatric and neonatal critical care transport team. Pediatr Emerg Care. 1996;12(2):73-7.

Seção II

Distúrbios respiratórios

Fisiologia respiratória e principais causas de disfunção respiratória grave

5

Flávia Feijó Panico
Andréa Hiromi Imamura

Após ler este capítulo, você estará apto a:

1. Descrever as particularidades do sistema respiratório da criança.
2. Descrever os conceitos da fisiologia respiratória e os principais mecanismos envolvidos na troca gasosa.
3. Descrever as principais causas de disfunção respiratória grave.

INTRODUÇÃO

A função pulmonar primordial é a troca gasosa, que consiste na captação de oxigênio (O_2) e eliminação de gás carbônico (CO_2) pelos pulmões para suprir a demanda metabólica do organismo. A troca gasosa depende da passagem do ar pelas vias aéreas de condução, da complacência e da resistência do sistema respiratório, do transporte do oxigênio pelo sistema cardiovascular e da troca de gases entre os capilares sistêmicos e as células[1]. A criança apresenta características anatômicas e funcionais que a diferencia do adulto, tornando-a mais suscetível a desenvolver insuficiência respiratória. Compreender as particularidades do sistema respiratório da criança ajuda a entender melhor essa vulnerabilidade e a reconhecer e tratar a falência respiratória adequadamente[2,3].

VIAS AÉREAS E RESISTÊNCIA AO FLUXO AÉREO

As vias aéreas do lactente e da criança são menores em diâmetro e mais curtas quando comparadas às do adulto. Essas diferenças causam impacto direto na resistência da via respiratória, uma vez que um pequeno acúmulo de secreção ou um edema das vias aéreas pode determinar uma grande obstrução ao fluxo de ar, aumentando a resistência das vias aéreas e o trabalho respiratório. Resistência é definida como a variação de pressão necessária para produzir fluxo entre dois pontos. Ela depende da viscosidade do gás utilizado e é inversamente proporcional à quarta potência do raio das vias aéreas. Durante a respiração em repouso, o fluxo de ar é laminar. Na presença de fluxo turbulento (p. ex., choro), a resistência torna-se inversamente proporcional à quinta potência do raio. Em ambas as situações haverá um aumento muito importante do trabalho respiratório. Em relação à orofaringe, a língua da criança é maior do que a do adulto. O deslocamento posterior da língua em algumas situações clínicas pode determinar uma grande obstrução das vias aéreas[2,4,5].

O suporte cartilaginoso oferecido pela traqueia é essencial para manter a estabilidade da via aérea de condução. Como há uma relativa fraqueza desse suporte cartilaginoso na criança, há propensão à compressão dinâmica da traqueia em situações de alto fluxo expiratório[4].

CAIXA TORÁCICA E COMPLACÊNCIA

Ao nascimento, a criança de termo tem, em média, 50 milhões de unidades alveolares. A maioria das 300 milhões de unidades alveolares presentes na idade adulta já estará formada em torno dos 2 anos de vida. A presença de um menor número de unidades alveolares ao nascimento justifica a pouca reserva respiratória dos lactentes, mais predispostos à falência respiratória. Embora a presença de colágeno e elastina seja importante na morfogênese e ramificações das vias aéreas, o interstício pulmonar apresenta pouca quantidade dessas substâncias ao final da gestação e ao nascimento. A formação e a mudança nas proporções de colágeno e elastina contribuem para as variações da relação pressão/volume (complacência) pulmonar com o crescimento[6]. Com a menor presença de elastina, há menor capacidade de recolhimento elástico e maior tendência ao colapso alveolar. Isso favorece a heterogeneidade das trocas gasosas e o desenvolvimento de atelectasias, frequentemente observados nas crianças.

A complacência pode ser definida como uma variação de volume para uma variação de pressão. A pequena quantidade de colágeno e elastina ao nascimento fazem com que a complacência pulmonar seja diminuída nessa etapa da vida.

Diferentemente do parênquima pulmonar, a complacência da caixa torácica do recém-nascido e do lactente jovem é extremamente alta. Isso pode ser vantajoso, já que praticamente não há resistência à expansibilidade da caixa torácica. Em contrapartida, quase não há suporte para a caixa torácica ou força que se oponha ao colapso pulmonar ou atelectasia, o que é ruim. Ao nascimento, as costelas são cartilaginosas, horizontalizadas e a musculatura intercostal é pouco desenvolvida[4,5]. Isto atrapalha a mecânica respiratória, dificultando a respiração torácica e aumentando a importância do diafragma na ventilação espontânea. No entanto, as fibras musculares presentes no diafragma da criança são predominantemente as fibras do tipo II, responsáveis por contrações rápidas, porém menos resistentes à fadiga, o que justifica a maior propensão à fadiga de musculatura respiratória nesse grupo de pacientes. Essa condição só muda na idade adulta, quando há predomínio das fibras tipo I, que podem chegar a 60% do total das fibras musculares.

Durante a fase de sono REM (*rapid eye movement*), as contrações diafragmáticas ficam desorganizadas, tornando o padrão respiratório muito irregular[7]. É nessa fase do sono que as saturações de O_2 atingem seus valores mais baixos. Os recém-nascidos passam mais de 50% do seu tempo de sono na fase REM[8].

VOLUMES PULMONARES

O conceito de capacidades e volumes pulmonares explica o movimento de entrada e saída de ar dos pulmões e porque há sempre uma quantidade de ar presente nos pulmões (Figura 5.1).

O volume corrente (VC) é o volume de ar inspirado e expirado durante uma respiração normal. A capacidade vital (CV) é o máximo volume expirado após uma inspiração máxima. A quantidade máxima de ar que uma pessoa pode acomodar nos pulmões é a capacidade pulmonar total (CPT), que corresponde à soma

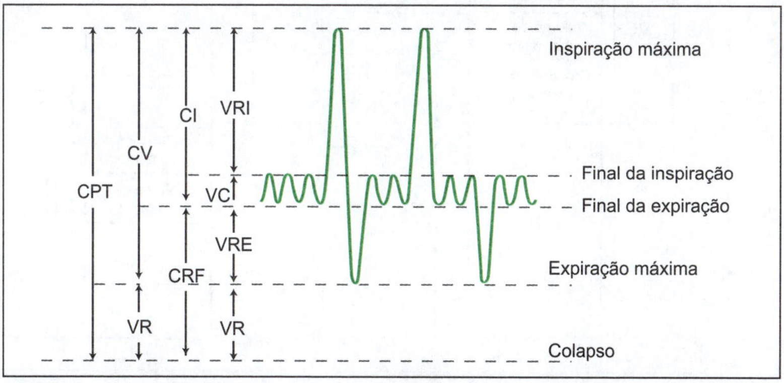

Figura 5.1 Volumes pulmonares. CPT: capacidade pulmonar total; CV: capacidade vital; VR: volume residual; CI: capacidade inspiratória; CRF: capacidade residual funcional; VRI: volume de reserva inspiratório; VC: volume corrente; VRE: volume de reserva expiratório.

da capacidade vital e do volume residual (VR). O volume de ar que fica no pulmão após uma expiração normal é a capacidade residual funcional (CRF). O volume máximo de ar que pode ser inspirado além do volume corrente habitual corresponde ao volume de reserva inspiratório (VRI). O volume de reserva expiratório (VRE) é o volume que sai dos pulmões após uma expiração forçada. Mesmo após uma expiração máxima, uma parte do ar permanece no pulmão. A esse volume de ar chamamos de volume residual (VR). Capacidade inspiratória (CI) corresponde à soma do volume corrente com o VRI[9].

O volume a partir do qual começa a haver o início do fechamento da via aérea, com consequente descontinuidade entre as vias aéreas de condução e o alvéolo, é conhecido como volume crítico de fechamento ou volume de fechamento pulmonar. No adulto, esse volume está muito próximo do volume residual. No lactente jovem e nos idosos, encontra-se acima da capacidade residual funcional. Isso significa que, mesmo durante uma expiração normal, o lactente apresenta fechamento da sua via aérea de condução, com consequente inadequação ventilação/perfusão (Figura 5.2)[10].

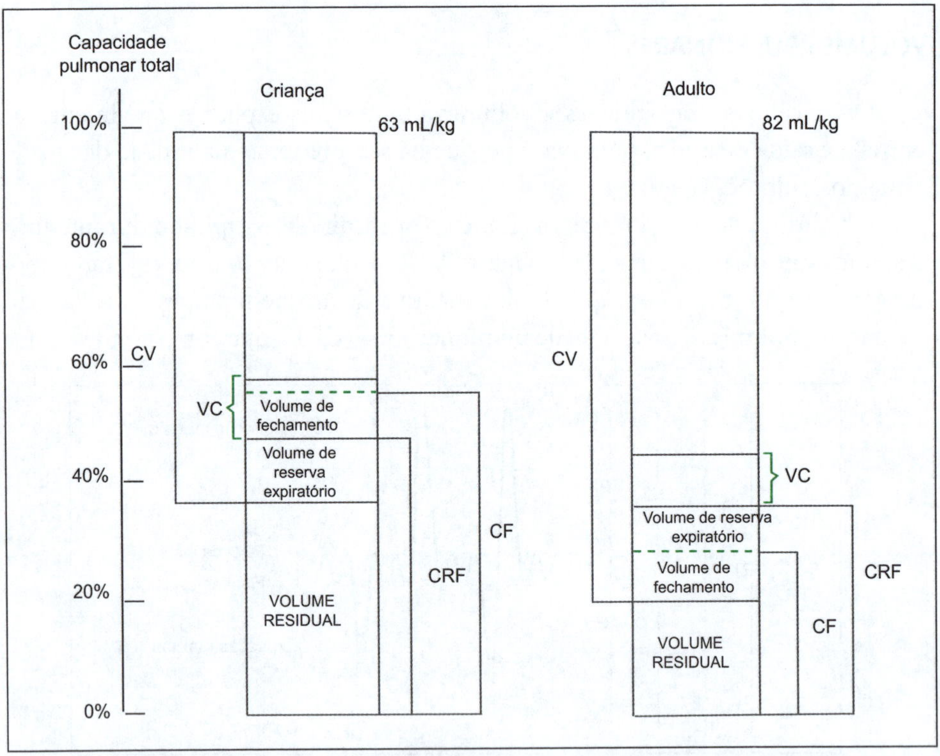

Figura 5.2 Volumes pulmonares no lactente e o adulto[10]. CV: capacidade vital; CRF: capacidade residual funcional; VC: volume corrente; CF: capacidade de fechamento.

CONSTANTE DE TEMPO

A constante de tempo do sistema respiratório está relacionada ao tempo gasto para equilibrar as pressões alveolares e da via aérea proximal. Portanto, a constante de tempo do sistema respiratório é uma função das forças elásticas e resistivas que agem no pulmão durante a respiração normal ou assistida, dependendo da complacência e da resistência do sistema respiratório. Em patologias onde há aumento de resistência (p. ex., asma), a constante de tempo é maior. Esse conceito é válido tanto para a inspiração quanto para a expiração[11].

TROCA GASOSA

Em um modelo ideal de troca gasosa, haveria equilíbrio entre a pressão de O_2 do sangue arterial (PaO_2) e a do alvéolo (PAO_2) e a diferença alvéolo-arterial de O_2 seria zero. No entanto, isso não ocorre. Mesmo em indivíduos normais, vários fatores limitantes das trocas gasosas interferem nesse processo. O uso da diferença alvéolo-arterial de O_2 é útil para o diagnóstico das limitações da troca gasosa, porque ela pode ou não estar aumentada a depender do mecanismo fisiopatológico envolvido[1].

A troca gasosa depende de uma série de processos que serão abordados a seguir:

- Ventilação.
- Relação ventilação/perfusão (*shunt* e espaço morto).
- Difusão.
- Curva de dissociação da hemoglobina.
- Transporte cardiovascular de O_2.

Ventilação

A ventilação é o primeiro passo da cascata da troca gasosa. Ela é constantemente monitorada e ajustada para manter pH e oxigenação adequados. Essa homeostase depende de um sistema de sensores de CO_2 (quimiorreceptores), de um controle central adequado e de um sistema que efetue as demandas desse controle central e que responda a mudanças nos gases sanguíneos, alterações da demanda metabólica e alterações da mecânica respiratória. Os quimiorreceptores localizados em grandes artérias e no sistema nervoso central controlam a amplitude e a frequência da respiração com o objetivo de manter os níveis de CO_2 dentro da normalidade[7].

A ventilação alveolar depende do volume de ar que adentra a zona respiratória a cada minuto e representa a quantidade de ar disponível para a troca gasosa. Essa quantidade não é igual à quantidade de gás inspirado, porque pelo menos um terço deste ar permanece nas vias aéreas de condução (espaço morto anatômico) e não participa da troca gasosa[12].

O resultado direto da hipoventilação é a retenção de CO_2. A hipoventilação é a única limitação à troca gasosa que não aumenta a diferença alvéolo-arterial de O_2.

Relação Ventilação/Perfusão

Em um modelo de troca ideal, todos os alvéolos ventilados seriam também bem perfundidos e não haveria alteração nessa relação, o que garantiria sempre a melhor troca gasosa. No entanto, mesmo em condições normais, há um desequilíbrio ventilação/perfusão que se acentua em situações patológicas. No pulmão, há diferenças regionais de fluxo que dependem da gravidade, o que faz com que as regiões mais inferiores do pulmão sejam mais perfundidas do que ventiladas. Já no ápice pulmonar, predomina a ventilação em relação à perfusão. Há, em contrapartida, uma reação ativa do organismo, que consiste na contração da musculatura lisa das paredes das pequenas arteríolas na região hipóxica (vasoconstrição hipóxica), o que minimiza esse desequilíbrio[1,13]. Da mesma maneira, ocorre um aumento da resistência da via aérea local quando há diminuição da perfusão em determinado segmento pulmonar (Figura 5.3)[14].

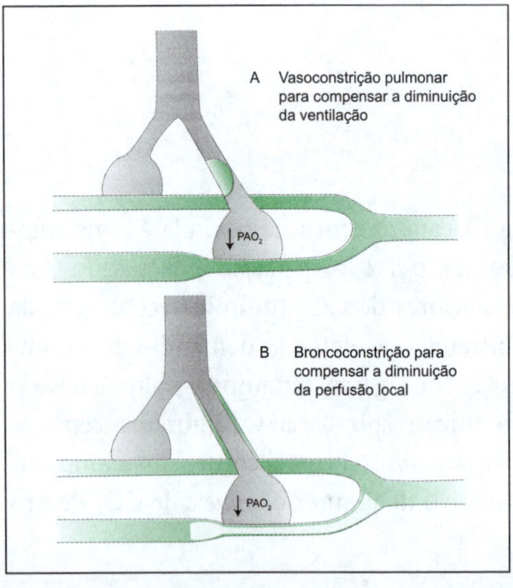

Figura 5.3 Relação ventilação/perfusão[14]. PAO_2: pressão alveolar de oxigênio.

Shunt se refere ao sangue que entra no sistema arterial sem atravessar áreas ventiladas do pulmão. No pulmão normal, uma parte do sangue arterial brônquico é drenada pelas veias pulmonares após ter perfundido os brônquios e seu O_2 ter se esgotado. Há também uma pequena quantidade de sangue venoso coronário que drena diretamente para o ventrículo esquerdo através das veias de Tebésius. A criança pode ter até 10% de *shunt* em situações normais. A presença de *shunt* não resulta no aumento da pressão arterial de CO_2 ($PaCO_2$). Isso ocorre porque os quimiorreceptores centrais detectam a elevação no CO_2 arterial e há um estímulo para aumento da ventilação[15]. O exemplo clássico de *shunt* em pediatria é a broncopneumonia, embora outros mecanismos possam estar envolvidos nessa situação.

Espaço morto refere-se ao volume de ar que não participa da troca gasosa[12]. Há o espaço morto anatômico (representado pelo volume que fica nas vias aéreas de condução) e o espaço morto alveolar, que se refere ao volume de ar que não participa da troca gasosa, seja por diminuição da perfusão no alvéolo ventilado (embolia), seja pela hiperdistensão alveolar de uma unidade normalmente perfundida (hiperinsuflação no asmático)[16].

Difusão

Uma vez que o gás chega ao alvéolo, a troca dependerá do transporte desse gás através da barreira hematogasosa, que ocorre por difusão[1,16,17]. A difusão de um gás através do tecido, segundo a lei de Fick, é proporcional à área do tecido, à diferença na pressão parcial do gás entre os dois lados e é inversamente proporcional à espessura do tecido. Dessa forma, a difusão dependerá do gradiente gasoso entre o alvéolo e o sangue capilar, da barreira alveolocapilar e da ligação entre oxigênio e hemoglobina. A difusão fica comprometida quando há[17]:

- Redução do tempo de exposição do gás ao capilar pulmonar.
- Espessamento da membrana alveolocapilar.
- Redução da diferença de pressão entre o gás alveolar e o arterial.
- Redução da área disponível para as trocas gasosas.

A média de trânsito capilar no adulto é de 0,75 segundos (imaginando-se um débito cardíaco de 6 L/min). O equilíbrio de difusão ocorre em apenas 0,25 segundos, o que garante uma segurança contra hipoxemia. Em adultos, limitações à difusão podem ser vistas em atletas de elite, que têm alto consumo de O_2 e alto débito cardíaco. Nessas condições, o tempo para difusão torna-se curto. Adultos que se exercitam em grandes altitudes podem ter uma alteração da difusão porque o tempo de trânsito e a pressão alveolar de O_2 caem[1].

Curva de Dissociação da Hemoglobina

A forma da curva de dissociação da hemoglobina tem várias vantagens fisiológicas. A porção superior achatada significa que, mesmo se a PaO_2 no ar alveolar cair de algum modo, a carga de O_2 será pouco afetada. A porção inferior mais íngreme significa que os tecidos periféricos podem depositar grandes quantidades de O_2 para uma quantidade muito pequena na pressão de O_2 capilar.

A posição da curva de dissociação da hemoglobina é alterada pelo pH, PCO_2, temperatura e concentração de 2,3 DPG nas hemácias. Quedas no pH, elevação da PCO_2 e temperatura, todos deslocam a curva para a direita. Esse deslocamento significa maior descarregamento de O_2 para o capilar tecidual, ou seja, nesse caso há menor afinidade da hemoglobina pelo O_2. Desvios da curva de dissociação para a esquerda aumentam a afinidade da hemoglobina pelo O_2, o que dificulta o descarregamento para o tecido[1] (Figura 5.4).

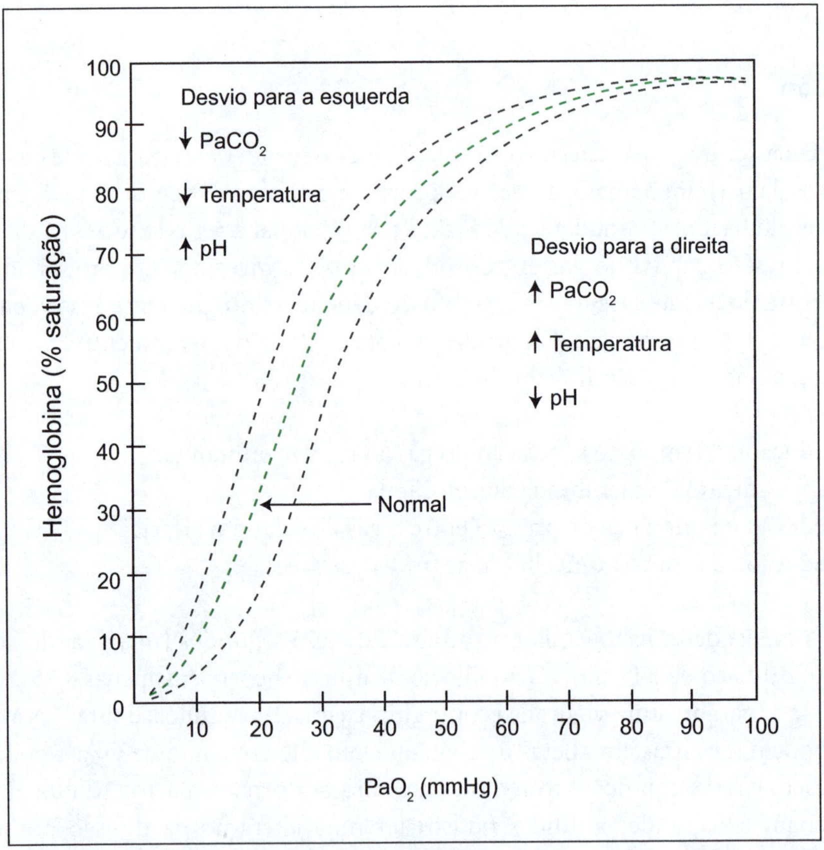

Figura 5.4 Curva de dissociação de hemoglobina. $PaCO_2$: pressão arterial de gás carbônico; PaO_2: pressão arterial de oxigênio.

Transporte Cardiovascular de O_2

O transporte de oxigênio depende do débito cardíaco e do conteúdo arterial de O_2. O conteúdo arterial de O_2 compreende todo o oxigênio transportado pelo sangue, tanto o dissolvido como o combinado à hemoglobina. O conteúdo arterial sofre variações com a PaO_2, com a hemoglobina e com a saturação de O_2. Em situações de baixo débito (depressão miocárdica, hipovolemia ou efeito adverso da ventilação com pressão positiva), anemia ou hipoxemia, haverá um prejuízo do transporte de O_2.

PRINCIPAIS CAUSAS DE DISFUNÇÃO RESPIRATÓRIA

As principais causas de disfunção respiratória estão dispostas no Quadro 5.1, de acordo com a localização da disfunção.

Quadro 5.1 – Principais causas de disfunção respiratória

Disfunção de sistema nervoso central	Intoxicação exógena (opiáceos, benzodiazepínicos ou barbitúricos), traumatismo cranioencefálico (TCE), meningites, encefalites, tumores de sistema nervoso central, estado de mal epiléptico
Disfunção neuromuscular	Síndrome de Guillain-Barré, poliomielite, miastenia grave, lesão medular, alterações eletrolíticas, esclerose lateral amiotrófica, tétano
Distúrbios relacionados à função pleural, musculatura esquelética e à caixa torácica	Deformidades torácicas (cifoescoliose), trauma torácico, derrame pleural, pneumotórax, hemotórax
Distúrbios nas vias aéreas de condução	Edema laríngeo pós-extubação, asma, epiglotite, corpo estranho, laringotraqueobronquite, laringite, anel vascular, atresia de coanas
Disfunções na troca gasosa (alveolar, intersticial)	Contusão pulmonar, pneumonia, edema pulmonar, síndrome do desconforto respiratório agudo, pneumonia intersticial, inalação de fumaça, fibrose cística, embolia pulmonar

CONCLUSÕES

As quatro principais causas de hipoxemia são hipoventilação, limitações à difusão e desequilíbrio ventilação/perfusão (*shunt* e espaço morto). Conhecer esses mecanismos ajuda a estabelecer o mecanismo fisiopatológico envolvido nas diversas causas de disfunção respiratória e a adequar o tratamento. A criança tem uma maior propensão a desenvolver insuficiência respiratória. Saber as particularidades que predispõem a criança à insuficiência respiratória ajuda o pediatra a diagnosticá-la mais precocemente, evitando suas complicações com consequente diminuição da morbimortalidade dessa população.

REFERÊNCIAS BIBLIOGRÁFICAS

1. Powell FL, Heldt GP, Haddad GG Respiratory physiology. In: Nichols DG. Roger's textbook of pediatric intensive care. 4. ed. Lippincott Williams & Wilkins; 2008:631-61.
2. Vias aéreas, ventilação e tratamento do desconforto e insuficiência respiratórios. In: SAVP Manual para provedores. American Heart Association; 2003:81-126.
3. Faria LS. Insuficiência respiratória aguda. In: Schwartsman C, Reis AG, Farhat SCL. Pronto Socorro - Pediatria Instituto da Criança. Barueri: Manole; 2009:225-236.
4. Harris TR, Wood BR. Physiological principles. In: Goldsmith JP, Karotkin EH. Assisted ventilation of the neonate. 3. ed. Philadelphia: WB Saunders; 1996:21-68.
5. Hugh M, O'Brodovich HG, The functional basis of respiratory pathology and disease. In: Chernick V, Boat T. Kendig's disorders of the respiratory tract in children. Philadelphia: WB Saunders; 1998:27-73.
6. Wohl ME. Developmental physiology of the respiratory system. In: Chernick V, Boat T. Kendig's disorders of the respiratory tract in children. Philadelphia: WB Saunders; 1998:19-27.
7. Caruana-Montaldo B, Gleeson K, Zwillivh CW. The control of breathing in clinical practice. Chest. 2000;117(1):205-225.
8. Khan RL, et al. Avaliação do estado comportamental durante o sono em recém-nascidos. J Epilepsy Clin Neurophysiol. 2009:15(1):25-9.
9. Daniel Filho DA, Britto JLBC. Aspectos anatômicos e funcionais da criança em ventilação normal e ventilação pulmonar mecânica. In. Carvalho WB, Hirschheimer MR, Proença JO, Freddi NA, Troster EJ. Ventilação pulmonar mecânica em pediatria e neonatologia. 2ª ed. São Paulo: Atheneu; 2005. p.23-31.
10. Smith CA, Nelson NM. The physilogy of the newborn infant. 4th ed. Illinois: Springfield; 1976. p.207.
11. Loring SH. Mechanics of the lungs and chest wall. In. Marini JJ, Slutsky AS. Physiological basis of ventilatory support. New York: Marcel Dekker; 1998. p. 177-207.
12. West JB. Ventilação: como o ar chega aos alvéolos. In: Fisiologia respiratória moderna. 3. ed. Barueri: Manole; 1986:11-20.
13. West JB. Fluxo sanguíneo e metabolismo dos alvéolos. In: Fisiologia respiratória moderna. 3. ed. Barueri: Manole; 1986:31-48.
14. Malley WJ. Clinical blood gases. Philadelphia: WB Saunders Company; 1990.
15. West JB. Relação ventilação-perfusão. In: Fisiologia respiratória moderna. 3. ed. Barueri: Manole; 1986:49-66.
16. Fernandes JC, Hirschheimer MR, Nóbrega RF. Insuficiência respiratória aguda. In: Carvalho WB. Terapia intensiva pediátrica. 3. ed. São Paulo: Atheneu; 2006:383-423.
17. West JB. Difusão. In: Fisiologia respiratória moderna. 3. ed. Barueri: Manole; 1986:21-30.

Análise crítica dos procedimentos para oxigenoterapia

6

Flávia Andrea Krepel Foronda
Flávia Feijó Panico

Após ler este capítulo, você estará apto a:

1. Selecionar o melhor equipamento para ofertar oxigênio a um paciente pediátrico, de acordo com sua necessidade, faixa etária e condição clínica.
2. Estabelecer as diferenças entre os sistemas de baixo e alto fluxo, de acordo com o desempenho de cada sistema.
3. Descrever as principais complicações relacionadas ao uso de oxigênio e quais precauções devem ser tomadas quando se opta pela oferta de oxigênio em algumas patologias.

INTRODUÇÃO

A captação e oferta de oxigênio podem estar comprometidas em várias situações como insuficiência respiratória, choque, trauma ou afecções do sistema nervoso central. Nessas situações, é importante administrar concentrações aumentadas de oxigênio[1]. Sempre que possível, o oxigênio deve ser administrado umidificado e aquecido. Isso é importante para fluidificar as secreções e manter a atividade ciliar do epitélio brônquico, prevenindo a obstrução das vias aéreas com secreções espessas e evitando a hipotermia, especialmente em crianças pequenas com o uso de vaporização fria[2].

Quando se pretende ofertar oxigênio a uma criança alerta, deve-se sempre ponderar a necessidade aumentada de oxigênio com o potencial efeito adverso da agitação desencadeada pela fixação da máscara ou cateter na criança. Sempre que a criança se agita, aumenta o consumo de oxigênio, e pode apresentar piora do desconforto respiratório. Isso pode ser explicado pelo aparecimento de fluxo inspiratório turbulento, no qual ocorre aumento da resistência da via aérea e aumento do trabalho respiratório. Assim, se uma criança fica desconfortável com um tipo de sistema, deve-se tentar encontrar uma forma alternativa de se ofertar o oxigênio[1]. Além disso, para continuar prevenindo agitação, deve-se permitir que a criança alerta permaneça numa posição de conforto, já que ela escolhe a posição em que ocorre a melhor permeabilidade da via aérea e o menor esforço respiratório[1].

Se a criança estiver sonolenta ou inconsciente, a via aérea pode se tornar obstruída por uma combinação de fatores, que incluem flexão do pescoço, relaxamento da mandíbula e deslocamento posterior da língua. Nesse caso, deve-se desobstruir a via aérea removendo secreções, muco ou sangue e, se necessário, usar métodos não invasivos para manter a via aérea pérvia. Se, ainda assim a ventilação espontânea do paciente for inadequada, é necessário iniciar ventilação assistida, que será tratada no Capítulo 7[1].

Se, por outro lado, a ventilação espontânea do paciente for eficiente, pode-se administrar oxigênio por meio de uma série de sistemas. A escolha do melhor sistema para oferta de oxigênio pode ser determinada pela condição clínica, pelo tamanho da criança e pela concentração de oxigênio que se pretende alcançar[3].

Os sistemas de oferta de oxigênio podem ser subdivididos em 3 grupos principais: de baixo fluxo, de alto fluxo e de sistemas com reservatório[3,4].

TIPOS DE SISTEMA

Sistemas de Baixo Fluxo

Nos sistemas de baixo fluxo, o oxigênio a 100% mistura-se com o ar ambiente durante a inspiração, uma vez que o fluxo de oxigênio ofertado é inferior ao fluxo inspiratório do paciente. Assim, nesse tipo de sistema, a fração inspirada de oxigênio (FiO_2) é variável e será determinada pela ventilação-minuto do paciente e pelo fluxo de oxigênio ofertado[3,4].

Cânula nasal

Consiste em dois *prongs* inseridos na parte anterior das narinas e fixados no rosto do paciente (Figuras 6.1 e 6.2). O fluxo de oxigênio não deve exceder 4 L/min, para não causar irritação da mucosa nasal. Esse fluxo penetra na nasofaringe do paciente, que funciona como um reservatório anatômico. É indicado para pacientes que necessitam de uma baixa oferta de oxigênio, e a FiO_2 varia de 21 a 44% conforme o tamanho da criança, a frequência respiratória e o esforço respiratório. Outros motivos que interferem na FiO_2 são: resistência e obstrução nas narinas e fluxo inspiratório do paciente[3].

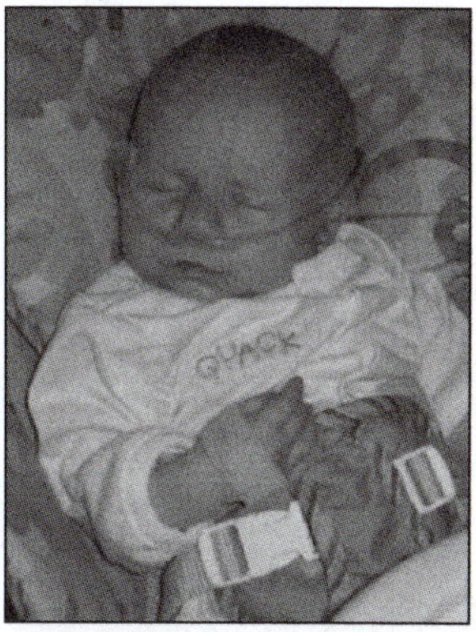
Figura 6.1 Cânula nasal.

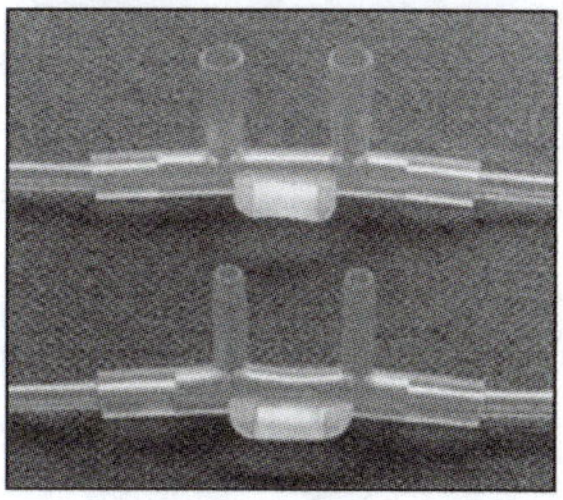
Figura 6.2 Cânula nasal.

Cateter nasofaríngeo

Cateter flexível com múltiplos orifícios distais que deve ser inserido através de uma das narinas e avançado até a faringe antes de atingir a úvula. Essa profundidade pode ser mensurada pela distância entre a narina e o trago. O oxigênio vai do cateter para a orofaringe do paciente, que funciona como reservatório anatômico. A FiO_2 varia com o fluxo inspiratório do paciente. Não é um método muito utilizado em pediatria, pois não oferece vantagens adicionais à cânula nasal, além do seu potencial de complicações, como hemorragia por trauma local e distensão gástrica (Figuras 6.3 e 6.4)[3].

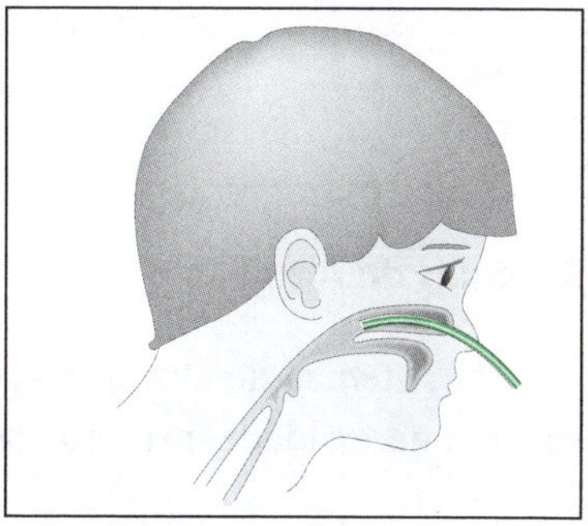
Figura 6.3 Cateter nasofaríngeo.

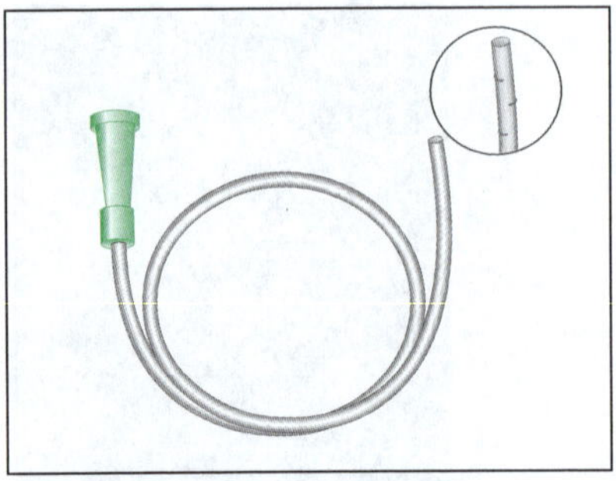

Figura 6.4 Cateter nasofaríngeo.

Colar de traqueostomia

Podem ser conectados diretamente às traqueostomias ou nos *Heat-moisture exchanger* (HME), que depois são conectados à traqueostomia. Os HME (Figura 6.5) coletam a umidade e o calor do ar expirado pelo paciente e devolvem na próxima inspiração. O tubo para suplementação de oxigênio conectado ao adaptador oferece uma FiO_2 extremamente variável. Esse dispositivo deve ser usado por curtos períodos, como transportes curtos ou para melhorar a mobilidade do paciente (Figura 6.6).

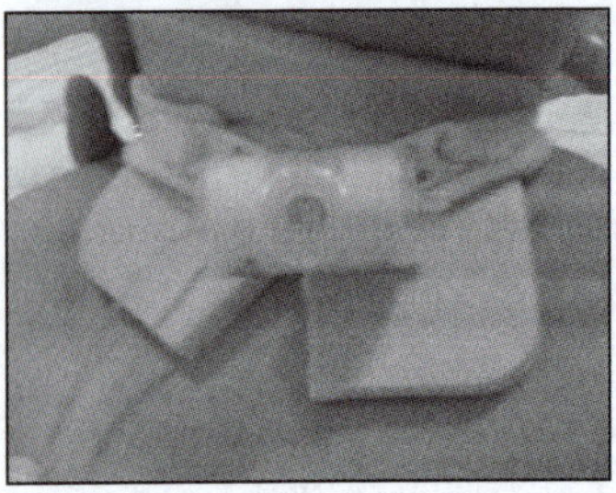

Figura 6.5 *Heat-moisture exchanger* (HME).

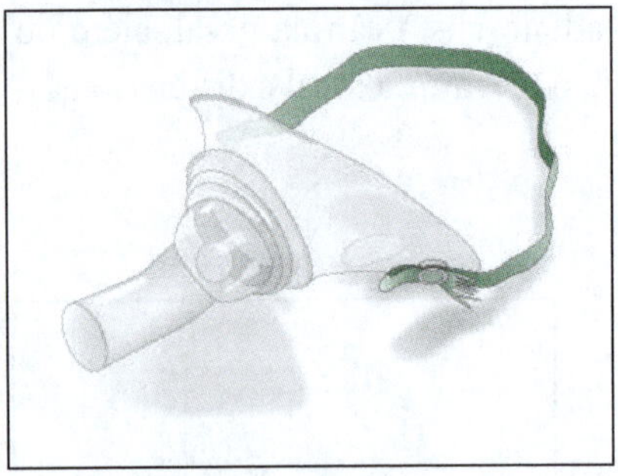

Figura 6.6 Colar de traqueostomia.

Sistemas de Alto Fluxo

Os sistemas de alto fluxo podem oferecer uma taxa de fluxo suficiente para suprir a necessidade inspiratória total do paciente, portanto, nesse tipo de sistema, ocorre menor mistura com o ar ambiente, e a FiO_2 é mantida constante, independentemente do padrão respiratório da criança[3,4].

Máscara tipo Venturi

É desenhada para ofertar uma concentração previsível e controlada de oxigênio, de baixa a moderada (FiO_2 de 25 a 60%). A FiO_2 pode ser 25, 28, 31, 35, 40, 50 e 60%, dependendo do fluxo de oxigênio e do tipo de diluidor de oxigênio utilizado, identificado por cores diferentes para cada concentração de oxigênio desejada. Nesse sistema, o oxigênio é forçado através de um orifício pequeno. A velocidade aumentada gera uma pressão subatmosférica distal ao orifício, que faz o ar atmosférico entrar na máscara criando uma mistura com concentração sempre constante (Figura 6.7)[3,4].

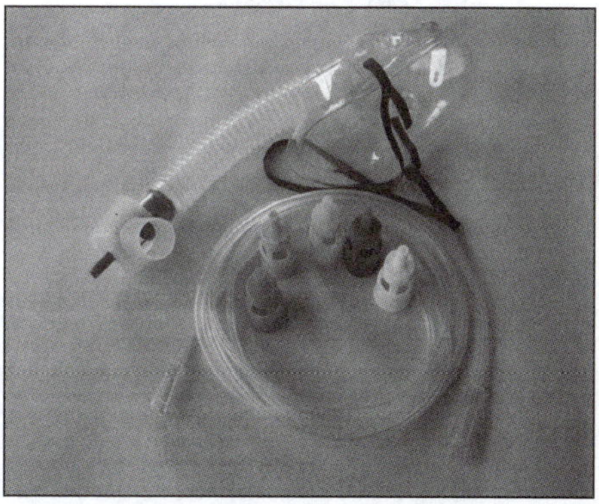

Figura 6.7 Máscara tipo Venturi.

Nebulizador

São nebulizadores com uma entrada ajustável para o ar atmosférico que determina uma concentração específica de oxigênio. Podem ser aquecidos e, nesses casos, devem ter sua temperatura controlada. Um tubo serve para levar o oxigênio do nebulizador até a máscara ou tubo T. Podem ter a sua performance alterada por causa da resistência ao fluxo, o que pode levar a uma maior oferta de O_2 e menor entrega de fluxo[3,4].

Sistemas de Reservatório

Nos sistemas de reservatório, também pode-se atingir uma FiO_2 fixa, se ele acumular um volume igual ou maior que o volume corrente do paciente. No entanto, para a FiO_2 permanecer fixa, não pode haver nenhum escape de ar no sistema[4].

Máscara de oxigênio simples

São máscaras de plástico transparente que se adaptam à face do paciente e se fixam por meio de um elástico em torno da cabeça da criança. O oxigênio é ofertado por um tubo conectado na base da máscara, e orifícios em cada lado da máscara servem como saída para o gás exalado e porta de entrada para o ar ambiente. Assim, a FiO_2 varia com o fluxo inspiratório do paciente, bem como pelo seu padrão respiratório, podendo variar de 35 a 60% com um fluxo de oxigênio de 6 a 10 L/min. Um fluxo mínimo de 6 L/min deve ser mantido para evitar a ocorrência de reinalação do CO_2 exalado[1,3] (Figura 6.8).

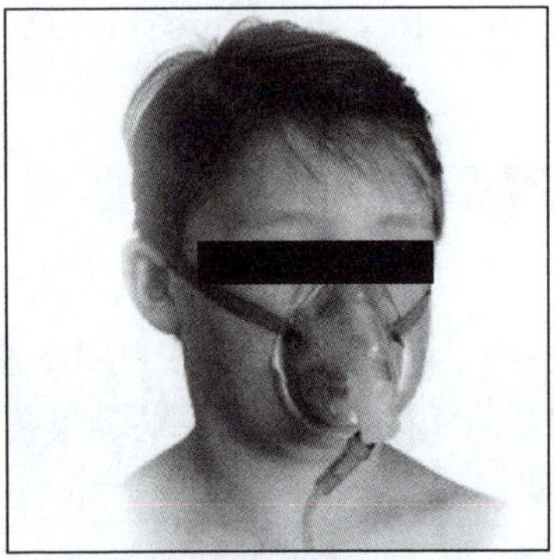

Figura 6.8 Máscara de oxigênio simples.

Máscara com reinalação parcial

É semelhante à máscara simples, porém, contém uma bolsa reservatório na base da máscara. O reservatório recebe fluxo de oxigênio e parte do gás exalado pelo paciente. Como esse gás é proveniente das vias aéreas superiores e não esteve envolvido na troca gasosa, ele é relativamente rico em oxigênio. Durante a inspiração, o paciente recebe preferencialmente o gás do fluxo de oxigênio e do reservatório, sendo minimizada a entrada de ar pelos orifícios exalatórios. Ela pode ofertar uma FiO_2 em torno de 50 a 60%, se comparada com FiO_2 de 35 a 60% das máscaras simples[1,3] (Figura 6.9).

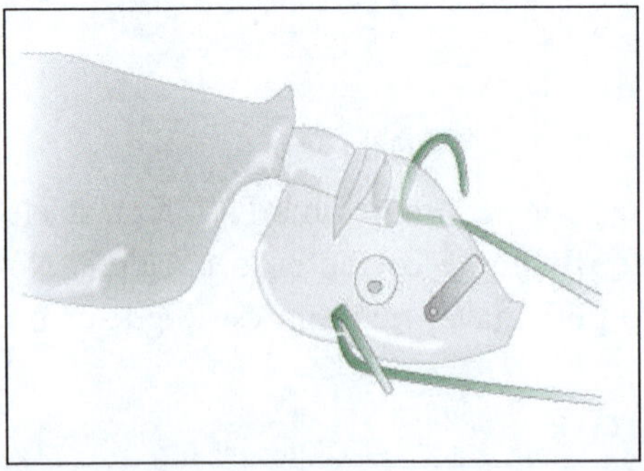

Figura 6.9 Máscara com reinalação parcial.

Máscara não reinalante

É uma máscara facial com reservatório e válvulas incorporadas em um ou ambos os orifícios exalatórios que impedem a entrada de ar durante a inspiração, e uma válvula colocada entre o reservatório e a máscara para impedir a mistura do gás exalado com o oxigênio do reservatório. Pode-se obter uma FiO_2 de até 95%, com uma taxa de fluxo de oxigênio em torno de 10 a 15 L/min e uma máscara com boa adaptação na face do paciente[1,3].

Capuz

O capuz é um recipiente cilíndrico de acrílico transparente que rodeia a cabeça, com uma abertura para o pescoço do paciente. Permite acesso ao tórax e às extremidades do paciente. É bem tolerado por crianças menores de 1 ano. O oxigênio deve ser oferecido aquecido e umidificado, com um fluxo de 10 a 15 L/min. Pode chegar a concentrações de oxigênio de 80 a 90%. As grandes desvantagens são o ruído interno, que pode causar desconforto, e o hipofluxo de gases, que pode causar reinalação de gás carbônico (CO_2)[3,4] (Figura 6.10).

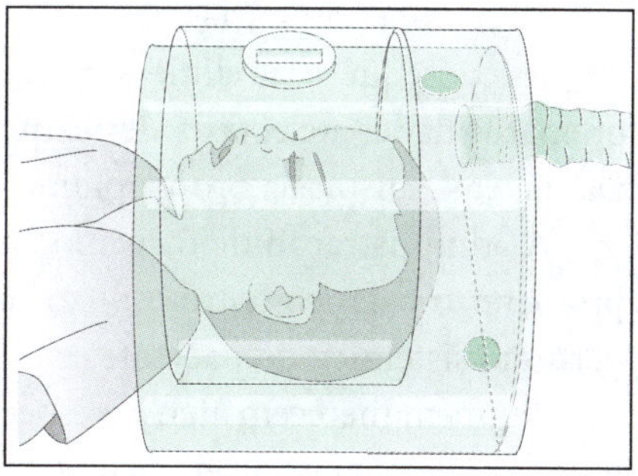

Figura 6.10 Capuz.

Tenda de oxigênio

É um dispositivo bastante usado na faixa etária pediátrica, sendo preferível a de acrílico transparente. Pode ofertar FiO_2 superior a 50%, mas não é possível garantir concentrações estáveis de oxigênio, uma vez que o ar ambiente pode entrar toda a vez que a tenda é aberta. Outra dificuldade da tenda é o acesso limitado ao paciente. Ainda, se for utilizado oxigênio umidificado, o vapor resultante impede uma boa observação do paciente. Na prática, a tenda não consegue fornecer uma suplementação de oxigênio adequada se uma FiO_2 superior a 30% for necessária[1,3,4] (Figura 6.11).

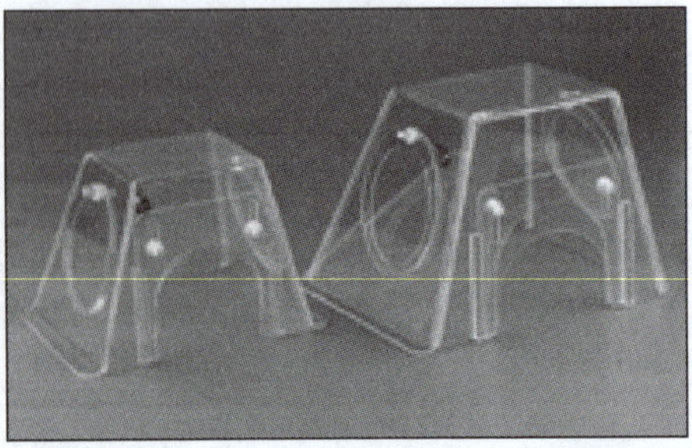

Figura 6.11 Tenda de oxigênio.

COMPLICAÇÕES

Estudos em humanos e animais demonstram que o aumento das concentrações de oxigênio pode causar um espectro de lesões pulmonares que vão desde uma leve traqueobronquite até o dano alveolar difuso, este último sendo indistinguível do padrão histológico observado na síndrome do desconforto respiratório do tipo agudo (SDRA). A lesão celular ocorre em virtude da produção aumentada de radicais livres de O_2, que podem promover uma resposta inflamatória e levar à lesão tecidual secundária[5].

As consequências clínicas mais frequentemente observadas são: retinopatia da prematuridade, atelectasia de reabsorção (pelo *washout* de nitrogênio), lesão das vias aéreas e displasia broncopulmonar[5,6].

A administração de oxigênio em algumas cardiopatias complexas pode comprometer o balanço entre o fluxo sanguíneo sistêmico e o pulmonar, piorando a perfusão sistêmica do paciente[6,7].

Também merecem atenção especial os indivíduos que têm hipercarpnia crônica, uma vez que os altos níveis de pressão arterial de oxigênio (PaO_2) podem resultar em depressão respiratória por bloquear o *drive* respiratório secundário à hipóxia[8].

Se o fluxo de gás for frio e direcionado para a face da criança, pode haver estímulo dos nervos laríngeos, com consequente alteração do padrão respiratório.

Pode-se ainda observar hiperoxia ou hipoxemia se a escolha da quantidade de oxigênio ofertada for inapropriada[5-7].

CONCLUSÕES

Ao ofertar oxigênio a um paciente pediátrico, deve-se lembrar da PaO_2-alvo para cada faixa etária, tentando evitar a hiperoxia. Dar atenção especial para recém-nascidos pré-termo e pacientes com alguma cardiopatia. Se o fluxo de oxigênio na máscara for inadequado, pode haver reinalação de CO_2.

REFERÊNCIAS BIBLIOGRÁFICAS

1. Hazinki MF, editor. Vias aéreas, ventilação e tratamento do desconforto e insuficiência respiratórios. In: SAVP Manual para Provedores. American Heart Association; 2003. p.81-126.
2. dos Santos KJ, Hirschheimer MR. Oxigenoterapia. In: Carvalho WB, Hirschheimer MR, Proença Filho JO, Freddi NA, Troster EJ. Ventilação pulmonar mecânica em pediatria e neonatologia. 2ª ed. São Paulo: Atheneu; 2005. p.41-7.
3. AARC Clinical Practice Guideline. Selection of an oxygen delivery device for neonatal and pediatric patients. 2002 Revision & Update. Respiratory Care. 2002;47(6):707-16.
4. Scanllan CL, Heuer Al. Medical gas therapy. In. Snanllan CL, Wilkins RL, Stoller JK. Egan's Fundamentals of Respiratory Care. St. Louis: Mosby, 1999. p.737-70.
5. Jenkinson SG. Oxygen toxicity. New Horizons. 1993;1:504.
6. de Almeida S. Toxicidade do oxigênio. In Carvalho WB, Hirschheimer MR, Proença Filho JO, Freddi NA, Troster EJ. Ventilação pulmonar mecânica em pediatria e neonatologia. 2ª ed. São Paulo: Atheneu; 2005. p.553-7.
7. Carvalho CR, de Paula P, Schettino G, Maranhão B, Bethlem EP. Hyperoxia and lung disease. Curr Opin Pulm Med. 1998;4(5):300-4.
8. Huang YCT. Supplemental oxigen. In. MacIntyre NR, Branson RD. Mechanical ventilation. Philadelphia: Saunders Company; 2001. p.173-88.

7 Ventilação mecânica: como começar e monitorizar

Albert Bousso
Ricardo Silveira Yamaguchi

Após ler este capítulo, você estará apto a:

1. Reconhecer as principais causas da ventilação mecânica.
2. Programar os parâmetros iniciais da ventilação mecânica em pacientes sem patologias pulmonares, com doenças pulmonares obstrutivas ou restritivas.
3. Monitorizar o paciente em ventilação mecânica.
4. Ajustar os parâmetros do ventilador conforme gasometria arterial.

INTRODUÇÃO

A necessidade de suporte ventilatório é uma das principais indicações de internação em unidades de terapia intensiva pediátricas. Estudos mostram que 17 a 64% das crianças internadas em UTI necessitam de ventilação mecânica em algum momento de sua internação[1,2]. Apesar disso, a prática de ventilação mecânica normalmente é baseada em experiências pessoais ou em informações extrapoladas da literatura em adultos[1].

Atualmente, sabe-se que a escolha da estratégia ventilatória correta pode reduzir o risco da lesão pulmonar induzida pela ventilação mecânica[3], portanto, é imprescindível o conhecimento dos princípios da ventilação mecânica na prática médica.

INDICAÇÕES DE VENTILAÇÃO MECÂNICA

As principais indicações de ventilação mecânica são[3-7]:

- Parada cardiorrespiratória.
- Apneia.
- Insuficiência respiratória com hipoxemia:
  - distúrbios ventilação/perfusão (V/Q)
  - *shunt* direita/esquerda
  - hipoventilação alveolar
  - deficiência na difusão alveolocapilar
  - inadequação da fração inspirada de oxigênio (FiO_2)
- Insuficiência respiratória com hipoventilação:
  - redução no drive respiratório
  - intoxicação
  - trauma cranioencefálico
  - lesão medular
  - secreção
  - edema de mucosa
- Função muscular inadequada:
  - fadiga muscular
  - doença neuromuscular
  - broncoespasmo
  - aumento do espaço morto
  - hiperinsuflação dinâmica
- Aumento do trabalho respiratório:
  - desnutrição
  - distúrbios hidreletrolíticos
- Proteção da via aérea no caso de ausência de reflexos protetores da via aérea.

INICIANDO A VENTILAÇÃO MECÂNICA

Apesar de ser uma das principais dúvidas no manejo inicial do paciente gravemente enfermo, não existe uma regra geral para o ajuste dos parâmetros ventilatórios iniciais. Cada paciente deve ser avaliado individualmente, levando-se em consideração idade, indicação da ventilação mecânica, doenças de base, entre outros parâmetros.

No momento em que se inicia a ventilação mecânica, a respiração torna-se totalmente diferente da respiração fisiológica, pois deixa-se de iniciar um ciclo respiratório por meio de uma pressão negativa transtorácica e passa-se a iniciá-lo por meio de uma pressão positiva. Além disso, o volume corrente deixa de ser definido pelo esforço respiratório e passa a ser pelos parâmetros ventilatórios definidos pelo intensivista. Essas alterações podem causar uma lesão no parênquima pulmonar (barotrauma, atelectrauma, biotrauma e volutrauma), principalmente se for escolhida uma estratégia ventilatória inadequada[4,7]. Nesse capítulo, serão destacados alguns aspectos importantes em algumas situações específicas quanto aos parâmetros iniciais a serem utilizados no paciente em ventilação mecânica.

Um primeiro ponto a ser abordado é: "devo ventilar a pressão ou a volume?". Não há um consenso quanto ao melhor modo de ventilação, devendo-se utilizar o modo com o qual se tem maior experiência, sempre lembrando que, em pediatria, costuma-se utilizar principalmente o modo de ventilação pressão-controlada[4].

A seguir, será discutido o início da ventilação mecânica em pulmões normais e em patologias específicas.

Ventilação Mecânica em Pulmões Normais

Incluem-se nessa categoria os pacientes submetidos a intubação eletiva, como no caso de cirurgias, procedimentos que necessitam de sedação profunda, pacientes com redução do *drive* respiratório por doenças neuromusculares sem acometimento pulmonar, entre outras.

O principal objetivo na definição dos parâmetros da ventilação mecânica é evitar a lesão pulmonar em um pulmão sem doenças de base. Deve-se iniciar a ventilação utilizando volumes correntes baixos (6 a 8 mL/kg); no caso de ventilação a pressão, esse volume é atingido utilizando-se uma pressão inspiratória em torno de 20 cmH_2O ou menor[3,7,8].

A pressão positiva no final da expiração (PEEP) a ser utilizada deve garantir que o volume pulmonar no final da expiração (capacidade residual funcional) permaneça acima do volume de fechamento pulmonar, o que evita o colapso da via aérea terminal e, consequentemente, a atelectasia de algumas regiões pulmonares. Quanto menor a criança, maior o volume de fechamento pulmonar, podendo ocorrer o fechamento da via aérea mesmo em expiração normal[7]. Em crianças sem patologias pulmonares, a utilização do PEEP entre 3 e 5 cmH_2O é suficiente para evitar esse colabamento[3,7,8].

O tempo inspiratório ideal depende da constante de tempo, definida como o tempo necessário para o equilíbrio de pressões entre as vias aéreas proximal e distal, calculada pelo produto da resistência e da complacência pulmonares. O tempo inspiratório ideal é equivalente a 3 a 5 constantes de tempo e aumenta conforme a idade (recém-nascido = 0,15 s e adultos = 0,3 s). Portanto, o tempo inspiratório ideal varia conforme a idade, de modo geral entre 0,5 segundo em recém-nascidos e 1 segundo em adolescentes e adultos[3,7,8].

A frequência respiratória a ser utilizada deve aproximar-se da frequência respiratória normal para a idade e garantir um volume-minuto suficiente para manter uma gasometria arterial adequada[7].

Um resumo dos principais parâmetros da ventilação mecânica em pacientes com pulmão normal é apresentado no Quadro 7.1.

Quadro 7.1 – Ventilação mecânica em pulmão sem patologia[5]

- $FiO_2 \leq 60\%$
- FR normal para idade; ajustar conforme gasometria arterial
- Pins inicial de 20 cmH_2O e ajustar conforme VC
- PEEP 3 a 5 cmH_2O
- Tins 3 a 5 constantes de tempo (RN = 0,5 s; adolescente = 1 s)
- VC 6 a 8 mL/kg

FiO_2: fração inspirada de oxigênio; FR: frequência respiratória; Pins: pressão inspiratória; PEEP: pressão positiva no final da expiração; Tins: tempo inspiratório; RN: recém-nascido; VC: volume corrente.

Ventilação Mecânica em Doenças Obstrutivas

Podem ser incluídas nessa categoria, na faixa etária pediátrica, a asma brônquica, a bronquiolite e a fibrose cística. Essas patologias são caracterizadas principalmente pela hiperinsuflação pulmonar dinâmica[3,4,6]. As técnicas ventilatórias têm por objetivo reduzir ao máximo essa hiperinsuflação.

Nessas patologias, ocorre uma obstrução ao fluxo de ar na expiração e, de maneira menos grave, na inspiração, aumentando a constante de tempo tanto inspiratória quanto expiratória. Consequentemente, é necessário utilizar um tempo inspiratório normal ou pouco aumentado, e um tempo expiratório bastante aumentado, permitindo que haja o esvaziamento pulmonar. Para que isso seja possível, torna-se necessária a utilização de baixas frequências respiratórias, habitualmente abaixo de 20 respirações por minuto, com uma relação I:E acima de 1:3[4,8-10].

Deve-se lembrar que a utilização de baixos volumes correntes e pressão de pico inferiores a 35 cmH_2O reduzem o risco da lesão pulmonar induzida pela ventilação mecânica, além de reduzirem a hiperinsuflação dinâmica pela diminuição do volume-minuto[6,11]. A redução da frequência respiratória, associada à diminuição do volume-minuto, pode levar à retenção de CO_2, que deve ser tolerada desde que não haja repercussão hemodinâmica, técnica denominada de hipercapnia permissiva[8,11].

Na ventilação das doenças obstrutivas, o parâmetro ventilatório mais controverso até o momento é o PEEP. Isso ocorre em razão da hiperinsuflação dinâmica, característica dessas patologias, que gera um PEEP intrínseco no pulmão do paciente. Fisiologicamente, a utilização de PEEP extrínseco poderia igualar as pressões da via aérea proximal e distal, o que reduziria a hiperinsuflação e facilitaria o início de uma ventilação espontânea (*trigger*), o que, consequentemente, melhoraria a sincronia do paciente com o ventilador[7]. Porém, no paciente com bloqueio neuromuscular, a utilização de PEEP poderia agravar a hiperinsuflação, aumentar a pressão intratorácica e reduzir o retorno venoso com repercussões hemodinâmicas leves a moderadas. Pode-se dizer que, em vigência de bloqueio neuromuscular, indica-se o uso de baixos PEEP, com alguns estudos orientando o uso de PEEP zero. No paciente que apresenta respiração espontânea, sempre que possível deve-se mensurar o PEEP intrínseco e utilizar valores de PEEP que não ultrapassem 80% desse PEEP intrínseco. Na impossibilidade de mensurar o PEEP intrínseco, não é aconselhável a utilização de PEEP acima de 8 cmH_2O[8].

Durante a ventilação com os parâmetros citados, o paciente pode apresentar ansiedade e desconforto por causa da acidose respiratória causada pela hipercapnia permissiva, que estimula o centro respiratório. Torna-se essencial uma sedação adequada para manter o paciente acoplado à ventilação mecânica[11].

Um resumo dos principais parâmetros da ventilação mecânica em pacientes com doença obstrutiva é apresentado no Quadro 7.2.

Quadro 7.2 – Ventilação mecânica em patologias obstrutivas[5]

- $FiO_2 \leq 60\%$
- FR baixa para a idade: < 20 rpm
- Pins suficiente para manter baixo VC; não ultrapassar 35 cmH_2O
- PEEP bloqueio neuromuscular – PEEP baixo
  - Respiração espontânea: até 80% do PEEP intrínseco
- Tins normal ou pouco aumentado
- VC (8 a 10 mL/kg)
- Relação I:E > 1:3

FiO_2: fração inspirada de oxigênio; FR: frequência respiratória; Pins: pressão inspiratória; PEEP: pressão positiva no final da expiração; VC: volume corrente; Tins: tempo inspiratório.

Ventilação Mecânica em Doenças Restritivas

As doenças pulmonares restritivas mais comuns na faixa etária pediátrica são pneumonias, edema pulmonar, lesão pulmonar aguda e síndrome do desconforto respiratório agudo (SDRA), sendo essa última a patologia mais grave, na qual será baseada essa parte do capítulo. A SDRA é uma patologia com acometimento pulmonar difuso e heterogêneo, com redução na complacência pulmonar, e altas taxas de morbidade e mortalidade[4,8].

A principal estratégia ventilatória que resulta em redução na mortalidade é a utilização de volumes correntes baixos, em torno de 5 a 8 mL/kg[1,12]. Além do volume corrente baixo, a ventilação mecânica na SDRA e nas demais patologias pulmonares restritivas deve ter como objetivo as seguintes metas:

- $FiO_2 \leq 60\%$ sempre que possível, em razão da toxicidade do oxigênio, que ocorre principalmente em concentrações acima da citada[3,12].
- Pressão de pico, ou pressão inspiratória, limitada em 35 cmH_2O[3,4].
- Níveis de PEEP suficientes para manter uma PaO_2 adequada. O PEEP depende do grau de lesão pulmonar existente no paciente[1,3,4,6]. Pode contribuir para o estabelecimento do PEEP ideal a curva pressão-volume, a tomografia de tórax, mostrando áreas de colabamento pulmonar e, mais recentemente, a tomografia por impedância elétrica.
- O tempo inspiratório ideal encontra-se aumentado para a idade do paciente. Isso ocorre nessas patologias, porque o acometimento pulmonar é heterogêneo, com áreas de pulmão normal e outras com lesão de grau variável. Para se atingir o equilíbrio de pressões nas áreas mais acometidas (constante de tempo), é necessário um tempo inspiratório maior[3,4].

A estratégia ventilatória descrita, assim como nas patologias obstrutivas, pode levar a uma hipoventilação, com consequente aumento da pressão parcial de gás carbônico ($PaCO_2$) no sangue, que também deve ser tolerada se não houver repercussões hemodinâmicas no paciente, que normalmente ocorre apenas quando o pH cai abaixo de 7,2 na gasometria arterial[3,8,11,12].

Um resumo dos principais parâmetros da ventilação mecânica em pacientes com doença restritiva é apresentado no Quadro 7.3.

Quadro 7.3 – Ventilação mecânica em patologias restritivas

- $FiO_2 \leq 60\%$
- FR normal para idade, ajustar conforme gasometria arterial
- Pins não ultrapassar 35 cmH_2O
- PEEP suficiente para manter $satO_2$ adequada com $FiO_2 \leq 60\%$
- Tins aumentado
- VC 5 a 8 mL/kg

FiO_2: fração inspirada de oxigênio; FR: frequência respiratória; Pins: pressão inspiratória; PEEP: pressão positiva no final da expiração; Tins: tempo inspiratório; VC: volume corrente.

MONITORIZAÇÃO

A partir do momento em que se indica a intubação e se inicia a ventilação mecânica em um paciente, são eliminados vários mecanismos de adaptação do organismo, que ocorrem em resposta à lesão pulmonar ou ao desequilíbrio dos gases presentes no sangue, como a taquipneia secundária ao aumento da $PaCO_2$ ou o esforço inspiratório criado para vencer uma resistência aumentada da via aérea. Por esse motivo, torna-se necessária uma monitorização detalhada do paciente em ventilação mecânica, que inclui um exame físico detalhado, avaliação da frequência e do padrão respiratório e ausculta dos campos pulmonares, assim como uma monitorização externa, seja ela invasiva ou não.

Monitorização Não Invasiva

Radiografia simples de tórax

Importante na avaliação do posicionamento correto da cânula traqueal e na avaliação de novas imagens pulmonares ou piora/melhora das imagens já existentes. Deve ser realizada sempre que houver piora clínica ou na suspeita de deslocamento da cânula traqueal[3,6].

Capnografia

O capnógrafo mede o CO_2 no final da expiração. É muito útil na confirmação da intubação, pois, no caso de ter ocorrido intubação esofágica, o capnógrafo não detecta presença de CO_2 na expiração, devendo-se considerar apenas o valor medido a partir do 6º ciclo respiratório. Em pulmão normal, a diferença esperada entre a pressão arterial de CO_2 e o CO_2 medido no final da expiração ($ETCO_2$) pelo capnógrafo encontra-se em torno de 1 a 5 mmHg. Essa diferença pode estar aumentada no caso de haver um distúrbio ventilação/perfusão (V/Q) significativo. Com a utilização do capnógrafo, é possível avaliar variações do CO_2 em cada ciclo respiratório, e avaliar o resultado de uma medida tomada, como no caso da introdução de um broncodilatador, ou para diagnosticar alguma intercorrência, como deslocamento da cânula, com intubação seletiva, ou extubação acidental[3,4,6].

Oximetria de pulso

Trata-se da medida da porcentagem de hemoglobina que está ligada ao oxigênio. É um instrumento imprescindível na monitorização do paciente intubado, que apresenta boa acurácia sempre que a saturação de hemoglobina estiver acima de

80%, não sendo muito fidedigna abaixo desse valor. É preciso lembrar que a leitura pode ser afetada pelo uso de esmalte de unha, no caso de iluminação excessiva do ambiente, pigmentação da pele, perfusão periférica ruim, entre outros fatores[3,4,6].

Monitorização Invasiva

A monitorização invasiva do paciente em ventilação mecânica é realizada pela coleta de gasometria arterial. Os parâmetros a serem avaliados na gasometria refletem a ventilação ($PaCO_2$) e a oxigenação (PaO_2) do paciente. Durante a ventilação mecânica, não se deve visar a obtenção de uma gasometria arterial normal, mas manter os parâmetros ventilatórios em níveis menos lesivos ao pulmão, contanto que a gasometria arterial esteja em níveis aceitáveis.

Os parâmetros gasométricos a serem atingidos são descritos a seguir.

Oxigenação

Manter a PaO_2 acima de 60 mmHg, o que corresponde normalmente a uma saturação em torno de 90%[3,4,6].

No caso da gasometria apresentar uma hipoxemia, com PaO_2 abaixo de 60 mmHg, deve-se descartar problemas mecânicos, como obstrução ou deslocamento da cânula traqueal, agitação do paciente, entre outros. Depois de descartados esses fatores, o ajuste dos parâmetros ventilatórios deve ter como objetivo a elevação da pressão média de vias aéreas (MAP), que é definida como a área do gráfico correspondente a um ciclo respiratório na curva de pressão x tempo, ou pode ser calculada pela seguinte fórmula[6]:

$$MAP = \frac{(Pins \times Tins) + (PEEP \times Texp)}{Tins \times Texp}$$

Portanto, para promover um aumento da MAP, pode-se aumentar a pressão inspiratória (Pins), a pressão positiva no final da expiração (PEEP) ou aumentar o tempo inspiratório (Tins), conforme for possível e/ou necessário para cada paciente. Texp = tempo expiratório.

Ventilação

Aceitar elevações da $PaCO_2$, contanto que o pH esteja acima de 7,2 (hipercapnia permissiva). Não há um limite definido da $PaCO_2$; alguns autores acreditam que $PaCO_2$ superior a 80 a 100 mmHg pode levar a alterações hemodinâmicas[3,6,8].

Caso haja necessidade de reduzir a $PaCO_2$, torna-se necessário aumentar o volume-minuto (VM) fornecido ao paciente, que é definido pelo produto da frequência respiratória (FR) pelo volume corrente (VC).

$$VM = FR \times VC$$

Portanto, é possível otimizar a ventilação com aumento da frequência respiratória ou do volume corrente. Esse último pode ser obtido pelo aumento do gradiente pressórico ao qual o pulmão é submetido, isto é, aumentando a diferença entre a pressão inspiratória e a PEEP.

CONCLUSÕES

A ventilação mecânica invasiva é um procedimento cuja eficácia depende enormemente dos parâmetros instituídos nas diversas patologias para as quais está indicada. A correta aplicação das estratégias ventilatórias pode ter importante impacto na prevenção da lesão pulmonar induzida pela ventilação mecânica e, consequentemente, melhorar o prognóstico em longo prazo das crianças submetidas ao suporte respiratório invasivo.

REFERÊNCIAS BIBLIOGRÁFICAS

1. Turner DA, Arnokd JH. Insights in pediatric ventilation: timing of intubation, ventilatory strategies, and weaning. Curr Opin Crit Care. 2007;13(1):57-63.
2. Farias JA, Frutos F, Esteban A, Flores JC, Retta A, Baltodano A, et al. What is the daily practice of mechanical ventilation in pediatric intensive care units? A multicenter study. Intensive Care Med. 2004;30(5):918-25.
3. Carvalho WB, Freddi NA, Hirschheimer MA, Filho JOP, Troster EJ. Ventilação pulmonar mecânica em neonatologia e pediatria. 2ª ed. São Paulo: Atheneu; 2004.
4. Hess DR, Kacmarek RM. Essentials of mechanical ventilation. 2. ed. Boston: McGraw-Hill; 1996.
5. III Consenso Brasileiro de Ventilação Mecânica. J Bras Pneumol. 2007;33(supl 2):S92-S105.
6. Tobin MJ. Principles and practice of mechanical ventilation. 2nd ed. Boston: McGraw-Hill; 2006.
7. Nicolai T. The physiological basis of respiratory support. Paediatr Respir Rev. 2006;7(2):97-102.
8. Rotta AT, Steinhorn DM. Conventional mechanical ventilation in pediatrics. J Pediatr. 2007;83(suppl 2):S100-S108.
9. Menchón NM, Palacios EI, Alopont VM. Ventilación mecánica en el estado asmático. An Pediatr (Barc). 2003;59(4):352-62.
10. Núñez AR, Torres FM, Sánchez JMM. Ventilación mecánica em la bronquiolitis. An Pediatr (Barc). 2003;59(4):363-6.
11. Chonghaile MN, Higgins B, Laffey JG. Permissive hypercapnia: role in protective lung ventilatory strategies. Curr Opin Crit Care. 2005;11(1):56-62.
12. Villanueva JAM, Cuervo AM, Galán CR, Torre JAC. Ventilación mecánica em el síndrome de dificultad respiratória aguda/lesión pulmonar aguda. An Pediatr (Barc). 2003;59(4):366-72.

Ventilação protetora em pediatria

8

Christiane Finardi Pancera
Lucília Santana Faria

Após ler este capítulo, você estará apto a:

1. Identificar pacientes com risco para desenvolvimento de lesão pulmonar induzida pelo ventilador.
2. Otimizar a ventilação de pacientes que evoluem para insuficiência respiratória aguda hipoxêmica e identificar a necessidade de suporte respiratório invasivo.
3. Realizar algumas manobras coadjuvantes para melhorar a ventilação e/ou oxigenação de pacientes que não estão respondendo adequadamente a sua estratégia de ventilação.

INTRODUÇÃO

A ventilação pulmonar mecânica invasiva (VPMI) é amplamente utilizada, tanto em unidades de emergência quanto em setores de terapia intensiva adulto e pediátrica como suporte respiratório para pacientes que evoluem com insuficiência respiratória aguda ou crônica e que são incapazes de manter adequada ventilação e/ou oxigenação. A VPMI de crianças com doença pulmonar hipoxêmica e/ou hipercápnica ainda é considerada um desafio para o intensivista e, se administrada de maneira incorreta, pode contribuir involuntariamente para o surgimento de uma lesão pulmonar ainda maior[1].

A estratégia ventilatória varia de acordo com a etiologia e o comprometimento pulmonar de cada paciente. Em geral, ventilar pacientes pediátricos com doenças neuromusculares e/ou ósseas crônicas, como xifoescoliose, e que evoluem para insuficiência respiratória crônica agudizada é de fácil execução, sem a necessidade de manobras específicas[1]. No entanto, a ventilação de crianças que evoluem com insuficiência respiratória hipoxêmica (p. ex., pneumonias extensas associadas à síndrome do desconforto respiratório agudo) pode constituir não só um grande desafio como também ser um fator de risco para o desenvolvimento da lesão pulmonar secundária ao próprio tratamento, nas unidades de terapia intensiva pediátrica (UTI-P). Pode também contribuir para um desfecho desfavorável para o paciente. Nesses casos, as áreas pulmonares são heterogêneas e respondem de maneira diferente à estratégia de ventilação escolhida. Quando ocorre hiperinsuflação alveolar associada a abertura e fechamento cíclico dos alvéolos, há uma forte tendência para evolução à lesão pulmonar induzida pelo ventilador (LPIV). A orientação para se evitar tal evolução é utilizar uma ventilação respeitando os seus princípios básicos, juntamente com o uso de uma estratégia protetora pulmonar (Quadro 8.1). Dessa maneira, minimiza-se a morbimortalidade e reduz-se o tempo de internação em setores de terapia intensiva e hospitalar[1].

A fisiopatologia responsável pelo desenvolvimento da LPIV compreende o dano celular endotelial e epitelial resultante de pressões inspiratórias elevadas, além de alterações da permeabilidade capilar que, juntos, determinam um edema intra-alveolar. O barotrauma, comumente citado como complicação da VPMI, ocorre por causa de uma elevada distensão pulmonar, enquanto o volutrauma decorre do volume corrente excessivo, que promove hiperinsuflação alveolar. Outro mecanismo relacionado ao desenvolvimento da LPIV é a abertura e o fechamento cíclicos inadequados do alvéolo, que são capazes de gerar o atelectrauma. Nesses casos, é indi-

Quadro 8.1 – Parâmetros utilizados em pacientes pediátricos durante a ventilação protetora[1]

Modo de ventilação	Limitado a pressão, em geral (PRVC por exp)
Volume corrente	5 a 8 mL/kg
Pico de pressão inspiratória (PIP)	$\leq$ 30 cmH_2O
Pressão expiratória final positiva (PEEP)	PEEP ideal (acima do ponto de inflexão inferior na curva estática pressão-volume)
Tempo inspiratório	0,4 em recém-nascidos; 0,6 em crianças pequenas; 0,8 em crianças grandes; 1 em adolescentes
Frequência respiratória	Hipercapnia permissiva (manter pH > 7,20 a 7,25)
Pressão de O_2 (pO_2)/saturação	pO_2 > 60 mmHg/saturação 88 a 90%

cada a utilização de pressões expiratórias finais positivas (PEEP) adequadas que evitam o colapso alveolar ao final da expiração. Além dos fatores mecânicos, também é descrita na literatura a presença de mediadores inflamatórios liberados durante o processo de formação da LPIV. Tal processo é denominado biotrauma[1].

A estratégia ventilatória protetora tem por objetivo evitar ou atenuar os danos pulmonares induzidos pelo ventilador. Fazem parte da ventilação protetora a aplicação de volumes correntes reduzidos, o recrutamento alveolar eficaz, PEEP adequada para evitar colapso alveolar, hipóxia e hipercapnia permissiva.

A utilização da ventilação protetora foi inicialmente descrita em pacientes adultos com síndrome do desconforto respiratório agudo. Atualmente, seu uso foi ampliado para a faixa etária pediátrica com bons resultados[1].

Volumes corrente em torno de 5 a 8 mL/kg são indicados para evitar o volutrauma; a pressão de platô deve ser limitada em valores $\leq$ 30 cmH_2O e a PEEP ideal deve ser aquela que evite o atelectrauma[2,3]. Nesses casos, deve-se manter a PEEP acima do ponto de inflexão inferior na curva estática pressão-volume (P-V). Nos serviços nos quais, por motivos técnicos, não é possível realizar a curva P-V à beira do leito, uma alternativa para a escolha da PEEP ideal seria a técnica da melhor complacência, deixando a PEEP no menor valor que propicie uma saturação de oxigênio (O_2) > 90%. A orientação é elevar a PEEP de 2 em 2 cmH_2O e optar pelo último valor de PEEP antes de a complacência estática começar a cair. A hipercapnia permissiva[2-4] definida como uma elevada pressão de gás carbônico (pCO_2), que pode atingir valores duas vezes acima do normal, é aceitável desde que o pH sanguíneo não seja inferior a 7,20 a 7,25. No entanto, é contraindicada em pacientes com aumento da pressão intracraniana. Nestes casos, a pCO_2 elevada pode determinar uma vasodilatação cerebral com aumento do fluxo sanguíneo cerebral e piora da hipertensão intracraniana. O uso da hipercapnia permissiva também deve ser interrompido se a criança evoluir com instabilidade hemodinâmica. Valores aceitáveis de oxigenoterapia incluem manter uma pressão de O_2 (pO_2) $\geq$ 60 mmHg e/ou uma saturação $\geq$ 88 a 90%[3,5]. Além disso, apesar de estes limites não serem bem definidos, valores elevados de fração inspirada de O_2 (FiO_2) devem ser evitados, pois acarretam risco de atelectasia de absorção e de toxicidade por oxigênio[6].

Variações no modo de ventilação capazes de "minimizar" a pressão nas vias aéreas também são opções que evitam o desenvolvimento da LPIV. Um modo relativamente novo, disponível em alguns ventiladores, é a pressão regulada com volume controlado (PRVC). Esta modalidade combina as vantagens da pressão limitada com a garantia de que a criança receberá o volume corrente pré-estabelecido. No entanto, o pediatra deve dar preferência à modalidade com a qual tem maior familiaridade e segurança em seu serviço[3,4].

MANOBRAS COADJUVANTES ASSOCIADAS À VENTILAÇÃO PROTETORA

Recrutamento

A manobra de recrutamento consiste em uma estratégia ventilatória utilizada em associação aos baixos volumes correntes e mudança para a posição prona. São várias as formas de aplicação e sua finalidade é o uso de altos PEEP na tentativa de expansão alveolar e melhora da oxigenação. No entanto, ainda não há evidência de melhora no desfecho clínico do paciente[6-8].

Ventilação Oscilatória de Alta Frequência

A ventilação oscilatória de alta frequência (VOAF), modalidade não convencional de VPMI, promove uma adequada oxigenação pulmonar que lesiona menos a microestrutura pulmonar. São utilizados baixos volumes correntes (1 a 3 mL/kg) associados a baixas pressões nas vias aéreas[9]. Na VOAF, a pressão média das vias aéreas é obtida pela pressão de distensão contínua, o que assegura o recrutamento alveolar e a oxigenação. Outra diferença é com relação à frequência respiratória aplicada, que fica bem acima da fisiológica (300 a 600 ciclos/min). Para a aplicação dessa modalidade de ventilação, utiliza-se um aparelho com fluxo contínuo de gás que é capaz de eliminar o gás carbônico (CO_2) e manter a pressão da via aérea constante. A vibração gerada por um pistão eletromagnético impõe à pressão média das vias aéreas uma curva de pressão oscilante que tem sua frequência e amplitude ajustáveis e é responsável pela ventilação alveolar e remoção do CO_2[6,9]. Está indicada nos casos de síndrome do desconforto respiratório agudo (SDRA), síndrome de escape de ar (pneumotórax, efisema de mediastino e ar intersticial pulmonar) e doença pulmonar obstrutiva (mal asmático e bronquiolite) em crianças maiores. Na SDRA, o uso precoce da VOAF pode melhorar a oxigenação e reduzir a incidência de barotrauma sem, no entanto, reduzir a mortalidade[6,10]. A redução de mediadores inflamatórios em lavados broncoalveolares de pacientes com SDRA é outro benefício que também tem sido observado por alguns autores[10]. Seu uso em pacientes com doença pulmonar obstrutiva, apesar de indicado, ainda é controverso, e o risco-benefício dessa modalidade deve ser avaliado individualmente em cada paciente. A resistência ao VOAF nessa patologia pulmonar por alguns autores se deve ao risco de aprisionamento de ar e hiperinsuflação pulmonar[10]. No entanto, a VOAF em alguns casos pode ser benéfica, uma vez que é capaz de promover uma expiração ativa na qual o ar é removido ativamente dos pulmões. Em neonatos, os resultados são menos otimistas e não mostram superioridade da VOAF comparada ao uso da ventilação convencional. A literatura é controversa quanto à prevenção de broncodisplasia, hemorragia intraventricular e evolução para leucoencefalomalacia. A única evidência de melhores resultados com a VOAF em neonatos é com patologias pulmonares decorrentes da síndrome do escape de ar, principalmente fístulas broncopleurais[10].

O momento ideal para transferir o paciente da ventilação convencional para a VOAF varia de acordo com a experiência da equipe médica. Em geral, deve-se optar precocemente pelo uso da VOAF, quando for necessário FiO_2 maior do que 0,6 para garantir saturações de O_2 maiores do que 90% associada a elevadas pressões, pressões inspiratórias maiores de que 30 a 35 mmHg e PEEP superiores a 12 a 15 cmH_2O. A criança deve estar adequadamente monitorada, sedada e hemodinamicamente estável. Os parâmetros iniciais empregados na VOAF estão apresentados no Quadro 8.2.

Quadro 8.2 – Parâmetros iniciais utilizados quando da aplicação de VOAF[10]

Fluxo	15 a 20 L/min para crianças; 8 a 15 L/min para recém-nascidos
MAP (pressão média de vias aéreas)	2 a 4 cmH_2O acima da utilizada na ventilação convencional
Amplitude de pressão	O suficiente para atingir a movimentação da raiz da coxa
Tempo inspiratório	33% do ciclo oscilatório
Frequências respiratórias maiores	12 a 15 Hz para recém-nascidos; 10 Hz para lactentes; 5 a 8 Hz para crianças
FiO_2/Saturação	pO_2 > 60 mmHg/saturação > 90%

FiO_2: fração inspirada de O_2; pO_2: pressão de O_2; VOAF: ventilação oscilatória de alta frequência.

Para otimizar a oxigenação, deve-se aumentar a pressão média das vias aéreas (MAP), a FiO_2 e/ou o tempo inspiratório, e para promover a eliminação de CO_2, deve-se aumentar a amplitude ou reduzir a frequência respiratória. Modificações no tempo inspiratório ou aumento do fluxo também contribuem na eliminação do CO_2.

As complicações mais descritas com o uso da VOAF são o barotrauma (pneumotórax) e o comprometimento hemodinâmico, além de obstruções de vias aéreas e do tubo traqueal por secreções[10].

Posição Prona

A mudança de decúbito da criança em VPMI para a posição prona é uma técnica simples capaz de reduzir o colapso alveolar e otimizar a oxigenação em regiões pulmonares dependentes (região posterior pulmonar)[11]. Foi descrita inicialmente por Bryan, em 1974, em pacientes anestesiados. Essa técnica permite uma distribuição mais homogênea da pressão transpulmonar entre as regiões dependentes e não dependentes do pulmão, além de reduzir o peso do pulmão e da massa cardíaca sobre a região dorsal. Também permite uma maior mobilidade da região dorsal durante as fases respiratórias. É capaz de reduzir o *shunt* pulmonar e otimizar a ventilação e a perfusão nas regiões dependentes. No entanto, não há evidência científica de melhora no índice de mortalidade[11,12]. As complicações podem variar, sendo as mais comuns edema facial e/ou lesões cutâneas, extubação acidental, perda de acessos venosos e sondas, além de maior necessidade de sedação/analgesia.

Óxido Nítrico Inalatório

O óxido nítrico (NO_2) inalatório está indicado nos casos de hipoxemia não responsiva a medidas convencionais. A melhora da oxigenação observada nos pacientes em VPMI se deve aos seus efeitos macro e microsseletivos sobre a vasculatura pulmonar. Há uma vasodilatação direta das artérias pulmonares e dos vasos localizados em regiões pulmonares bem ventiladas. Dessa maneira, há um redirecionamento do fluxo sanguíneo de áreas mal ventiladas para áreas bem ventiladas e com perfusão diminuída. Ocorre uma diminuição da resistência vascular pulmonar com posterior melhora da relação ventilação/perfusão e da oxigenação secundária à correção dessa hipertensão pulmonar. Outro efeito associado ao uso do óxido nítrico é sua ação benéfica sobre a inflamação, o edema e a permeabilidade capilar. Destaca-se ainda que ele é inativado quando em contato com a hemoglobina, não causando efeito na vasculatura sistêmica[3]. Seu uso deve ser iniciado precocemente (em menos de 24 horas), sobretudo nos pacientes que evoluíram com síndrome do desconforto respiratório agudo. Valores iniciais de 10 a 20 partes/milhão (ppm) de óxido nítrico devem ser oferecidos ao paciente e aumentados progressivamente, sem ultrapassar 40 ppm. Valores superiores a este, além de não evidenciarem benefício ao paciente, podem aumentar os riscos de intoxicação por NO_2 e/ou por metemoglobina. No entanto, apesar dos benefícios do uso do óxido nítrico, não há evidência de aumento na sobrevida[6].

Surfactante Exógeno

O surfactante é um complexo lipoproteico produzido pelos pneumócitos tipo II cuja ação reduz a tensão superficial dos alvéolos e aumenta a complacência pulmonar. Nos pacientes que desenvolvem LPIV, foi observada uma destruição destes pneumócitos com redução na produção do surfactante. Dessa maneira, o uso do surfactante exógeno em pacientes adultos ventilados tem sido motivo de estudo. No entanto, não foi observado qualquer benefício na mortalidade ou nos dias livres de VPMI, ao contrário do descrito para a faixa etária pediátrica, cujo efeito na morbimortalidade parece ser mais animador[6,13,14].

Insuflação Traqueal de Gás

A insuflação traqueal de gás (TGI) é um método auxiliar utilizado na remoção do CO_2. Consiste na insuflação contínua ou fásica de gás fresco nas vias aéreas centrais, com o objetivo de aumentar a eficiência da ventilação alveolar e/ou minimizar a necessidade de pressões ventilatórias[15]. No entanto, essa técnica só deve ser tentada em lugares familiarizados com ela, em razão dos riscos de hiperinsuflação pulmonar com aumento no volume corrente e nas pressões do sistema respiratório, além de provocar ressecamento de secreções. O ideal é aplicar a TGI durante a fase expiratória do ciclo respiratório através de um cateter fino introduzido no interior da cânula traqueal e fixado 1 a 2 cm antes da carina[4]. O gás fresco, que atinge a extremidade distal do cateter, é capaz de diluir o CO_2 contido no espaço morto anatômico. Na criança, o fluxo de oxigênio não deve ultrapassar 2 L/min.

Há poucos ventiladores disponíveis para o uso da TGI no adulto. Na faixa etária pediátrica, tem-se optado pelos sistemas artesanais, que, na maioria das vezes, são instalados de maneira inadequada. Em crianças menores de 1 ano, deve-se evitar o seu uso, por causa do alto risco de obstrução da cânula traqueal e/ou volutrauma associado à sua baixa eficácia em reduzir a pCO_2[15].

Muito embora haja otimismo na utilização da TGI, é necessário realizar mais estudos para que possa ser estabelecida a melhor forma de aplicação dessa técnica nas faixas etárias adulta e pediátrica[15].

Oxigenação Extracorpórea por Membrana

A oxigenação extracorpórea por membrana (EMCO) ou *extracorporeal life support* (ECLS) foi utilizada inicialmente em 1972, como tratamento alternativo para pacientes com insuficiência respiratória ou circulatória que não responderam a outros tratamentos existentes[16]. Essa estratégia é classicamente aplicada em neonatos nos quais o uso de ventilação mecânica convencional e protetora foi exaustivamente tentado, sem resultado efetivo[17,18]. No entanto, em virtude dos resultados otimistas descritos por alguns autores, o uso da ECMO vem sendo ampliado para paciente não neonatos[16,19]. Os resultados relatados na literatura, referentes à mortalidade, ainda são contraditórios, variando entre 5% em neonatos até 58 a 90% em crianças maiores e adultos[16-19]. A ECMO é capaz de fornecer um suporte cardiorrespiratório prolongado para os pacientes com falência cardiorrespiratória refratária a tratamentos "convencionais". Sua técnica é caracterizada pela presença de *shunt* venovenoso (através de cateteres duplo lúmen introduzidos em veias centrais) ou venoarterial (canulação de veias centrais e artérias de grosso calibre, como a carótida) associado a uma bomba rolete ou centrífuga, oxigenador de membrana e permutador de calor. Como qualquer procedimento invasivo de alto risco e custo, a ECMO não está isenta de complicações graves, identificadas como mecânicas e relacionadas diretamente à experiência da equipe de ECMO – coágulos no circuito, embolia gasosa, rachaduras no circuito e falência do oxigenador –, nem de complicações relacionadas com o paciente – presença de hemólise, distúrbios de coagulação, resposta inflamatória, convulsões, elevação da creatinina sérica, infecções, entre outras[16,17]. Entre as causas responsáveis pelo distúrbio de coagulação estão o aumento dos produtos de degradação de fibrina e a redução dos níveis de fibrinogênio, entre outras. A ativação de leucócitos e a liberação de citocinas ocasionadas pela ECMO é a explicação para a ativação da resposta inflamatória durante a aplicação desse procedimento. Quanto maior o tempo em ECMO, maior a incidência de complicações e mortalidade[18]. Visando reduzir as complicações da ECMO, novas técnicas para sua aplicação, assim como o uso de materiais alternativos, vêm sendo desenvolvidas[18]. Deve-se selecionar criteriosamente os pacientes aos quais a ECMO está indicada. Tem-se descrito uma maior sobrevida quando a ECMO é indicada para pacientes mais jovens, sobretudo neonatos e crianças, e para aqueles cuja patologia pulmonar foi causada por pneumonias virais ou bacterianas. Os pacientes com disfunção de múltiplos órgãos (DMOS) ou que foram submetidos por um tempo prolongado a ventilação pulmonar mecânica invasiva (VPMI) apresentaram mortalidade maior. Portanto, a indicação da EMCO deve ser precoce, evitando que o paciente evolua para DMOS ou lesão pulmonar induzida pelo uso de VPMI[16].

Em virtude dos benefícios da ECMO, sua aplicação vem sendo ampliada entre a população adulta e pediátrica, sendo atualmente indicada inclusive para os pacientes oncológicos. Novos centros especializados na aplicação dessa técnica estão surgindo, apesar dos desafios esperados na instalação de procedimentos de alto risco e custo, como a ECMO[17,19].

CONCLUSÕES

A ventilação de pacientes pediátricos que apresentam uma evolução desfavorável de patologias pulmonares de origem hipoxêmica ainda é considerada um desafio para o pediatra intensivista. Na tentativa de otimizar a ventilação e/ou a oxigenação desses pacientes sem provocar uma lesão pulmonar ainda maior (LPIV), desenvolveu-se uma estratégia de ventilação protetora associada a manobras coadjuvantes que, quando bem indicadas e aplicadas, promovem bons resultados.

REFERÊNCIAS BIBLIOGRÁFICAS

1. Rotta AT, Steinhorn DM. Convencional mechanical ventilation in pediatrics. J Pediatr. 2007;83(2 Suppl):S100-08.
2. Amato MB, Barbas CV, Medeiros DM, Magaldi RB, Schettino GP, Lorenzi-Filho G, et al. Effect of a protective-ventilation strategy on mortality in the ARDS. N Engl J Med. 1998;338:347-54.
3. Fioretto JR, Carpi MF, Bonatto RC, Ricchetti SMQ, Moraes MA. Óxido nítrico inalatório para crianças com síndrome do desconforto respiratório agudo. RBTI. 2006;18(4):407-11.
4. Machado M. Síndrome da angústia respiratória aguda (SARA). In: Carvalho CRR, (ed.). Ventilação mecânica. Vol. I – Básico. São Paulo: Atheneu; 2000. p.390-97.
5. Carvalho WB. Hipercapnia e hipoxemia permissiva. In: Troster EJ, Carvalho WB, (eds.). Ventilação pulmonar mecânica em pediatria e neonatologia. 2. ed. São Paulo: Atheneu; 2005. p.199-211.
6. Carvalho CRR. Ventilação mecânica na lesão pulmonar aguda (LPA)/Síndrome do desconforto respiratório agudo (SDRA). J Bras Pneumol. 2007;33(Supl 2):S119-27.
7. Barbas CV, de Matos GF, Pincelli MP, da Rosa Borges E, Antunes T, de Barros JM, et al. Mechanical ventilation in acute respiratory failure: recruitment and high PEEP are necessary. Curr Opin Crit Care. 2005;11(1):18-28.
8. Moran I, et al. Recruitment maneuvers in ALI/ARDS. Eur Respir J. 2003;22:37-42.
9. Rimensberger PC, Beghetti M, Hanquinet S, Bemer M. First intention high frequency oscillation with early lung volume optimization improves pulmonary outcome in very low birth weight infants with respiratory distress syndrome. Pediatrics. 2000;105(6):1202-8.
10. Fioretto JR, Rebello CM. Ventilação oscilatória de alta frequência em pediatria e neonatologia. Rev Bras Ter Intensiva. 2009;21(1):96-103.
11. Gattinoni L, Tognoni G, Pesenti A, Taccone P, Mascheroni D, Labarta V, et al. Effect of prone positioning on the survival of patients with acute respiratory failure. N Engl J Med. 2001;345(8):568-73.
12. Paiva KCA, Beppu S. Posição prona. J Bras Pneumol. 2005;31(4):332-40.
13. Wilson DF, Thomas NJ, Markovitz BP, Bauman LA, DiCarlo JV, Pon S, et al. Effect of exogenous surfactant (calfactant) in pediatric acute lung injury. JAMA. 2005;293(4):470-6.
14. Wilson DF, Zaritsky A, Bauman LA, Dockery K, James RL, Conrad D, et al. Instillation of calf lung surfactant extract (calfactant) is beneficial in pediatric acute hypoxemic respiratory failure. Members of the Mid-Atlantic Pediatric Critical Care Nerwork. 1999;27(1):188-95.
15. Sala AD, Júnior JOCA. Insuflação traqueal de gás. RBTI. 2004;16(3):197-200.
16. Nehra D, Goldstein AM, Doody DP, Ryan DP, Chang Y, Masiakos PT. Extracorporeal membrane oxygenation for nonneonatal acute respiratory failure. Arch Surg. 2009;144(5):427-32.
17. Maksoud-Filho JG, Diniz EMA, Ceccon MEJ, Galvani AS, Chamelian MDAB, Pinho ML, et al. Circulação extracorpórea por membrana (ECMO) em recém-nascido com insuficiência respiratória por síndrome de aspiração meconial: efeitos da administração de surfactante exógeno. J Pediatr. 2001;77(3):243-8.
18. Gandolfi JF, Braile DM. Perspective of clinical application of pumpless extracorporeal lung assist (ECMO) in newborn. Rev Bras Cir Cardiovasc. 2003;18(4):359-63.
19. Gow KW, Heiss KF, Wulkan ML, Katzenstein HM, Rosenberg ES, Heard ML, et al. Extracorporeal life support for support of children with malignancy and respiratory or cardiac failure: the extracorporeal life support experience. Crit Care Med. 2009;37:1308-16.

Seção III

Alterações hemodinâmicas

Monitorização hemodinâmica invasiva *versus* não invasiva

9

Heloísa Amaral Gaspar
Hélio Massaharo Kimura

Após ler este capítulo, você estará apto a:

1. Descrever as técnicas de monitorização hemodinâmica não invasiva e invasiva.
2. Analisar as técnicas indicadas para avaliar oxigenação, pressão de perfusão arterial, volume intravascular e débito cardíaco.
3. Identificar as limitações de cada técnica de monitorização hemodinâmica.

INTRODUÇÃO

O objetivo do sistema cardiovascular é fornecer uma quantidade suficiente de oxigênio aos tecidos para a manutenção da função celular. A oferta tecidual de oxigênio (DO_2) depende primariamente do débito cardíaco (DC) e do conteúdo de oxigênio no sangue arterial (CaO_2). O DC, por sua vez, depende da interação da pré-carga, contratilidade e da pós-carga[1,2]. Qualquer alteração de um ou mais desses componentes ocasiona hipoperfusão tecidual e déficit na DO_2. O déficit na DO_2, independentemente da causa, leva a disfunção celular progressiva, dano orgânico e morte[3,4]. A Figura 9.1 mostra os fatores que afetam a oferta e o consumo de oxigênio.

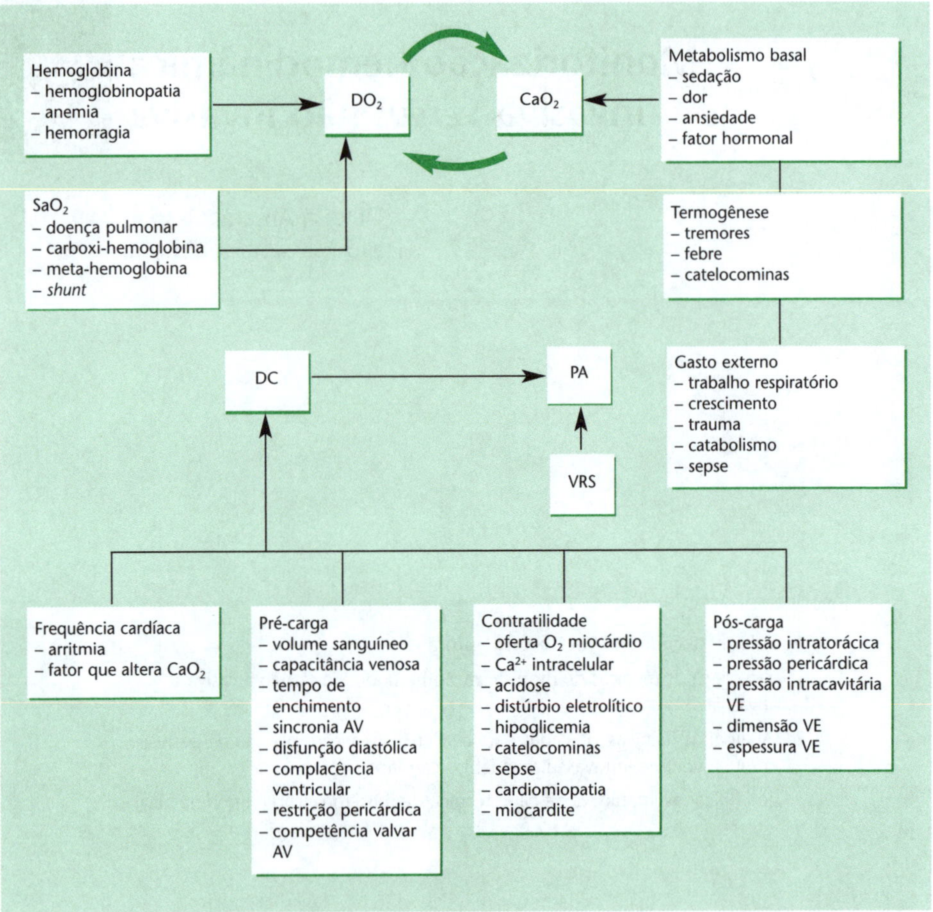

Figura 9.1 Fatores que afetam a oferta e o consumo de oxigênio. DO_2: oferta de oxigênio; CaO_2: consumo de oxigênio; DC: débito cardíaco; PA: pressão arterial; VRS: resistência vascular sistêmica; SaO_2: saturação de oxigênio; O_2: oxigênio; VE: ventrículo esquerdo; AV: atrioventricular.

Os objetivos da monitorização hemodinâmica são avaliar o sistema cardiovascular e assegurar uma adequada perfusão tecidual e DO_2. Numerosas técnicas são empregadas para avaliar os fatores essenciais que afetam a DO_2, como oxigenação, pressão arterial de perfusão, volume intravascular e débito cardíaco[5,6].

As técnicas utilizadas para a monitorização hemodinâmica podem ser divididas em invasivas e não invasivas. As variáveis obtidas por método não invasivo incluem temperatura corpórea, avaliação dos pulsos, frequência cardíaca, pressão arterial, entre outras. As variáveis não invasivas processadas são oximetria transcutânea de oxigênio (SpO_2), CO_2 expirado ($EtCO_2$) e ecocardiografia transtorácica[7]. As invasivas refletem a inserção de cateteres nos espaços intravasculares, a instalação de sensor esofágico como na ecocardiografia pelo Doppler transesofágico, e a análise dos componentes sanguíneos[8]. Mais recentemente, numerosas técnicas avaliam diretamente a perfusão tecidual[7]. Embora cada método de monitorização seja discutido separadamente, nenhuma técnica, isoladamente, pode avaliar de modo adequado o sistema circulatório. A escolha da técnica a ser utilizada depende da condição clínica do paciente.

MONITORIZAÇÃO DA OXIGENAÇÃO PELA OXIMETRIA DE PULSO

A monitorizacão da oxigenação pela oximetria de pulso (SpO_2) permite avaliar a oxigenação arterial de forma contínua e não invasiva[9]. A maioria dos aparelhos apresenta acurácia elevada, com discrepância entre SpO_2 e SaO_2 < 2% quando SaO_2 > 70%. Entretanto, no paciente crítico, a acurácia é menor em virtude da hipotensão, hipotermia, baixo débito cardíaco, vasoconstrição, hipoxemia grave, presença de carboxi ou meta-hemoglobinemia e utilização de drogas vasoativas. A oximetria de pulso pode apresentar um retardo no tempo de resposta a eventos hipóxicos.

MONITORIZAÇÃO DA PRESSÃO ARTERIAL

A manutenção de uma adequada pressão de perfusão aos órgãos é crucial para a manutenção da sobrevida. Ela é determinada pelo tônus vasomotor local (autorregulacão) e pelo débito cardíaco. Os diversos órgãos e tecidos apresentam capacidades específicas de autorregulação dentro de ampla faixa de pressão de perfusão, com o intuito de manter o fluxo sanguíneo constante, garantindo a oferta tecidual de oxigênio. O limite mínimo da pressão de perfusão no qual a autorregulação é mantida varia de órgão para órgão, de acordo com idade, doença de base e atividade metabólica específica. O cérebro e os vasos coronários não possuem ou possuem poucos receptores alfa-adrenérgicos, respectivamente, o que os tornam dependentes da pressão de perfusão.

A perfusão tecidual pode ser avaliada por parâmetros não invasivos, como avaliação dos pulsos (frequência, amplitude, ritmo), preenchimento capilar e débito urinário. São, entretanto, indicadores inespecíficos e pouco sensíveis do déficit perfusional.

A pressão de perfusão não pode ser obtida diretamente. A pressão arterial (PA) fornece uma estimativa razoável da adequação da perfusão aos órgãos, quando a pressão venosa e a resistência vascular são constantes. Visto de outra forma, é possível concluir que a hipotensão arterial é um sinal tardio de choque e que a normalidade da pressão arterial não garante adequação da pressão de perfusão.

A pressão arterial é constituída de um valor referente à PA sistólica e à PA diastólica [sendo a PA média = (PAs + 2PAd)/3]. A pressão arterial é comumente aferida de modo não invasivo por meio de esfigmomanômetro. No entanto, cateteres intra-arteriais permitem a monitorização contínua da PA. Em pacientes com instabilidade hemodinâmica, a medida não-invasiva da PA torna-se pouco confiável, pois sofre efeito de fenômenos da vasodilatação ou vasoconstrição periférica. O uso de cateter intra-arterial permite uma medida mais fidedigna, possibilita a coleta de exames laboratoriais e a análise da onda de pressão, essencial para o cálculo da pressão de pulso, variação da pressão de pulso e do débito cardíaco[10].

Em adultos, considera-se hipotensão quando a PAM encontra-se abaixo de 65 mmHg. Na faixa etária pediátrica, classifica-se hipotensão a partir da PA sistólica como aquela abaixo do percentil 5 para a idade.

- RN a termo: PAS < 60 mmHg.
- Lactentes de 1 a 12 meses: PAS < 70 mmHg.
- Crianças de 1 a 10 anos: PAS < 70 + (2 x idade).
- Crianças acima de 10 anos: PAS < 90 mmHg.

AVALIAÇÃO E MONITORIZAÇÃO DO VOLUME INTRAVASCULAR

A administração de fluido para aumentar o débito cardíaco e restaurar a pressão arterial, com consequente aumento da oferta de oxigênio aos órgãos vitais, constitui terapêutica fundamental do paciente crítico. A adequação do volume intravascular pode ser avaliada por medidas estáticas ou dinâmicas.

Medida Estática do Volume Intravascular

As duas principais medidas estáticas utilizadas para avaliação do volume intravascular são a pressão venosa central (PVC) e a pressão de oclusão da artéria pulmonar (Poap).

A PVC é a pressão medida na veia cava superior próxima ao átrio direito. Ela é obtida no fim da expiração e medida em relação à pressão atmosférica. Tradicionalmente, ela é considerada como a pressão do átrio direito e, consequentemente, estimativa da pressão diastólica final do ventrículo direito (pré-carga).

O valor normal da PVC é de 4 a 6 mmHg; baixos valores correspondem à hipovolemia e valores superiores a 10 mmHg indicam uma adequação volêmica e da pré-carga. Entretanto, a monitorização da PVC possui várias limitações que afetam a sua utilidade na determinação da condição volêmica e da pré-carga. Dentre esses fatores, destacam-se doença da válvula tricúspide, doença miocárdica, doença vascular pulmonar, arritmia cardíaca e alteração da pressão intratorácica decorrente da ventilação mecânica. Outro importante fator limitante é a escolha do ponto de referência para zerar o transdutor. A medida da PVC é realizada com relação à pressão atmosférica quando, na realidade, o que determina a PVC e a pré-carga é a pressão transmural ao redor do coração.

A PVC é determinada pela interação entre dois fatores: a função cardíaca (representada pela curva de Frank-Starling) e o retorno venoso do sistema vascular ao coração direito[11].

A análise da PVC depende fundamentalmente do entendimento da curva de Frank-Starling (Figura 9.2), onde se tem uma correlação entre pré-carga e débito cardíaco. Ela demonstra que, até um determinado ponto, o aumento de pré-carga promove aumento de débito cardíaco, porém, após atingir o platô da curva, o aumento da pressão de enchimento não promove aumento do débito cardíaco e passa apenas a gerar os efeitos maléficos da congestão venosa orgânica e edema periférico.

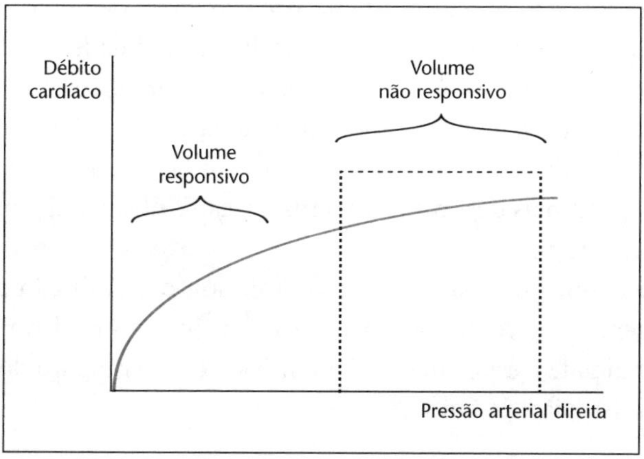

Figura 9.2 Diagrama esquemático da função cardíaca (curva de Starling).

A análise isolada da PVC não permite avaliar o volume intravascular, portanto, é incapaz de discriminar os pacientes responsivos dos não responsivos à fluidoterapia[12].

A medida da pressão de oclusão da artéria pulmonar (Poap) requer a instalação de cateter em artéria pulmonar (cateter de Swan-Ganz). O cateter em artéria pulmonar possibilita medida da pré-carga, pressão da artéria pulmonar, saturação venosa central e do débito cardíaco. Sua utilidade tem sido questionada, tendo-se em vista os riscos e a falha em melhorar a morbidade e a mortalidade[8,13]. A Poap apresenta um baixo valor preditivo do volume diastólico final do ventrículo esquerdo, portanto, do volume sistólico esquerdo e, consequentemente, do intravascular nos pacientes críticos (responsivos *versus* não responsivos à fluidoterapia).

Medidas Dinâmicas do Volume Intravascular

Em razão das limitações das medidas estáticas para avaliação do volume intravascular, recentemente, tem sido enfatizado o uso das medidas dinâmicas, como a variação da pressão sistólica (SPV), a variação da pressão de pulso (PPV) e variação do volume sistólico (SVV)[5,6].

A SPV (diferença entre a pressão sistólica máxima na inspiração e a mínima na expiração), a PPV (diferença entre a pressão de pulso máxima na inspiração e a mínima na expiração) e a SVV utilizam os efeitos da alteração da pressão pleural durante a ventilação mecânica positiva sobre a função do ventrículo direito. Na ventilação mecânica com pressão positiva, o sangue é "espremido" para fora dos pulmões, aumentando, dessa forma, o retorno ao ventrículo esquerdo e aumentando o débito cardíaco do ventrículo esquerdo durante a inspiração. Simultaneamente, diminui o retorno venoso ao ventrículo direito, levando secundariamente a uma redução do débito do ventrículo esquerdo, nos batimentos cardíacos subsequentes durante a expiração. Essa resposta é intensificada no paciente hipovolêmico. Diferença maior que 13% na SPV, PPV e SVV apresentam uma alta sensibilidade e especificidade para identificar os pacientes hipovolêmicos e responsivos à fluidoterapia (Figura 9.3).

Nos pacientes em ventilação espontânea, a variação da pressão pleural varia em direção oposta, quando comparado com ventilação com pressão positiva. A redução da PVC em mais de 1 mmHg na inspiração é observada nos pacientes responsivos à fluidoterapia.

O colapso maior de 12% da veia cava inferior, determinado pela ecocardiografia, em pacientes em ventilação mecânica com pressão positiva, tem mostrado uma alta sensibilidade e especificidade preditiva para o aumento do débito cardíaco com a administração de fluido.

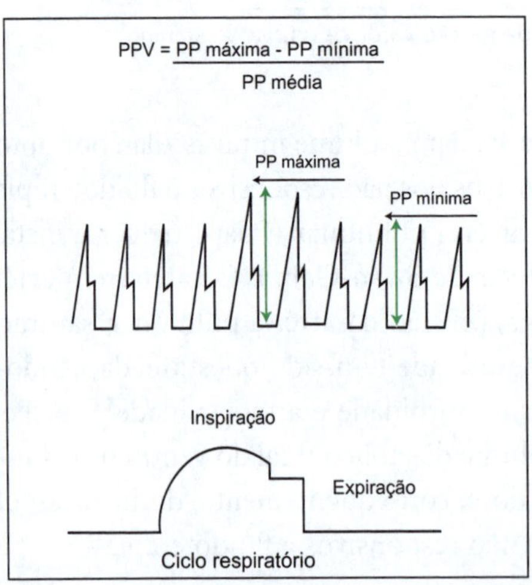

Figura 9.3 Variação da pressão de pulso.

MONITORIZAÇÃO DA PERFUSÃO TECIDUAL

A hipoperfusão tecidual e o déficit na oferta de oxigênio podem estar presentes no paciente grave, apesar da adequação da oxigenação, da pressão arterial e do volume intravascular. A literatura atual tem dado ênfase na avaliação da microcirculação, por meio dos marcadores globais e regionais da hipóxia tecidual[7].

Marcadores Globais da Perfusão Tecidual

Lactato

O lactato é produzido pelo metabolismo anaeróbio, resultante da inabilidade do piruvato em entrar no ciclo de Krebs. O aumento do nível plasmático do lactato (normal < 2 mmol/L) quase sempre é considerado marcador de hipóxia tecidual; entretanto, níveis elevados podem ocorrer por outras causas (aumento na produção de piruvato, inibição da piruvato desidrogenase, alteração da depuração hepática)[14]. Vários estudos documentam a utilidade do tempo de "depuração do lactato" como preditivo de mortalidade do paciente em choque. O paciente com tempo prolongado ($>$ 48 horas) de hiperlactatemia apresenta-se com taxas significativamente altas de infecção, disfunção de órgãos e morte[14].

Saturação venosa central de oxigênio (SvO_2)

A SvO_2 é utilizada para avaliar a oferta de oxigênio como marcador da hipóxia tecidual. A SvO_2 é obtida pelo cateter na artéria pulmonar e reflete a saturação venosa de oxigênio que retorna para a artéria pulmonar dos tecidos corpóreos. Ela é influenciada pela SaO_2, concentração de hemoglobina, débito cardíaco e consumo tecidual de oxigênio. Valores normais da SvO_2 variam entre 70 e 75%. Valores abaixo de 69% indicam déficit oxidativo tecidual e valores abaixo de 50%, metabolismo anaeróbico.

A saturação venosa de oxigênio da veia cava superior ($SvcO_2$) pode ser medida de forma intermitente ou contínua. Seu valor é 3 a 5% menor que a SvO_2. Valores de $SvcO_2$ menores de 65% indicam déficit oxidativo[15]. Valores superiores a 80% podem ser observados nos pacientes em choque por causa da disfunção celular e do comprometimento no consumo de oxigênio e não devem ser interpretados como indicativo de adequada oferta tecidual de oxigênio.

Marcadores Regionais da Perfusão Tecidual

Nos estados de hipoperfusão e déficit na oferta tecidual de oxigênio, ocorre uma redistribuição dos fluxos sanguíneos esplâncnico e cutâneo para os órgãos nobres.

Várias técnicas estão sendo desenvolvidas para avaliar a perfusão tecidual: tonometria gástrica, capnometria sublingual, tensão de oxigênio transcutâneo etc. A aplicabilidade na prática clínica dessas técnicas necessita ainda de maiores estudos[7].

MONITORIZAÇÃO DO DÉBITO CARDÍACO

O débito cardíaco é o determinante primário da oferta de oxigênio e é determinado pela interação da pré-carga, contratilidade e pós-carga. Nos pacientes que não respondem à ressuscitação fluídica inicial, o conhecimento do débito cardíaco pode ser útil para nortear a terapia subsequente. Entretanto, os sinais vitais e o exame físico não são suficientemente precisos para estimar o débito cardíaco. Várias técnicas foram desenvolvidas para medir o débito cardíaco, mas todas apresentaram limitações para utilização na prática clínica.

Cateter de Artéria Pulmonar (Swan-Ganz)

A utilização do cateter de Swan-Ganz tem sido objeto de intensa controvérsia[13]. Numerosos estudos clínicos demonstraram aumento de risco para os pacientes com a utilização desse dispositivo, bem como falha em melhorar a morbidade e a mortalidade[8,13].

Análise do Contorno da Pressão de Pulso

A análise do contorno do pulso permite uma monitorização contínua do débito cardíaco pela estimativa do volume sistólico[7,10]. A origem do método deriva da variação da onda de pressão de pulso. De uma forma geral, quanto maior o volume sistólico, maior a quantidade de sangue a ser acomodada no continente arterial e, assim, maior o aumento e a queda na pressão durante sístole e diástole, gerando maior pressão de pulso (diferença entre pressão sistólica e diastólica). A pressão de pulso é diretamente proporcional ao volume sistólico e inversamente proporcional à complacência arterial. A complacência arterial é calculada com base na idade, no sexo, na raça e no índice de massa corpórea. Vários aparelhos são disponíveis (PulseCO, LiDCO; PiCCO), porém, não validados para uso rotineiro na prática clínica em pediatria.

Bioimpedância Elétrica Transtorácica

A bioimpedância elétrica transtorácica determina o débito cardíaco pela aplicação de uma corrente elétrica de baixa voltagem do pescoço ao tórax e medindo a alteração na bioimpedância, a qual reflete as alterações do volume sanguíneo intratorácico. Os fatores que alteram a acurácia do método são os processos que alteram o volume sanguíneo intratorácico (edema pulmonar, derrame pleural, SARA, etc.).

EcoDoppler Esofágico

O EcoDoppler esofágico determina o DC pela medida da velocidade do fluxo de sangue na aorta descendente por meio de um transdutor locado no esôfago[16]. Os estudos demonstram correlação apenas razoável entre o débito cardíaco medido por termodiluição e por Doppler transesofágico. Há necessidade de mais estudos, principalmente na faixa pediátrica, para validar o seu uso rotineiro.

Ecocardiografia Transtorácica

O ecocardiograma é um método simples e isento de riscos, capaz de avaliar a função cardíaca por meio de ondas de ultrassom geradas em tempo real. É capaz de acessar o tamanho das câmaras cardíacas, a contratilidade ventricular, a função valvar e, com o uso do Doppler, avaliar os fluxos. É o método mais utilizado para avaliar o débito cardíaco na faixa etária pediátrica[17].

CONCLUSÕES

A análise de variáveis fisiológicas, como pressão arterial e frequência cardíaca, tem sua importância na prática clínica; no entanto, sua normalização não exclui a existência de hiperperfusão tecidual. Dessa forma, para uma melhor avaliação hemodinâmica do paciente, indicadores como PA, débito cardíaco e pressão venosa central devem sempre ser avaliados em conjunto com marcadores de perfusão tecidual (débito urinário, função renal e saturação venosa central).

Na faixa etária pediátrica, o uso do cateter de artéria pulmonar fica restrito a casos específicos, sendo o ecocardiograma transtorácico o método mais utilizado para medida de débito cardíaco, avaliação da função cardíaca e auxílio na análise do estado volêmico do paciente.

REFERÊNCIAS BIBLIOGRÁFICAS

1. Halley GC, Tibby S. Hemodynamic monitoring. In: Nichols DG. Roger's textbook of pediatric intensive care. Philadelphia: Lippincott Williams & Wilkins; 2008. p.1039-74.
2. Tibby SM, Murdoch IA. Monitoring cardiac function in intensive care. Arch Dis Child. 2003;88(1):46-52.

3. Carcillo JA, Lin J, Orr R. Goal-directed management of pediatric shock in the emergency department. Clin Pediatr Emerg Med. 2007;8(3):165-75.
4. Rivers EP, Ahrens T. Improving outcomes for severe sepsis and septic shock: tools for early identification of at-risk patients and treatment protocol implementation. Crit Care Clin. 2008;23(Suppl):S1-S47.
5. Pinsky MR. Hemodynamic evaluation and monitoring in the ICU. Chest. 2007;132(6):2020-27.
6. Winters ME, McCurdy MT, Zilberstein J. Monitoring the critical ill emergency department patient. Emerg Med Clin North Am. 2008;26(3):741-57.
7. Marik PE, Baram M. Non invasive hemodinamic monitoring in the intensive care unit. Crit Care Clin. 2007;23(3):383-400.
8. Magder S. Invasive intravascular hemodynamic monitoring: technical issues. Crit Care Clin. 2007;23(3):401-14.
9. Cheifetz IM, Venkataraman ST, Hamel DS. Respiratory monitoring. In: Nichols DG. Roger's textbook of pediatric intensive care. Philadelphia: Lippincott Williams & Wilkins, 2008. p.662-85.
10. Barbeito A, Mark JB. Arterial and central venous pressure monitoring. Anesthesiol Clin. 2006;24(4):717-35.
11. Magder S. How to use central venous pressure measurements. Curr Opin Crit Care. 2005;11(3):264-70.
12. Marik PE, Baram M, Vahid B. Does central venous pressure predict fluid responsiveness? Chest. 2008;134(1):172-8.
13. Vicent JL, Pinsky MR, Sprung CL, Levy M, Marini JJ, Payen D, et al. The pulmonary artery catheter: in medio virtus. Crit Care Med. 2008;36(11):3093-6.
14. Levy B. Lactate and shock state: the metabolic view. Curr Opin Crit Care. 2006;12(4):315-21.
15. Surviving Sepsis Campaign. International guidelines for management of severe sepsis and septic shock: 2008. Crit Care Med. 2008;36(1):296-3.
16. Subramaniam B, Talmor D. Echocardiography for management of hypotension in the intensive care unit. Crit Care Med. 2007;35(Suppl):S401-7.
17. Kalil Filho WJ, Leal GN. Monitorização hemodinâmica não-invasiva: métodos convencionais e não-convencionais. In: Troster EJ, Kimura HM, Vaz FAC. Aspectos cardiológicos em terapia intensiva neonatal e pediátrica. São Paulo: Atheneu; 2008. p.63-95.

Monitorização hemodinâmica e adequação da perfusão tecidual

10

Cláudio Flauzino de Oliveira
Daniela Carla Souza
Juliana Del Grossi Moura

Após ler este capítulo, você estará apto a:

1. Reconhecer o estado de hipoperfusão tecidual, particularmente a hipoperfusão oculta.
2. Reconhecer rapidamente sinais clínicos de perfusão tecidual inadequada.
3. Avaliar a importância da restauração rápida e precoce da perfusão tecidual em pacientes criticamente enfermos.
4. Descrever os marcadores de hipóxia regional ou global e as técnicas de monitorização que permitem avaliação da oxigenação tecidual regional e da microcirculação.
5. Descrever as vantagens e as desvantagens dos métodos que permitem avaliar a perfusão tecidual.

INTRODUÇÃO E EPIDEMIOLOGIA

A sepse, uma das principais doenças pediátricas, é uma causa comum de internação e óbito em unidades de terapia intensiva (UTI), sendo considerada um problema de saúde pública[1,2]. Nos Estados Unidos, em 1995, ocorreram mais de 42 mil casos de sepse grave em crianças menores de 19 anos, com uma incidência de 0,56 casos para cada mil crianças e uma mortalidade de 10,3%[1].

Watson et al.[1] demonstraram que a incidência de sepse tem aumentado na faixa etária pediátrica, principalmente em virtude do aumento da população de risco, como recém-nascidos prematuros e maior sobrevida dos pacientes com doenças graves. Por outro lado, a mortalidade por sepse diminuiu ao longo das últimas décadas em decorrência, principalmente, do uso precoce de antibióticos e da ressuscitação fluídica precoce, agressiva e guiada por metas[3].

Os estudos pediátricos demonstram que sepse e seus estágios evolutivos – sepse grave e choque séptico – são causas frequentes de internação em unidades de terapia intensiva pediátrica (UTIP). Geralmente, essas crianças evoluem com disfunções orgânicas múltiplas (11 a 56%), principalmente aquelas que têm atraso no diagnóstico e no início da terapia[4-12]. Wilkinson et al.[12] observaram que 97% dos óbitos ocorridos na UTIP preencheram critérios de Síndrome de Disfunção de Múltiploa Órgãos (DMOS) em algum momento da internação.

A mortalidade dos pacientes sépticos, em geral, decorre das disfunções orgânicas múltiplas que se desenvolvem nesses pacientes, mesmo após a restauração das medidas hemodinâmicas globais[13]. Um dos processos fisiopatológicos comuns que culminam em disfunção de múltiplos órgãos e morte nos casos de sepse é a manutenção da hipoperfusão tecidual, particularmente a persistência de hipoperfusão oculta (níveis elevados de lactato sem sinais clínicos de choque em pacientes criticamente enfermos)[14]. Reconhecer esse estado de hipoperfusão tecidual, particularmente a hipoperfusão oculta, é essencial para melhor prognóstico e sobrevida desses pacientes.

A identificação e o tratamento de pacientes com sepse grave e choque séptico são comumente guiados pela detecção e pela correção dos sinais vitais anormais e das variáveis hemodinâmicas globais (frequência cardíaca, débito urinário, pressão arterial média, pressão venosa central, índice cardíaco, pressão de oclusão da artéria pulmonar). Estudos já demonstraram que esses dados correlacionaram-se fracamente com a oxigenação e a perfusão teciduais adequadas (dosagem sérica de lactato, saturação venosa, tonometria gástrica)[13-15].

Dessa maneira, a avaliação da perfusão tecidual no contexto da terapia intensiva deve ser baseada em sinais clínicos, em marcadores bioquímicos de hipóxia regional ou global e em técnicas de monitorização que permitem avaliação da oxigenação tecidual regional e da microcirculação.

AVALIAÇÃO DA PERFUSÃO TECIDUAL

Avaliação Clínica

Choque pode ser definido por meio de variáveis clínicas, hemodinâmicas e variáveis de utilização de oxigênio.

O diagnóstico precoce de choque em crianças deve, idealmente, ser realizado antes que apareça hipotensão, por meio de alterações dos sinais vitais, mais especificamente dos sinais clínicos de hipoperfusão, que incluem hipotermia ou hipertermia, alteração do nível de consciência e alteração da perfusão periférica (vasodilatação – choque quente – ou vasoconstrição com tempo de enchimento capilar > 2 segundos – choque frio) (Quadro 10.1 e Quadro 10.2).

As variáveis hemodinâmicas incluem pressão de perfusão (pressão arterial média – pressão venosa central) e débito cardíaco (pressão arterial média – pressão venosa central/resistência vascular sistêmica ou frequência cardíaca *versus* volume sistólico).

Quadro 10.1 – Definições de choque[3]

Choque quente ou frio	Alteração da perfusão manifestada por alteração do nível de consciência, perfusão capilar > 2 segundos (choque frio) ou perfusão capilar em *flash* (choque quente), pulsos periféricos finos (choque frio) ou amplos (choque quente), extremidades frias, marmóreas (choque frio), ou diminuição do débito urinário (< 1 mL/kg/h)
Choque refratário a fluidos/resistente a dopamina	Choque persistente apesar de ressuscitação fluídica adequada (> 60 mL/kg ou mais, se necessário) e infusão de dopamina (dose máxima de 10 mcg/kg/min)
Choque resistente a catecolaminas	Choque persistente apesar do uso de catecolaminas
Choque refratário	Choque persistente apesar do uso de agentes inotrópicos, vasopressores, vasodilatadores, e manutenção da homeostase metabólica (glicose e cálcio) e hormonal (hormônios tireoideanos, hidrocortisona e insulina)

Quadro 10.2 – Sinais vitais e variáveis fisiológicas específicos de cada faixa etária*

Grupo etário	FC (bpm) Taquicardia	Bradicardia	FR (rpm)	Contagem de leucócitos Leucócitos x 103/mm³	PAS (mmHg)	Pressão de perfusão = PAM – PVC (mmHg)
0 a 1 semana	> 180	< 100	> 50	> 34	< 65	< 55
1 semana a 1 mês	> 180	< 100	> 40	> 19,5 ou < 5	< 75	< 55
1 mês a 1 ano	> 180	< 90	> 34	> 17,5 ou < 5	< 100	< 60
2 a 5 anos	> 140	NA	> 22	> 15,5 ou < 6	< 94	< 65
6 a 12 anos	> 130	NA	> 18	> 13,5 ou < 4,5	< 105	< 65
13 a 18 anos	> 110	NA	> 14	> 11 ou < 4,5	< 117	< 65

*Valores inferiores de FC, nº de leucócitos e PAS são referentes ao P5 e valores superiores de FC, FR ou nº de leucócitos são referentes ao P95. NA: não aplicável; FC: frequência cardíaca; bpm: batimentos por minuto; FR: frequência respiratória; rpm: respirações por minuto; PAS: pressão arterial sistólica; PAM: pressão arterial média; PVC: pressão venosa central.

A definição de choque baseada nas variáveis de utilização de oxigênio é feita por meio da medida do índice cardíaco (3,3 a 6 L/min/m^2), do consumo de oxigênio (> 200 mL/min/m^2), da extração de oxigênio e da saturação venosa central de oxigênio ($ScvO_2$)[3].

O fluxograma de tratamento do choque séptico em pediatria baseia-se, durante a primeira hora, na reversão do choque, com objetivo de normalizar as variáveis clínicas s hemodinâmicas globais: frequência cardíaca (FC), pressão arterial (PA), pressão de perfusão, perfusão periférica, e suporte intensivo baseado na saturação venosa central de oxigênio (> 70%) e no índice cardíaco (3,3 a 6 L/min/m2)[3].

No entanto, já foi demonstrado que a estabilização hemodinâmica inicial, baseada na normalização dos sinais vitais e das variáveis hemodinâmicas globais para restaurar a oxigenação sistêmica, não é garantia de perfusão tecidual adequada, sendo necessárias medidas diagnósticas e terapêuticas adicionais para restaurar a perfusão no nível da microcirculação. Da mesma forma, alguns autores já demonstraram que os sinais clínicos utilizados no diagnóstico e na resposta terapêutica de pacientes com sepse também não apresentam relação com a morbimortalidade desses pacientes[16,17].

Mohamed et al.[13] examinaram a resposta simultânea da pressão arterial sistólica (PAS), da pressão arterial diastólica (PAD), da pressão arterial média (PAM), da FC, do índice cardíaco (IC), da $ScvO_2$ e do lactato durante a ressuscitação de pacientes criticamente enfermos. Esses autores demonstraram que grande parte dos pacientes (31/36) mantinham $ScvO_2$ < 65% e/ou lactato > 2 mmol/L após a ressuscitação inicial e a normalização dos sinais vitais (elevação da PAS e PAM), ou seja, apesar da normalização dos sinais vitais, os pacientes mantinham perfusão tecidual inadequada.

Contudo, deve-se ressaltar que o exame clínico é útil na identificação precoce de pacientes com quadros sépticos e na conduta terapêutica inicial. Apesar de ser pouco sensível e específico, a avaliação dos sinais clínicos é mandatória e facilmente aplicável nos casos de sepse, devendo ser a abordagem inicialmente empregada na avaliação do paciente criticamente enfermo e nas fases iniciais do tratamento do choque, no qual deve-se buscar a normalização dos sinais vitais e das variáveis hemodinâmicas globais.

Lactato

O lactato é o produto final da glicólise. A única fonte de lactato é o piruvato, que é essencialmente produzido via glicólise. O lactato aumenta quando a produção de piruvato ultrapassa a capacidade de utilização do mesmo pela mitocrôndria. Nas situações de aumento da glicólise, seja nos casos de hipóxia ou aumento da demanda metabólica, ocorre elevação dos níveis de lactato. Esses níveis refletem um balanço entre sua produção e depuração, que é realizada principalmente pelo fígado[18].

No metabolismo da glicose, ocorrem duas séries de reações enzimáticas distintas. Em condições de aerobiose, o piruvato sofre processo de fosforilação oxidativa na mitocôndria (ciclo de Krebs), levando à formação de 36 moléculas de ATP. Nas situações de hipóxia (metabolismo anaeróbio), ocorre bloqueio da fosforilação oxidativa na mitocôndria, alteração do potencial redox e produção de lactato (via de Embden-Meyerhof). Por essa via, ocorre a produção de apenas 2 moléculas de ATP por molécula de glicose. A hidrólise do ATP é responsável pelo acúmulo de íons hidrogênio, que acompanha o aumento da produção de lactato[19].

Uma vez restaurada a oferta de oxigênio, o lactato pode novamente ser convertido a piruvato e entrar novamente no ciclo de Krebs ou ser armazenado no fígado sob a forma de glicogênio (ciclo de Cori).

Em condições normais, o lactato é produzido por músculos (25%), pele (25%), cérebro (20%), hemácias (20%) e intestino (10%) em uma velocidade de 1 mmol/kg/h. Sua metabolização ocorre no fígado (50%), nos rins (20%), na musculatura esquelética, no cérebro e no coração[18].

A elevação dos níveis de lactato sérico é um marcador importante de perfusão tecidual inadequada, mesmo na ausência de sinais clínicos de hipoperfusão, sendo utilizado clinicamente para detecção precoce de hipóxia tecidual. Aumento do lactato sérico é resultante tanto de produção aumentada quanto de depuração hepática diminuída. O mecanismo predominante que contribui para a elevação do lactato sérico varia de acordo com a situação clínica do paciente[18,19].

A hiperlactatemia nos pacientes sépticos tem origem multifatorial[18,19]:

- Hipóxia (metabolismo anaeróbio).
- Glicólise aumentada por elevação da demanda metabólica.
- Diminuição da atividade da piruvato desidrogenase (em virtude da ação dos mediadores da resposta inflamatória) com consequente diminuição da oxidação do piruvato.
- Produção regional de lactato, estimulada pelos mediadores da resposta inflamatória (produção de lactato nos pulmões de pacientes com síndrome da angústia respiratória aguda).
- Ação das catecolaminas (adrenalina, via estimulação de receptores beta-2-adrenérgicos, estimula a glicólise e glicogenólise, levando à produção de mais piruvato e, consequentemente, mais lactato).
- Alteração da depuração de lactato por causa da disfunção hepática.
- Após ressuscitação fluídica (efeito da lavagem do lactato).

Vários estudos demonstraram que a dosagem sérica de lactato (amostra isolada ou dosagens seriadas) pode ser utilizada como marcador diagnóstico, terapêutico e prognóstico em pacientes criticamente enfermos. Relata-se que a hiperlactatemia tem relação com o desenvolvimento das disfunções orgânicas e com a mortalidade desses pacientes[20-23].

Mikkelsen et al.[24] demonstraram que a dosagem sérica inicial do lactato em pacientes com sepse grave admitidos no setor de emergência está associada com a mortalidade desses pacientes independentemente da presença de sinais clínicos de disfunções orgânicas e choque. Mesmo os pacientes hemodinamicamente estáveis e com níveis intermediários de lactato (2 a 3,9 mmol/L) apresentaram risco de morte 2 vezes maior do que pacientes com níveis de lactato baixo (< 1 mmol/L). Dessa maneira, os autores colocam que a dosagem sérica de lactato é uma medida simples e útil de estratificar precocemente pacientes de risco com sepse grave.

Outros autores demonstraram que o percentual de queda do lactato (depuração de lactato) nas primeiras horas de ressuscitação de pacientes adultos com sepse grave está associado com melhora da morbidade (melhora das disfunções orgânicas) e da mortalidade desses pacientes. Nguyen et al.[21] observaram uma queda de aproximadamente 11% na probabilidade de óbito para cada 10% de aumento na depuração de lactato em pacientes adultos com sepse grave e choque séptico. Esses autores demonstraram que o valor de corte de 10% na depuração de lactato apresentou maior sensibilidade (44,7%) e especificidade (84,4%) para predizer mortalidade intra-hospitalar nesses pacientes.

Arnold et al.[25] demonstraram que a depuração do lactato inadequada (< 10%) durante a ressuscitação de pacientes com sepse grave e choque séptico foi um preditor independente de mortalidade intra-hospitalar (OR = 4,9; 95% CI = 1,5 a 15,9). Esses autores demonstraram também que a meta de otimização $ScvO_2 \geq 70\%$ durante a ressuscitação precoce de pacientes sépticos não teve relação com depuração de lactato adequada (≥ 10%), uma vez que 79% dos pacientes que atingiram a meta de ressuscitação de $ScvO_2 \geq 70\%$ não apresentaram queda dos níveis de lactato ≥ 10%.

Em crianças, Hatherill et al.[26] demonstraram que hiperlactatemia (lactato > 2 mmol/L) na admissão, e persistente após 24 horas, esteve associada com elevada mortalidade (OR = 15; OR = 7, respectivamente).

Apesar de todas as considerações, o lactato permanece como um marcador bioquímico simples e útil de perfusão tecidual em pacientes com choque séptico, principalmente no setor de emergência. A dosagem sérica de lactato em pacientes sépticos pode ser utilizada para avaliar morbimortalidade e resposta terapêutica, assim como preditor de disfunções orgânicas. Arnold et al.[25] demonstraram que a depuração de lactato nas primeiras 6 horas pode ser utilizada como um objetivo no tratamento precoce de pacientes sépticos equivalente à $ScvO_2$.

Saturação Venosa Central de Oxigênio

Saturação venosa central de oxigênio ($ScvO_2$) e saturação venosa mista de oxigênio (SvO_2) têm sido utilizadas na avaliação e no tratamento do paciente grave há alguns anos. $ScvO_2$ refere-se à saturação da hemoglobina no sangue da veia cava superior ou inferior, na entrada do átrio direito; e SvO_2 refere-se à mesma medida, no sangue da artéria pulmonar. A saturação venosa pode ser medida de duas maneiras: por meio da análise (gasometria) de uma amostra de sangue (intermitente); ou pela leitura contínua proporcionada por um cateter dotado de uma fibra óptica[27].

A análise intermitente da saturação de hemoglobina pode ser feita por meio de duas técnicas. Na mais moderna, a medida é feita por espectrofotometria; essa técnica, conhecida como cooximetria, é utilizada em aparelhos modernos de gasometria e permite a quantificação também da presença de meta-hemoglobina e carboxi-hemoglobina. Antes da introdução da espectrofotometria, a saturação da hemoglobina era calculada a partir da medida da PvO_2, com auxílio de um nomograma[28].

A leitura contínua da saturação de hemoglobina tornou-se possível com a incorporação de fibras ópticas aos cateteres venosos centrais. As maiores possibilidades de erro de medida ocorrem com o mau posicionamento do cateter, que pode ter sua extremidade posicionada contra a parede de um vaso. Nesse caso, um sinal indicará a dificuldade de leitura, obrigando o reposicionamento do cateter[27]. Esse tipo pode ser utilizado em crianças com choque séptico, com medida confiável e útil na monitorização do tratamento empregado[29].

Os principais determinantes do conteúdo de oxigênio do sangue venoso são oferta de oxigênio aos tecidos (DO_2) e consumo de oxigênio pelos tecidos (VO_2). DO_2 é determinado pelo conteúdo arterial de oxigênio e pelo débito cardíaco, enquanto VO_2 depende de vários fatores relacionados à respiração tecidual. Os principais fatores que influenciam $ScvO_2$ e SvO_2 estão apresentados no Quadro 10.3[27].

Quadro 10.3 – Fatores que influenciam $ScvO_2$ e SvO_2

Fatores que afetam DO_2	Fatores que afetam VO_2
▪ Débito cardíaco – choque cardiogênico – disfunção cardíaca – hipovolemia – exercício ▪ Conteúdo de oxigênio – hipóxia – anemia/hemorragia – intoxicação por monóxido de carbono	▪ Hipóxia citopática – sepse – intoxicação por cianeto ▪ Aumento do consumo – febre – exercício – tremores ▪ Redução do consumo – sedação/analgesia

DO_2: oferta de oxigênio aos tecidos; VO_2: consumo de oxigênio pelos tecidos; $ScvO_2$: saturação venosa central de oxigênio; SvO_2: saturação venosa mista de oxigênio.

Durante a década de 1990, alguns estudos observaram que os pacientes com sepse grave e choque séptico que sobreviviam apresentavam valores de índice cardíaco e DO_2 superiores em relação aos que não sobreviviam e, algumas vezes, maiores até do que os padrões fisiológicos normais[30-32]. A partir desse raciocínio, como SvO_2 e $ScvO_2$ refletem o equilíbrio entre DO_2 e VO_2 e podem ser medidas continuamente, a monitorização desses parâmetros passou a ser considerada como um índice chave para orientar o suporte hemodinâmico nesses pacientes.

Embora o primeiro estudo de impacto que utilizou $SvO_2 \geq 70\%$ como objetivo terapêutico não tenha apresentado resultado positivo, acredita-se que o maior determinante desse insucesso tenha sido o momento de aplicação do tratamento, considerado tardio[33]. Dessa maneira, é possível compreender os resultados positivos demonstrados pelos estudos de tratamento precoce guiado por metas, tanto em pacientes adultos como em crianças.

A aplicação do tratamento precoce guiado pela $ScvO_2$ em adultos resultou em redução significativa da mortalidade, ocasionada pela maior utilização de volume, concentrado de hemácias e suporte inotrópico nas primeiras 6 horas de tratamento[34].

Em crianças, a adoção da $ScvO_2$ como guia terapêutico reduz significativamente a morbimortalidade do choque séptico. Assim como em adultos, essa monitorização permite a identificação precoce do paciente sob risco de colapso cardiovascular. O tratamento precoce com objetivo de equilibrar DO_2 e VO_2 permite maior acerto na utilização de volume concentrado de hemácias e drogas vasoativas, reverte mais frequente e precocemente os casos de choque descompensados, modula a resposta inflamatória e leva, consequentemente, a menor incidência de disfunção orgânica, especialmente renal e neurológica, e menor mortalidade[35].

Tonometria Gástrica e Capnometria Sublingual

Nas condições de fluxo sanguíneo reduzido, o trato gastrintestinal é a primeira área que desenvolve isquemia, propiciando o aumento da permeabilidade da mucosa gastrintestinal, a translocação bacteriana e o desenvolvimento de disfunções orgânicas. Essa área é também a última a se recuperar. Uma redução do fluxo sanguíneo esplâncnico leva a metabolismo anaeróbico, déficit de oxigênio e acidose tissular. Essas alterações se refletem na mucosa do trato gastrintestinal por meio da elevação da concentração tissular de íon hidrogênio e CO_2[36].

A possibilidade de detecção precoce de sinais de hipoperfusão tissular por meio de monitorização regional despertou grande interesse na tonometria gástrica e na capnometria sublingual. A utilização da tonometria gástrica e da capnografia sublingual para avaliação da oxigenação tecidual regional baseia-se no princípio de que os níveis de CO_2 elevam-se rapidamente nos estados de perfusão tecidual inadequada. O CO_2 produzido nas condições de aereobiose é "lavado" pela perfusão tecidual regional. Nos estados de choque, a perfusão tecidual diminuída leva a um acúmulo de CO_2 no interstício, que se difunde pela mucosa e pela atmosfera do órgão. Com a progressão do déficit de perfusão, a célula passa a trabalhar em regime de anaerobiose e gera quantidades maiores de CO_2. Nessas situações, alterações da pressão parcial de CO_2 tecidual podem ser indicativos de alteração do fluxo sanguíneo regional.

Estudos demonstram que algumas medidas podem ser utilizadas como marcadores precoces em pacientes criticamente enfermos. Entre elas estão: pH da mucosa gástrica (pHi), pressão parcial de dióxido de carbono da mucosa gástrica ($PiCO_2$), diferença entre o $PiCO_2$ e $PaCO_2$ (DCO_2), PCO_2 sublingual ($PslCO_2$) e diferença entre o $PslCO_2$ e o $PaCO_2$[36-39].

A tonometria gástrica é uma técnica que avalia indiretamente a perfusão da mucosa gástrica, baseada na detecção do CO_2 liberado por essa mucosa. É realizada por meio da colocação de um tubo nasogástrico com um balão de silicone permeável na ponta distal, através da qual o CO_2 da mucosa gástrica se difunde livremente. A extremidade proximal da sonda é conectada a um tonômetro, um monitor que mede a pressão parcial de CO_2 presente na luz da sonda nasogástrica. Assume-se que o $PiCO_2$ tem relação direta com o fluxo e com a hipóxia tecidual. Desse modo, qualquer queda de perfusão seria sinalizada por uma elevação do CO_2 tecidual.

Utilizando a técnica de tonometria, pode-se realizar a medida do pHi (valor normal > 7,32), da $PiCO_2$ (valor normal entre 40 e 50 mmHg) e da DCO_2 (valor normal entre 5 e 10 mmHg)[36].

O pHi é calculado usando a equação de Henderson-Hasselbachn [pHi = 6,1 + log(bic arterial)/(0,03 x pCO_2 tonômetro)]. Assume-se, dessa maneira, que as concentrações de bicarbonato, no fluido intracelular da mucosa gástrica e no capilar sanguíneo, estão em equilíbrio, sendo iguais ao valor do bicarbonato, na amostra sanguínea.

Palizas et al.[40] demonstraram que o pHi pode ser utilizado como objetivo terapêutico em pacientes adultos com choque séptico. Esses autores observaram que a normalização do pHi 24 horas após início da ressuscitação é um sinal forte de sucesso terapêutico; em contrapartida, um pHi persistentemente baixo, apesar do tratamento adequado, está associado com pior prognóstico em pacientes com choque séptico.

A capnometria sublingual é uma técnica simples, não invasiva, que fornece informação quase instantânea das medidas terapêuticas instituídas em pacientes criticamente enfermos. O $PslCO_2$ pode ser medido por meio de um dispositivo colocado abaixo das tonsilas com um sensor de CO_2. Marik et al.[39] demonstraram que a diferença entre o $PslCO_2$ e o $PaCO_2$ ($PslCO_2 - PaCO_2$) e/ou a medida isolada do $PslCO_2$ podem ser utilizados como objetivos terapêuticos úteis na ressuscitação e na monitorização da oferta de oxigênio em pacientes criticamente enfermos. Esses dois parâmetros foram melhores preditores de evolução do que os marcadores de hipóxia tissular tradicionais (lactato e saturação venosa) em pacientes sépticos.

Apesar de útil, a tonometria gástrica e a capnografia sublingual não estão incorporadas na prática clínica diária no Brasil. A tonometria gástrica tem algumas limitações; entre elas, a necessidade de utilizar sonda nasogástrica específica e bloqueador H_2 e a necessidade de um período de jejum para realização das medidas.

Videomicroscopia – OPS (*orthogonal polarization spectral imaging*) e SDF (*sidestream dark field videomicroscopy*)

Já foi demonstrado que as alterações da microcirculação têm papel fundamental no desenvolvimento das disfunções orgânicas em pacientes com instabilidade hemodinâmica, particularmente nos pacientes sépticos, e que a normalização dos sinais clínicos e das variáveis hemodinâmicas globais não é garantia de fluxo sanguíneo adequado na microcirculação[13-17]. Avanços tecnológicos recentes permitiram a avaliação da microcirculação por meio da videomicroscopia, que é um método minimamente invasivo que permite a visualização de imagens diretas da microcirculação em superfícies mucosas, mais especificamente a mucosa sublingual[41-43].

De Backer et al.[41] avaliaram diretamente o fluxo sanguíneo na microvasculatura sublingual de pacientes com sepse grave e choque séptico. Esses autores documentaram alteração significativa do fluxo sanguíneo na microvasculatura. Observaram diminuição da densidade vascular, especialmente em pequenos vasos, um grande número de vasos não perfundidos ou perfundidos intermitentemente e uma heterogeneidade do fluxo sanguíneo na microcirculação entre áreas avaliadas (Figura 10.1). Todas as alterações foram mais severas nos pacientes que evoluíram para óbito[42]. Por meio dessa técnica, vários autores confirmaram ausência de correlação entre as variáveis hemodinâmicas globais e o fluxo sanguíneo na microvasculatura[43].

Trzeciak et al.[42,43] observaram que os pacientes sépticos que apresentaram melhora do fluxo sanguíneo da microcirculação durante o tratamento precoce guiado por metas apresentaram melhoras significativas das disfunções orgânicas nas primeiras 24 horas. Essas alterações não foram acompanhadas por alterações significativas das variáveis hemodinâmicas globais, comprovando que a monitorização cardiovascular convencional na beira do leito pode não ser suficiente.

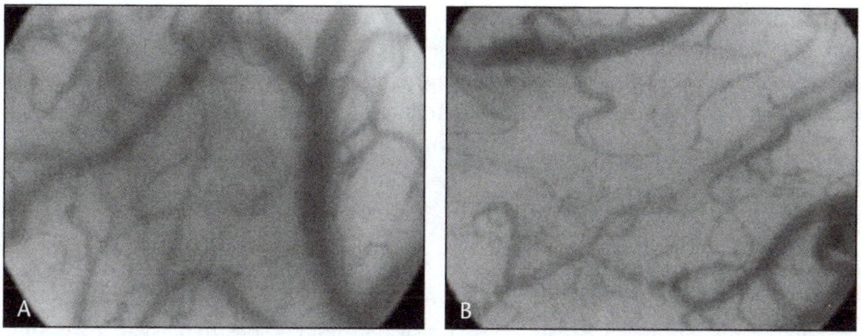

Figura 10.1 A: videomicroscopia da microvasculatura sublingual em pessoas sadias; B: em pacientes com choque séptico[41].

CONCLUSÕES

Uma vez que a incidência de sepse grave e choque séptico têm aumentado, que a mortalidade permanece elevada e tem relação direta com o desenvolvimento das disfunções orgânicas, e que as disfunções orgânicas estão relacionadas com estados de hipoperfusão tecidual não identificadas, é imperativo a identificação e a restauração precoce das alterações da perfusão tecidual, mais especificamente das alterações da microcirculação[1-4;13-17].

A saturação venosa de oxigênio está claramente definida com um excelente marcador de perfusão tecidual global na prática clínica, assim como o lactato sérico[20,21,24,34,35]. No entanto, sabe-se que a normalização de tais marcadores não garante restauração do fluxo sanguíneo na microvasculatura[43,44]. Dessa maneira, nos pacientes criticamente enfermos, recomenda-se a associação de marcadores de perfusão tecidual clínicos, de perfusão global e de perfusão regional.

Acredita-se que, no futuro, técnicas que permitam avaliação direta da microcirculação na beira do leito poderão auxiliar no diagnóstico e na terapêutica de pacientes com sinais clínicos de hipoperfusão tecidual durante a prática clínica direta.

REFERÊNCIAS BIBLIOGRÁFICAS

1. Watson RS, et al. The Epidemiology of Severe Sepsis in Children in the United States. Am J Respir Crit Care Med. 2003;167:695-701.
2. Watson RS, Carcillo JA. Scope and epidemiology of pediatric sepsis. Pediatr Crit Care Med. 2005;6(3):S3-S5.
3. Brierley J, et al. Clinical practice parameters for hemodynamic support of pediatric and neonatal septic shock: 2007 update from the American College of Critical Care Medicine. Crit Care Med. 2009;37(2):666-88.
4. Wilkinson JD, Murray MP, Ruttimann EU, Glass NL, Yeh TS. Outcome of pediatric patients with multiple organ system failure. Crit Care Med. 1986;14(4):271-4.

5. Proulx F, Gauthier M, Nadeau D, Lacroix J, Farrell CA. Timing and predictors of death in pediatric patients with multiple organ system failure. Crit Care Med. 1994;22(6):1025-31.
6. Sáez-Llorens X, et al. Application of new sepsis definitions to evaluate outcome of pediatric patients with severe systemic infections. Pediatr Infect Dis J. 1995;14:557-61.
7. Proulx F, et al. Epidemiology of sepsis and multiple organ dysfunction syndrome in children. Chest. 1996;109:1033-7.
8. Tantaléan JA, Léon RJ, Santos AA, Sánchez E. Multiple organ dysfunction syndrome in children. Pediatr Crit Care Med. 2003;4(2):181-5.
9. Leclerc F, at al. Cumulative influence of organ dysfunctions and septic state on mortality of critically ill children. Am J Respir Crit Care Med. 2005;171:348-53.
10. Goh A, Chan PWK, Lum LCS. Sepsis, severe sepsis and septic shock in paediatric multiple organ dysfunction syndrome. J Paediatr Child Health. 1999;35:488-92.
11. Kutko MC, at al. Mortality rates in pediatric septic shock with and without multiple organ system failure. Pediatr Crit Care Med. 2003;4:333-7.
12. Wilkinson JD, Pollack MM, Glass NL, Kanter RK, Katz RW, Steinhart CM. Mortality associated with multiple organ system failure and sepsis in pediatric intensive care unit. J Pediatr. 1987; 11(3):324-8.
13. Mohamed YR, Rivers EP, Nowak RM. Ressuscitation of the critically ill in the ED: responses of blood pressure, heart rate, shock index, central venous oxygen saturation and lactate. Am J Em Med. 1996;14(2):218-25.
14. Meregalli A, Oliveira RP, Friedman G. Occult hypoperfusion is associated with increased mortality in hemodynamic stable, high-risk, surgical patients. Crit Care. 2004;8(2):R60-R65.
15. Poeze M, Solberg BCJ, Greve JWM, Ramsay G. Monitoring global volume-related hemodynamic or regional variables after initial resuscitation: What is a better predictor of outcome in critically ill septic patients? Crit Care Med. 2005;33(11):2494-500.
16. Varpula M, Tallgren M, Saukkonen K, Voipio-Pulkki LM, Pettila V. Hemodynamic variables related to outcome in septic shock. Intens Care Med. 2005;31:1066-71.
17. Duke TD, Butt W, South M. Predictors of mortality and multiple organ failure in children with sepsis. Intens Care Med. 1997;23:684-92.
18. De Backer D. Lactic acidosis. Intens Care Med. 2003;29:699-702.
19. Levy B. Lactate and shock state: the metabolic view. Curr Opinion Crit Care. 2006;12:315-21.
20. Shapiro NI, Howell MD, Talmor D, Nathanson LA, Lisbon A, Wolfe RE, et al. Serum lactate as a predictor of mortality in emergency department patients with infection. Ann Emerg Care. 2005; 45(5):524-8.
21. Nguyen HB, Rivers EP, Knoblich BP, Jacobsen G, Muzzin A, Ressler JA, et al. Early lactate clearance is associated with improved outcome in severe sepsis and septic shock. Crit Care Med. 2004;32:1637-42.
22. Levraut J, Ciebiera JP, Chave S, et al. Mild hyperlactatemia in stable septic patients is due to impaired lactate clearance rather than overproduction. Am J Respir Crit Care Med. 1998;157:1021-6.
23. Jansen TC, Bommel J, Woodward R, Mulder PGH, Bakker J. Association between blood lactate levels, sequential organ failure assessment subscores, and 28-day mortality during early and late intensive care unit stay: a retrospective observational study. Crit Care Med. 2009;37(8):1-6.
24. Mikkelsen ME, Miltiades AN, Gaieski DF, Goyal M, Fuchs BD, Shah CV, et al. Serum lactate is associated with mortality in severe sepsis independent of organ failure and shock. Crit Care Med. 2009;37(5):1670-7.
25. Arnold RC, Shapiro NI, Jones AE, Schorr C, Pope J, Casner E, et al. Multi-center study of early lactate clearance as a determinant of survival in patients with presumed sepsis.
26. Hatherill M, McIntyre AG, Wattie M, Murdoch IA. Early hyperlactataemia in critically ill children. Intensive Care Med. 2000;26:314-8.

27. Pearse RM, Rhodes A. Mixed and central venous oxygen saturation. In. Vincent JL, ed. Yearbook of Intensive Care and Emergency Medicine. Berlin: Springer; 2005. p.592-602.
28. Sigaard-Andersen O, Fogh-Andersen N, Gothgen IH, Larsen VH. Oxygen status of arterial and mixed venous blood. Crit Care Med. 1995;23:1284-93.
29. Oliveira CF, Troster EJ, Vaz FAC. Description of technique for continuous monitoring of central venous oxygen saturation in infants and children with septic shock. Case reports. Rev Bras Terapia Intensiva. 2005;17:305-8.
30. Shoemaker WC, Printen KJ, Amato JJ, Monson DO, Carey JS, O'Connor K. Hemodynamic patterns after acute anesthetized and unanesthetized trauma: evaluation of the consequence of changes in cardiac output and derived calculations. Arch Surg. 1967;95:492-9.
31. Shoemaker WC, Appel PL, Waxman K, Schwartz S, Chang P. Clinical trial of survivors' cardiorespiratory patterns as therapeutic goals in critically ill postoperative patients. Crit Care Med. 1982;10:398-403.
32. Shoemaker WC, Montgomery ES, Kaplan E, Elwyn DH. Physiologic patterns in surviving and nonsurviving shock patients: use of sequential cardiorespiratory variables in defining criteria for therapeutic goals and early warning of death. Arch Surg. 1973;106:630-6.
33. Gattinoni L, Brazzi L, Pelosi P, et al. A trial of goal-oriented hemodynamic therapy on critically ill patients. N Engl J Med. 1995;333:1025-32.
34. Rivers E, Nguyen B, Havstad S, et al. Early goal-directed therapy in the treatment of severe sepsis and septic shock. N Engl J Med. 2001;345:1368-77.
35. Oliveira CF, Oliveira DSF, Gottschald AFC, et al. ACCM/PALS haemodynamic support guidelines for paediatric septic shock: an outcomes comparison with and without monitoring central venous oxygen saturation. Intensive Care Med. 2008;34:1065-75.
36. Marik PE. Regional carbon doixide monitoring to assess the adequacy of tissue perfusion. Curr Opinion Crit Care. 2005;11:245-51.
37. Friedman G, Berlot G, Robert K, Vincent JL. Combined measurements of blood lactate concentrations and gastric intramucosal pH in patients with severe sepsis. Crit Care Med. 1995;23:1184-93.
38. Creteur J, De Backer D, Sakr Y, Koch M, Vincent JL. Sublingual capnometry tracks microcirculatory changes in septic patients. Intens Care Med. 2006;32:516-23.
39. Marik PE, Bankov A. Sublingual capnometry versus traditional markers of tissue oxygenation in critically ill patients. Crit Care Med. 2003;31:818-22.
40. Palizas F, Dubin A, Regueira T, Bruhn A, Knobel E, Lazzeri S, et al. Gastric tonometry versus cardiac index as resuscitation goals in septic shock: a multicenter, randomized, controlled trial. Crit Care. 2009;13(2):1-7.
41. De Backer D, Creteur J, Preiser JC, Dubois MJ, Vincent JL. Microvascular blood flow is altered in patients with sepsis. Am J Respir Crit Care Med. 2002;166:98-104.
42. Trzeciak S, Dellinger RP, Parrillo JE, Guglielmi M, Bajaj J, Abate NL. et al. Early microcirculatory perfusion derangements in patients with severe sepsis and septic shock: selationship to hemodynamics, oxygen transport and survival. Ann Emerg Med. 2007;49:88-98.
43. Trzeciak S, McCoy JV, Dellinger RP, Arnold RC, Rizzuto M, Abate NL, et al. Early increases in microcirculation perfusion during protocol-directed resuscitation are associated with reduced multi-organ failure at 24 h in patients with sepsis. Intens Care Med. 2008;34:2210-7.

11

Síndrome da resposta inflamatória sistêmica, sepse e choque séptico

Cristiane de Freitas Pizarro
Andréa Cordeiro Ventura
Eduardo Juan Troster

Após ler este capítulo, você estará apto a:

1. Definir síndrome da resposta inflamatória sistêmica (SRIS), sepse, sepse grave e choque séptico.
2. Identificar precocemente a alteração de perfusão.
3. Realizar uma adequada monitorização do choque séptico baseada em parâmetros clínicos, laboratoriais e hemodinâmicos.
4. Tratar adequadamente o paciente com choque séptico por meio de uma terapêutica agressiva e escalonada, da forma mais rápida possível em relação a fluidoterapia, drogas vasoativas, monitorização e terapêutica com corticosteroides, conforme sugerido pelo *American College of Critical Care Medicine* (ACCM) e pelo *Pediatric Advanced Life Support* (PALS).

INTRODUÇÃO

Até 1992, não havia na literatura um consenso sobre a definição dos termos relativos a sepse, o que era uma necessidade urgente, uma vez que essa condição apresentava um perfil epidemiológico desfavorável em função do aumento da sua incidência em paralelo ao aumento na mortalidade. A primeira padronização desses termos ocorreu após uma Conferência de Consenso envolvendo a *American College of Chest Physicians/Society of Critical Care Medicine*[1], na qual foi introduzida a terminologia síndrome da resposta inflamatória sistêmica e foram definidos os estágios evolutivos da sepse (Quadro 11.1). A faixa etária pediátrica não foi contemplada nessas definições, porém posteriormente foram sugeridas adaptações dos sinais vitais para crianças. Apenas em 2005 foram propostas definições pediátricas dos termos relativos à sepse e seus estágios evolutivos (Quadro 11.2), bem como definições dos valores de anormalidade para os sinais vitais e variáveis laboratoriais (Tabela 11.1) e definição das disfunções orgânicas (Quadro 11.3)[2].

Quadro 11.1 – Definições dos termos relativos a inflamação e sepse, de acordo com o *American College of Chest Physicians/Society of Critical Care Medicine* (1992)[1]

- Síndrome da resposta inflamatória sistêmica (SRIS): resposta inflamatória a uma variedade de insultos clínicos graves, manifestada por 2 ou mais dos seguintes itens: temperatura > 38°C ou < 36°C, taquicardia (FC > 90 bpm), taquipneia (FR > 20 irpm ou $PaCO_2$ < 32 mmHg), leucocitose (> 12.000 células/mm^3) ou leucopenia (< 4.000 células/mm^3) ou > 10% de formas jovens
- Sepse: SRIS associada a infecção documentada
- Sepse grave: sepse associada a sinais de hipoperfusão ou disfunção de órgãos, que pode incluir (mas não se limita) a acidose lática, a oligúria e a alteração do estado mental; e/ou a hipotensão (pressão sistólica baixa para a idade)
- Hipotensão induzida pela sepse: PS < 90 mmHg ou redução ≥ 40 mmHg dos níveis de base na ausência de outras causas de hipotensão
- Choque séptico: hipotensão induzida pela sepse apesar de adequada reposição fluídica com presença de alterações da perfusão que podem incluir, mas não se limitam, a acidose láctica, oligúria, alteração do estado mental. Pacientes em uso de inotrópicos ou vasopressores podem não apresentar hipotensão no momento em que apresentam sinais de hipoperfusão

FC: frequência cardíaca; FR: frequência respiratória; bpm: batimentos por minuto; irpm: incursões respiratórias por minuto; PS: pressão sistólica.

Quadro 11.2 – Definições dos termos relativos a sepse e seus estágios evolutivos em crianças[2]

- Síndrome da resposta inflamatória sistêmica (SRIS): pelo menos 2 critérios, sendo que um DEVE ser anormalidade na temperatura ou na contagem de leucócitos:
  - Temperatura central > 38,5°C ou < 36°C
  - Taquicardia (FC > 2 DP) na ausência de estímulo externo, drogas ou dor, ou persistência sem explicação por mais de 0,5 a 4 horas OU bradicardia para < 1 ano (FC < percentil 10) na ausência de drogas, estímulo vagal, doença cardíaca ou inexplicada por mais de 0,5 hora
  - FR média > 2 DP OU VM por processo agudo não relacionado a doença neuromuscular ou anestesia
  - ↑ ou ↓ contagem de leucócitos para idade (não induzida por quimioterapia) OU > 10% de neutrófilos
- Infecção: suspeita OU confirmada OU síndrome (clínica, laboratorial ou imagem) com alta probabilidade de infecção
- Sepse: SRIS associada a infecção suspeitada ou comprovada
- Sepse grave: sepse associada à disfunção cardiovascular OU SDRA OU sepse associada a 2 ou mais outras disfunções
- Choque séptico: sepse grave associada a disfunção cardiovascular

FC: frequência cardíaca; FR: frequência respiratória; DP: desvio padrão; VM: ventilação mecânica; ↑: aumento; ↓: redução; SDRA: síndrome do desconforto respiratório agudo.

Tabela 11.1 – Valores de anormalidade dos sinais vitais e variáveis laboratoriais de acordo com a idade[2]

Faixa etária	FC (bpm)		FR (irpm)	Contagem de leucócitos (x 10^3 mm^3)		Hipotensão
	Taquicardia	Bradicardia	Taquipneia	Leucocitose	Leucopenia	PAS (mmHg) < P5
0 dia a 1 semana	> 180	< 100	> 50	> 34	NA	< 59
1 semana a 1 mês	> 180	< 100	> 40	> 19,5	< 5	< 79
1 mês a 1 ano	> 180	< 90	> 34	> 17,5	< 5	< 75
> 1 a 5 anos	> 140	NA	> 22	> 15,5	< 6	< 74
> 5 a 12 anos	> 130	NA	> 18	> 13,5	< 4,5	< 83
> 12 a < 18 anos	> 110	NA	> 14	> 11	< 4,5	< 90

FC: frequência cardíaca; bpm: batimentos por minuto; FR: frequência respiratória; irpm: incursões respiratórias por minuto; NA: não se aplica; PAS: pressão arterial sistólica.

Quadro 11.3 – Critérios de disfunção orgânica múltipla[2]

- Cardiovascular: apesar de > 40 mL/kg solução isotônica intravenosa na 1ª hora, persiste com:
  - Hipotensão (↓ PA < P5th OU PS < 2DP) OU
  - Necessidade de droga vasoativa para manter PA, sendo dopamina > 5 mcg/kg/min OU
  - Dois dos seguintes: acidose metabólica não explicada (BE < 5 mEq/L); lactato > 2 vezes; DU < 0,5 mL/kg/h; TEC > 5"; gradiente de temperatura central/periférica > 3°C
- Respiratória
  - PaO_2/FiO_2 < 300 sem cardiopatia congênita cianogênica ou doença pulmonar crônica OU
  - $PaCO_2$ > 65 ou 20 mmHg acima do basal OU
  - Necessidade de ventilação não invasiva ou invasiva não eletiva
- Neurológica
  - Glasgow ≤ 11 OU
  - Alteração aguda do estado mental com queda do Glasgow ≥ 3 pontos do basal
- Hematológica
  - Plaquetas < 80.000 ou queda em 50% do maior valor registrado nos 3 últimos dias OU
  - RNI > 2
- Renal
  - Creatinina séria ≥ 2 vezes valores normais ou aumento de 2 vezes o basal
- Hepático
  - Bilirrubina total ≥ 4 (exceto RN) OU
  - ALT 2 vezes o normal

PA: pressão arterial; P5th: percentil 5; PS: pressão sistólica; DP: desvio padrão; BE: excesso de base; DU: débito urinário; TEC: tempo de enchimento capilar; PaO_2: pressão arterial de oxigênio; FiO_2: fração inspirada de oxigênio; $PaCO_2$: pressão arterial de gás carbônico; RNI: razão normalizada internacional; RN: recém-nascido; ALT: alamina amino-transferase.

EPIDEMIOLOGIA

Apesar dos avanços na terapia antimicrobiana, no manejo de drogas vasoativas e nos novos métodos de suporte avançado de vida, o choque séptico permanece sendo uma importante causa de morbimortalidade em Unidades de Terapia

Intensiva (UTI). Na realidade, a incidência do choque séptico vem aumentando nos últimos 30 a 40 anos. Estima-se que, nos Estados Unidos, ocorram cerca de 750 mil novos casos de sepse grave por ano[3-5].

Existe uma grande variação em relação às taxas de mortalidade entre diferentes estudos, principalmente em decorrência da inclusão de pacientes com doenças de gravidade bastante heterogênea, muitas vezes associadas a disfunções de múltiplos órgãos e sistemas. Até 1992, não havia uma padronização dos critérios utilizados para definição de "quadro séptico", o que dificultava a comparação dos dados epidemiológicos entre os diferentes estudos[4]. A maioria dos estudos referentes à epidemiologia da sepse/choque séptico refere-se a pacientes adultos e sugerem taxas de mortalidade entre 20 e 50%[5].

Na faixa etária pediátrica, são poucos os estudos referentes à epidemiologia da sepse/choque séptico. Em um levantamento retrospectivo referente ao ano de 1995 nos Estados Unidos, Angus et al.[4] observaram uma incidência de sepse grave mais elevada em crianças menores de 1 ano (5,3 casos/1.000 habitantes), com declínio nas demais faixas etárias pediátricas (0,2 caso/1.000 habitantes de 5 a 14 anos). Estimou-se que nesse ano (1995), houve 42.364 casos de sepse grave em crianças com taxa de mortalidade de 10,3%[6]. Recentemente um estudo italiano envolvendo 2.741 crianças apontou as dificuldades de se estabelecer dados epidemiológicos em função da variabilidade das definições, uma vez que definições pediátricas são relativamente recentes (2005)[2] e ainda não completamente incorporadas na prática clínica, bem como nas pesquisas[7]. Nesse estudo, os autores demonstraram uma baixa incidência de sepse (11,5%) e choque séptico (2,1%). No entanto, em comparação com pacientes sem sepse, aqueles com esse diagnóstico apresentaram uma pior evolução relativa à duração da internação em dias ($4,5 \pm 10,2$ X $14,9 \pm 23,8$; $p < 0,001$) e taxa de mortalidade (4,7% x 15%; $p < 0,001$)[7].

FISIOPATOLOGIA

Na fisiopatologia do choque séptico, serão destacados os seguintes aspectos:

Resposta Orgânica ao Estresse com Ênfase na Resposta Inflamatória

A resposta orgânica ao estresse grave (forças e fatores que causam desequilíbrio ao organismo ou a sua homeostase) é complexa e integrada, e sua finalidade básica é a restauração da homeostase. Desde 1942, o bioquímico escocês David Cuthbertson[8] já havia definido duas fases distintas de resposta ao estresse: uma fase inicial ou Ebb e uma fase tardia ou *Flow*. A fase Ebb caracteriza-se por uma redução do metabolismo, transitória ou persistente, que prioriza o metabolismo e a perfusão de áreas vitais. A fase *flow* inicia-se após a normalização da perfusão, pode durar dias ou semanas e divide-se em uma fase hipermetabólica ou catabólica, seguida de uma fase anabólica, quando a demanda do hipermetabolismo é reconstituída. As alterações neuroendócrinas, metabólicas e inflamatórias que caracterizam essa resposta encontram-se detalhadas na Figura 11.1.

A resposta inflamatória a um insulto infeccioso (SRIS e sepse) é desencadeada por componentes da parede bacteriana ou toxinas. Inicialmente observa-se uma intensa atividade pró-inflamatória caracterizada por resposta imune do tipo Th1, com liberação de mediadores como fator de necrose tumoral alfa (TNF-alfa), interleucina 1 beta (IL1-beta), IL-6, IL-8, Il-12. Progressivamente, essa resposta inflamatória é suprimida pelo desenvolvimento de uma resposta anti-inflamatória, denominada síndrome da resposta anti-inflamatória compensatória (CARS ou *compensatory anti-inflamatory response syndrome*) com predomínio de resposta imune do tipo Th2 e de mediadores como IL-4, IL-10, IL-13 e TGF-beta (fator de crescimento tumoral). O perfeito equilíbrio entre a resposta inflamatória e anti-

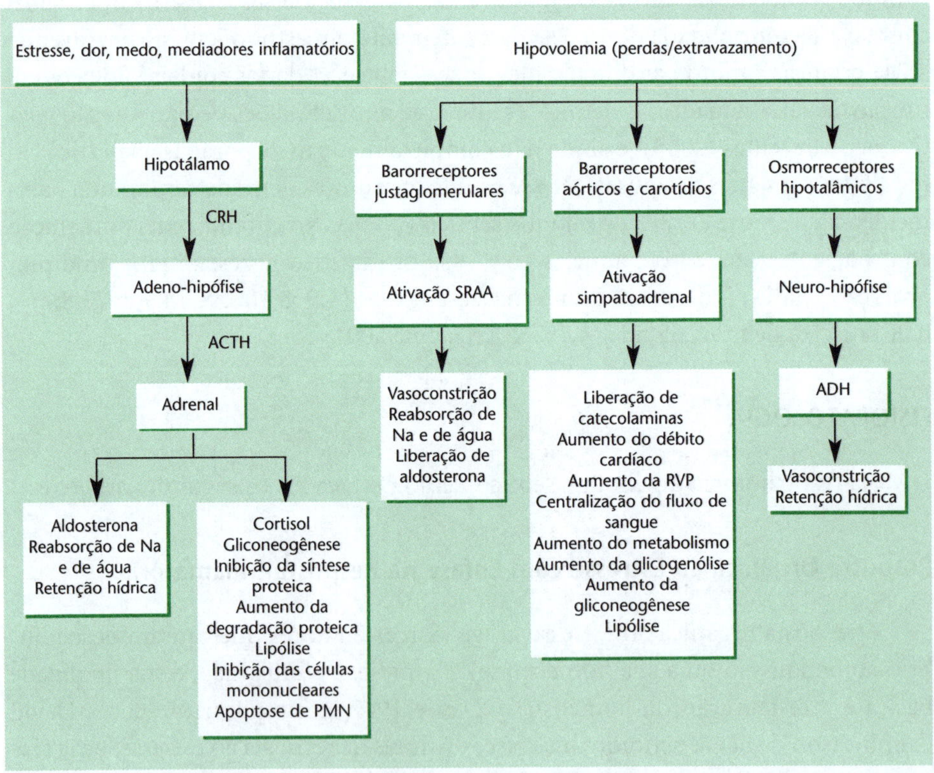

Figura 11.1 Resposta neuroendocrinometabólica ao estresse[8-10]. CRH: hormônio liberador de corticotropina; ACTH: hormônio adrenocorticotrófico; Na: sódio; PMN: polimorfonucleares; SRAA: sistema renina-angiotensina-aldosterona; RVP: resistência vascular periférica; ADH: hormônio antidiurético.

inflamatória, denominada síndrome da resposta antagônica mista (MARS-*mixed antagonic response syndrome*), resulta em uma resposta ordenada que caminha para a resolução do processo. O predomínio da SRIS leva à liberação de mediadores secundários com disfunção orgânica múltipla, falência de múltiplos órgãos e óbito. O predomínio da CARS resulta em imunossupressão e maior suscetibilidade a infecções secundárias[9,10].

Distúrbios Hemodinâmicos que Ressaltam Hipovolemia, Disfunção Miocárdica e Alterações Microcirculatórias

A sepse grave e o choque séptico estão associados a hipovolemia relativa e absoluta. Grandes déficits de volume podem existir em decorrência de perdas (diarreia, vômitos, perdas insensíveis) ou "perdas internas" (edema, peritonite). A hipovolemia relativa decorre da vasodilatação com aumento do volume de capacitância associado a alterações da permeabilidade endotelial e redução da produção das proteínas plasmáticas em detrimento da produção das proteínas de fase aguda[11]. A hipovolemia acarreta redução do volume sanguíneo circulante efetivo, redução do retorno venoso e, consequentemente, do débito cardíaco. Em casos graves ou inadequadamente tratados, resulta em hipotensão arterial (choque descompensado) e contribui para o comprometimento da microcirculação e falência orgânica.

A disfunção miocárdica da sepse é provavelmente multifatorial[12,13]. Precocemente, a hipovolemia e a queda do débito cardíaco acarretam um desequilíbrio da oferta/consumo de oxigênio em diversos leitos vasculares, o que geralmente é corrigido com a ressuscitação fluídica. A perpetuação desse desequilíbrio provavelmente decorre de ressuscitação incompleta associada a disfunção miocárdica. Os possíveis mecanismos envolvidos na disfunção miocárdica incluem:

1. Efeito depressor de citocinas como TNF-alfa, IL-1-beta, IL-6[12,13].
2. Alterações circulatórias e microcirculatórias[12,13]:

- edema celular decorrente de escape vascular resultante do processo inflamatório;
- hipertensão pulmonar que leva a disfunção ventricular direita com potencial desvio do septo interventricular e prejuízo da performance ventricular esquerda;
- ativação da célula endotelial que leva a produção de óxido nítrico (NO), endotelina e prostaglandinas, que, por sua vez, exercem efeitos variados sobre os miócitos. O NO reduz a contração isométrica das fibras cardíacas.

3. Desregulação autonômica: alguns autores sustentam a hipótese de que, na sepse, ocorra falência autonômica provavelmente relacionada a apoptose dos centros

nervosos autonômicos. A taquicardia, resposta a hipovolemia, estimulação adrenérgica e febre, possui diversos efeitos negativos sobre o coração, como restrição do enchimento ventricular durante a diástole e aumento das necessidades de oxigênio[12,13].

4. Disfunção mitocondrial: secundária a isquemia, ação de mediadores inflamatórios, estresse oxidativo com produção exagerada de espécies reativas de oxigênio e ação do NO[12,13].
5. Hipóxia citopática ou desregulação do metabolismo energético celular: em condições normais, a glicólise desempenha sua função vital de fornecer substrato (NADH, FADH2) para a produção de ATP na mitocôndria via fosforilação oxidativa. Na sepse, uma série de componentes críticos dessa via estão comprometidos, de modo a causar hipóxia tecidual apesar de oxigenação tissular inalterada[12,13].

Na sepse, o desequilíbrio entre a oferta (DO_2) e o consumo (VO_2) de oxigênio, denominado disóxia, acarreta um "derrecrutamento" da microcirculação na tentativa de preservar a DO_2 para órgãos vitais. Esse estado de hipoperfusão da microcirculação, quando não revertido, acarreta disfunção orgânica e óbito. A perfusão da microcirculação é regulada por vias neuroendócrinas, parácrinas e mecanossensoriais intrincadas, que se adaptam constantemente para garantir um perfeito equilíbrio entre a DO_2 e as demandas metabólicas teciduais. Na sepse, diversos mecanismos concorrem para alterar esse equilíbrio: abertura de *shunts* arteriovenosos, alterações da viscosidade sanguínea e redução da deformidade das hemácias, ativação endotelial com ativação da cascata da coagulação e formação de microtrombos, ativação de neutrófilos com aumento da sua agregação em razão de produção de moléculas de adesão, perda da autorregulação, entre outros motivos[14].

MONITORIZAÇÃO

Monitorização Clínica

É primordial o reconhecimento precoce do choque para uma melhora da sobrevida. O choque deve ser reconhecido antes de ocorrer hipotensão (choque descompensado) por meio de critérios clínicos. A reavaliação clínica frequente permite determinar o estado hemodinâmico do paciente e a necessidade ou não de se alterar a conduta[15-19].

A monitorização clínica compreende a checagem dos seguintes aspectos[20]:

1. Avaliação de frequência e ritmo cardíaco.
2. Observação do padrão respiratório e ausculta pulmonar.

3. Observação da coloração da pele e das mucosas.
4. Aferição da pressão arterial com manguito adequado.
5. Avaliação da perfusão periférica (temperatura das extremidades, amplitude dos pulsos periféricos e tempo de enchimento capilar).
6. Determinação horária da diurese.
7. Acompanhamento do nível de consciência (frequentemente observam-se irritabilidade/sonolência).

Exames Laboratoriais

Exames laboratoriais são importantes no acompanhamento clínico do paciente. São de fundamental importância: gasometria arterial e venosa central, dosagem de lactato sérico, avaliação hematológica com hemograma completo, dosagem de plaquetas, determinação de provas de coagulação, provas de atividade inflamatória e culturas. Exames bioquímicos, principalmente a dosagem sérica de cálcio e glicose, também são essenciais.

Monitorização Hemodinâmica Inicial no Choque

- Oximetria de pulso.
- Monitorização cardíaca: eletrocardiograma (ECG) contínuo.
- Controle da pressão arterial.
- Monitorização da temperatura.
- Monitorização do débito urinário.

Monitorização Hemodinâmica no Choque Refratário à Fluidoterapia

Além das monitorizações já citadas, deve-se incluir:

- Monitorização da pressão arterial média invasiva (PAMI) por meio da cateterização arterial.
- Monitorização da pressão venosa central (PVC) por meio da cateterização venosa central.
- Monitorização da saturação venosa central de oxigênio por meio de coleta ou monitorização contínua da gasometria venosa central (cateter locado na junção da veia cava superior com o átrio direito).
- Monitorização da pressão intra-abdominal para detecção precoce do aumento da pressão intra-abdominal/síndrome compartimental[21-23].
- Realização de ecocardiograma (ECO) doppler à beira do leito.

Em pacientes com choque refratário às catecolaminas, uma monitorização hemodinâmica mais fina pode ser necessária. Nesses casos, a monitorização pode ser alcançada por meio do cateter de Swan-Ganz (cateter na artéria pulmonar), bem como por meio de métodos minimamente invasivos de aferição do débito cardíaco[24-26].

TRATAMENTO

A base do tratamento do choque séptico em pediatria está no reconhecimento precoce da alteração da perfusão. Assim, uma terapêutica agressiva e escalonada deve ser instituída da forma mais rápida possível[17-19]. Han et al. demonstraram que cada hora de atraso na instituição de uma terapêutica consistente com o *American College of Critical Care Medicine – Pediatric Advanced Life Support* (ACCM-PALS) está associada a um aumento de 50% na mortalidade[27].

Rivers et al.[28] e Oliveira et al.[29] demonstraram uma redução da mortalidade de adultos e crianças, respectivamente, com choque séptico quando utilizada uma abordagem precoce guiada por metas (*early goal directed therapy*). Ou seja, uma abordagem baseada no reconhecimento precoce do choque, na adequação da volemia de forma agressiva e na administração de drogas vasoativas, com o objetivo de reverter os sinais de hipoperfusão por meio da manutenção da saturação venosa central de O_2 ($SvcO_2$) acima de 70%.

Desse modo, as condutas iniciais no tratamento do choque são:

- Manter a permeabilidade da via aérea e oferecer oxigênio.
- Estabelecer o acesso venoso.
- Restabelecer a volemia circulante efetiva.
- Corrigir os distúrbios metabólicos e ácido-básicos associados.
- Usar drogas vasoativas.

A seguir, cada item será detalhado.

Oferta de Oxigênio

O oxigênio deve ser fornecido em alto fluxo próximo a 100%. Além da otimização da oferta de oxigênio, deve-se considerar a redução do consumo de oxigênio por meio de controle térmico, redução do trabalho respiratório com a utilização do suporte ventilatório, controle da agitação e da dor com sedativos e analgésicos e manutenção da eutermia[20].

Acesso Vascular

O acesso vascular deve ser obtido imediatamente. Deve-se estabelecer o acesso intraósseo se não for possível obter um acesso venoso rápido e seguro. A colocação de um acesso central é necessária para as infusões de drogas vasoativas e monitorização[17].

Administração de Fluido

Todas as crianças com sepse grave necessitam de uma ressuscitação fluídica agressiva, que deve ser iniciada com a infusão em bolo de 20 mL/kg de cristaloide (soro fisiológico ou Ringer-lactato) ou coloide (albumina a 5%) até pelo menos 60 mL/kg na primeira hora . Essa infusão de volume deve ser realizada de forma rápida até a normalização dos sinais de hipoperfusão e da pressão sanguínea. Após cada expansão de 20 mL/kg, o paciente deve ser reavaliado e o médico deve estar atento aos sinais de descompensação cardíaca (estertores, ritmo de galope, hepatomegalia e aumento de esforço respiratório)[30,31].

A escolha do expansor de volume ideal (cristaloides x coloides) ainda é objeto de controvérsia. Como expansor inicial, utilizam-se as soluções de cristaloides[20].

Plasma fresco congelado pode ser utilizado para corrigir o tempo de protrombina e o tempo parcial de tromboplastina ou em pacientes com choque hemorrágico, não devendo ser utilizado como expansor. A hemoglobina ideal a ser mantida no choque não está definida. Lacroix et al. não demonstraram diferença significativa entre Hb 7 e 9,5 g/dL. Contudo, vale lembrar que o transporte de oxigênio depende significativamente da concentração da hemoglobina[32].

Uma perda de fluidos e uma hipovolemia persistente secundária ao extravasamento capilar podem persistir por dias no paciente em choque. Assim, novas reposições de fluidos podem ser necessárias para manter a estabilidade hemodinâmica.

Uso de Drogas Vasoativas

A contratilidade miocárdica pode ser melhorada pela correção de distúrbios metabólicos (hipóxia, acidose, hipoglicemia) e pela administração de drogas vasoativas. Quando o paciente em sepse grave não responde adequadamente à reposição volêmica, a administração de drogas inotrópicas e vasopressoras deve ser considerada. As drogas vasoativas devem ser administradas de preferência em um acesso venoso central. Mas, recentemente, tem sido sugerida a infusão de drogas com efeito inotrópico por um acesso periférico ou intraósseo, até que seja estabelecido um acesso venoso central[20].

A dopamina tem sido recomendada como agente de primeira escolha, embora não existam fortes evidências científicas que sustentem essa recomendação. Recentemente, tem sido recomendado o uso de dopamina em doses de 5 a 10 mcg/kg/min ou adrenalina nas doses de 0,05 a 0,3 mcg/kg/min para pacientes que não apresentam resposta à infusão de volume e apresentam um perfil hemodinâmico compatível com choque frio (Quadro 11.4). A noradrenalina é a droga de escolha inicial na presença de choque quente refratário a fluidos[20].

Quadro 11.4 – Perfis clínicos do choque séptico

	Choque quente	Choque frio
Sinais clínicos	■ Pele quente ■ TEC < 2 segundos ou *flash* ■ Taquicardia ■ Pulsos amplos ■ Alteração do nível de consciência (irritabilidade/sonolência) ■ Oligúria (diurese < 1 mL/kg/hora) ■ PA adequada para idade ou hipotenso	■ Pele marmórea e fria ■ TEC prolongado (> 2 segundos) ■ Taquicardia ■ Pulsos finos ■ Alteração do nível de consciência (irritabilidade/sonolência) ■ Oligúria (diurese < 1 mL/kg/hora) ■ PA adequada para idade ou hipotenso

TEC: tempo de enchimento capilar; PA: pressão arterial.

A dopamina causa vasoconstrição pela liberação de noradrenalina a partir das vesículas simpáticas. Em doses de 5 a 10 mcg/kg/min, tem efeito predominante no inotropismo e no cronotropismo. Em doses de 10 a 20 mcg/kg/min, predomina o efeito vasoconstritor. A adrenalina em doses baixas (≤ 0,3 mcg/kg/min) estimula os receptores beta-1 cardíacos e beta-2 vasculares, aumentando o inotropismo. O efeito em beta-2 vasculares pode levar a aumento do fluxo sanguíneo nos músculos esqueléticos, com potencial para diminuição da pressão diastólica. Em doses mais elevadas (> 0,3 mcg/kg/min) apresentam ação alfa-adrenérgica com elevação da pressão arterial. Em algumas crianças com choque resistente à noradrenalina, a vasopressina (em doses fisiológicas) ou a angiotensina podem agir independentemente dos receptores alfa-adrenérgicos, elevando a pressão arterial[20].

Uso de Inotrópicos

Assim como em pacientes adultos, em crianças pode-se usar a dobutamina ou a dopamina em dose beta-adrenérgica como suporte inotrópico. O choque refratário a dopamina ou dobutamina pode ser revertido com infusão de adrenalina, que é mais comumente usada em crianças do que em adultos. As doses de dobutamina variam de 5 a 20 mcg/kg/min, as de epinefrina variam de 0,05 a 0,3 mcg/kg/min e as de dopamina variam de 5 a 10 mcg/kg/min. Na Tabela 11.2 estão citadas as doses e os efeitos das principais catecolaminas usadas no choque séptico[20].

Tabela 11.2 – Efeito das catecolaminas nos diferentes receptores

Droga	Dose infundida (mcg/kg/min)	Receptores adrenérgicos Alfa	Beta-1	Beta-2	Dopaminérgico
Dopamina	Até 5	–	+	–	++
	5 a 10	+	++	–	++
	> 10	++	++	–	++
Noradrenalina	0,05 a 5	++++	+	+	–
Adrenalina	0,05 a 0,3	+	++	++	–
	> 0,3	+++	++	+++	–
Dobutamina	2 a 20	+/–	++	+	–

Uso de Vasodilatadores

Quando pacientes pediátricos permanecem com alterações de perfusão (compatíveis com choque frio – Quadro 11.4) e mantêm pressão arterial adequada, deve-se considerar o uso de vasodilatadores, como os inibidores da fosfodiesterase tipo III. Essa classe de drogas, que inclui a milrinona e a inamrinona (antigamente denominada amrinona), não permite a hidrólise da adenosina monofosfato cíclica e, portanto, potencializa o efeito de estimulação do receptor beta nos tecidos cardíaco e vascular. Embora a literatura recomende doses de ataque por causa da meia-vida longa (1 a 10 horas dependendo da função renal e hepática), membros do ACCM preferem não utilizar tal dose[20]. A dose de infusão contínua da milrinona varia de 0,25 a 0,75 mgc/kg/min, e da inamrinona de 5 a 10 mcg/kg/min. Por causa da meia-vida longa, essas drogas devem ser descontinuadas ao primeiro sinal de arritmia, hipotensão ou redução da resistência vascular sistêmica[20].

Pode-se considerar, ainda, o emprego de outras drogas vasodilatadoras que não tenham efeito inotrópico, como o nitroprussiato de sódio. Têm sido descrito relatos de casos do uso de levosimendam, que aumenta a sensibilidade das proteínas contráteis do músculo cardíaco ao Ca por meio da ligação com a troponina C[33]. Enoximona, inibidor fosfodiesterase III, inibe a hidrólise cAMP no músculo cardíaco 10 vezes mais do que a inibição da hidrólise do cAMP no músculo liso vascular. Desse modo, pode ser empregado para melhorar a contratilidade com menor risco de hipotensão[34].

Objetivos do Tratamento

O tratamento do choque visa reverter os sinais de hipoperfusão tecidual. Desse modo, a cada etapa do tratamento (Figura 11.2), o paciente deve ser reavaliado com o objetivo de manter[20]:

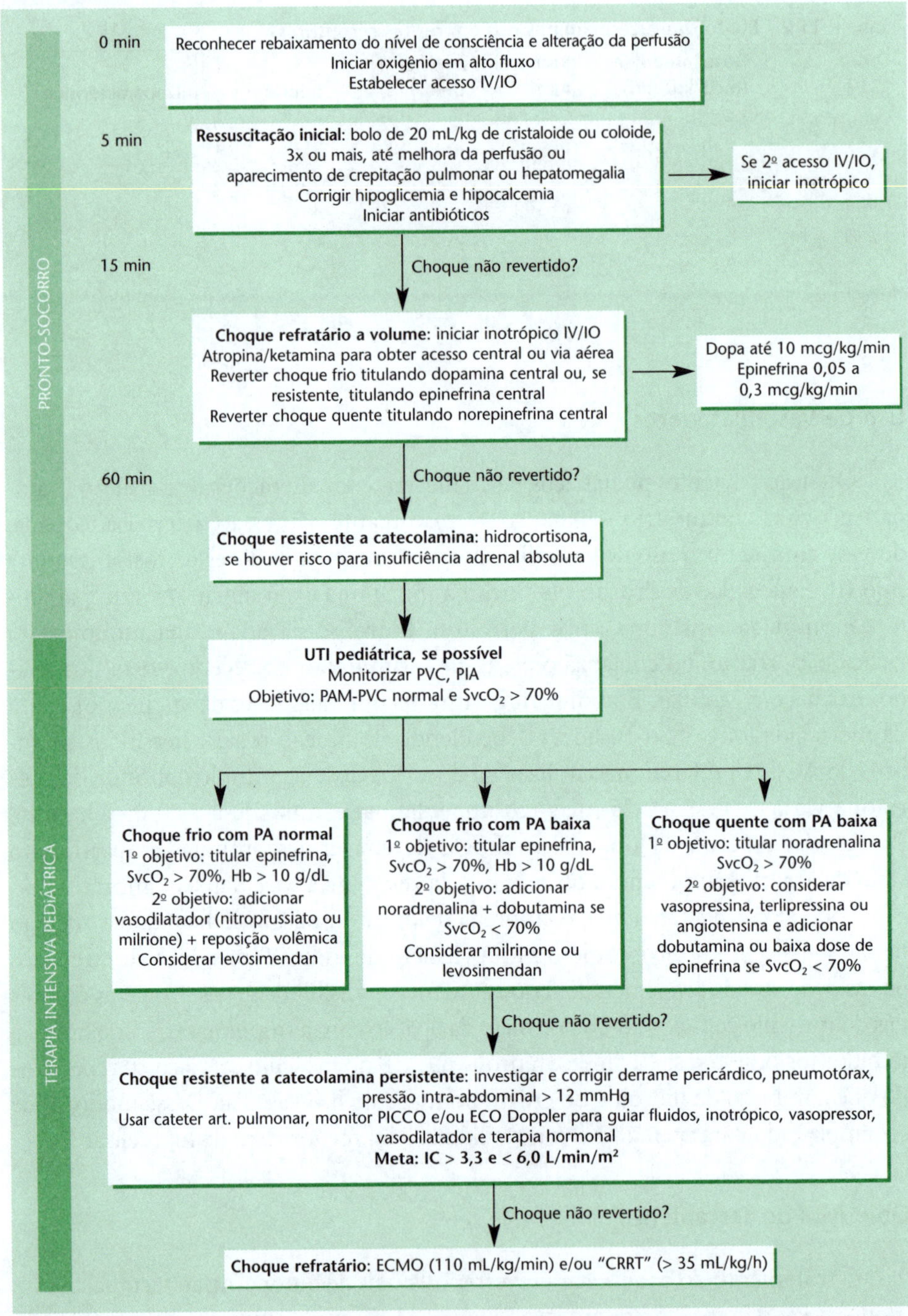

Figura 11.2 Recomendações para o manejo do choque séptico em crianças ACCM/PALS. IV/IO: intravascular/intra-ósseo; PVC: pressão venosa central; PIA: pressão intra-abdominal; PAM: pressão arterial média; $SvcO_2$: saturação venosa central de oxigênio; PA: pressão arterial; ECO: ecocardiograma; IC: índice cardíaco; ECMO: extra corpórea membrana oxigenação; CRRT: terapia de substituição renal contínua.

- Tempo de enchimento capilar ≤ 2 segundos.
- Pulsos periféricos normais sem diferenças entre os centrais e periféricos.
- Extremidades aquecidas.
- Débito urinário > 1 mL/kg/h.
- Nível de consciência adequado.
- Pressão arterial adequada para idade (Tabela 11.1).
- Frequência cardíaca adequada para idade (Tabela 11.3).

Com a instalação de cateter venoso central, os objetivos do tratamento passam a incluir[20]:

- $SvcO_2 > 70\%$.
- Pressão de perfusão (PAM-PVC) adequada para idade (Tabela 11.3).

Tabela 11.3 – Valores-alvo de pressão de perfusão* e FC

Idade	PAM-PVC (cmH_2O)	FC (bpm)
Recém-nascido a termo	55	120 a 180
≤ 1 ano	60	120 a 180
≤ 2 anos	65	120 a 160
≤ 7 anos	65	100 a 140
≤ 15 anos	65	90 a 140

mmHg = 1,36 cmH_2O; PAM: pressão arterial média; PVC: pressão venosa central; FC: frequência cardíaca; bpm: batimentos por minuto; *(PAM-PVC)

Reposição de Glicose e Cálcio

A hipoglicemia precisa ser rapidamente diagnosticada e imediatamente tratada, pois pode causar danos neurológicos quando não identificada (glicose 25% 2 a 4 mL/kg em bolo, via endovenosa)[20].

A hipocalcemia é um fator frequente e reversível que contribui para a disfunção cardíaca. A reposição de cálcio deve ter como principal objetivo normalizar os níveis de cálcio ionizado.

Correção da Insuficiência Adrenal

O uso de corticosteroides como terapia coadjuvante em pacientes com choque séptico tem sido amplamente discutido nos últimos anos. Sabe-se, hoje em dia, que é alta a incidência de insuficiência adrenal absoluta e relativa em pacientes com choque séptico e que ela está diretamente relacionada ao aumento na necessidade de drogas vasoativas e na duração do choque. Todavia, ainda é bastante controverso, na literatura, a dose de corticosteroides a ser utilizada nos pacientes de risco para insuficiência adrenal, sendo necessários maiores estudos sobretudo na população pediátrica[35-37].

Em pacientes adultos com choque refratário às catecolaminas, recomenda-se o uso de hidrocortisona em baixas doses (200 a 300 mg/dia) e por um período mais prolongado (5 a 7 dias). Para faixa etária pediátrica, ainda não existe uma padronização das doses. Sugere-se utilizar hidrocortisona assim que seja detectada a refratariedade do choque às catecolaminas ou na presença de um fator de risco para insuficiência adrenal, em baixas doses (10 mg/kg de ataque, máximo 200 mg), seguida de 100 mg/m^2/dia a cada 6 horas, nunca ultrapassando 50 mg/dose, por no mínimo 5 dias ou até que sejam suspensas as drogas vasoativas. São considerados fatores de risco para insuficiência adrenal, além da refratariedade do choque às catecolaminas: púrpura *fulminans*, síndrome de Waterhouse-Friderichsen, doença hipofisária ou adrenal conhecida e o uso crônico de corticosteroides[20].

Quanto à dosagem de cortisol basal e o teste de estímulo com ACTH, sugere-se sua realização, quando possível, para guiar a terapêutica e não para instituí-la[35,37].

Antibióticos

Antibióticos e antifúngicos devem ser administrados durante a 1ª hora da identificação de sepse grave, após a coleta de culturas, de acordo com critérios de idade, apresentação do quadro infeccioso e padrão de resistência antimicrobiana da comunidade e do serviço hospitalar[20,30].

Outras Terapêuticas

Crianças com linfopenia (número absoluto de linfócitos < 1.000 células/mm^3) prolongada (superior a 7 dias) apresentam maior mortalidade secundária à infecção e à depleção de linfócitos. Esse quadro geralmente está associado a hipoprolactinemia, hipogamaglobulinemia e diminuição na contagem de CD4 e, talvez, esses pacientes possam se beneficiar da terapêutica com imunoglobulina endovenosa e drogas estimuladoras da prolactina[15,18].

Pacientes com falência orgânica múltipla e superinfecção podem evoluir com uma "desativação" de monócitos e se beneficiar do tratamento com fator estimulante de colônias de granulóticos (GM-CSF)[15].

CONCLUSÕES

Apesar dos avanços na terapia intensiva, o choque séptico permanece sendo uma importante causa de morbimortalidade em UTI. Dados recentes têm demonstrado uma melhora da sobrevida em crianças com choque séptico, relacionada ao advento das UTI pediátrica e neonatal e ao uso de uma terapêutica semelhante à sugerida pelo ACCM (*Clinical Parameters for Hemodynamic Support in Pediatric and Neonatal Septic Shock*) e pelo PALS.

A base do tratamento do choque séptico em pediatria está no reconhecimento precoce da alteração de perfusão. Assim, uma terapêutica agressiva e escalonada deve ser instituída, da forma mais rápida possível, em relação a fluidoterapia, drogas vasoativas, monitoração e terapêutica com corticosteroides, quando indicada.

REFERÊNCIAS BIBLIOGRÁFICAS

1. American College of Chest Physicians/Society of Critical Care Medicine Consensus Conference: definitions for sepsis and organ failure and guidelines for the use of innovative therapies in sepsis. Crit Care Med. 1992;20(6):864-74.
2. Goldstein B, Giroir B, Randolph A, The Members of The International Consensus Conference on Pediatric Sepsis. International Pediatric Sepsis Consensus Conference: definitions for sepsis and organ dysfunction in pediatrics. Pediatr Crit Care Med. 2005;6(1):2-8.
3. Angus DC, Wax RS. Epidemiology of sepsis: an update. Crit Care Med. 2001;29(Suppl):S109-16.
4. Angus D, Linde-Zwirble WT, Clermont G, Carcillo JA, Pinsky MR. The epidemiology of severe sepsis in children in the United States: analysis of incidence, outcome, and associated costs of care. Crit Care Med. 2001;29(7):1303-10.
5. Sessler CN, Shepherd W. New concepts in sepsis. Curr Opin Crit Care. 2002;8:465-72.
6. Watson RS, Carcillo JA, Linde-Zwirble WT, et al. The epidemiology of severe sepsis in children in the United States. Am J Respir Crit Care Med. 2003;167(5):695-701.
7. Wolfler A, Silvani P, Musicco M, Antonelli M, Salvo I, The Italian Pediatric Sepsis Study (SISPe) group. Incidence of and mortality due to sepsis, severe sepsis and septic shock in Italian Pediatric Intensive Care Units: a prospective national survey. Intensive Care Med. 2008;34(9):1690-7.
8. Cuthbertson DP. Post-shock metabolic response. Lancet. 1942;1:433-7.
9. Ward N, Casserly B, Ayala A. The Compensatory Anti-inflammatory Response Syndrome (CARS) in critically ill patients. Clin Chest Med. 2008;29(4):617-25.
10. Osuchowski MF, Welch K, Javed Siddiqu J, Remick DG. Circulating cytokine/inhibitor profiles reshape the understanding of the SIRS/CARS continuum in sepsis and predict mortality. J Immunol. 2006;177(3):1967-74.
11. Vincent JL, Gerlach H. Fluid resuscitation in severe sepsis and septic shock: an evidence-based review. Crit Care Med. 2004;32(11):S451-54.
12. Rudiger A, Singer M. Mechanisms of sepsis-induced cardiac dysfunction. Crit Care Med. 2007;35(6):1599-608.
13. Krishnagopalan S, Kumar A, Parrillo JE, Kumar A. Myocardial dysfunction in the patient with sepsis. Curr Opin Crit Care. 2002;8(5):376-388.
14. Spronk PE, Zandstra DF, Ince C. Sepsis is a disease of the microcirculation. Crit Care. 2004;8(6):462-8.
15. Carcillo JA. Pediatric septic shock and multiple organ failure. Crit Care Clin. 2003;19(3):413-40.

16. Rivers EP, Ahrens T. Improving outcomes for severe sepsis and septic shock: tools for early identification of at-risk patients ant treatment protocol implementation. Crit Care Clin. 2008;23(Suppl):S1-47.
17. PALS Provider Manual. Dallas: American Heart Association, 2002.
18. Carcillo JA, Fields AI, Task Force Committee Members. ACCM clinical practice parameters for hemodynamic support of pediatric and neonatal septic shock. Crit Care Med. 2003;30(6):1365-78.
19. Carcillo JA. What's new in pediatric intensive care. Crit Care Med. 2006;34(Suppl.):S183-90.
20. Brierley J, Carcillo JA, Choong K, Cornell T, DeCaen A, et al. Clinical practice parameters for hemodynamic support of pediatric and neonatal septic shock: 2007 update from the American College of Critical Care Medicine. Crit Care Med. 2009;37(2):666-88.
21. Malbrain MLNG, Cheatham ML, Kirkpatrick A, Sugrue M, Parr M, Waele J, et al. Results from the International Conference of Experts on Intra-abdominal Hypertension and Abdominal Compartment Syndrome. I. Definitions. Intensive Care Med. 2006;32(11):1722-32.
22. Malbrain MLNG, Cheatham ML, Kirkpatrick A, et al. Results from the International Conference of Experts on Intra-abdominal Hypertension and Abdominal Compartment Syndrome. II. Recommendations. Intensive Care Med. 2007;33(6):951-62.
23. Suominen PK, Pakarinen MP, Rautiainen P, Mattila I, Sairanen H. Comparison of direct and intravesical measurement of intraabdominal pressure in children. J Pediatr Surg. 2006;41(8):1381-5.
24. Rauch H, Muller M, Fleischer F, Bauer H, Martin E, Bottiger BW. Pulse contour analysis versus thermodilution in cardiac surgery. Acta Anaesthesiol Scand. 2002;46(4):424-9.
25. Linton NW, Linton RA. Estimation of changes in cardiac output from arterial blood pressure waveform in the upper limb. Br J Anaesth. 2001;86(4):486-96.
26. Jansen JR, Schreuder JJ, Mulier JP, Smith NT, Settels JJ, Wesseling KH. A comparison of cardiac output derived from the arterial pressure wave against thermodilution in cardiac surgery patients. Br J Anaesth. 2001;87(2):212-22.
27. Han YY, Carcillo JA, Dragotta MA, Bills DM, Watson RS, Westerman ME, et al. Early reversal of pediatric-neonatal septic shock by community physicians is associated with improved outcome. Pediatrics. 2003;112(4):793-9.
28. Rivers EP, Nguyen B, Havstad S, Ressler J, Muzzin A, Knoblich B, et al. Early goal-directed therapy in the treatment of severe sepsis and septic shock. N Engl J Med. 2001;345(19):1368-77.
29. Oliveira CF, Oliveira DSF, Gottschald AFC, Ventura AMG, et al. ACCM/PALS haemodynamic support guidelines for paediatric septic shock: an outcomes comparison with and without monitoring central venous oxygen saturation. Intensive Care Med. 2008;34(6):1065-75.
30. Dellinger RP et al. Surviving sepsis campaign: international guidelines for management of severe sepsis and septic shock: 2008. Crit Care Med. 2008;36(1):296-327.
31. Carcillo JA, Tasker RC. Fluid resuscitation of hypovolemic shock: acute medicine's great triumph for children. Intensive Care Med. 2006;32(7):958-6.
32. Lacroix J, Hebert PC, Hutchison JS, Hume HA, Tucci M, Ducruet T, et al. Transfusion strategies for patients in pediatric intensive care units. N Engl J Med. 2007;356(16):1609-19.
33. Namachivayam P, Crossland DS, Butt WW, Shekerdemian LS. Early experience with Levosimendan in children with ventricular dysfunction. Pediatr Crit Care. 2006;7(5):445-8.
34. Ringe HI, Varnholt V, Gaedicke G. Cardiac rescue with enoximone in volume and catecholamine refractory septic shock. Pediat Crit Care Med. 2003;4(4):471-5.
35. Marik PE, Pastores SM, Annane D, Meduri U, Sprung C, Arlt W, et al. Recommendations for the diagnosis and management of corticosteroid insufficiency in critically ill adult patients: Consensus statements from an international task force by the American College of Critical Care Medicine. Crit Care Med. 2008;36(6):1937-49.
36. Pizarro CF, Troster EJ, Damiani D, Carcillo JA. Absolute and relative adrenal insufficiency in children with septic shock. Crit Care Med. 2005;33(4):855-9.
37. Pizarro CF, Troster EJ. Função adrenal na sepse e choque séptico. J Pediatr. 2007;83(5Suppl):S1-S8.

Análise crítica do uso contínuo ou intermitente de medicações no sistema cardiovascular

12

Denise Varella Katz
Maria Carolina Caparica Módolo

Após ler este capítulo, você estará apto a:

1. Descrever as principais drogas que atuam no sistema cardiovascular.
2. Identificar as situações de emergência e escolher a medicação adequada para cada caso.
3. Reconhecer as reais indicações de cada droga, identificar seus efeitos colaterais e tratá-los.
4. Descrever a ação de cada droga de acordo com a sua farmacocinética e farmacodinâmica.

INTRODUÇÃO

Medicamentos com ação direta no sistema cardiovascular vêm se tornando, cada vez mais, peças-chave no manejo de disfunções cardiocirculatórias graves. Os agentes utilizados no suporte da função circulatória são classificados em inotrópicos, vasopressores, vasodilatadores e inodilatadores. Os inotrópicos melhoram a função cardíaca por meio do aumento da força de contração e, algumas vezes, da frequência cardíaca (FC). Os vasopressores aumentam a resistência vascular sistêmica (RVS) e a resistência vascular pulmonar (RVP), levando a um aumento da pressão arterial sistêmica em pacientes com função miocárdica normal (Quadro 12.1). Os vasodilatadores, em contrapartida, diminuem a RVS e a RVP, reduzindo assim a pós-carga e consequentemente aumentando o débito cardíaco, mesmo sem

Quadro 12.1 – Catecolaminas e sua ação no sistema cardiovascular[1]

Droga	Indicação clínica	Receptores Alfa 1	Beta 1	Beta 2	DA	Efeitos colaterais
Dopamina	Choque, ICC, bradicardia sintomática	+++	++++	++	+++++	Hipertensão grave, arritmia ventricular, isquemia cardíaca
Dobutamina	ICC, baixo DC, bradicardia sintomática, choque cardiogênico	+	+++++	+++	-----	Taquicardia, arritmia ventricular, hipotensão
Epinefrina	Choque, PCR, anafilaxia	+++++	++++	+++	-----	Arritmia ventricular, hipertensão grave, hemorragia intracraniana
Norepinefrina	Choque	+++++	+++	++	-----	Arritmias, isquemia periférica

ICC: insuficiência cardíaca congestiva; DC: débito cardíaco; PCR: parada cardiorrespiratória; DA: dopaminérgicos.

atuação direta na contratilidade miocárdica. Os inodilatadores atuam melhorando a contratilidade cardíaca e também reduzindo a RVS, portanto, reduzindo também a pós-carga.

Essas substâncias agem no miocárdio e na musculatura lisa dos vasos de forma excitatória e inibitória. Atuam também no sistema nervoso central e no sistema nervoso autônomo parassimpático como importantes metabólitos.

São comumente utilizados visando uma melhora rápida do débito cardíaco e do tônus vascular em condições clínicas específicas, com disfunções cardiovasculares associadas[1].

PRINCIPAIS MEDICAÇÕES QUE ATUAM NO SISTEMA CARDIOVASCULAR

Catecolaminas

Grupo formado por aminas endógenas e sintéticas ou simpaticomiméticas. Sua ação no sistema cardiovascular varia de acordo com o receptor no qual a droga atua e podem agir como vasopressores ou inotrópicos. Os principais receptores são: alfa-1-adrenérgicos, beta-1-adrenérgicos, beta-2-adrenérgicos e dopaminérgicos[1,2].

A ativação do receptor alfa-1-adrenérgico, presente na musculatura lisa dos vasos, leva a uma contração da sua musculatura, gerando aumento da RVS. O estímulo dos receptores beta-1-adrenérgicos, presentes na musculatura cardíaca, proporciona o aumento na contratilidade do miocárdio pela ativação do complexo actina-miosina, que é mediado pelo cálcio (Ca^{2+}). Os receptores beta-2-adrenérgicos estão presentes na musculatura lisa dos vasos, e sua ativação promove um relaxamento da musculatura vascular. Já os receptores dopaminérgicos, presentes nos rins e nos vasos do território esplâncnico, levam a uma vasodilatação renal e mesentérica quando estimulados.

Dopamina

Neurotransmissor endógeno, precursor imediato da norepinefrina. Atua diretamente nos receptores dopaminérgicos, ou indiretamente por meio da liberação de norepinefrina nas terminações simpáticas no sistema cardiovascular, podendo predominar os efeitos vasodilatadores ou vasopressores[1,3]. Em baixas doses (3 a 5 mcg/kg/min), estimula os receptores dopaminérgicos presentes nos rins e no leito esplâncnico, levando a um aumento na perfusão desses tecidos. No entanto, vários estudos já demonstraram que a dopamina não proporciona aumento na taxa de filtração glomerular, logo, não garante proteção renal em baixas doses[3,4].

Em doses intermediárias (5 a 10 mcg/kg/min), a droga liga-se fracamente aos receptores beta-1-adrenérgicos, aumentando a contratilidade cardíaca e o cronotropismo. Em doses elevadas (10 a 20 mcg/kg/min), há uma predominância dos efeitos alfa-adrenérgicos, com vasoconstrição e o aumento da RVS.

Dentre as potenciais indicações para a infusão de dopamina estão: baixo débito cardíaco, hipotensão ou ambos, em pacientes com adequado volume intravascular[1].

A dopamina ainda é a amina vasoativa mais frequentemente utilizada em crianças e recém-nascidos, sobretudo nos quadros de sepse grave e choque séptico. Ainda que tenha o poder de aumentar rapidamente a pressão arterial sistêmica (PAS), vários estudos mostram que a dopamina é incapaz de manter uma PAS adequada em casos de hipotensão grave, mesmo em doses elevadas de até 20 mcg/kg/min[1,3,5].

Os efeitos adversos mais comumente descritos pelo uso da dopamina são taquiarritmias, aumento da pressão de artéria pulmonar (mais evidente em pacientes com hipertensão pulmonar prévia), inibição da secreção de prolactina e imunossupressão.

Epinefrina (adrenalina)

Catecolamina endógena com grande afinidade pelos receptores beta-1, beta-2 e alfa-1-adrenérgicos, presentes no miocárdio e musculatura lisa dos vasos. Os efeitos beta-adrenérgicos são mais evidentes em baixas doses (0,05 a 0,2 mcg/kg/min), e os efeitos alfa-adrenérgicos, em altas doses (acima de 0,2 mcg/kg/min)[1,2]. A estimulação dos miócitos promove uma vasodilatação local, portanto, mesmo com aumento da frequência cardíaca, ocorre um aumento relativo da diástole, o que proporciona uma melhora do fluxo coronariano.

As indicações para a infusão contínua de epinefrina são: bradicardia sintomática, hipotensão e sinais de hipoperfusão em pacientes com volume intravascular adequado, baixo débito cardíaco, choque séptico refratário à dopamina, choque cardiogênico, choque anafilático. A epinefrina é uma droga amplamente utilizada em pediatria, sobretudo nos choques frios com intensa vasoplegia e hipotensão refratária à utilização de dopamina.

A infusão contínua da epinefrina pode provocar taquicardia supraventricular ou ventricular, e, em altas doses (acima de 0,5 mcg/kg/min), pode produzir vasoconstrição intensa a ponto de comprometer a perfusão das extremidades. É descrita a redução de fluxo sanguíneo renal e hepático até mesmo em baixas doses, porém, tal efeito é anulado pela elevação da pressão arterial e consequente otimização do fluxo sanguíneo esplâncnico. A epinefrina também pode promover vasoconstrição coronária, levando à isquemia miocárdica, e vasoconstrição da artéria pulmonar, podendo gerar hipertensão pulmonar[1,6,7].

Em estudos experimentais[26], foi demonstrado que seu uso por tempo prolongado e em altas doses pode causar toxicidade cardíaca em razão de lesão nas paredes dos vasos, que mostram focos de necrose miocárdica e até apoptose dos miócitos.

Na ressuscitação cardiopulmonar (RCP), a adrenalina é a droga de escolha para o tratamento de assistolia, bradicardia e atividade elétrica sem pulso. A dose é de 0,01 mg/kg (0,1 mL/kg da solução 1: 10.000) em bolo por via intravenosa ou intraóssea. Caso a droga em bolo não seja suficiente para restabelecer um ritmo cardíaco com perfusão, é necessário iniciar infusão contínua da medicação, na dose de 0,05 a 1 mcg/kg/min, no entanto, em alguns caso, doses maiores (até 5 mcg/kg/min) podem ser necessárias para manter o efeito adequado[6,8,9].

Norepinefrina

É o maior neurotransmissor endógeno, e é liberado pelos neurônios adrenérgicos pós-ganglionares. Tem potente ação alfa-adrenérgica e modesta ação nos receptores beta-adrenérgicos, o que lhe garante um grande poder vasoconstritor com propriedades inotrópicas menos exuberantes. Age aumentando as pressões sistólica, diastólica e de pulso. Melhora o débito cardíaco, o transporte e o consumo de oxigênio pelos tecidos. Tem efeito cronotrópico mínimo[1,10].

Assim como a epinefrina, também aumenta o fluxo sanguíneo coronário, porém promove vasodilatação pulmonar em pacientes com hipertensão pulmonar.

A norepinefrina é geralmente utilizada em pacientes hipotensos, com baixa resistência vascular periférica, como nos casos de choque séptico, trauma de medula, anafilaxia e intoxicação por algumas drogas, como antidepressivos tricíclicos e neurolépticos. Também é utilizada em pacientes com bloqueio alfa-adrenérgico, em virtude de sua potente ação em tais receptores. A norepinefrina deve ser utilizada por infusão contínua, intravenosa, na dose entre 0,05 e 2 mcg/kg/min[9,11].

Em razão de sua potente ação vasoconstritora, os efeitos colaterais mais comuns são hipertensão, isquemia de órgãos e extremidades distais e arritmias. A infusão prolongada da medicação pode gerar efeito tóxico direto aos miócitos por meio da ativação da proteína quinase A, que induz a apoptose dos miócitos[10].

A norepinefrina é a droga mais utilizada no choque em adultos, e muito utilizada em pediatria nos casos de choque refratário em que há vasodilatação e hipotensão severa[24].

Dobutamina

Catecolamina sintética, é uma amina simpaticomimética que possui forte afinidade pelos receptores beta-1 e beta-2-adrenérgicos, na proporção 3:1, o que lhe garante um potente efeito inotrópico, com atividade cronotrópica leve. Em doses baixas (3 a 5 mcg/kg/min), a estimulação dos receptores beta-2-adrenérgicos proporciona discreta dilatação do leito vascular periférico[1,2,12]. Doses elevadas (> 15 mcg/kg/min) aumentam a contratilidade cardíaca sem alterar a RVS.

É particularmente útil nos casos de disfunção miocárdica com débito cardíaco inadequado. Tem boa aplicabilidade em pacientes com elevada RVS e perfusão periférica lentificada. Deve ser administrada por infusão contínua, intravenosa, na dose entre 2 e 20 mcg/kg/min[13].

Em crianças com choque cardiogênico, essa droga atua aumentando o débito cardíaco, diminuindo a resistência vascular sistêmica e a pressão capilar pulmonar. Já nos casos de choque séptico com hipotensão, a dobutamina pode ser menos efetiva que a adrenalina em virtude da vasodilatação sistêmica[12,14]. Pacientes hipovolêmicos podem apresentar queda na pressão arterial quando iniciada a infusão de dobutamina em qualquer dose.

Taquicardia, taquiarritmias, hipotensão e batimentos ectópicos são os efeitos colaterais mais comumente observados durante a infusão da dobutamina, no entanto, náuseas, vômitos e hipertensão também podem ocorrer com menor frequência. Tais efeitos adversos são descritos principalmente quanto maior a dose administrada. Apesar de a ação cronotrópica ser discreta, a dobutamina aumenta significativamente o consumo de O_2 pelo miocárdio. Pode ocorrer tolerância após poucos dias da terapia e, em adultos, ela pode levar a arritmia maligna independentemente da dose[12,13].

Milrinona

A milrinona faz parte do grupo dos inibidores da fosfodiesterase III, juntamente com a amrinona e a enoximona. Tem ação inotrópica e vasodilatadora, com grande importância terapêutica em pacientes portadores de cardiopatia e em pós-operatório de cirurgia cardíaca. Como seu mecanismo de ação é diferente das catecolaminas, a milrinona vem sendo bastante utilizada em associação com a dobutamina, com a epinefrina e até com a norepinefrina.

Ao inibir a fosfodiesterase III, a milrinona promove o relaxamento da musculatura lisa, gerando uma vasodilatação arterial e venosa com redução da pré-carga de ventrículo esquerdo, e também levando a uma melhora da contratilidade miocárdica[1,15]. Outra ação benéfica desse grupo de drogas é a maior liberação de íons cálcio dentro da célula miocárdica, facilitando assim o relaxamento ventricular diastólico (efeito lusitrópico). A frequência cardíaca é pouco alterada, pois a fosfodiesterase III está presente em maior quantidade nos miócitos e musculatura lisa dos vasos do que no sistema de condução cardíaco[25].

Sua indicação clínica inclui pacientes com disfunção miocárdica, com aumento da RVP ou RVS, pacientes com choque cardiogênico, miocardiopatias, ICC e alguns casos específicos de choque séptico. Em estudos experimentais de sepse, a milrinona levou a uma redução na produção de endotoxina e de TNF-alfa[16].

A milrinona deve ser administrada por via parenteral em infusão contínua, podendo a dose variar entre 0,2 e 0,75 mcg/kg/min. Como a sua meia-vida é mais longa, pode ser preconizada em pacientes normotensos uma dose inicial de ataque de 50 a 75 mcg/kg. Quando a dose de ataque não é realizada, chega-se a uma concentração plasmática terapêutica em aproximadamente 4 horas[13,15,16]. Em virtude de sua ação vasodilatadora, deve ser utilizada com cautela em pacientes hemodinamicamente instáveis, pois existe o risco de hipotensão sobretudo em pacientes hipovolêmicos. A grande desvantagem da milrinona é sua eliminação lenta, logo, mesmo reduzindo a velocidade de infusão, a droga permanece circulante por cerca de 4 horas até atingir nova concentração plasmática. Em recém-nascidos e em pacientes com disfunção renal, existe maior risco de toxicidade renal[13,15]. Seus efeitos adversos incluem trombocitopenia e hipotensão.

Levosimendam

Importante agente inotrópico positivo com propriedades vasodilatadoras. Seu efeito inotrópico é mediado pela sensibilização da troponina C ao cálcio. A ação vasodilatadora é mediada pela abertura dos canais de potássio na musculatura lisa vascular[1]. O levosimendam aumenta a contratilidade cardíaca sem aumentar a demanda miocárdica de oxigênio.

Essa droga promove um aumento do débito cardíaco secundário a um efeito inotrópico positivo, não atuando no relaxamento diastólico, pois o seu efeito é cálcio-dependente. Age também reduzindo as pressões de enchimento (pressão venosa central e pressão de oclusão da artéria pulmonar). O levosimendam possui um metabólito que permanece ativo por 1 semana; por esse motivo, sua infusão não deve ultrapassar 24 horas[17].

As principais indicações clínicas para o uso do levosimendam são a insuficiência cardíaca aguda grave e o choque cardiogênico. A dose e a duração do tratamento devem ser individualizadas. Preconiza-se uma dose de ataque de 12 mcg/kg/min, seguida de infusão contínua de 0,1 a 0,2 mcg/kg/min por, no máximo, 24 horas. A infusão deve ser interrompida caso o paciente apresente hipotensão ou taquicardia importantes. Sua ação inotrópica parece ter efeito melhor quando associado à epinefrina[17,18].

O levosimendam é uma droga muito utilizada em adultos, principalmente em unidades intensivas coronárias, porém, deve ser considerada como uma importante perspectiva terapêutica em pediatria[18,19].

Nitroprussiato de Sódio

Vasodilatador arterial e venoso, o nitroprussiato de sódio reduz o tônus de todos os leitos vasculares pela estimulação local da produção de óxido nítrico; melhora o débito cardíaco pela redução da resistência vascular sistêmica (pós-carga)[20].

O nitroprussiato de sódio é o agente de escolha para a terapia vasodilatadora aguda, indicado em emergências hipertensivas, débito cardíaco prejudicado com elevada RVS ou RVP e no choque cardiogênico.

Trata-se de uma droga de efeito imediato, que deve ser utilizada por infusão contínua, iniciando-se com uma dose de 0,1 a 1 mcg/kg/min, podendo atingir até 8 mcg/kg/min. Sua ação pode persistir até 5 minutos após a suspensão. Durante a infusão da droga, a pressão arterial deve ser estritamente monitorizada, pois a hipotensão é a reação adversa mais comum e pode ser extremamente grave[2]. Em pacientes que desenvolvem hipotensão relacionada a uma função miocárdica precária, deve-se associar uma droga inotrópica para melhorar a contratilidade cardíaca.

A metabolização do nitroprussiato em óxido nítrico e cianeto ocorre nas hemácias e células endoteliais. No fígado, o cianeto é rapidamente metabolizado em tiocianato, que é um metabólito excretado pelos rins. Em pacientes com disfunção hepática que recebem infusão prolongada ou altas doses, existe um grande risco de intoxicação por cianeto. Já nos casos de função renal prejudicada, uso prolongado da medicação pode gerar acúmulo de tiocianato, levando a alterações neurológicas como cefaleia, irritabilidade, convulsão, visão turva, hiper-reflexia, além de dores abdominais, náuseas e vômitos[20].

O nitroprussiato de sódio é vastamente utilizado em terapia intensiva em razão de sua ação vasodilatadora rápida; no entanto, deve ser usado com cautela nos pacientes gravemente enfermos, com disfunções orgânicas, em razão de seu efeito hipotensor grave e da degradação de seus metabólitos ativos.

Arginina-Vasopressina e Terlipressina

Arginina-vasopressina (AVP) é um nonapeptídio armazenado primariamente como um pró-hormônio em grânulos na glândula pituitária posterior. Sua produção é estimulada pelo aumento da osmolaridade plasmática ou por hipovolemia severa; dor, náuseas e hipóxia também podem estimular sua produção. É sintetizada em menor grau pelo coração, em resposta a um estresse elevado do miocárdio, e pela glândula suprarrenal, em resposta à produção aumentada de catecolamina[1,21]. Possui efeito vasoconstritor pela interação com receptores V_1, presentes na musculatura lisa vascular, e exerce efeito antidiurético pela ativação de receptores V_2, presentes nos ductos coletores renais, aumentando a absorção de água livre. Em baixas doses, promove vasodilatação coronária, cerebral e da circulação pulmonar[21,22].

A terlipressina (TP) é um análogo sintético da AVP que possui um padrão farmacodinâmico semelhante, porém, com meia-vida muito longa (6 horas da TP *versus* 6 min da AVP). Essa propriedade torna possível uma terapia intermitente, em bolo a cada 4 a 6 horas, o que previne uma hipotensão rebote, efeito bastante comum no desmame da AVP[23].

A vasopressina causa menos vasoconstrição coronária e cerebral que as catecolaminas, e aumenta a RVS dependendo da dose. O efeito pressor da vasopressina é relativamente preservado durante a hipóxia e condições acidóticas, que usualmente ocorrem nos quadros de choque[7,21]. Outra ação benéfica da AVP é a constrição seletiva das arteríolas glomerulares eferentes, mantendo a filtração glomerular mesmo quando há redução global no fluxo sanguíneo renal; já as demais drogas vasoativas atuam contraindo ambas as arteríolas aferente e eferente e levando à redução da filtração glomerular[1,22].

A AVP e a TP são utilizadas como terapia de resgate em choques refratários às catecolaminas, pois pacientes com choque séptico são muito sensíveis à infusão de baixas doses de vasopressina uma vez que sua ação vasoconstritora independe de receptores adrenérgicos, que costumam estar deprimidos na sepse[22,23]. Também aumenta a sensibilidade vascular a outros agentes vasopressores e promove a liberação de cortisol, cujo nível sérico pode estar diminuído nos quadros de sepse (insuficiência suprarrenal relativa). A infusão da AVP deve ser contínua, iniciando-se com uma dose entre 0,01 e 0,03 U/min em adultos e entre 0,005 e 0,01 U/kg/h em crianças, dose inferior à utilizada para controle do sangramento por varizes esofágicas.

Alguns efeitos colaterais são observados durante a utilização dessas drogas. Dentre eles, os mais comuns são: isquemia cutânea severa, necrose hepática, déficit neurológico, intoxicação hídrica e hiponatremia[12].

No choque séptico refratário, a vasopressina pode ter o seu efeito potencializado quando utilizada em associação com epinefrina ou norepinefrina, em doses abaixo de 0,6 mcg/kg/min.

Apesar de ser muito eficaz na estabilização do paciente nos casos de choque séptico refratário e de possuir vários efeitos benéficos em baixas doses, alguns estudos mostraram que a utilização da AVP ou da TP em pacientes com choque séptico não teve impacto na mortalidade[22,23].

CONCLUSÕES

Existem vários conceitos importantes a serem considerados para a escolha da melhor droga como tratamento das doenças do sistema cardiovascular. Em Pediatria, a principal situação que requer o conhecimento das diferentes drogas é o choque séptico. Além desta, outras situações que requerem o emprego dessas drogas são choque cardiogênico, anafilaxia, insuficiência cardíaca, emergência hipertensiva e cardiopatias congênitas descompensadas.

Modelos farmacológicos e estudos em animais levaram ao melhor conhecimento sobre as ações das várias drogas e os seus efeitos adversos. Estudos de farmacodinâmica demonstram, ainda, a variabilidade individual de resposta a essas medicações, além da oscilação dessa resposta no decorrer da evolução clínica de cada doença. Cabe ao pediatra conhecer as doenças, as repostas individuais e as diferentes medicações disponíveis, para que seja alcançado o sucesso terapêutico.

Quadro 12.2 – Medicamentos inotrópicos e vasopressores[1]

Droga	Indicação clínica	Mecanismos de ação	Dose	Eventos adversos importantes
Dopamina	Choque distributivo; choque cardiogênico	Estimulação de receptores delta em doses de 2 a 5 mcg/kg/min; beta (de 5 a 10 mcg/kg/min); ou alfa (> 10 mcg/kg/min)	2 a 20 mcg/kg/min	Taquicardia; arritmias ventriculares; hipertensão; aumento da pressão de artéria pulmonar; inibição da secreção de prolactina

(continua)

Quadro 12.2 – Medicamentos inotrópicos e vasopressores[1] (continuação)

Droga	Indicação clínica	Mecanismos de ação	Dose	Eventos adversos importantes
Dobutamina	Choque cardiogênico; choque séptico com disfunção miocárdica; insuficiência cardíaca; baixo débito cardíaco	Estimulação de receptores beta-adrenérgicos	5 a 20 mcg/kg/min (máximo 40 mcg/kg/min)	Taquiarritmias; hipertensão; hipotensão (pacientes hipovolêmicos)
Norepinefrina	Choque séptico	Estimulação de receptores alfa-adrenérgicos	0,05 a 2 mcg/kg/min	Hipertensão; isquemia de extremidades (dedos); arritmias
Epinefrina	Choque cardiogênico; choque séptico com disfunção miocárdica; choque pós-parada cardíaca; bradicardia sintomática não responsiva a atropina e marca-passo	Estimulação de receptores alfa e beta-adrenérgicos	0,01 a 0,2 mcg/kg/min (dose beta adrenérgica); 0,2 a 2 mcg/kg/min (dose alfa)	Hipertensão; taquicardia ventricular
Fenilefrina	Hipotensão	Estimulação de receptores alfa-adrenérgicos	0,4 a 9 mcg/kg/min	Hipertensão; bradicardia reflexa; necrose de extremidades
Nitroprussiato de sódio	Choque cardiogênico; emergência hipertensiva	Liberação local de óxido nítrico	0,1 a 8 mcg/kg/min	Hipotensão; intoxicação por tiocianato; metemoglobinemia
Milrinone	Choque cardiogênico; pós-operatório de cirurgia cardíaca	Inibição da fosfodiesterase III: inotropismo e vasodilatação	0,2 a 0,75 mcg/kg/min	Trombocitopenia; hipotensão
Vasopressina	Choque séptico	Estimulação de receptores V1 e V2	0,01 a 0,1 U/min	Arritmias; hipertensão; baixo débito; isquemia de extremidades
Levosimendan	Insuficiência cardíaca descompensada	Sensibilização da troponina C ao cálcio na célula miocárdica	Dose de ataque: 12 a 24 mcg/kg Manutenção: 0,05 a 2 mcg/kg/min	Taquicardia; hipotensão

REFERÊNCIAS BIBLIOGRÁFICAS

1. Overgaard CB, Dzavik V. Inotropes and vasopressors: review of physiology and clinical use in cardiovascular disease. Circulation. 2008;118(10):1047-56.
2. ECC Committee, Subcommitees and Task Forces of the American Heart Association. Circulation. 2005;112(24 Suppl.):IV1-203.
3. Ichai C, Soubielle J, Carles M, Guinti C, Grimaud D. Comparison of the renal effects of low to high doses of dopamine and dobutamine in critically ill patients: a single blind randomized study. Crit Care Med. 2000;28:921-28.
4. Katz DV, Troster EJ, Vaz FAC. Dopamina e o rim na sepse: uma revisão sistemática. Rev Assoc Med Bras. 2003;49(3):1-9.

5. Tourneux P, Rakza T, Abazine A, Krim G, Storme L. Noradrenaline for management of septic shock refratory to fluid loading and dopamine or dobutamine in full term newborn infants. Acta Pediatr. 2008;97(2):177-80.
6. Paradis NA, Wenzel V, Southhall J. Pressor drugs in the treatment of cardiac arrest. Cardiol Clin. 2002;20(1):61-78.
7. Wenzel V, Krismer AC, Arntz HR, Sitter H, Stadlbauer KH, Lindner KH. A comparison of vasopressin and epinephrine for out-of-hospital cardiopulmonary resuscitation. N Engl J Med. 2004;350(2):105-13.
8. Perondi MBM, Reis AG, Paiva EFP, Nadkiarni VM, Berg RA. A comparison of high-dose and standard-dose epinephrine in children with cardiac arrest. N Engl J. 2004;350(17):1722-30.
9. American Heart Association. Guidelines for cardiopulmonary resuscitation and emergency cardiovascular care. Part 12: Pediatric Advanced Life Support. Circulation. 2005;112(suppl 24):IV 167-IV 187.
10. Communal C, Singh K, Pimentel DR, Colucci WS. Norepinephrine stimulates apoptose in adult rat ventricular myocites by activation of the ,-adrenergic pathway. Circulation. 1998;98(13):1329-34.
11. Tran TP, Panacek EA, Rhee HJ, Foulke GE. Response to dopamine vs norepinephrine in tricyclic antidepressant-induced hipotension. Acad Emerg Med. 1997;4(9):864-8.
12. Banner WJ, Vernon DD, Menton SD, Dean JM. Non linear dobutamine pharmacokinetics in a pediatric population. Crit Care Med. 1991;19(7):871-3.
13. Karlsberg RP, DeWood MA, DeMaria AN, Berk MR, Lasher KP. Milrinone-dobutamine study group. Comparative efficacy of short term intravenous infusions of milrinone and dobutamine in acute congestive heart failure following acute myocardial infarction. Clin Cardiol. 2002;20:61-78.
14. Ceneviva G, Paschal JA, Maffei F, Carcillo JA. Hemodynamic support in fluid refractory pediatric septic shock. Pediatrics. 1998;102(2):e19.
15. Lindsay CA, Barton P, Lawless S, Kitchen L, Zorka A, Garcia J, et al. Pharmacokinetics and pharmacodynamics of milrinone lactate in pediatric patients with septic shock. J Pediatr. 1998;132(2):329-34.
16. Aranda Jr. JM, Schofield RS, Pauly DF, Cleeton TS, Walker TC, Monroe Jr. VS, et al. Comparison of dobutamine versus milrinone therapy in hospitalized patients awaiting cardiac transplantation: a prospective, randomized trial. Am Heart J. 2003;145(2):324-29.
17. Lehtonen L, Poder P. The utility of levosimendan in the treatment of heart failure. Ann Med. 2007;39(1):2-17.
18. Namachivayam P, Crossland D, Butt W, Shekerdemian L. Early experience with levosimendan in children with ventricular disfunction. Pediatr Crit Care Med. 2006;7(5):1-4.
19. Kerbaul F, Rondelet B, Demest JP, Huez S, Naeije R, Brimioulle S. Effects of levosimendan versus dobutamine in load-induced right ventricular failure. Crit Care Med. 2006;34(11):2814-9.
20. Rindone JP, Sloane EP. Cyanide toxicity from sodium nitroprusside: risks and management. Ann Pharmacother. 1992;26(4):515-19.
21. Meyer S, Goutner L, McGuire W, Baghai A, Gottschling S. Vasopressin in cathecolamine refratory shock in children. Anesthesia. 2008;63(3):228-34.
22. Russell JA, Walley KR, Singer J, Gordon AC, Hebert PC, Cooper J, et al. Vasopressin versus norepinephrine infusion in patients with septic shock. Crit Care Med. 2008;358(9):977-887.
23. Yildizdas D, Yapicioglu H, Celik U, Sertdemir Y, Alhan E. Terlipressina as rescue therapy for catecholamine-resistent septic shock in children. Intensive Care Med. 2008;34(3):511-7.
24. Beale RJ, Hollenberg S, Vincent JL, Parrillo JE. Vasopressor and inotropic support in septic shock: an evidence-based review. Crit Care Med. 2004;32(11-suppl):S455-65.
25. Liet JM, Jacqueline C, Orsonneau J-L, Gras-Leguen C, Potel G, Rozé J-C. The effects of milrinone on hemodinamics in an experimental septic shock model. Pediatr Crit Care Med. 2005;6(2):195-99.
26. Dellinger P. Cardiovascular management of septic shock. Crit Care Med. 2003;31(3):946-55.

13 Insuficiência cardíaca congestiva e choque cardiogênico

Fabiane Aliotti Regalio
Sérgio Sztajnbok

Após ler este capítulo, você estará apto a:

1. Reconhecer e diagnosticar a insuficiência cardíaca congestiva (ICC) e o choque cardiogênico em crianças, baseando-se no quadro clínico e em exames complementares.
2. Identificar as principais causas de ICC nas diferentes faixas etárias pediátricas.
3. Iniciar, de maneira precoce, o tratamento adequado da ICC e do choque cardiogênico.

INTRODUÇÃO

A insuficiência cardíaca congestiva é definida como a incapacidade do coração de manter o débito cardíaco (DC), ou seja, de bombear o sangue com a oferta necessária de oxigênio aos tecidos a fim de suprir a sua demanda metabólica. Surgem subitamente sinais e sintomas decorrentes da função cardíaca anormal, que podem ocorrer associados ou não a uma doença cardíaca prévia. A disfunção cardíaca pode ser sistólica ou diastólica, associada a anormalidades de ritmo cardíaco ou a alterações de pré e pós-carga[1]. É uma situação de risco importante para o paciente e que requer tratamento emergencial. Quando a disfunção cardíaca se torna tão grave que resulta em hipoperfusão tecidual, está caracterizado o quadro de choque cardiogênico.

ETIOLOGIA

Quase todas as causas que levam o paciente a ter ICC podem causar choque cardiogênico (Quadro 13.1). Pode ocorrer em razão de mecanismos como:

- Sobrecargas de pressão ou de volume que aumentam o trabalho cardíaco, geralmente secundárias a cardiopatias congênitas ou adquiridas.
- Alteração da contratilidade miocárdica, como nos casos de miocardiopatias[2].

Quadro 13.1 – Causas de ICC/choque cardiogênico[2]

Pré-natal	Neonatal	Lactentes	Escolares e adolescentes
Anomalia de Ebstein com insuficiência tricúspide	Disfunção miocárdica: asfixia, sepse, hipoglicemia, miocardite	Sobrecarga de volume: PCA, *Truncus arteriosus*, CIV ampla, atresia tricúspide, ventrículo único, drenagem anômala total de veias pulmonares	Causas primárias: lesões pós-operatórias, febre reumática, miocardite, endocardite bacteriana
Agenesia de valva pulmonar	Sobrecarga de volume: PCA, *Truncus arteriosus*, ventrículo único, CIV, defeitos AV, fístulas arteriovenosas	Doenças do miocárdio: doenças de depósito, miocardites, doença de Chagas, doença de Kawasaki	Causas secundárias: HAS pós-glomerulonefrite, tireotoxicose, miocardiopatia pós-QT, anemia falciforme, *cor pulmonale*
Defeito do septo AV com insuficiência valvar importante	Sobrecarga de pressão: estenose aórtica, coarctação de aorta, hipoplasia de coração esquerdo	Insuficiência cardíaca secundária: doenças renais, sepse, hipertensão arterial	
Fístulas arteriovenosas	Arritmias: taquicardia supraventricular, *flutter* atrial, fibrilação atrial, bloqueio AV		
Anemia por incompatibilidade de fator Rh			

ICC: insuficiência cardíaca congestiva; AV: atrioventricular; PCA: canal arterial persistente; CIV: comunicação interventricular; HAS: hipertensão arterial sistêmica; QT: quimioterapia.

EPIDEMIOLOGIA

São frequentes as internações em Unidade de Terapia Intensiva (UTI) pediátrica por doenças cardíacas, sobretudo por quadros de ICC. Estudos demonstraram que as cardiopatias congênitas ocorrem em aproximadamente 4 a 8/1.000 nascidos vivos. Estima-se que cerca de 50% dos óbitos fetais por malformações congênitas estão associados a malformações cardíacas. Com relação às miocardiopatias, estudos americanos demonstraram incidência de 0,6 casos por 100.000 habitantes. A herança genética pode ser autossômica dominante, recessiva, ligada ao cromossomo X ou na forma mitocondrial[3].

PATOGÊNESE

A alteração primária que determina a ICC é a inabilidade do miocárdio em manter um DC adequado para suprir as demandas metabólicas do organismo[1]. A oferta de oxigênio (O_2) aos tecidos depende do DC e também do conteúdo arterial de O_2, que é determinado pela concentração de hemoglobina e pela saturação arterial de hemoglobina, além de pequena influência da pressão parcial de O_2[4].

O DC é definido como produto da frequência cardíaca pelo volume sistólico, e este é regulado pelas seguintes variáveis: pré-carga (volume de enchimento ventricular), contratilidade miocárdica e pós-carga (resistência ao fluxo sanguíneo). Com relação à pré-carga, o aumento do volume de enchimento ventricular leva inicialmente a um aumento do DC, porém, quando o limite de estiramento das fibras miocárdicas é atingido (lei de Frank-Starling), qualquer aumento adicional da pré-carga para uma mesma complacência ventricular pode resultar em redução do DC e dar início ao aparecimento de sintomas congestivos. A contratilidade miocárdica é a capacidade do ventrículo de bombear o sangue que chega ao coração. A pós-carga é a força que se opõe à contração ventricular, portanto, quanto maior a pós-carga, maior o trabalho cardíaco e o risco de falência miocárdica[4] (Figura 13.1).

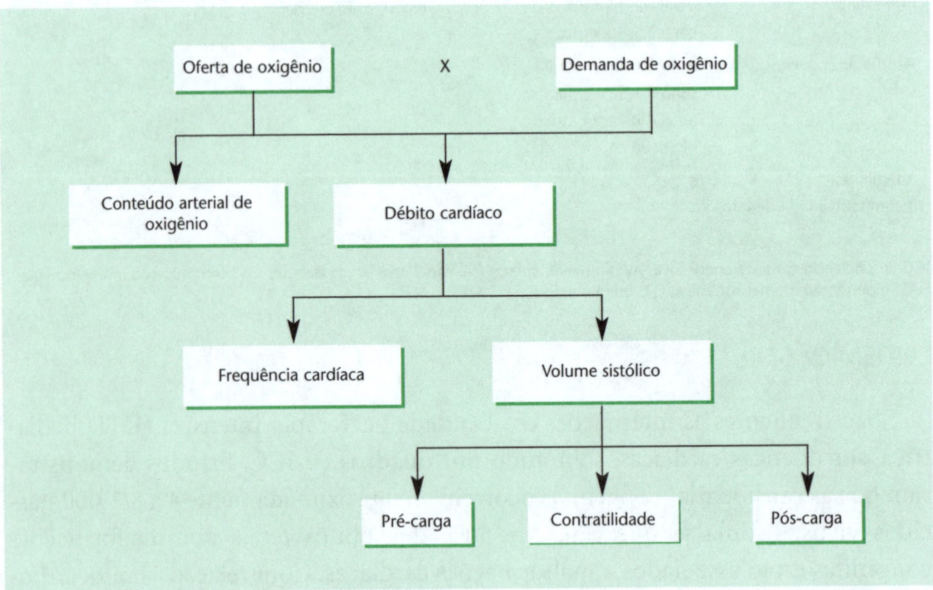

Figura 13.1 Fisiologia do sistema circulatório[4].

Quando o DC diminui, o organismo ativa mecanismos compensatórios neuro-hormonais com o objetivo de manter a oferta metabólica adequada, principalmente por meio da ativação do sistema renina-angiotensina-aldosterona e da liberação de catecolaminas, endotelina, vasopressina e peptídios natriuréticos. Porém, se a insuficiência cardíaca não é corrigida e se torna crônica, esses mecanismos podem ser deletérios, levando à piora do quadro[5,6] (Figura 13.2).

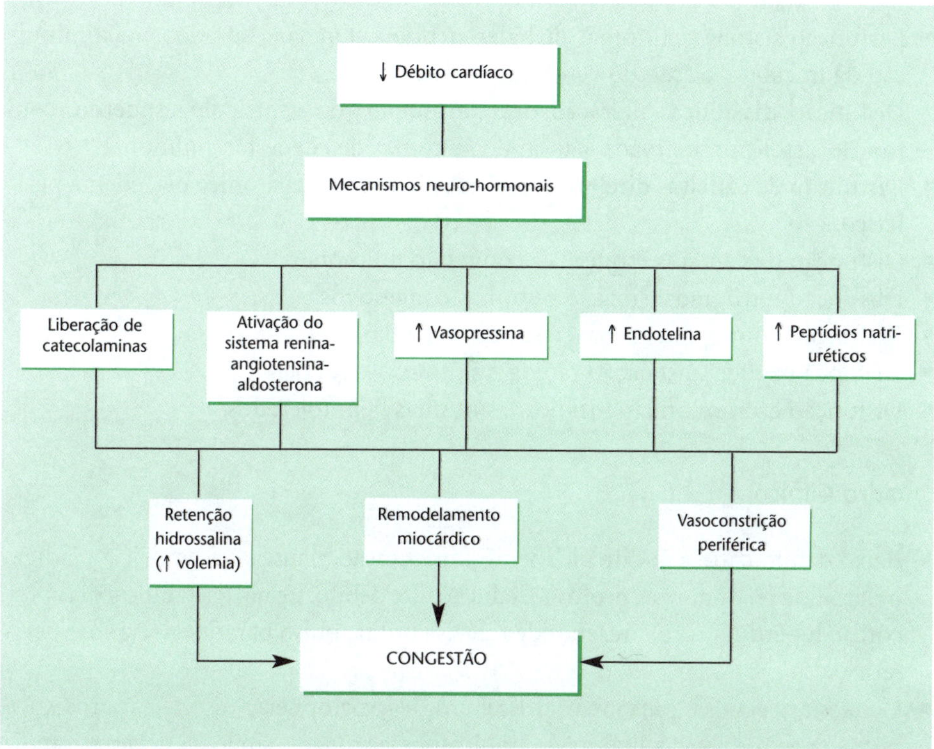

Figura 13.2 Fisiopatologia da insuficiência cardíaca congestiva/choque cardiogênico[5,6].

É necessário lembrar que o coração do recém-nascido (RN) e do lactente é imaturo. A atividade da bomba Ca-ATPase é diminuída, a concentração de sarcômeros e o diâmetro das fibras miocárdicas são menores, o que leva a uma diminuição da relação entre massa contrátil e massa não contrátil, e o sistema adrenérgico também é imaturo. Essas características conferem à criança uma resposta compensatória menos efetiva frente a uma diminuição do DC em relação ao adulto[7].

MANIFESTAÇÕES CLÍNICAS

A ICC é uma síndrome clínica caracterizada por DC reduzido, congestão e aumento da pressão capilar pulmonar, podendo ocorrer hipoperfusão tecidual no caso do choque cardiogênico. Pode-se classificar a ICC de diversas formas, porém não há uma classificação totalmente aceita para uso pediátrico.

Classificação Clínica[4]

- Disfunção sistólica: sintomas de baixo débito sistêmico, causados por diminuição da fração de ejeção do ventrículo esquerdo.
- Disfunção diastólica: alteração de relaxamento do ventrículo esquerdo, com função sistólica preservada, causando sintomas de congestão pulmonar.
- Disfunção de câmaras direitas: congestão sistêmica, hepatomegalia, edema periférico.
- Disfunção de câmaras esquerdas: congestão pulmonar.
- Disfunção retrógrada: sinais e sintomas congestivos.
- Disfunção anterógrada: sinais e sintomas de baixo débito.
- Disfunção aguda: instalação rápida e sintomas evidentes.
- Disfunção crônica: início insidioso, sintomas bem tolerados.

Quadro Clínico

- Baixo débito cardíaco: dificuldade de alimentação, náuseas, desnutrição, fadiga, irritabilidade, sudorese profusa, redução do débito urinário, taquicardia, precórdio hiperdinâmico, presença de terceira bulha, pulso paradoxal, cianose periférica[1].
- Congestão venosa pulmonar: tosse crônica, ortopneia, dispneia paroxística noturna (em crianças maiores), taquidispneia, roncos, sibilos, estertores crepitantes, cianose[1].
- Congestão venosa sistêmica: hepatomegalia, icterícia, ascite, edema periférico.

Em pacientes com quadro que evolui para choque cardiogênico, a pressão arterial pode estar normal à custa de vasoconstrição periférica, porém pode diminuir progressivamente se o tratamento adequado não for rapidamente instituído. Há sinais importantes de hipoperfusão tecidual, como pulsos finos, tempo de enchimento capilar lentificado, extremidades frias, débito urinário diminuído e alteração do nível de consciência[1] (Quadro 13.2).

Quadro 13.2 – Quadro clínico da insuficiência cardíaca congestiva[4]

- Geral: baixo ganho ponderoestatural, sudorese, astenia, palidez cutânea, edema periférico
- Cardiovascular: taquicardia, extremidades frias, pulsos finos, perfusão periférica lentificada, estase jugular (em crianças maiores)
- Pulmonar: taquipneia, dispneia, efusões serosas, estertores crepitantes
- Gastrintestinal: vômitos, intolerância alimentar, sangramento gastrintestinal, hepatomegalia, ascite
- Urinário: oligúria
- Neurológico: irritabilidade/sonolência, agitação psicomotora, convulsão

EXAMES COMPLEMENTARES

- Exames laboratoriais: sódio, potássio, glicemia, ureia, creatinina, hemograma, creatino fosfoquinase fração MB (CK-MB), troponina, gasometria venosa central, peptídio natriurético cerebral (BNP)[8,9].
- Radiografia de tórax: aumento da área cardíaca e aumento da trama vascular pulmonar; em casos mais graves podem ocorrer edema agudo de pulmão e derrame pleural[1]. É importante lembrar que casos como os de drenagem anômala total de veias pulmonares, miocardiopatia restritiva e pericardite constritiva apresentam-se geralmente sem cardiomegalia.
- Eletrocardiografia: taquicardia sinusal, sobrecarga atrial e ventricular, alterações de onda T e segmento ST, sinais específicos de cardiopatias congênitas.
- Ecocardiografia: exame de grande importância no diagnóstico de cardiopatias congênitas, avaliação da função ventricular (fração de ejeção e de encurtamento) e da terapêutica utilizada[1].
- Cateterismo: utilizado para mensuração de pressões intracavitárias e medida de resistência vascular pulmonar e sistêmica. Como é um exame invasivo, é reservado a pacientes candidatos a transplante cardíaco ou casos de cardiopatia congênita não esclarecidos pela ecocardiografia.
- Cintilografia: avaliação mais específica da função ventricular e viabilidade miocárdica.

TRATAMENTO

Medidas Gerais

- Monitorização não invasiva (oximetria de pulso, eletrocardiografia contínua, pressão arterial, temperatura e débito urinário) e invasiva (cateter venoso central para medida de pressão venosa central, cateter arterial para medida de pressão arterial, pressão de artéria pulmonar) nos casos mais graves[1,8].

- Repouso com elevação do decúbito a 45°.
- Oxigenioterapia e avaliação da necessidade de suporte ventilatório.
- Correção de distúrbios ácido-básicos e hidroeletrolíticos.
- Correção da hipovolemia (exceto em casos de edema agudo de pulmão).
- Restrição salina (somente em crianças maiores).
- Transfusão de concentrado de hemácias nos casos de anemia severa.

Tratamento Medicamentoso

Os principais objetivos do tratamento farmacológico da ICC sãoa melhora da perfusão periférica e da congestão pulmonar e sistêmica, por meio da melhora no desempenho miocárdico. Porém, atualmente, há também a preocupação com a regulação neuro-hormonal e com a remodelação cardíaca (Tabela 13.1).

Tabela 13.1 – Drogas utilizadas no tratamento da insuficiência cardíaca congestiva/choque cardiogênico

■ Diuréticos	Furosemida	0,5 a 6 mg/kg/dia, VO ou EV, 2 a 4 vezes/dia 2 a 8 mg/kg/dia, EV, infusão contínua
	Hidroclorotiazida	1 a 2 mg/kg/dia, VO, 2 a 3 vezes/dia
	Espironolactona	1 a 4 mg/kg/dia, VO, 2 a 3 vezes/dia
■ Catecolaminas	Dobutamina	5 a 20 mcg/kg/min, EV, infusão contínua
	Dopamina	5 a 20 mcg/kg/min, EV, infusão contínua
	Adrenalina	0,1 a 2 mcg/kg/min, EV, infusão contínua
	Isoproterenol	0,05 a 0,5 mcg/kg/min, EV, infusão contínua
■ Digitálicos	Digoxina	5 a 10 mcg/kg/dia, VO, 2 vezes/dia 4 a 8 mcg/kg/dia, EV, 2 vezes/dia
■ Vasodilatadores	Hidralazina	1 a 7,5 mg/kg/dia, VO, 2 vezes/dia 0,1 a 0,2 mg/kg/dose, EV ou IM, 2 vezes/dia
	Nitroglicerina	0,5 a 10 mcg/kg/min, EV, infusão contínua
	Captopril	0,3 a 3 mg/kg/dia, VO, 3 a 4 vezes/dia
	Enalapril	0,1 a 0,5 mg/kg/dia, VO, 1 a 2 vezes/dia
	Nitroprussiato de sódio	0,05 a 5 mcg/kg/min, EV, infusão contínua
■ Biperidinas	Milrinona	0,3 a 0,7 mcg/kg/min, EV, infusão contínua
■ Betabloqueadores	Propranolol	1 a 3 mg/kg/dia, VO, 2 a 3 vezes/dia
	Carvedilol	0,05 a 0,4 mg/kg/dia, VO, 1 vez/dia
■ Sensibilizadores de cálcio	Levosimendam	6 a 24 mcg/kg, EV, em 10 min 0,05 a 0,2 mcg/kg/min, EV, infusão em 24 horas

Diuréticos

Os diuréticos atuam nos rins aumentando a excreção de sódio e água, com consequente redução da volemia e da pré-carga, melhorando dessa forma os sintomas congestivos relacionados à ICC. É necessário monitorar os possíveis distúrbios eletrolíticos relacionados ao uso de diuréticos[8]. Os diuréticos mais utilizados em pediatria são:

- Diuréticos de alça (furosemida): agem no ramo ascendente da alça de Henle bloqueando a absorção de sódio e cloro. Com ação rápida e de curta duração, pode causar hipocalemia grave.
- Tiazídicos (hidroclorotiazida): agem no túbulo distal aumentando a excreção de sódio e potássio, ação menos potente comparado aos diuréticos de alça, porém mais duradoura.
- Antagonista da aldosterona (espironolactona): poupador de potássio com pouca ação diurética. Estudos em adultos evidenciaram efeitos relacionados à remodelação miocárdica, redução da liberação adrenérgica e redução da mortalidade.

Catecolaminas

São drogas que melhoram a contratilidade miocárdica por meio do aumento da atividade da adenilciclase, com aumento do cálcio intracelular e melhor interação actina-miosina. Geralmente utilizadas em casos de choque cardiogênico.

- Dobutamina: amina simpatomimética com ação predominantemente em receptores beta-1, com efeitos inotrópico e cronotrópico positivos e discreta vasodilatação periférica[10].
- Dopamina: catecolamina endógena com efeito dose-dependente, com ação em receptores dopa em doses baixas (vasodilatação esplâncnica), receptores beta em doses intermediárias (efeito inotrópico e cronotrópico positivos) e receptores alfa em doses altas (efeito vasopressor).
- Adrenalina: catecolamina endógena com ação em receptores beta-1, beta-2 e alfa, levando ao aumento do inotropismo e cronotropismo, além de ação vasopressora[4].
- Isoproterenol: amina simpatomimética com ação exclusivamente beta, que leva ao aumento importante do cronotropismo, mais utilizado em casos de bradicardia sintomática. Causa aumento do consumo miocárdico de oxigênio e pode levar a taquiarritmias[4].

Digitálicos

São glicosídios cardíacos que aumentam a contratilidade cardíaca por meio da inibição da ATPase Na-K, que aumenta o gradiente transmembrana de sódio, levando ao aumento na concentração de cálcio intracelular e melhorando a interação actina-miosina[4]. Deve ser usado com precaução por causa do risco de intoxicação.

Inibidores da fosfodiesterase

São derivados da biperidina; inibem a fosfodiesterase tipo III, com consequente aumento do AMPc, o que leva ao aumento do inotropismo. Além disso, essa droga age também aumentando a concentração de GMPc, levando a vasodilatação sistêmica e pulmonar. A ação no relaxamento miocárdico durante a diástole faz com que seja usada em casos de ICC diastólica. Não causam aumento do consumo de oxigênio pelo miocárdio. As drogas disponíveis são milrinona e anrinona, esta menos usada em razão dos efeitos colaterais (trombocitopenia e hipotensão grave)[1,10].

Vasodilatadores

São drogas importantes na prática clínica tanto por reduzir a pré e a pós-carga, como também pelo efeito remodelador do miocárdio. As principais classes de drogas utilizadas são:

- Hidralazina: dilatação arteriolar, mais utilizada em casos de hipertensão arterial.
- Nitratos: diminuem a pré-carga, melhorando os sinais de congestão pulmonar. Na pediatria, são utilizados somente por via endovenosa. A principal droga é a nitroglicerina[11].
- Inibidores da enzima conversora de angiotensina: bloqueiam a enzima de conversão da angiotensina I em II, que é um potente vasoconstritor. Ocorre também uma redução da aldosterona, com menor retenção de sódio e água, e menor degradação de bradicinina, que causa vasodilatação arterial e venosa. As drogas mais usadas na pediatria são captopril e enalapril[3].
- Nitroprussiato de sódio: início de ação rápido, potente vasodilatador arterial e venoso, que reduz a pré e a pós-carga[11].

Betabloqueadores

A exposição prolongada à norepinefrina desencadeia reações deletérias ao organismo, como vasoconstrição periférica, hipertrofia miocárdica e apoptose celular. O objetivo dessas drogas é bloquear a ativação adrenérgica que ocorre na ICC crônica. A principal droga é o carvedilol[2].

Outras drogas

Estudos estão sendo desenvolvidos em adultos com o objetivo de avaliar a utilidade de outras drogas no tratamento da ICC: antagonistas da vasopressina, peptídios natriuréticos e sensibilizadores de cálcio (levosimendam)[9,10,12].

Tratamento Invasivo

- Correção cirúrgica das cardiopatias congênitas.
- Cateterismo intervencionista (fechamento de canal arterial persistente, comunicação interatrial (CIA) e comunicação interventricular (CIV), e dilatações de estenoses valvares).

- Transplante cardíaco (falha do tratamento clínico, miocardite, miocardiopatia dilatada)[1].

CONCLUSÕES

A síndrome clínica da ICC pode se apresentar de forma aguda ou como descompensação de um quadro crônico, podendo evoluir para um estado hemodinâmico mais grave, com aparecimento de sinais característicos de choque cardiogênico. O paciente com ICC e principalmente choque cardiogênico necessita de rápido reconhecimento do seu quadro clínico, com avaliação da pré e da pós-carga, além da identificação de causas específicas para a disfunção cardíaca. O tratamento deve ser iniciado de forma precoce, com o objetivo de corrigir a hipoxemia e melhorar o DC. O prognóstico pode ser favorável, dependendo da etiologia e do tratamento adequado. Novas terapêuticas[3,12] estão sendo estudadas, porém a maioria dos trabalhos ainda é realizada em pacientes adultos, podendo representar uma perspectiva em longo prazo para a faixa etária pediátrica.

REFERÊNCIAS BIBLIOGRÁFICAS

1. Nieminem MS, Bohm M, Cowie MR, Drexler H, Filippatos GS, Jondeau G, et al. Executive summary of the guidelines on the diagnosis and treatment of acute heart failure. The Task Force on Acute Heart Failure of the European Society of Cardiology. European Heart Journal. 2005;26:384-416.
2. Carvalho WB, Souza N, Souza RL. . Emergência e terapia intensiva pediátrica. 2. ed. São Paulo: Atheneu; 2004:97-117.
3. Carvalho WB, Hirschheimeir MR, Matsumoto T. Terapia intensiva pediátrica. 3. ed. São Paulo: Atheneu; 2006:247-64.
4. Knobel E, Stape A, Troster EJ, Deutsch AD. Terapia intensiva: pediatria e neonatologia. São Paulo: Atheneu; 2005:263-74.
5. Hollenberg SM. Recognition and treatment of cardiogenic shock. Seminars in Respiratory and Critical Care Medicine. 2004;25(6):661-71.
6. Jessup M, Brozena S. Heart failure. The New England Journal of Medicine. 2003;348:2007-18.
7. Shaddy RE. Optimizing treatment for chronic congestive heart failure in children. Critical Care Medicine. 2001;29(10):S237-40.
8. Mebazza A, Gheorghiade M, Piña IL, Harjola VP, Hollenberg SM, Follath F, et al. Practical recommendations for prehospital and early in-hospital management of patients presenting with acute heart failure syndromes. Critical Care Medicine. 2008;36(1):S129-39.
9. Tavares M, Rezlan E, Vostroknoutova I, Khouadja H, Mebazza A. New pharmacologic therapies for acute heart failure. Critical Care Medicine. 2008;36(1):S112-20.
10. Petersen JW, Felker GM. Inotropes in the management of acute heart failure. Critical Care Medicine. 2008;36(1):S106-11.
11. Elkayam U, Janmohamed M, Habib M, Hatamizadeh P. Vasodilators in the management of acute heart failure. Critical Care Medicine. 2008;36(1):S95-105.
12. Gauthier N, Anselm AH, Haddad H. New therapies in acute decompensate heart failure. Current Opinion in Cardiology. 2008;23:134-40.

Seção IV

Disfunção renal

14

Injúria renal aguda

Ana Paula de Carvalho Canela
Benita Galassi Soares Schvartsman

Após ler este capítulo, você estará apto a:

1. Considerar a epidemiologia e a etiopatogenia na avaliação da criança com suspeita de injúria renal aguda (IRA).
2. Diagnosticar e classificar a IRA por meio da anamnese, do exame físico e de achados laboratoriais e de imagem.
3. Realizar o diagnóstico diferencial entre as causas de IRA pré-renal, renal e pós-renal.
4. Tratar manifestações clínicas e distúrbios hidroeletrolíticos e acidobásicos da IRA.
5. Valorizar achados clínicos e laboratoriais que demandam início precoce de diálise.

INTRODUÇÃO

Anormalidades na homeostase fluídica e eletrolítica são problemas comumente enfrentados em unidades de terapia intensiva (UTI). O débito urinário (DU) inadequado é um importante sinal fisiológico de desbalanço hídrico, podendo indicar, entre outras possibilidades, disfunção renal[1].

A insuficiência renal aguda é o declínio abrupto da taxa de filtração glomerular (FG), com acúmulo de escórias nitrogenadas e desequilíbrio hidroeletrolítico e acidobásico[2]. Embora não haja consenso em pediatria, ela é classicamente definida por elevação superior a 50% da creatinina sérica basal, presença de uremia e alteração do DU[2]. Em 2001, em consenso internacional, foi proposto o método

RIFLE (*Risk, Injury, Failure, Loss and End stage renal disease*) para sua definição e classificação em adultos, com base em alterações da FG e/ou do DU[3]. O termo "injúria renal aguda" (IRA) foi, a seguir, sugerido em substituição a "insuficiência renal aguda", por abranger todo o espectro da disfunção renal[1,4]. A padronização RIFLE, por permitir estudos comparáveis, já propiciou melhor conhecimento da epidemiologia e do prognóstico da IRA e parece prever de forma independente e eficaz a morbimortalidade em adultos[1,5,6]. Recentemente, Akcan-Arikan et al.[7],adaptaram e validaram esses critérios para a criança (pRIFLE) e alguns centros já adotaram essa padronização[7,8].

A IRA em UTI frequentemente ocorre associada à disfunção de múltiplos órgãos, com taxa de mortalidade muito mais alta do que a observada fora da UTI ou na doença renal isolada. A despeito de muitos avanços tecnológicos, a morbimortalidade continua elevada, sem mudanças significativas nas últimas duas décadas, o que confere uma grande importância à sua prevenção[9].

EPIDEMIOLOGIA

A epidemiologia é variável com a definição de IRA adotada, as características dos pacientes e o tipo de UTI (pós-operatório, trauma, geral, etc.)[10]. Estudos prospectivos em crianças apontam incidência de 2,5 a 4,5% de IRA em UTI gerais[11,12], mas pode ser inferior a 1%, quando a IRA é definida por uso de diálise, e próxima de 80%, se os critérios são mais abrangentes e consideram disfunção renal leve[7,8,10]. Em adultos, a incidência de IRA em UTI é maior, de 11 a 36%[1,13].

Quanto à etiologia, a epidemiologia vem se modificando ao longo das décadas. Nos anos de 1980 e 1990, predominavam IRA por desidratação, síndrome hemolítico-urêmica (SHU) e glomerulonefrite (GN) pós-infecciosa. Com o progresso médico-tecnológico em pediatria, a incidência de IRA após cirurgias cardíacas, transplantes de medula óssea e de órgãos sólidos (principalmente hepático), sepse e disfunção de múltiplos órgãos aumentaram[3,14]. Características regionais e socio-econômicas, no entanto, ainda exercem forte influência na prevalência das causas de IRA[2].

A sobrevida de pacientes com IRA em UTI pediátricas varia de 31 a 60%[10,15,16] e as menores taxas estão relacionadas a comprometimento sistêmico, pós-operatório, transplantes e/ou disfunção de múltiplos órgãos[10,16]. Já na doença renal primária (nefrotoxicidade, GN e SHU), atualmente menos frequente em alguns centros[15,16], o prognóstico da IRA é melhor, mesmo após tratamento dialítico (sobrevida de 84 a 100%)[16]. A IRA contribui para aumento do tempo de internação e dos custos financeiros e é considerada um forte fator de risco (independente) para óbito (*odds ratio* de 6,5 para população geral)[17].

ETIOPATOGENIA

Tradicionalmente, a IRA é classificada em pré-renal (azotemia funcional), renal (intrínseca) e pós-renal (obstrutiva). As etiologias principais nas 3 categorias são apresentadas nos Quadros 14.1, 14.2 e 14.3[2,18].

Em estudo multicêntrico em adultos, foi observada incidência de 21% de IRA pré-renal e de 45% de IRA por necrose tubular aguda (NTA)[19]. Em pediatria, não são disponíveis estudos amplos e prospectivos. Em casuísticas isoladas de diversos centros, a IRA intrínseca relaciona-se, predominantemente, a hipóxia/isquemia renal, nefrotoxicidade por drogas e sepse, e é comumente multifatorial e secundária (causas primariamente renais são menos frequentes)[7,8,10-12,15,16].

Quadro 14.1 – Causas de IRA pré-renal[2,18]

Hipovolemia

- Hemorragias
- Perda de fluidos, com desidratação
  - gastrintestinal: diarreia, vômitos, sonda nasogástrica, fístulas
  - renal: tubulopatias, adrenopatias perdedoras de sal, diabete insípido, diurético
  - insensível: calor radiante, sudorese

Hipovolemia efetiva

- Falência cardíaca
  - insuficiência cardíaca, tamponamento, miocardite, disritmias, cirurgia cardíaca
- Redistribuição de volemia
  - hipoalbuminemia: síndrome nefrótica, hepatopatia
  - pancreatite, sepse, choque séptico, politraumatismo
  - vasoconstritores e vasodilatadores

Alteração da reatividade arteriolar renal

- Constrição da arteríola aferente
  - AINE, contraste radiológico, ciclosporina, tacrolimo, aciclovir
- Dilatação da arteríola eferente
  - inibidores da enzima conversora da angiotensina II, antagonistas de receptores da angiotensina II

IRA: injúria renal aguda; AINE: anti-inflamatórios não esteroides.

Quadro 14.2 – Causas de IRA intrínseca ou renal[2,18]

- Necrose tubular aguda
  - hipóxico-isquêmica: mesmas causas apresentadas no Quadro 14.1, com progressão da isquemia
  - medicamentos nefrotóxicos: aminoglicosídeos, cisplatina, ifosfamida, AINE, meio de contraste radiológico, vancomicina, ciclosporina, tacrolimo, anfotericina B
  - toxinas endógenas: mioglobinúria, hemoglobinúria, lise tumoral
  - toxinas exógenas: metanol, etilenoglicol, metais pesados
- Glomerulopatias/vasculites
  - glomerulonefrite difusa aguda pós-infecciosa, sendo a principal a pós-estreptocócica
  - glomerulonefrite rapidamente progressiva idiopática

(continua)

Quadro 14.2 – Causas de IRA intrínseca ou renal[2,18] (continuação)

- Glomerulopatias/vasculites
  - nefrite lúpica, púrpura de Henoch-Schönlein
  - glomerulonefrite membranoproliferativa
  - granulomatose de Wegener, síndrome de Goodpasture
  - SHU, sepse/coagulação intravascular disseminada
- Trombose de artéria ou veia renal
- Nefropatias tubulointersticiais
  - nefrite intersticial aguda: por drogas, infecciosa ou idiopática
  - pielonefrite aguda

IRA: injúria renal aguda; AINE: anti-inflamatórios não esteroides; SHU: síndrome hemolítico-urêmica.

Quadro 14.3 – Causas de IRA pós-renal ou obstrutiva[2,18]

- Válvula de uretra posterior
- Obstrução ureteral bilateral: compressão extrínseca, cálculo
- Obstrução uretral: trauma, cálculo
- Obstrução em rim único: compressão extrínseca, cálculo

IRA: injúria renal aguda.

INJÚRIA RENAL AGUDA PRÉ-RENAL

A IRA pré-renal decorre do declínio na taxa de FG secundário à hipoperfusão efetiva renal, com ausência de lesão parenquimatosa renal, configurando-se apenas uma disfunção prontamente reversível com a recuperação da perfusão sanguínea renal. Hormônios reguladores são liberados nos estados de hipovolemia e hipotensão, entre os quais os adrenérgicos, angiotensina II, aldosterona e vasopressina. Os adrenérgicos promovem vasoconstrição generalizada, incluindo constrição da arteríola aferente, com redução da perfusão renal, já comprometida pela hipovolemia[2]. O rim inicialmente se adapta ao hipofluxo sanguíneo através de autorregulação, que compreende dilatação da arteríola aferente, mediada por estiramento miogênico reflexo e aumento local de prostaglandinas e óxido nítrico, e constrição de arteríola eferente, cujo principal mediador é a angiotensina II (Figura 14.1). Esse hormônio, embora promova vasoconstrição pré e pós-glomerular, tem ação mais intensa na arteríola eferente, o que preserva a fração de FG[2,20,21]. Dessa maneira, a pressão de perfusão glomerular e a FG permanecem satisfatórias, e as funções renais estão preservadas, mesmo diante de hipotensão e hipovolemia sistêmica. Com a progressão do estado de hipotensão/hipovolemia, os mecanismos de autorregulação renal são suplantados e predomina a

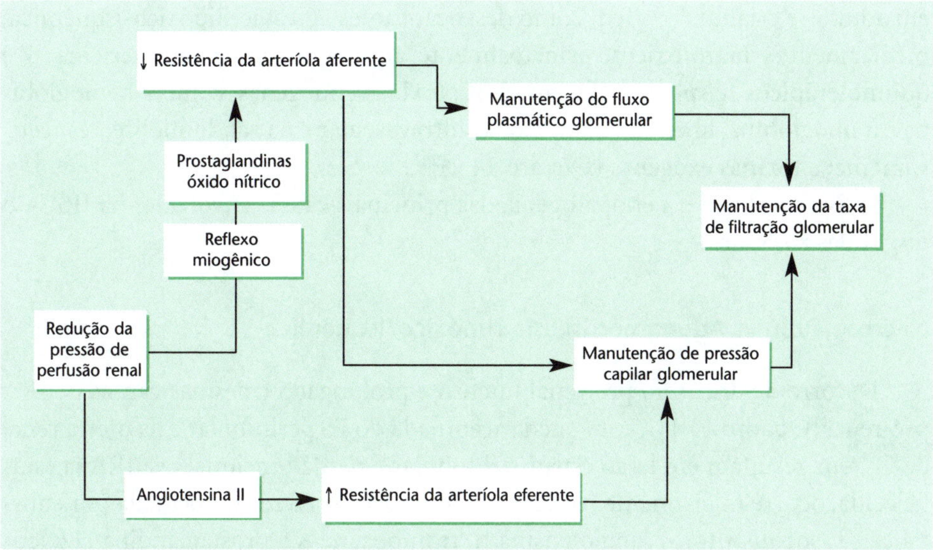

Figura 14.1 Mecanismos de autorregulação renal[21].

constrição arteriolar, com maior redução do fluxo sanguíneo (FS) glomerular e FG insuficiente para manutenção da homeostase, instalando-se a IRA funcional ou pré-renal[18,20]. Nessa fase, embora a circulação peritubular (proveniente da arteríola eferente) esteja reduzida, as células tubulares estão íntegras e respondem à aldosterona e à vasopressina, com intensa reabsorção de sódio e água, observada por concentração e fração de excreção urinárias de sódio diminuídas e osmolalidade urinária aumentada[2].

No Quadro 14.1, são descritos os fatores etiológicos relacionados à IRA pré-renal[2,18]. Os anti-inflamatórios não esteroides (AINE) acentuam a hipoperfusão renal em indivíduos hipovolêmicos ou com hipoalbuminemia, e devem ser evitados pelo risco de precipitar IRA[20]. Os inibidores da enzima conversora da angiotensina (IECA) e os antagonistas de receptores da angiotensina II (ARA II) interferem com os mecanismos compensatórios após redução da perfusão renal (Figura 14.1). Quando usados em pacientes com rins hipoperfundidos, ou com estenose de artéria renal bilateral (ou em rim único/transplante renal), predispõem à IRA[18,20,21].

INJÚRIA RENAL AGUDA RENAL OU INTRÍNSECA

Ocorre por injúria renal primária ou secundária, com perda da integridade tecidual, relacionada a comprometimento renal tubular, glomerular, tubulointersticial ou vascular (Quadro 14.2). A NTA é a causa mais comum de IRA intrínseca em adultos e crianças[10,19]. Tem como desencadeantes agressão hipóxico-isquêmica; medicamentos nefrotóxicos, principalmente aminoglicosídeos, anfotericina B e quimioterápicos (cisplatina, ifosfamida)[22]; toxinas endógenas, como a hemoglobina e a mioglobina, liberadas na hemólise intravascular e na rabdomiólise, respectivamente; e toxinas exógenas (Quadro 14.2)[2,18].

A fisiopatologia e a etiopatogenia das principais causas envolvidas na IRA são discutidas a seguir.

Necrose Tubular Aguda por Injúria Hipóxico/Isquêmica

Decorre de distúrbio pré-renal intenso e prolongado (mesmas causas de IRA pré-renal [Quadro 14.1]), com queda acentuada do FS peritubular e da oferta renal de O_2, que resultam em lesão estrutural tubular e perda funcional. Na IRA já estabelecida, ocorre inicialmente redução de 30 a 50% do FS renal, mediada por substâncias vasoconstritoras (angiotensina II, tromboxane A2, prostaglandina H2, leucotrienos, endotelina, adenosina e adrenérgicos), principalmente na região medular mais externa, com grave prejuízo na oxigenação dessa área, que, em condições normais, já é precária. Em consequência, porções do néfron ali localizadas, como o segmento S3 (porção reta do túbulo proximal) e as alças espessas ascendentes medulares de Henle, com sua elevada taxa metabólica e consumo de oxigênio (transporte ativo), tornam-se extremamente vulneráveis à lesão isquêmica[23].

Nas células tubulares, a isquemia gera profunda diminuição do ATP, com aumento do cálcio citoplasmático e ativação de proteases e fosfolipases. Segue-se desorganização do citoesqueleto, perda dos microvilos da borda em escova, ruptura das junções intercelulares e perda da polaridade, com deslocamento de integrinas e da bomba Na^+K^+ ATPase para a superfície apical[20,23]. Como consequência, células e debris celulares se desprendem do epitélio e formam cilindros que, com as proteínas de Tamm-Horsfall (secretadas na alça de Henle) polimerizadas, ocasionam obstrução tubular distal e dilatação proximal da luz tubular. A perda da integridade da barreira epitelial permite, ainda, difusão retrógrada do filtrado glomerular para o interstício peritubular e circulação sanguínea (*back-leak*)[20,23].

As células endoteliais dos capilares peritubulares, em virtude de isquemia e depleção de ATP, tornam-se menos eficientes em sua função de regular o FS local, a coagulação e a migração celular para os tecidos, e exercem importante papel em prolongar a lesão isquêmica após o insulto inicial, por meio da liberação de substâncias vasodilatadoras e vasoconstritoras. A disfunção endotelial ativa a cascata inflamatória e a expressão de adesinas, que favorecem a aderência endotelial dos neutrófilos e sua infiltração intratubular, com liberação de proteases e moléculas reativas de oxigênio que aumentam as lesões tissular e endotelial. As citocinas e os mediadores pró-inflamatórios gerados promovem ativação e ampliação da resposta inflamatória (considerada inapropriada), envolvendo também o sistema do complemento e a cascata da coagulação. Com a reperfusão, intensifica-se a formação de compostos oxidantes, como superóxidos, peróxido de hidrogênio e peroxinitrito, com progressão da lesão tissular pela injúria oxidativa[20,23].

A morte celular pode ocorrer tanto por necrose como por apoptose, um processo que requer a ativação de proteases específicas, denominadas caspases. Apesar da denominação "necrose tubular aguda", a evidência histológica de células necróticas é mínima, mesmo ante prejuízo funcional acentuado[23]. A expressão clínica dessas alterações tubulares é a perda da capacidade absortiva normal, com produção de urina isostenúrica com teor elevado de sódio[20].

Injúria Renal Aguda Associada à Sepse

Sepse é causa frequente de IRA em UTI e é responsável por 10 a 30% dos casos em crianças[7,8,12,15]. Cerca de 10 a 50% dos adultos com sepse desenvolvem IRA e sua incidência aumenta com a gravidade da sepse[13,24]. A IRA é mais grave, com anormalidades clínicas e laboratoriais mais intensas, maior tempo de hospitalização e maior mortalidade, quando comparada com a IRA não séptica ou sepse sem IRA. Tais dados podem ser encontrados em todas as categorias dos critérios RIFLE em adultos[13].

A vasodilatação arterial mediada por óxido nítrico, cuja produção aumenta por indução da óxido nítrico-sintetase pela endotoxemia, é a principal característica hemodinâmica observada na sepse e é associada à queda da resistência vascular sistêmica e à hipotensão. A liberação compensatória de adrenérgicos, angiotensina II, vasopressina e aldosterona promove vasoconstrição generalizada e retenção de sódio e água, mas também predispõe à falência renal, por vasoconstrição renal e alteração da dinâmica vascular intrarrenal. A adenosina (liberada pelo endotélio vascular lesado por endotoxinas) acentua a constrição da arteríola aferente e diminui ainda mais a perfusão glomerular. Outros fatores decorrentes de endotoxinemia (como produção de radicais reativos de oxigênio e peroxinitritos), fator alfa de necrose tumoral e citocinas pró-inflamatórias também contribuem para a instalação da IRA. A coagulação intravascular disseminada (CIVD), expressão comum nos quadros sépticos em virtude da ativação do complemento e da cascata de coagulação, contribui para IRA por causa da formação de microtrombos glomerulares[24].

Glomerulopatias e Vasculites

As GN (como as pós-infecciosas), nefrite do lúpus eritematoso sistêmico (LES), da púrpura de Henoch-Schönlein, entre outras (Quadro 14.2), são mais comuns nas crianças maiores e nos adolescentes. Podem evoluir com IRA, com sinais clínicos de síndrome nefrítica [retenção hidrossalina, edema, hipertensão (HAS) e hematúria], e as formas mais graves estão relacionadas à proliferação difusa endo e extracapilar e/ou evolução rapidamente progressiva (crescentes celulares acometendo mais de 50% dos glomérulos), com alteração da permeabilidade capilar e redução da superfície disponível para filtração glomerular (Kf)[25].

Lesões na microvasculatura renal são também observadas na SHU e na coagulação intravascular disseminada. A SHU caracteriza-se pelo aparecimento abrupto de anemia hemolítica microangiopática, IRA e plaquetopenia, e é observada principalmente em lactentes, cerca de 3 a 8 dias após diarreia sanguinolenta (forma D+) por bactérias produtoras de verotoxina, mais comumente a *Escherichia coli* O157-H7. Mais raramente, ocorre em associação à pneumonia pneumocócica. Em alguns países, a SHU ainda é a principal causa isolada de IRA[26].

Nefrites Tubulointersticiais

As formas agudas são geralmente resultantes de uma reação alérgica a drogas e se apresentam com febre, exantema, artralgia, linfadenopatia, eosinofilia, IRA não oligúrica e eosinofilúria. As principais drogas envolvidas são penicilinas, sulfonamidas, rifampicina, cefalosporinas, anticonvulsivantes e anti-inflamatórios não esteroides[22]. As nefrites tubulointersticiais (NTI) podem, ainda, ser de natureza autoimune, infecciosa ou idiopática[26].

INJÚRIA RENAL AGUDA PÓS-RENAL

Constitui a forma menos comum de IRA em pediatria (2%) e resulta de uma obstrução anatômica ao fluxo renal, nos ureteres, na bexiga ou uretra (Quadro 14.3). Na obstrução ureteral, para que ocorra IRA, é necessário obstrução bilateral (ou unilateral em pacientes portadores de rim único)[2].

MANIFESTAÇÕES CLÍNICAS E LABORATORIAIS

Um dos principais sinais clínicos indicativos de IRA, e que faz parte dos critérios para sua classificação (pRIFLE) é a diminuição do DU[1,7]. A oligúria (DU inferior a 0,5 e 1 mL/kg/h em crianças maiores e lactentes, respectivamente) é habitual na IRA pré-renal e frequente na NTA moderada ou grave e nas GN, na SHU e nas vasculites. A oligúria intensa e a anúria são mais comuns na IRA obstrutiva, na necrose cortical, na NTA extensa e na trombose bilateral de artérias ou veias renais[2,27]. Cerca de metade dos casos de IRA evolui com DU normal ou aumentado (IRA não oligúrica), principalmente em recém-nascidos (RN), IRA nefrotóxica, NTI e formas mais brandas de NTA isquêmica[2,15].

Os achados clínicos da IRA já estabelecida incluem, além das alterações do DU, manifestações de hipervolemia, por ganho de líquidos e sódio superior à capacidade excretora renal, e outros sintomas relacionados à disfunção renal, decorrentes da uremia, acidose metabólica e distúrbios eletrolíticos. Os sinais e os sintomas de IRA estão resumidos no Quadro 14.4[18,27].

Quadro 14.4 – Principais manifestações da injúria renal aguda já estabelecida[18,27]

Cardiocirculatórias	Edema, hipertensão arterial, insuficiência cardíaca, edema agudo de pulmão, arritmias, pericardite
Neurológicas	Sonolência, letargia, tremores, agitação, convulsão, coma, parestesias, fraqueza muscular
Hematológicas	Sangramentos, anemia
Imunológicas	Depressão imunológica e tendência a infecções
Digestivas	Inapetência, náuseas, vômitos incoercíveis, sangramento digestivo
Nutricionais	Catabolismo aumentado, balanço nitrogenado negativo, perda de massa muscular
Distúrbios eletrolíticos	Hiperpotassemia, hiperfosfatemia, hipocalcemia, hiponatremia
Distúrbios metabólicos	Acidose metabólica, resistência aumentada à insulina

Na IRA, observa-se, ainda, anemia de intensidade variável, em consequência de hemodiluição, supressão de eritropoiese, hemólise e sangramentos, principalmente gastrintestinais.

O aumento da creatinina sérica é o principal parâmetro laboratorial indicativo de IRA, muito embora seja considerado um marcador tardio e pouco acurado[3,10]. Para que a concentração sérica de creatinina aumente, é necessária a redução de pelo menos 1/3 na taxa de FG. A creatinina é também secretada pelos túbulos renais e sua secreção tubular aumenta com a gravidade da IRA, o que afeta sua concentração sérica. Outro fator que influencia é a correlação da creatinina com a massa muscular, variável com idade, sexo e estado nutricional, frequentemente afetado em pacientes graves[2,3,10]. Cromógenos, como bilirrubina e certos antibióticos (cefalosporinas, sulfametoxazol), também podem interferir na dosagem de creatinina (por método colorimétrico) e determinar valores falsamente elevados.

A elevação da concentração sérica de ureia, observada em todas as formas de IRA, é mais acentuada e precoce nos estados hipercatabólicos (sepse, pós-operatório), diante de corticoterapia sistêmica, sangramentos intestinais ou ingestão proteica elevada. Mesmo indivíduos com função renal normal podem ter ureia aumentada nessas situações e, portanto, a uremia deve ser analisada com outros parâmetros de disfunção renal[10]. A uremia pode ocasionar alterações neurológicas e manifestações hemorrágicas e, mais raramente, pericardite[2].

Alterações hidroeletrolíticas (DHE) e acidobásicas (DAB) são frequentes, como hiperpotassemia, hiperfosfatemia, hipocalcemia, hiponatremia e acidose metabólica, e podem produzir sintomas, como arritmias, disfunções musculares e convulsões. O potássio e o fósforo aumentam por diminuição da excreção ou liberação celular (hipercatabolismo, lise tumoral, hemólise e lesões teciduais em politraumatizados, rabdomiólise e cirurgias extensas. A hiponatremia geralmente é dilucional. A hipocalcemia ocorre por hiperfosfatemia, diminuição da oferta de cálcio e deficiência de vitamina D. A acidose metabólica, secundária à retenção de ácidos fixos e ineficiência da acidificação urinária, é geralmente precoce e pode, quando grave, afetar a função cardiovascular. É influenciada pelo grau de catabolismo e oferta proteica[18].

Na IRA pré-renal e na NTA isquêmica em fase inicial podem estar presentes sinais de desidratação, hipovolemia, choque ou falência cardíaca, como taquicardia, hipotensão sistêmica e postural, pulsos finos e perfusão periférica diminuída. Em resposta à isquemia, se a função tubular está íntegra (IRA pré-renal), ocorre intensa reabsorção de sódio e água, com aumento da densidade e da osmolalidade urinárias e diminuição da concentração de sódio urinário (Na_u) e da fração de excreção urinária de sódio (FE_{Na}), para valores inferiores a 20 mEq/L e 1%, respectivamente. A uremia eleva-se desproporcionalmente ao aumento na creatinina sérica ($\geq$ 40:1), por intensa reabsorção passiva tubular, facilitada possivelmente pela ação do hormônio antidiurético[18,20]. A fração de excreção de ureia (FE_{Ur}) é menor do que 35% (Tabela 14.1)[2,10,20]. À medida que se instala lesão tubular em virtude da progressão da isquemia, os túbulos renais perdem a capacidade de concentrar a urina (isostenúria) e reabsorver solutos, com valores de Na_u > 30 mEq/L e FE_{Na} > 2%, osmolaridade urinária menor do que a plasmática e relação creatinina urinária-plasmática diminuída (Tabela 14.1)[2,10,20].

Os achados da bioquímica e do sedimento urinário são apresentados na Tabela 14.2; sua correlação com os achados clínicos pode sugerir qual a doença de base envolvida na IRA, especialmente as GN e a NTI.

Tabela 14.1 – Testes laboratoriais na IRA pré-renal e na necrose tubular aguda[2]

Índices	IRA pré-renal	Necrose tubular aguda
Osmolaridade urinária (mOsm)	> 350	aproximadamente 300
Sódio urinário (mEq/L)	< 20	> 30
Fração de excreção de ureia (FE_{Ur}) (%)	< 35	> 35
Fração de excreção de sódio (FE_{Na}) (%)	< 1	> 2
Creatinina urinária/plasmática (U/P_{cr})	> 40	< 20
Ureia plasmática/creatinina plasmática	> 40	20 a 40

IRA: injúria renal aguda.

Tabela 14.2 – Dados de análise urinária na injúria renal aguda[18,27]

	Análise microscópica do sedimento	Proteinúria
IRA pré-renal	Geralmente normal, cilindros ocasionais	Ausente ou mínima
Necrose tubular aguda	Células tubulares renais, células degeneradas, cilindros com granulações grosseiras, pigmentos escuros	Variável
Glomerulonefrites e vasculites de pequenos vasos	Hematúria acentuada, cilindros hemáticos, dismorfismo eritrocitário, Leucocitúria	Moderada ou acentuada
Nefrites intersticiais	Leucócitos e cilindros leucocitários, eosinófilos	Mínima ou moderada

DIAGNÓSTICO

A história detalhada atual e pregressa, sinais e sintomas (como oligúria ou edema) e dados de exame físico orientam inicialmente o diagnóstico (ver manifestações clínicas). Muitas vezes, a IRA é multifatorial, o que requer pesquisa cuidadosa de fatores desencadeantes, como drogas com potencial nefrotóxico, eventos cirúrgicos e procedimentos recentes, contraste radiológico, quimioterapia, sepse, hipotensão e falência cardíaca. Sinais de desidratação ou hipotensão sugerem IRA isquêmica pré-renal ou renal. A avaliação retrospectiva seriada do peso e da oferta de fluidos e do balanço hídrico diário permite detectar sobrecarga hídrica, especialmente na IRA não oligúrica, na qual o diagnóstico clínico é menos evidente[10,20]. A sobrecarga hídrica (SH), em porcentagem, pode ser estimada pela fórmula[28], calculada por balanço hídrico cumulativo desde a entrada na UTI ou nos últimos 7 dias:

$$\text{SH (\%)} = \frac{\text{(ganho total de fluidos (L) – perda total de fluidos (L)) desde a admissão na UTI} \times 100}{\text{peso corpóreo à admissão na UTI (kg)}}$$

Febre inexplicada, exantema, púrpura, artrite, palidez cutâneo-mucosa e icterícia, alterações gastrintestinais ou pulmonares podem fazer parte do quadro e apontar para uma causa específica de IRA (LES, púrpura de Henoch-Schönlein, SHU, síndrome de Goodpasture)[25,26].

A análise dos principais marcadores laboratoriais de IRA é fundamental para o diagnóstico e, se possível, devem ser comparados com dados anteriores à internação ou pregressos à IRA. A creatinina e a ureia séricas (ver manifestações laboratoriais) e o cálculo da função renal pelo *clearance* de creatinina (Quadro 14.5) estimado ou medido permitem, juntamente com o DU, diagnosticar e classificar a IRA segundo a padronização pRIFLE[7] (Tabela 14.3), embora esse método esteja ainda pouco estudado na criança[7,8]. Classicamente, a elevação de 50% de creatinina, em relação aos valores basais, é sugestiva de IRA[2].

Quadro 14.5 – Cálculo do *clearance* de creatinina[29]

- Cl Cr (mL/min/1,73 m^2) medido (urina de 12 a 24 h) = UV/P x 1,73/SC
- Cl Cr (mL/min/1,73 m^2) estimado (fórmula de Schwartz) = K x altura (cm)/ Cr sérica (mg/dL), onde: K = 0,35 – RN baixo peso; K = 0,45 – RN termo; K = 0,55 – crianças ambos os sexos e meninas adolescentes; K = 0,7 – meninos adolescentes

Cl Cr: *clearance* de creatinina; U e P: concentração de creatinina (mg/dL) urinária e plasmática, respectivamente; V: volume urinário/minuto; SC: superfície corpórea.

Tabela 14.3 – Critérios de RIFLE modificados para a pediatria (pRIFLE), segundo proposta de Akcan-Arikan et al.[7]

Clearance de creatinina estimado		Débito urinário
Risco (*Risk*)	Decréscimo Cl Cr até 25%	< 0,5 mL/kg/h por 8 horas
Injúria (*Injury*)	Decréscimo Cl Cr até 50%	< 0,5 mL/kg/h por 16 horas
Falência (*Failure*)	Decréscimo Cl Cr até 75% ou Cl Cr < 35 mL/min/1,73 m^2	< 0,3 mL/kg/h por 24 horas ou anúrico por 12 h
Perda (*Loss*)	Persistência de falência renal > 4 semanas	
Estágio final (*End stage*)	Doença renal em estágio final Persistência de falência renal > 3 meses	

RIFLE: *Risk, Injury, Failure, Loss, End stage*; Cl Cr: *clearance* de creatinina estimado.

O principal diagnóstico diferencial nos pacientes com IRA é entre a IRA pré-renal e a intrínseca. Os achados clínicos, associados à análise dos eletrólitos e dos solutos na urina e no sangue, frequentemente permitem distinguir as duas condições (Tabela 14.1). Enquanto o epitélio tubular estiver íntegro, se houver hipoperfusão renal, a absorção de solutos e água e a osmolalidade urinária estarão aumentadas, e a Na_u, a FE_{Na} e a FE_{Ur} estarão diminuídas[20]. Os diuréticos podem dificultar as análises. Nesse caso, solutos como ureia e creatinina urinárias são menos afetados[18,27]. O restabelecimento da volemia efetiva, através de cristaloides/coloides e/ou drogas cardiotônicas e vasoativas (na falência cardíaca e no choque), pode reverter todos esses achados em 24 a 48 horas[20]. Na NTA, as células tubulares perdem a capacidade absortiva normal e a urina adquire osmolalidade semelhante à plasmática, com teor elevado de sódio. Nessa fase, a expansão do extracelular não reverte mais as manifestações de IRA e pode causar hipervolemia[20].

A análise do sedimento urinário e a pesquisa de proteinúria fornecem informações adicionais (Tabela 14.2). Edema, HAS, proteinúria, hematúria macro ou microscópica, com dismorfismo eritrocitário positivo, e cilindros granulosos e hemáticos são sugestivos de GN e vasculites. Dosagem do complemento e frações e de autoanticorpos específicos podem ser necessárias. Nessas patologias, a função tubular geralmente está íntegra, com atividade absortiva preservada e por vezes aumentada, com FE_{Na} diminuída[25]. Na NTA, é comum o encontro de cilindros pigmentados, granulares e células epiteliais em grande número. A presença de leucócitos e cilindros leucocitários pode sugerir NTI ou pielonefrite aguda. A urocultura é útil nesse caso. Leucocitúria é comum também em GN. Eosinófilos, quando presentes, sugerem NTI alérgica[25]. A biópsia renal é muitas vezes necessária para o diagnóstico definitivo das GN e da NTI e para a orientação terapêutica.

Na IRA, as causas pós-renais são raras. Mudanças repentinas no jato urinário, anúria de instalação abrupta, períodos de oligoanúria alternados com poliúria e dificuldades na micção são sinais sugestivos de obstrução urinária . Na obstrução parcial, pode ocorrer fluxo urinário normal ou diminuído. Ao exame físico, podem ser detectadas massas renais ou bexiga aumentada. O diagnóstico é possível por meio, principalmente, de métodos de imagem. A ultrassonografia, na maioria dos casos, é suficiente e evidencia dilatação das vias urinárias[2,27]. Outros exames podem ser necessários posteriormente, mas deve-se evitar contraste radiológico durante a IRA.

O exame de ultrassonografia é muito útil no diagnóstico diferencial da IRA. Nas patologias agudas, os rins estão normais ou aumentados. Em pacientes com insuficiência renal crônica agudizada, os rins geralmente estão diminuídos. Pode-se, ainda, acoplar a técnica de doppler, que pode evidenciar aumento da resistência vascular intrarrenal (SHU, NTA, GN) e sinais de trombose arterial ou venosa. E como já mencionado, é o exame de escolha para evidenciar patologias obstrutivas do trato urinário na IRA[2,18].

Biomarcadores de Injúria Renal Aguda

O diagnóstico atual da IRA, baseado na elevação da creatinina sérica ou na diminuição do DU, e em marcadores urinários como FE_{Na}, cilindros e enzimas tubulares, é pouco sensível para detecção precoce de disfunção renal. Novos biomarcadores, que diagnosticam a IRA ainda nas fases iniciais, foram reconhecidos e três deles apresentam possibilidade de aplicação clínica em curto prazo: a lipocalina associada à gelatinase neutrofílica (NGAL), a interleucina 18 (IL-18) e a molécula de lesão renal-1 (KIM-1). A cistatina C, um marcador de FG, tem sido considerada superior à creatinina sérica no diagnóstico precoce da IRA[1,30].

Gelatinase Neutrofílica

É uma proteína ligada à gelatinase dos neutrófilos, existente em baixas concentrações em diversos tecidos humanos, cuja expressão é acentuadamente induzida após lesão epitelial. Elevações séricas e urinárias são detectadas cerca de 2 horas após evento isquêmico ou nefrotóxico e apresentam boa correlação com o desenvolvimento posterior de IRA, detectado pelo aumento de creatinina cerca de 2 dias após o evento. Pode ser influenciado por inflamação e infecção sistêmica ou urinária e por doenças malignas[30].

Interleucina-18

É uma citocina pró-inflamatória liberada precocemente na urina pela célula tubular, onde é induzida e clivada após a IRA. É mais específica para isquemia tubular. Não é influenciada por pielonefrite ou doença renal crônica, mas pode ser induzida por endotoxinemia, lesão imunológica e toxicidade da cisplatina[30].

Molécula de Lesão Renal-1

É uma proteína transmembrana que se expressa precocemente e em altos níveis na célula tubular proximal após evento isquêmico, e pode ser enzimaticamente detectada na urina. Não é afetada por IRA pré-renal, doença renal crônica ou pielonefrite[30].

Cistatina C

É uma proteína sintetizada e liberada pelas células nucleadas no sangue, a uma taxa constante, com concentração sérica pouco influenciada por idade, sexo, raça e massa muscular. É livremente filtrada pelo glomérulo, e completamente reabsorvida pelas células tubulares, sem sofrer secreção tubular, constituindo-se em um bom marcador de FG. Não permite distinguir entre as várias formas de IRA[30].

MEDIDAS PROTETORAS DA FUNÇÃO RENAL

Expansão da Volemia

A conduta profilática com maior possibilidade de sucesso na prevenção da IRA é a expansão e a otimização do volume intravascular e do débito cardíaco ante sinais clínicos de hipovolemia efetiva[31]. Situações com potencial de agressão renal, como contraste radiológico, drogas nefrotóxicas, lise tumoral após quimioterapia, rabdomiólise ou hemólise intravascular, se antecipadas ou percebidas na fase inicial, podem se beneficiar de medidas específicas. A mais efetiva é a expansão da volemia com soluções cristaloides. Na rabdomiólise por esmagamento (*crush syndrome*), a hidratação, a diurese forçada com manitol e a alcalinização urinária podem reduzir a toxicidade da mioglobina[32]. Em pacientes com possibilidade de lise tumoral, hiperidratação e alopurinol ou rasburicase, previamente à indução quimioterápica, previnem eficazmente a IRA.

A hiperidratação com cristaloides, associada ou não a n-acetilcisteína, é recomendada antes e após o uso de contraste radiológico, especialmente em pacientes mais suscetíveis a IRA[18,31].

Drogas Cardiotônicas e Vasoativas

Na sepse, com hipotensão e vasodilatação sistêmica, após correção da volemia, o uso de norepinefrina, é associado a aumento do FS renal e do DU, apesar de ser vasoconstritora renal. Ao aumentar a pressão arterial (PA), diminui a vasoconstrição renal induzida pela hipotensão (ação de catecolaminas e outros mediadores), o que a torna eficiente em preservar a função renal[30]. Nos casos refratários, pode haver resposta protetora também com a vasopressina[24]. A dobutamina pode melhorar o FS renal por induzir aumento do débito cardíaco, com consequente aumento da FG, e é útil na reversão da hipoperfusão renal de origem cardíaca[18,31].

A dopamina em doses baixas (0,5 a 2 mcg/kg/min), na ausência de disfunção renal, pode aumentar o FS renal, com aumento da diurese e da natriurese. No entanto, seu uso com a finalidade de proteção renal, em pós-operatório cardíaco, em pacientes oligúricos ou na IRA incipiente não se correlacionou com menor índice de disfunção renal, redução de diálise, recuperação de função renal ou redução de mortalidade em estudos multicêntricos. Efeitos adversos como taquiarritmias, isquemia miocárdica e inibição dopamina-dependente de hormônios hipofisários foram relatados[18,31].

Diuréticos de Alça e Manitol

A eficácia da furosemida em proteger a função renal não foi comprovada e a tentativa de converter pacientes oligúricos em não oligúricos na IRA incipiente foi associada a retardo no início de diálise e na consulta ao nefrologista, muitas vezes deletério ao paciente. Em pacientes críticos, já com IRA, seu uso não modificou indicação de diálise, tempo de recuperação renal e mortalidade em estudos multicêntricos. Em pacientes com oligúria, só deve ser tentada após efetiva correção da volemia, e por pouco tempo. Nesse caso, é mais eficaz em infusão contínua[18,31]. O manitol parece ser útil na prevenção de NTA após rabdomiólise, embora estudos complementares ainda sejam necessários[31,32].

TRATAMENTO CLÍNICO

Uma vez instalada a IRA, o tratamento baseia-se essencialmente em medidas de suporte, enquanto se aguarda a recuperação funcional renal. O Quadro 14.6 descreve itens importantes na monitorização do paciente com IRA, e que contribuem para manutenção de condições clínicas favoráveis durante a recuperação renal[33]. Os medicamentos devem ter suas dosagens corrigidas de acordo com o *clearance* de creatinina (Quadro 14.5). Sempre que possível, deve-se suspender drogas nefrotóxicas (vancomicina, aminoglicosídeos, antifúngicos, ifosfamida, AINE, IECA, ARA II, ciclosporina e tacrolimo) ou monitorizar os níveis séricos e a função renal[1]. A profilaxia de sangramentos digestivos, a prevenção de infecções e a redução do nível de consciência a que a uremia pode predispor devem ser consideradas e monitorizadas.

Parâmetros vitais [FC, PA, pressão venosa central (PVC), frequência respiratória, perfusão periférica], peso, DU (por sondagem vesical de demora), ganhos e perdas de fluidos devem ser continuamente avaliados. Recomenda-se avaliação laboratorial 1 a 2 vezes ao dia.

O reconhecimento da hipovolemia e a administração precoce de fluidos (solução salina isotônica 10 a 20 mL/kg/h) são essenciais para reversão de IRA pré-renal. A continuidade da ressuscitação volêmica, se não houver DU após 1 a 2 horas, requer monitorização de PVC, PA e FC, pelo risco de SH. A ausência de resposta após o paciente estar euvolêmico sugere evolução para NTA[2,18] e, nesse caso, deve-se iniciar restrição hídrica. A reposição de hemoderivados deve considerar dados laboratoriais (Hb e Ht), exame físico e história clínica. O uso de inotrópicos e drogas vasoativas pode ser necessário nos casos de falência cardíaca e choque e deve

Quadro 14.6 – Pontos essenciais no manuseio de pacientes críticos com injúria renal aguda[33]

- Adequação da oferta, conforme capacidade excretora, de:
  - compostos orgânicos (proteínas): prevenção da toxicidade urêmica e da acidose
  - compostos inorgânicos (água e eletrólitos): prevenção de distúrbios hidroeletrolíticos e hipervolemia
- Nutrição adequada: melhora do hipercatabolismo e da regeneração tubular renal
- Correção da dosagem de medicamentos: conforme o *clearance* de creatinina estimado ou medido
- Prevenção de insultos adicionais: hipotensão (anestesia, perdas de fluidos, sepse), contraste radiológico, drogas nefrotóxicas
- Atenção aos efeitos adversos da terapia de reposição renal
- Atenção à diminuição da produção hormonal renal: eritropoetina, 1,25 $(OH)_2$ vitamina D

ser individualizado[18]. As vasculites e as GN rapidamente progressivas requerem tratamento urgente com corticosteroides e citotóxicos, muitas vezes antes do resultado de biópsia renal.

A IRA pós-renal requer pronta avaliação urológica. Após a desobstrução do trato urinário, a IRA é rapidamente revertida e deve-se ter atenção à poliúria e natriurese aumentada, frequentes após restabelecimento da diurese[2].

Prevenção e Tratamento da Hipervolemia

A oferta de fluidos por soros de manutenção e medicação, nutrição parenteral e ingestão oral deve estar restrita a 300 a 400 mL/m^2/dia somado às perdas (DU, drenos, sonda nasogástrica) computadas nas últimas 24 horas. Na hipervolemia recomenda-se reposição parcial das perdas, objetivando balanço hídrico negativo. Espera-se perda de peso mínima pelo catabolismo de 0,5% ao dia e natremia normal se a oferta hídrica estiver adequada. A HAS pode ser controlada por restrição hídrica e de sódio, além de vasodilatadores de uso enteral ou parenteral. Se houver resposta, em pacientes hipervolêmicos, pode-se usar furosemida. Diante de complicações relacionadas à hipervolemia, como ICC e HAS grave, deve-se avaliar criteriosamente a necessidade de diálise. A SH superior a 10% não é aconselhável e tem sido apontada em crianças e adultos como fator de risco independente de outras variáveis para maior mortalidade na IRA[28].

Prevenção e Tratamento dos Distúrbios Hidroeletrolíticos e Acidobásicos

Os DHA e DAB são observados precocemente na IRA, especialmente nos pacientes hipercatabólicos. Sua prevenção requer restrição de fluidos e eletrólitos e da ingestão de proteínas.

Hiperpotassemia

É uma das principais causas de morte na IRA. Recomenda-se restrição de potássio na dieta e em fluidos parenterais, monitorização dos seus níveis séricos e realização de eletrocardiograma (ECG). Na presença de alterações do ECG (onda T apiculada, prolongamento do intervalo PR, alargamento do QRS) ou de concentrações séricas ≥ 6 a 6,5 mg/dL, deve-se iniciar o tratamento medicamentoso imediatamente (Tabela 14.4). São utilizados gluconato de cálcio, que estabiliza o potencial de membrana, antagonizando os efeitos da hipercalemia, bicarbonato de sódio (se houver acidose metabólica), insulina e glicose e inalação ou uso endovenoso de beta-2-agonista adrenérgico, os quais desviam o potássio para o interior das células. Deve-se, também, promover sua remoção corpórea através de furose-

Tabela 14.4 – Tratamento da hipercalemia[18,27,33]

Agentes	Dosagem	Mecanismo de ação/tempo de ação/cuidados
Gluconato de cálcio a 10%	0,5 a 1 mL/kg EV	Estabiliza potencial de membrana Ação imediata, de curta duração Risco de bradicardia (monitorar com ECG)
Beta-agonistas adrenérgicos inalatórios (salbutamol)	2,5 mg se < 25 kg 5 mg se > 25 kg Nebulização por 10 a 15 min	↑ Captação do K pela célula Início de ação 15 a 30 min e duração de 4 a 6 horas Taquicardia, hipertensão
Glicose + insulina	0,5 g/kg de glicose EV Infundir em 30 min 0,1 U/kg de insulina EV/SC	↑ Captação do K pela célula Início de ação: 30 a 60 min e Duração de algumas horas Monitorar glicemia, risco de hipoglicemia
Bicarbonato de sódio (se acidose metabólica)	1 a 2 mEq/kg EV 15 a 30 min/infusão	Desvio de K para a célula Ação lenta em 30 min Risco de hipernatremia e ↓ Ca ionizado
Poliestirenossulfonato de cálcio (Sorcal®)	0,5 g/kg, de 6/6 horas VO	Troca K por Ca no cólon Ação efetiva lenta, de horas a dias Obstipação intestinal

ECG: eletrocardiograma; K: potássio; Ca: cálcio; EV: endovenoso; SC: subcutâneo; VO: via oral.

mida (se houver resposta diurética), resinas trocadoras de íons (uso gastrintestinal), as quais são pouco eficientes na emergência, e através de diálise nos casos graves ou progressivos. Todas as medidas, exceto a remoção corpórea, têm efeito temporário[2,18,27].

Hiponatremia

Na maioria das vezes, é secundária a hemodiluição, com boa resposta à restrição hídrica e de sódio. Em casos de hiponatremia grave e sintomática com Na < 120 mEq/L, deve-se proceder correção com cloreto de sódio a 3%, lentamente em 2 a 4 horas. O tratamento por diálise também deve ser considerado.

Hiperfosfatemia

Seu controle e prevenção requerem restrição de fósforo na dieta ou na nutrição parenteral e quelantes como carbonato de cálcio (100 a 400 mg/kg/dia, em 3 ou 4 doses). O hidróxido de alumínio é de excreção renal e deve ser evitado pelo risco de toxicidade (encefalopatia). Os casos refratários ou muito graves frequentemente são tratados por diálise. A hiperfosfatemia pode induzir hipocalcemia sintomática[18,27,33].

Hipocalcemia

Em geral, melhora com a correção da hiperfosfatemia. Quando sintomática, está indicado gluconato de cálcio endovenoso. Se houver deficiência da vitamina D ou for de difícil controle, pode-se indicar, após normalização da fosfatemia, reposição com calcitriol[18,27].

Acidose metabólica

Decorre de retenção de ácidos fixos e redução da acidificação urinária e é agravada por hipercatabolismo, processos infecciosos, hipoxemia e hipoperfusão tecidual (pacientes em choque). Frequentemente requer correção com bicarbonato de sódio, porém com baixa tolerância devido à grande oferta de sódio. Nesse caso, e nas formas refratárias, a diálise é o método de escolha para seu tratamento[18].

Suporte Nutricional

Deve haver uma grande preocupação com o suporte nutricional, devido ao catabolismo associado à IRA, embora não se conheça seu impacto na morbimortalidade e na recuperação da função renal. A quantidade de fluidos e eletrólitos (sódio, potássio e fósforo) deve ser reduzida. Carboidratos, lipídios, minerais e vitaminas são administrados, procurando-se atingir as necessidades normais para idade, sexo e peso e para o estado catabólico. A restrição proteica, guiada pela uremia, também é necessária, sem deixar de fornecer, no mínimo, 100% das necessidades diárias (RDA), cerca de 1 a 2 g/kg/dia nos lactentes e 1 g/kg/dia nas crianças maiores, valores estes que podem ser maiores na sepse e em pacientes em diálise (2 a 3 mg/kg/dia). A dieta enteral proporciona melhor evolução nutricional e redução das complicações infecciosas. Quando é necessária a nutrição parenteral, as soluções contendo misturas de aminoácidos essenciais e não essenciais são mais adequadas para a criança, especialmente na presença de diálise. O uso exclusivo de aminoácidos essenciais é controverso[18,27]. Deve-se suplementar glutamina.

Quando as consequências clínicas da IRA comprometem a sobrevivência imediata do paciente ou não há resposta ao tratamento clínico, a opção são os tratamentos dialíticos. A sepse com IRA pode desencadear edema pulmonar não cardiogênico, hipoxemia e necessidade de ventilação mecânica. A prevenção da administração excessiva de fluidos e a terapia precoce de reposição renal podem prevenir a necessidade de ventilação mecânica prolongada, com danos aos capilares pulmonares, e a hipoxemia, reduzindo o risco de morte[24]. Por vezes, a terapêutica dialítica é indicada precocemente para permitir melhor abordagem nutricional. O Quadro 14.7 mostra as principais indicações de diálise na IRA.

Quadro 14.7 – Indicações de diálise na injúria renal aguda[2,18,27]

- Hiperpotassemia não responsiva às medidas terapêuticas convencionais, geralmente ≥ 6,5 mg/dL
- Hiponatremia grave e sintomática
- Acidose metabólica refratária ao tratamento
- Hipervolemia sintomática: hipertensão arterial grave, ICC, insuficiência respiratória, derrames cavitários
- Uremia sintomática: sonolência, tremores, coma, convulsões; pericardite e, até mesmo tamponamento pericárdico; congestão pulmonar e pleurite; náuseas, vômitos e hemorragia digestiva
- Suporte nutricional
- Intoxicação exógena, hiperamoniemia, hiperuricemia grave

ICC: insuficiência cardíaca congestiva.

CONCLUSÕES

Os principais marcadores de disfunção renal aguda são a oligúria e a elevação da creatinina sérica de instalação súbita, acompanhados de uremia, distúrbios eletrolíticos e acidobásicos. Formas não oligúricas são igualmente frequentes e, nesse caso, evoluem com melhor prognóstico. A IRA é subdividida em pré-renal (hipoperfusão renal prontamente reversível), renal (lesão vascular, glomerular, tubular ou tubulointersticial) e pós-renal (obstrutiva). A NTA é a principal causa de IRA intrínseca em crianças e adultos e é mais comum após eventos isquêmicos, nefrotóxicos e sepse, mas, frequentemente, tem etiologia multifatorial. A avaliação dos pacientes com IRA inclui história e exame físico, quantificação do DU e peso corpóreo seriado, análise urinária, FE_{Na}, testes sorológicos específicos e ultrassonografia renal. O tratamento é primariamente de suporte e pode incluir a reposição renal dialítica, conforme a gravidade. Correção da hipoperfusão renal, ajuste de medicamentos e da oferta de fluidos e eletrólitos, suporte nutricional e prevenção de novas agressões renais são fundamentais no manejo dos pacientes.

Espera-se que a classificação pelo método RIFLE, recentemente adaptada à criança, e a incorporação na prática clínica dos biomarcadores de lesão permitirão melhor comparação de estudos e definição de estratégias terapêuticas que resultem em menor morbimortalidade, ainda excessivamente elevada na IRA.

REFERÊNCIAS BIBLIOGRÁFICAS

1. Kellum JA. Acute kidney injury. Crit Care Med. 2008;36(4 Suppl):141-5.
2. Benfield MR, Bunchman TE. Management of acute renal failure. In: Avner ED, Harmon WE, Niaudet P. Pediatric Nephrology. 5th ed. Philadelphia: Lippincott Williams & Wilkins; 2004. p.1253-66.

3. Bellomo R, Ronco C, Kellum JA, Mehta RL, Palevsky P. Acute renal failure-definition, outcome measures, animal models, fluid therapy and information technology needs: the second International Consensus Conference of the Acute Dialysis Quality Initiative (ADQI) Group. Crit Care. 2004;8:R 204-R212.
4. Mehta RL, Kellum JA, Shah SV, et al. Acute Kidney Injury Network (AKIN): report of an initiative to improve outcomes in acute kidney injury. Crit Care. 2007;11:R31.
5. Schurgers M, Hoste EA. Epidemiology of acute kidney injury: how big is the problem? Crit Care Med. 2008;36(4-Suppl):146-51.
6. Hoste EA, Kellum JA. Acute Kidney Injury: epidemiology and assesment. Scand J Clin Lab Invest. 2008;241(suppl):6-11.
7. Akcan-Arikan A, Zappitelli M, Loftis LL, Washburn KK, Jefferson LS, Goldstein SL. Modified RIFLE criteria in critically ill children with acute kidney injure. Kidney Int. 2007;71(10):1028-35.
8. Plötz FB, Bouma AB, van Wijk JAE, Kneyber MCJ, Bökenkamp A. Pediatric acute kidney injury in the ICU: an independent evaluation of pRIFLE criteria. Intensive Care Med. 2008;34(9):1713-7.
9. Ramesh V, Kellum JA. Prevention of acute renal failure. Chest. 2007;131:300-8.
10. Zappitelli M. Epidemiology and diagnosis of acute kidney injury. Semin Nephrol. 2008;28:436-46.
11. Villanueva MA, López HCJ, López FY, et al. Acute renal failure in critically- ill children. A preliminary study. An Pediatr (Barc). 2004; 61(6):509-14.
12. Bailey D, Phan V, Litalien C, Ducruet T, Mérouani A, Lacroix J, et al. Risk factors of acute renal failure in critically ill children: a prospective descriptive epidemiological study. Pediatr Crit Care Med. 2007;8(1):29-35.
13. Bagshaw SM, George C, Bellomo R. Early acute kidney injury and sepsis: a multicentre evaluation. Crit Care. 2008;12(2):1-9.
14. Goldstein SL. Overview of pediatric renal replacement therapy in acute renal injury. Semin Dial. 2009;22(2):180-4.
15. Hui-Stickle S, Brewer ED, Goldstein SL. Pediatric ARF epidemiology at a tertiary care center from 1999 to 2001. Am J Kidney Dis. 2005;45:96-101.
16. Symons JM, Chua AN, Somers MJG, Baum MA, Bunchman TE, Benfield MR, et al. Demographic characteristics of pediatric continuous renal replacement therapy: a report of the prospective pediatric continuous renal replacement therapy registry. Clin Am Soc Nephrol. 2007;2:732-8.
17. Lassnig A, Schmid ER, Hiesmayr M, et al. Impact of minimal increases in serum creatinine on outcome in patients after cardiothoracic surgery: do we have to revise current definitions of acute renal failure? Crit Care Med. 2008;36(4):1129-37.
18. Andreoli SP. Acute renal failure. Clinical evaluation and management. In: Avner ED, Harmon WE, Niaudet P. Pediatric Nephrology. 5th ed. Philadelphia: Lippincott Williams & Wilkins; 2004. p. 1234-51.
19. Liano F. Epidemiology of acute renal failure: a prospective, multicenter, community based study. Madrid Acute Renal Failure Study Group. Kidney Int. 1996;50:811-8.
20. Abuelo JG. Normotensive ischemic acute renal failure. N Engl J Med. 2007;357(8):797-805.
21. Badr KF, Ichikawa I. Prerenal failure: a deleterious shift from renal compensation to decompensation. N Engl J Med. 1998;319(10):623-9.
22. Taber SS, Mueller BA. Drug-associated renal dysfunction. Crit Care Clin. 2006;22:357-74.
23. Devarajan P. Update on mechanisms of ischemic acute renal injury. J Am Soc Nephrol. 2006;17:1503-20.
24. Schrier RW, Wang W. Acute Renal Failure and Sepsis. N Engl J Med. 2004;351:159-69.
25. Beck Jr HL, Salant, DJ. Glomerular and tubulointerstitial diseases. Prim Care Clin Office Pract. 2008;35:265-96.
26. Scheiring J, Andreoli SP, Zimmerhackl LB. Treatment and outcome of shiga-toxin-associated hemolyticuremic syndrome (HUS). Pediatr Nephrol. 2008;23:1749-60.

27. Schvartsman BGS, Balestri D, Pânico F. Insuficiência renal aguda. In: Marcondes E, Vaz FAC, Ramos JLA, Okay, Y. Pediatria Básica. 9ª ed. São Paulo: Sarvie;, 2003. p.468.
28. Goldstein SL, Somers MJG, Baum MA, Symons JM, Brophy PD, Blowey D, et al. Pediatric patients with multi-organ dysfunction syndrome receiving continuous renal replacement therapy. Kidney Int. 2005;67:653-8.
29. Schwartz GJ, Haycock GB, Edelmann CM Jr, Spitzer A. A simple estimate of glomerular filtration rate in children derived from body length and plasma creatinine. Pediatrics. 1976;58:259-63.
30. Nguyen MT, Devarajan P. Biomarkers for the early detection of acute kidney injury. Pediatr Nephrol. 2008;23:2151-7.
31. Lameire NH, De Vriese AS, Vanholder R. Prevention and nondialytic treatment of acute renal failure. Curr Opin Crit Care. 2003;9(6):481-90.
32. Bagley WH, Yang H, Shah KH. Rhabdomyolysis. Intern Emerg Med. 2007;2:210-8.
33. Jones DP, Chesney RW, Friedman AL. Glomerular dysfunction and acute renal failure. In: Zimmerman J, Fuhrman BP. Pediatric Critical Care. 3rd ed. Philadelphia: Mosby; 1998. p.1007-31.

Métodos dialíticos 15

Andréia Watanabe

Após ler este capítulo, você estará apto a:

1. Descrever os métodos de diálise, seus mecanismos e indicações na população pediátrica com disfunção renal aguda.
2. Indicar o melhor método dialítico a ser utilizado, conforme a condição clínica do paciente.

INTRODUÇÃO

A primeira descrição de utilização de diálise em pediatria foi feita em 1948 por Bloxon, que tratou, com sucesso, uma criança com insuficiência renal aguda por meio de diálise peritoneal[1].

Atualmente, o suporte renal faz parte do arsenal terapêutico do cuidado intensivo do paciente pediátrico grave e agudamente acometido, desempenhando um papel importante no controle volêmico e hidroeletrolítico na presença de função renal insuficiente para manter a homeostase do organismo[2].

As indicações clássicas de suporte renal estão relacionadas à uremia com sangramento e/ou encefalopatia, a alterações metabólicas e/ou hidroeletrolíticas com dificuldade de manejo clínico e à hipervolemia com insuficiência respiratória. Outras indicações incluem intoxicações, erros inatos do metabolismo e suporte nutricional.

Apesar da dificuldade de definir o momento do início da diálise, a indicação tem sido cada vez mais precoce, tanto na população adulta quanto na pediátrica[3].

O suporte renal na disfunção renal aguda pode ser realizado por meio de diálise peritoneal, hemodiálise intermitente ou métodos hemodialíticos contínuos, que serão descritos a seguir[4,5].

DIÁLISE PERITONEAL

O peritôneo é uma membrana que recobre a superfície interna da parede de órgãos abdominais, através da qual ocorre a difusão entre solutos do compartimento sanguíneo (capilares que irrigam o peritôneo) e da cavidade peritoneal, que é preenchida pela solução de diálise (dialisado). A ultrafiltração se dá pelo gradiente osmótico determinado pela glicose presente no dialisado. A glicose é absorvida ao longo do tempo, diminuindo o gradiente osmótico e, assim, o ritmo de ultrafiltração[6].

Para iniciar a diálise deve-se instalar um acesso para a cavidade peritoneal. O cateter de Tenckhoff cirúrgico tem-se demonstrado superior em relação ao funcionamento, sendo observado um menor índice de extravazamento, infecção e deslocamento quando comparado ao cateter rígido instalado à beira do leito[7]. A omentectomia parcial pode prevenir o não funcionamento adequado do cateter secundário à obstrução da drenagem[8]. O cateter de Tenckhoff pode ser de 1 ou 2 *cuffs*, com extremidade curva ou reta, de acordo com a experiência do serviço. São encontrados nos tamanhos neonatal, pediátrico e adulto.

O uso de sistemas fechados é preconizado a fim de minimizar o risco de infecção. Pode-se utilizar sistema manual por meio de buretas ou de equipos de transferência e bolsas de diálise; ou método automatizado por meio de cicladoras para volumes de infusão maiores de 100 mL[9].

As soluções de diálise mais utilizadas são aquelas baseadas em lactato, com concentração variável de glicose (1,5, 2,5 e 4,25%). Na presença de hiperlactatemia, é recomendável a utilização de solução de bicarbonato[10]. Essa solução não é comercialmente disponível no Brasil até hoje, podendo ser manipulada à maneira de uma nutrição parenteral (Tabela 15.1).

A prescrição pode ser iniciada com a infusão de volume de 10 mL/kg de solução de diálise a 1,5%, com tempo de permanência de 30 a 60 min, e de drenagem não excedendo 20 min. A solução deve ser aquecida a 37ºC para evitar hipotermia[9].

Ao longo da terapia, para otimizar a ultrafiltração, pode-se diminuir o tempo de permanência, aumentar gradualmente a concentração de glicose ou aumentar gradualmente o volume de infusão até 30 a 50 mL/kg. A medida da pressão intra-abdominal (PIA) por meio do cateter de diálise pode direcionar a prescrição e o aumen-

Tabela 15.1 – Soluções de diálise peritoneal	
Soluções comercialmente disponíveis (lactato)	
Glicose	1,5 a 4,25 g/dL
Lactato	35 a 40 mmol/L
Sódio	132 a 134 mmol/L
Potássio	0 a 2 mmol/L
Cálcio	0 a 1,75 mmol/L
Magnésio	0,25 a 0,75 mmol/L
Cloreto	95 a 107 mmol/L
Sugestão para manufatura de solução de diálise peritoneal com bicarbonato	
Volumes utilizados	**Concentração final**
Soro glicosado 5% 1.200 mL	Glicose 1,5 %
SF 2.500 mL	Sódio 134 mmol/L
BIC Na 10% 132 mL	Bicarbonato 40 mmol/L
$MgSO_4$ 10% 8 mL	Magnésio 1,5 mmol/L
AD 160 mL	Cloro 94 mmol/L
Cálcio zero	Cálcio zero
Volume total: 4.000 mL	

SF: solução fisiológica; BIC Na: bicarbonato de sódio; $MgSo_4$: sulfato de magnésio; AD: água destilada.

to do volume de infusão. Pressão intra-abdominal menor ou igual a 10 cmH_2O tem-se demonstrado segura e não associada à repercussão hemodinâmica e ventilatória. A PIA é medida com o paciente em repouso e decúbito horizontal, sendo a linha axilar média o ponto zero. Infunde-se a solução de diálise no volume precrito e mede-se a PIA através de transdutor de pressão ou coluna de água[11].

São poucas as contraindicações absolutas da diálise peritoneal, e estão relacionadas à ausência de cavidade peritoneal adequada, como em recém-nascidos com onfalocele, gastrosquise e hérnia diafragmática, ou em grandes cirurgias abdominais recentes[9].

As complicações mais comuns associadas à diálise peritoneal são o mau funcionamento do cateter e a presença de vazamentos. O mau funcionamento do cateter pode estar relacionado à sua posição inadequada, à distenção de alças intestinais ou à presença de omento em contato com sua extremidade multiperfurada. Pode ocorrer vazamento através do óstio do cateter ou de outros pertuitos de drenos, o que aumenta o risco de peritonite. Outras complicações são aparecimento de hérnias principalmente inguinais, sangramento, perfuração intestinal relacionada a cateter ou isquemia intestinal e peritonite[9].

MÉTODOS HEMODIALÍTICOS

A hemodiálise utiliza o princípio da difusão através da membrana semipermeável do capilar, que separa o compartimento de sangue e o compartimento do dialisado. A eficiência dialítica depende, portanto, do fluxo de sangue, do fluxo do dialisado e da superfície do capilar, sendo o clareamento maior quanto menor for o tamanho da molécula[12].

A hemofiltração baseia-se no princípio da ultrafiltração, por meio de gradiente de pressão hidrostática. Para que haja clareamento eficiente das substâncias, que se dá pelo arraste através da água, é necessária uma grande velocidade de ultrafiltração, ou seja, uma grande saída de água. Para isso, é realizada infusão de volume por uma solução de reposição. Para moléculas cujo tamanho seja inferior ao tamanho do poro, não há diferença em relação à velocidade de clareamento. Dessa maneira, a hemofiltração possibilita o clareamento de solutos maiores e de pouca difusibilidade[13].

A hemodiafiltração é a combinação dos 2 princípios de maneira concomitante[5].

As modalidades hemodialíticas podem ser divididas em métodos intermitentes, contínuos ou híbridos. A hemodiálise intermitente é aquela realizada à semelhança da hemodiálise clássica do paciente renal crônico, em dias alternados ou diariamente por 2 a 4 h. Hemodiálise, hemofiltração ou hemodiafiltração contínuas são aquelas realizadas ao longo de 24 h/dia, utilizando fluxos menores de sangue. E os métodos híbridos são aqueles realizados por um tempo maior do que o da hemodiálise clássica, mas de maneira intermitente e com fluxo sanguíneo intermediário[14,15].

É necessário um acesso vascular que permita um fluxo de sangue adequado para o tamanho do paciente (Tabela 15.2). O acesso jugular interno direito é o preferido. O acesso subclávio está associado com maior número de complicações, como trombose e estenose; e o femoral, com maior índice de recirculação e infecção. Deve-se verificar a posição do cateter e descartar possíveis complicações por meio de radiografia antes de sua utilização[16].

Os equipamentos utilizados para hemodiafiltração contínua pediátrica são o equipamento PRISMA® (Gambro) e o BM25® (Baxter), este último não disponível no Brasil.

Um dos objetivos dos métodos dialíticos é a manutenção do equilíbrio ácido básico. Normalmente, existe perda de tampão, sendo que soluções com lactato são comumente utilizadas como fonte desse tampão básico, uma vez que o lactato é metabolizado em bicarbonato[17]. Entretanto, em pacientes com disfunção hepática e perfusão tecidual inadequada, ou na utilização de grandes volumes de reposição, o lactato pode não ser totalmente metabolizado, com consequente hiperlactatemia, relacionada à acidose metabólica e à instabilidade hemodinâmica[18]. Assim, a solução de bicarbonato é indicada em pacientes com disfunção hepática e, preferen-

Tabela 15.2 – Cateteres para hemodiálise[10,16]

■ Lumen único sem *cuff*:	
– 5 F Cook®	Recém-nascidos
■ Duplo lumem sem *cuff*:	
– 7 F Cook®, Medcomp®	3 a 6 kg
– 8 F Kendall®/Arrow®	6 a 30 kg
– 9 F Medcomp®	acima de 15 kg
– 10 F Arrow®/Kendall®	acima de 30 kg
– 12 F Arrow®/Kendall®	acima de 30 kg
■ Triplo lumem sem *cuff*:	
– 12 F Arrow®/Kendall®	acima de 30 kg

cialmente, em hemofiltração com grandes volumes de reposição em pacientes hemodinamicamente instáveis. Entretanto, soluções de bicarbonato apresentam maior dificuldade do controle bacteriológico e a incompatibilidade com o cálcio[19]. No Brasil, não há solução de bicarbonato comercialmente disponível até os dias atuais para utilização em procedimentos contínuos, sendo possível a manipulação de solução pela farmácia de referência (Tabela 15.3).

O objetivo da anticoagulação é prevenir a coagulação do sangue do circuito extracorpóreo e manter o clareamento adequado de substâncias dialisáveis, com mínimo risco para o paciente. Pode-se utilizar anticoagulação com heparina ou anticoagulação regional com citrato de sódio.

Na anticoagulação com heparina, utiliza-se uma dose de ataque de no máximo 50 U/kg com manutenção de 10 a 30 U/kg/h, com o objetivo de manter o tempo de coagulação ativado entre 120 e 180 segundos ou o tempo de tromboplastina parcial ativado (TTPA) 1,2 a 1,5 vezes o valor basal. Existe risco de sangramento principalmente para pacientes com plaquetopenia e distúrbio de coagulação[10].

A anticoagulação regional com citrato de sódio minimiza os riscos de sangramento secundário à utilização de heparina. O citrato de sódio é infundido com a saída do sangue do paciente e quela o cálcio ionizado, necessário na cascata de coa-

Tabela 15.3 – Solução de bicarbonato para hemofiltração (dialisado e reposição)[10,16]

SF	2.800 mL	Sódio	140 mEq/L
BIC Na 10%	116 mL	Bicarbonato	35 mEq/L
$MgSO_4$ 10%	7,5 mL	Magnésio	1,5 mEq/L
AD qsp	4.000 mL	Cloreto	105 mEq/L
KCl 19,1%	0 a 6,4 mL	Potássio	0 a 4 mEq/L

SF: solução fisiológica; BIC Na: bicarbonato de sódio; $MgSO_4$: sulfato de magnésio; AD: água destilada; KCl: cloreto de potássio; qsp: quantidade suficiente para.

gulação. Infunde-se cálcio em outra via central, mantendo o cálcio ionizado do paciente normal sem impacto em seu sistema de coagulação[20].

ESCOLHA E COMPARAÇÃO ENTRE OS MÉTODOS DIALÍTICOS

A escolha da modalidade de diálise na disfunção renal aguda é influenciada por vários fatores, incluindo etiologia da disfunção renal e comorbidades, tamanho do paciente, estabilidade hemodinâmica, objetivo do tratamento dialítico, patologias abdominais e/ou cirurgias abdominais prévias, equipamentos e equipe treinada[9] (Quadro 15.1).

A diálise peritoneal ainda é o método mais utilizado em pediatria pela disponibilidade de equipamentos e simplicidade operacional. Quando iniciado precocemente, oferece bom controle volêmico no pós-operatório de cardiopatias congênitas de recém-nascidos e lactentes[21], sendo também de manejo mais fácil nos recém-nascidos prematuros. Também pode ser utilizada em pacientes pediátricos menos instáveis, cuja demanda metabólica não seja muito elevada[3].

A hemodiálise intermitente oferece um bom clareamento de solutos e boa ultrafiltração em curto espaço de tempo, sendo um ótimo método para tratamento de hipercalemia, por exemplo, na síndrome de lise tumoral, ou em pacientes hipervolêmicos e hemodinamicamente estáveis, com ótima eficiência. Apresenta maior risco de hipotensão e de síndrome do desequilíbrio, que ocorre com a queda rápida de ureia e, portanto, da osmolaridade[4].

A hemofiltração e a hemodiafiltração contínuas oferecem clareamento e ultrafiltração contínuos e controláveis, permitindo aporte nutricional em pacientes com grande demanda metabólica, mesmo que hemodinamicamente instáveis, com ótima eficiência. Hoje, com equipamentos adaptados à faixa etária pediátrica,

Quadro 15.1 – Comparação entre modalidades de diálise na disfunção renal aguda[4,10]

Modalidade	Vantagens	Desvantagens
Peritoneal	Não utiliza anticoagulação Método contínuo Método mais simples e disponível Menor instabilidade hemodinâmica	Eficiência limitada no clareamento de substâncias e na ultrafiltração Hiperglicemia
HD intermitente	Alta eficiência no clareamento de moléculas pequenas	Necessidade de anticoagulação Risco aumentado de instabilidade hemodinâmica
HDF	Método contínuo Controle preciso da taxa de ultrafiltração Alta eficiência no clareamento de moléculas médias e pequenas	Necessidade de anticoagulação Depende da disponibilidade de equipamentos e de equipe treinada

HD: hemodiálise; HDF: hemodiafiltração.

torna-se o método preferencial para crianças hemodinamicamente instáveis associado à disfunção múltipla de órgãos e sistemas[16]. Também torna-se uma opção nos pacientes em que a diálise peritoneal foi insuficiente ou naqueles com contraindicação à diálise peritoneal.

SUPORTE HEPÁTICO – CONSIDERAÇÕES

Sistemas extracorpóreos têm sido desenvolvidos para tratamento de suporte na insuficiência hepática. O sistema mais conhecido e utilizado no momento é o *molecular adsorbents recirculating system* (MARS), cujo princípio é a diálise com albumina, promovendo depuração de substâncias tóxicas. Várias destas têm alta afinidade pela albumina, que se encontra saturada na insuficiência hepática. Assim, no MARS, as substâncias tóxicas passam através de membrana que separa o compartimento do sangue do dialisado com albumina, ligando-se a ela. Esse dialisado com albumina é regenerado através de absorção por resina aniônica, filtro de carvão, e de hemodiálise. O sistema satura-se após 6 h de tratamento[22].

Esse sistema tem mostrado bons resultados na melhora da encefalopatia hepática e na depuração de bilirrubinas e sais biliares, sendo indicado como uma ponte e/ou preparação para o transplante hepático, ou durante a recuperação do órgão transplantado[23]. Ainda que com pouca experiência, esse tratamento tem sido descrito com sucesso em pacientes pediátricos[24].

CONCLUSÕES

Cada método de diálise tem suas particularidades em relação aos seus mecanismos e aplicações. A indicação adequada e o início precoce da terapia de suporte renal podem ter impacto na mortalidade do paciente agudamente acometido. A comparação da efetividade entre os métodos de diálise na disfunção renal aguda tem sido objeto de estudo na população adulta, sendo ainda um campo em aberto na população pediátrica.

REFERÊNCIAS BIBLIOGRÁFICAS

1. Bloxsum A, Powell N. The treatment of acute temporary dysfunction of the kidneys by peritoneal irrigation. Pediatrics. 1948;1:52-7.
2. Goldstein SL, Somers MJ, Baum MA, Symons JM, Brophy PD, Blowey D, et al. Pediatric patients with multi-organ dysfunction syndrome receiving continuous renal replacement therapy. Kidney Int. 2005;67(2):653-8.
3. Brophy PD. Renal support therapy for pediatric acute kidney injury in the setting of multiorgan dysfunction syndrome/sepsis. Semin Nephrol. 2008;28(5):457-69.

4. Flynn JT. Choice of dialysis modality for management of pediatric acute renal failure. Pediatr Nephrol. 2002;17(1):61-9.
5. Daugirdas JT. Physiologic principles and urea kinetic modeling. In: Daugirdas JT, Blake PG, Ing TS. Handbook of dialysis, 4th ed. Philadelphia: Lippincott Wiliiams & Wilkins; 2007. p. 25-58.
6. Blake PG, Daugirdas JT. Physiology of peritoneal dialysis. In: Daugirdas JT, Blake PG, Ing TS. Handbook of dialysis, 4th ed. Philadelphia: Lippincott Wiliiams & Wilkins; 2007. p. 323-38.
7. Auron A, Warady BA, Simon S, Blowey DL, Srivastava T, Musharaf G, Alon US. Use of the multipurpose drainage catheter for the provision of acute peritoneal dialysis in infants and children. Am J Kidney Dis. 2007;49(5):650-5.
8. Harvey EA. Peritoneal access in children. Perit Dial Int. 2001;21(suppl3):s218-21.
9. Chadha V, Srivastava T. Management of acute renal failure with hemodialysis and peritoneal dialysis. In: Warady BA, Schaefer FS, Fine RN, Alexander SR. Pediatric dialysis. Boston: Kluwer Academic Publishers; 2004. p. 595-618.
10. Strazdins V, Watson AR, Harvey B. Renal replacement therapy for acute renal failure in children: European Guidelines. Pediatr Nephrol. 2004;19(2):199-207.
11. Morris KP, Butt WW, Karl TR. Effect of peritoneal dialysis on intra-abdominal pressure and cardio-respiratory function in infants following cardiac surgery. Cardiol Young. 2004;14(8):293-8.
12. Maxvold NJ, Bunchman TE. Renal failure and renal replacement therapy. Crit Care Clin. 2003;19(3):563-75.
13. Teo BW, Messer JS, Paganini EP, Daugirdas JT, Ing TI. Slow continuous therapies. In: Daugirdas JT, Blake PG, Ing TS. Handbook of Dialysis, 4th ed. Philadelphia: Lippincott Wiliiams & Wilkins; 2007. p. 219-51.
14. Marshall MR, Golper TA, Shaver MJ, Alam MG, Chatoth DK. Sustained low-efficiency dialysis for critically ill patients requiring renal replacement therapy. Kidney Int. 2001;60(2):777-85.
15. Kumar VA, Craig M, Depner TA, Yeun JY. Extended daily dialysis: a new approach to renal replacement for acute renal failure in the intensive care unit. Am J Kidney Dis. 2000;36(2):294-300.
16. Gregory M, Bunchman TE, Brophy PD. Continuous renal replacement therapies for children with acute renal failure and metabolic disorders. In: Warady BA, Schaefer FS, Fine RN, Alexander SR. Pediatric dialysis. Boston: Kluwer Academic Publishers; 2004. p. 567-84.
17. Heering P, Ivens K, Thumer O, Brause M, Grabensee B. Acid-base balance and substitution fluid during continuous hemofiltration. Kidney Int Suppl. 1999;(72):S37-40.
18. Barenbrock M, Hausberg M, Matzkies F, de la Motte S, Schaefer RM. Effects of bicarbonate and lactate-buffered replacement fluids on cardiovascular outcome in CVVH patients. Kidney Int. 2000;58(4):1752-7.
19. Kellum JA, Mehta RL, Angus DC, Palevsky P, Ronco C; Acute Dialysis Quality Initiative Workgroup. The first international consensus conference on continuous renal replacement therapy. Kidney Int. 2002;62(5):1855-63.
20. Bunchman TE, Maxvold NJ, Brophy PD. Pediatric convective hemofiltration: normocarb replacement fluid and citrate anticoagulation. Am J Kidney Dis. 2003;42(6):1248-52.
21. Picca S, Ricci Z, Picardo S. Acute kidney injury in an infant after cardiopulmonary bypass. Semin Nephrol. 2008;28(5):470-6.
22. Santoro A, Mancini E, Ferramosca E, Faenza S. Liver support systems. Contrib Nephrol. 2007;156:396-404.
23. Stange J, Mitzner SR, Risler T, Erley CM, Lauchart W, Goehl H, et al. Molecular adsorbent recycling system (MARS): clinical results of a new membrane-based blood purification system for bioartificial liver support. Artif Organs. 1999;23(4):319-30.
24. Nadalin S, Heuer M, Wallot M, Auth M, Schaffer R, Sotiropoulos GC, et al. Paediatric acute liver failure and transplantation: the University of Essen experience. Transpl Int. 2007;20(6):519-27.

Seção V

Distúrbios metabólicos e hidroeletrolíticos

Acidose e alcalose metabólica

16

Jaques Sztajnbok
Flávio Roberto Nogueira de Sá

Após ler este capítulo, você estará apto a:

1. Diagnosticar a causa dos distúrbios do equilíbrio ácido-base, assim como tratá-los.

INTRODUÇÃO

As alterações do equilíbrio ácido-base estão frequentemente associados às emergências pediátricas, sendo o seu conhecimento imprescindível ao manejo clínico do paciente crítico. Neste capítulo, são abordados aspectos relativos ao diagnóstico, à fisiopatologia e ao tratamento dos distúrbios ácido-base metabólicos, bem como às definições conceituais das suas principais alterações (Quadro 16.1).

Quadro 16.1 – Definições

■ pH < 7,35	Acidemia
■ Bic < 22 mEq/L	Hipobicarbonatemia
■ $paCO_2$ < 35 mmHg	Hipocapnia
■ pH > 7,45	Alcalemia
■ Bic > 26 mEq/L	Hiperbicarbonatemia
■ $paCO_2$ > 45 mmHg	Hipercapnia

Bic = bicarbonato; $paCO_2$ = pressão arterial de gás carbônico.

ACIDOSE METABÓLICA

Introdução

A manutenção da concentração de hidrogênio (H+) dentro de limites estreitos é fundamental para uma série de reações químicas que ocorrem no organismo[1].

Acidose metabólica é um distúrbio que decorre do acúmulo de ácidos fixos no organismo, provocando consumo e queda do bicarbonato sérico (que tampona o H+ acumulado). Caso a função pulmonar e o centro respiratório estejam preservados, observa-se hiperventilação e hipocapnia (tentativa de compensação respiratória), para que seja possível eliminar mais hidrogênio (na forma de gás carbônico e vapor d'água) pelos pulmões. Entretanto, a magnitude dessa compensação não é suficiente para normalizar o pH[1,2]. O termo acidemia refere-se à queda do pH sanguíneo para um nível abaixo de 7,35 (Quadro 16.1).

Epidemiologia

A acidose metabólica é o distúrbio ácido-base mais comum em crianças gravemente doentes[1].

Patogênese

O metabolismo do hidrogênio pode ser dividido didaticamente em 3 etapas: produção ácida, tamponamento e excreção de ácidos[1].

Os ácidos produzidos pelo organismo podem ser voláteis (ácido carbônico) ou fixos. Os voláteis são produzidos pela combustão completa de gorduras, carboidratos e proteínas, e são eliminados pela respiração por meio da expiração do gás carbônico. Os ácidos fixos derivam do metabolismo de alguns aminoácidos e do anabolismo ósseo (processo de crescimento ósseo); em algumas situações, pode-se aumentar a carga ácida pela combustão parcial de carboidratos e gorduras, formando ácido lático[1,3,4].

O tamponamento refere-se à capacidade de certas substâncias absorverem ou doarem prótons (íons hidrogênio) conforme a necessidade, minimizando as alterações no pH sanguíneo. No compartimento intracelular, os sistemas tampão mais importantes são as proteínas e os fosfatos, enquanto no meio extracelular tem-se o bicarbonato, a albumina, a hemoglobina e o fosfato[1,3].

A excreção dos ácidos fixos ocorre pelos rins por meio de reabsorção tubular do bicarbonato filtrado pelos glomérulos e excreção de ácidos fixos na luz tubular (podem ser tamponados com amônia secretada pelas células tubulares ou com ânions filtrados no glomérulo – principalmente fosfato)[1,3].

A acidose metabólica pode ocorrer por vários mecanismos, que podem coexistir no mesmo paciente[5]:

- Pelo aumento da produção de ácidos endógenos (ácido lático, cetoacidose diabética).
- Por fonte exógena (acidose hiperclorêmica pós-expansões volêmicas com solução salina).
- Por perda de bases: ocorre por via renal (nas tubulopatias) ou digestória (nas diarreias, drenagem de líquidos pancreático e biliar, derivação de fluxo urinário para trato digestório).
- Diminuição da excreção renal de ácidos: ocorre na insuficiência renal (aguda ou crônica), pela redução na taxa de filtração glomerular, ou pela redução da secreção tubular de prótons (acidose tubular renal distal).

Manifestações Clínicas

É caracterizada pela hiperventilação (tentativa compensatória para eliminar o CO_2 e manter o pH mais próximo ao normal).

Se a $paCO_2$ medida for maior que o esperado (calculado pela fórmula), significa que há acidose respiratória associada (acidose mista). Se a $paCO_2$ medida for menor que a esperada, significa que há uma alcalose respiratória primária associada[2].

$$paCO_2 \text{ esperada} = (1{,}5 \times \text{bic}) + 8 \pm 2$$

Quando o pH < 7,2, ocorre efeito inotrópico negativo, além de menor resposta às catecolaminas; também ocorre vasodilatação arterial, venoconstrição, taquicardia e diminuição do peristaltismo. Para cada 0,1 de queda do pH ocorre aumento do potássio sérico (extracelular) em 0,3 a 0,6 mEq/L. Na acidose com acidemia, ocorre aumento do cálcio iônico e diminuição da afinidade da hemoglobina pelo oxigênio, facilitando a oferta de O_2 aos tecidos (desvio da curva de dissociação da hemoglobina para direita)[1,2]. Acidose metabólica crônica resulta em prejuízo do crescimento[3].

Diagnóstico

A história e o exame físico devem sugerir hipóteses para o distúrbio estudado, e os exames de gasometria arterial e a dosagem dos eletrólitos séricos devem auxiliar o diagnóstico[2,6]. Existe um equilíbrio entre os cátions (cargas positivas) e os ânions (cargas negativas) no organismo de tal forma que a soma da totalidade das cargas positivas será sempre igual a das cargas negativas (princípio da eletroneutralidade). No entanto, ao somar o principal cátion (sódio ou Na^+) e os principais ânions (bicarbonato [HCO_3^-] e cloro [Cl^-]) extracelulares, observa-se uma diferença a favor dos cátions; portanto, existe um *gap* (intervalo) de ânions que não estão sendo mensurados nesse cálculo, o chamado ânion *gap* (albumina, fosfato, sulfato)[2,4,6].

Podemos utilizar o ânion *gap* para o diagnóstico da causa da acidose metabólica. Se o ânion *gap* é normal, significa que essa acidose é causada por perda de bicarbonato (pelo rim ou pelo trato digestório), e que a queda do bicarbonato é compensada pelo aumento do cloro (acidose hiperclorêmica); nessa situação, o rim compensa a perda de bicarbonato (carga negativa) reabsorvendo mais cloro (também com carga negativa), mantendo a eletroneutralidade. Na acidose metabólica com ânion *gap* aumentado, nota-se um aumento dos ânions não mensuráveis, causado pela dissociação da maior carga de ácidos presente no organismo (que se dissociam em H+ e no ânion não-mensurável); portanto, nesse tipo de acidose, há um acréscimo de ácidos (Quadro 16.2). As acidoses metabólicas orgânicas são sempre de ânion *gap* elevado, já que da neutralização do próton resulta o acúmulo de sua base orgânica aniônica que eleva o AG[5].

$$\text{Ânion } gap = \text{Na} - (\text{cloro} + \text{bicarbonato})$$

Valor normal = 10 ± 2 mEq/L.

Ao se interpretar a gasometria, é preciso lembrar que a acidemia pode não estar presente caso haja alcalose respiratória primária associada[1].

Quadro 16.2 – Causas de acidose metabólica

Ânion *gap* normal (acidose hiperclorêmica)	Ânion *gap* aumentado
Diarreia, fístula em trato digestório	Cetoacidose diabética
Acidose tubular renal	Insuficiência renal
Uso de inibidores da anidrase carbônica (acetazolamida)	Acidose lática
Acidose pós-expansão	Rabdomiólise
	Toxinas (metanol, etilenoglicol, salicilatos, sais de ferro)
	Erros inatos do metabolismo

A hipoalbuminemia pode interferir na interpretação do ânion *gap*, pois ela tem um efeito alcalinizante, reduzindo esse intervalo. Existem fórmulas para descobrir o ânion *gap* corrigido para a hipoalbuminemia[7].

Fórmula do ânion *gap* corrigido para a hipoalbuminemia (método de Stewart-Fencl-Figge):

Albumina normal = 40 g /L *Gap* albumina = 40 – albumina dosada (em g/L) Ânion *gap* corrigido (AGcorr) = Ânion *gap* + *gap* albumina ÷ 4 Por exemplo: albumina 1,8 g/dL = 18 g/L *Gap* albumina = 22 Na = 140, Cloro = 115, bicarbonato = 12, Ânion *gap* = 13 AGcorr = 13 + 5,5 = 18,5

Tratamento

O tratamento deve ser direcionado à doença que está causando a acidose. A correção da acidemia deve ser realizada quando há risco ao doente, com o objetivo de retirá-lo da faixa crítica: administrar bicarbonato quando pH < 7,1 ou bic < 10mEq/L[4].

Fórmula para correção de bicarbonato:

Bic a ser administrado (em mEq) = (15 – bic medido) x peso (kg) x 0,3

Administrar o bicarbonato em 1 a 2 horas, preferencialmente com solução isosmolar (1,4%); em situações de risco de morte, o bicarbonato deve ser infundido mais rapidamente. No caso de parada cardiorrespiratória (quando houver indicação), o bicarbonato deve ser administrado rapidamente (em bolo). Na cetoacidose diabética, evitar a correção da acidose com bicarbonato.

Nas correções da acidose com bicarbonato, é importante que a ventilação alveolar esteja adequada, pois ela é responsável pela eliminação do CO_2 produzido a partir do bicarbonato. Também deve-se considerar que, com a infusão de bicarbonato e o aumento do pH, ocorre queda do potássio extracelular (sérico) e do cálcio iônico.

ALCALOSE METABÓLICA

Introdução

É caracterizada pelo aumento da perda de ácidos não voláteis ou pela sobrecarga de bicarbonato plasmático, com elevação do pH (ou uma tendência); como mecanismo compensatório, ocorre hipoventilação alveolar, com retenção de CO_2[8].

Patogênese

A alcalose metabólica é causada por perda de íons H+ do fluido extracelular, pela adição de bicarbonato ou seus precursores ao fluido extracelular, ou por prejuízo da excreção renal de bicarbonato. O bicarbonato é extensivamente reabsorvido no rim em 3 situações: depleção de cloro, depleção de potássio e excesso de mineralocorticoide. Portanto, pode-se classificar as causas da alcalose metabólica em 3 grupos de fatores[3,5] (Quadro 16.3):

1. Perda de cloretos: a hipocloremia estimula a reabsorção proximal de bicarbonato.
2. Depleção de potássio/excesso de mineralocorticoide: a hipocalemia estimula a reabsorção proximal de bicarbonato e a secreção de H+ no néfron distal; o excesso de mineralocorticoide (aldosterona) aumenta a secreção de H+ no néfron distal.
3. Administração de substâncias alcalinas e outros fatores.

Quadro 16.3 – Causas de alcalose metabólica

Perda de cloretos	Depleção de potássio/excesso de mineralocorticoide	Administração excessiva de bicarbonato
▪ Perdas gástricas (vômitos, sondagem gástrica, estenose hipertrófica do piloro)	▪ Hiperaldosteronismo primário (idiopático, adenoma, deficiência de 11-beta e 17-alfa-hidroxilase)	▪ Outros fatores:
▪ Diarreia (fibrose cística, cloridorreia congênita, adenoma viloso)	▪ Hiperaldosteronismo secundário (síndrome de Cushing, síndrome de Bartter e Gitelman)	▪ Após correção de hipercapnia e acidose respiratória
▪ Uso de diuréticos depletores de cloro (hidroclorotiazida, furosemida)		▪ Após tratamento da cetoacidose diabética

Manifestações Clínicas

A alcalemia provoca diminuição do cálcio iônico e do potássio sérico, redução do fluxo sanguíneo cerebral (por vasoconstrição cerebral), e desvio da curva de dissociação da hemoglobina para a esquerda (aumenta afinidade da hemoglobina ao oxigênio com consequente hipóxia tecidual). Para tentar compensar a alcalose metabólica, o organismo hipoventila para reter CO_2 (para cada aumento de bicarbonato de 1 mEq/L ocorre aumento do $paCO_2$ em 0,7 mmHg)[8].

Diagnóstico e Tratamento

Pode-se dividir o tratamento da alcalose metabólica de acordo com a dosagem do cloro urinário (Quadro 16.4):

1. Cloreto responsiva (cloro urinário ≤ 10 mEq/L): alcalose metabólica associada à diminuição do volume extracelular (cloro urinário baixo). É a mais comum, devendo-se tratar a causa de base e realizar reposição salina com soluções contendo cloreto e potássio (NaCl e/ou KCl, dependendo da volemia e da calemia do paciente). Na insuficiência cardíaca com alcalose metabólica, o uso da acetazolamida pode ser benéfico; esse diurético inibe a anidrase carbônica, promovendo excreção de bicarbonato e maior caliurese.
2. Cloreto resistente (cloro urinário > 10 mEq/L): alcalose metabólica associada a volume extracelular normal ou aumentado (cloro urinário normal ou elevado), decorrente do aumento da atividade mineralocorticoide (aldosterona promove absorção renal de sódio e água e excreção de potássio e H+). Deve-se retirar a causa do excesso de mineralocorticoide e antagonizar a atividade mineralocorticoide pela administração de espironolactona. Também corrigir distúrbios hidroeletrolíticos associados (K, Mg).

Quadro 16.4 – Causas de alcalose metabólica

Cloreto responsiva	Cloreto resistente
▪ Vômitos	▪ Terapêutica com glicocorticoides
▪ Aspiração gástrica contínua ou intermitente	▪ Hiperaldosteronismo primário
▪ Diarreia com perda de cloro	▪ Síndrome de Cushing
▪ Uso de diurético de alça	▪ Síndrome de Bartter
▪ Alcalose pós-hipercapnia	▪ Hipocalemia grave
	▪ Excesso de administração de substâncias alcalinas

CONCLUSÕES

Os distúrbios ácido-base são comuns em pacientes graves e devem ser adequadamente diagnosticados e tratados. A história clínica é fundamental para a compreensão e o diagnóstico das causas desses distúrbios. Na acidose metabólica, a determinação do ânion *gap* auxilia o diagnóstico, categorizando o paciente como portador de ânion *gap* elevado ou normal. Na alcalose metabólica, deve-se dosar o cloro urinário, classificando-a como cloreto responsiva ou cloreto resistente, o que auxilia no diagnóstico.

REFERÊNCIAS BIBLIOGRÁFICAS

1. Nogueira PCK. Acidose metabólica. In: Carvalho WB, Hirscheimer MR, Matsumoto T. Terapia intensiva pediátrica. 3ª ed. São Paulo: Atheneu; 2006. p.765-77.
2. Gauthier PM, Szerlip HM. Metabolic acidosis in the intensive care unit. Crit Care Clin. 2002;18(2):289-302.
3. Hanna JD, Scheinman JI, Chan JCM. The kidney in acid-base balance. Pediatr Clin North Am. 1995;42(6):1365-95.
4. Morris CG, Low J. Metabolic acidosis in the critically ill: part 1. Classification and pathophysiology. Anaesthesia. 2008;63(3):294-301.
5. Seguro AC, Sztajnbok J. Distúrbios do equilíbrio ácido-base. In: Paes Jr. J, Giavina-Bianchi P. Diagnóstico e terapêutica da urgências médicas. São Paulo: Roca; 2003. p.125-32.
6. Breen P. Clinical approach to acid-base analysis. Anesthesiol Clin North Am. 2001;19(4):907-12.
7. Morris CG, Low J. Metabolic acidosis in the critically ill: part 2. Causes and treatment. Anaesthesia. 2008;63(4):396-411.
8. Matsumoto T, Stuginski LA. Alcalose metabólica. In: Carvalho WB, Hirscheimer MR, Matsumoto T. Terapia intensiva pediátrica. 3ª ed. São Paulo: Atheneu; 2006. p.778-78.

Distúrbios do sódio e do potássio 17

Woady Jorge Kalil Filho
Christiane Finardi Pancera

Após ler este capítulo, você estará apto a:

1. Reconhecer e classificar os principais distúrbios do sódio e do potássio.
2. Identificar suas possíveis causas.
3. Reconhecer situações com risco de morte que requerem tratamento de urgência.
4. Adequar o tratamento ao distúrbio diagnosticado.
5. Reconhecer e intervir em possíveis complicações relacionadas ao tratamento inadequado desses distúrbios.

INTRODUÇÃO

Os distúrbios hidroeletrolíticos, principalmente os do sódio, são causas comuns de internação entre a população pediátrica, exigindo atenção especial para o seu reconhecimento e tratamento, pois, dependendo de sua magnitude, podem determinar risco de morte ou sequelas neurológicas graves[1].

O sódio, que tem papel fundamental nas variações de osmolaridade sérica, é o principal íon do espaço extracelular. Sua concentração determina a osmolaridade do compartimento extracelular (CEC) e, indiretamente, do compartimento intracelular (CIC)[2]. Também é responsável pela movimentação da água entre os dois compartimentos.

O potássio, ao contrário do sódio, é o mais abundante íon do CIC e atua principalmente na homeostase celular. Alterações significativas em seu valor podem determinar alterações significativas na condução nervosa, como veremos a seguir.

DISTÚRBIO DO SÓDIO

Hiponatremias

Podem ser hipovolêmicas (mais frequentes), euvolêmicas ou hipervolêmicas.

A hiponatremia é definida como a concentração do Na^+ < 135 mEq/L[2,3]. A hipo-osmolaridade presente nesses pacientes determina um desvio de água do CEC para o CIC. De um modo geral, a hiponatremia é secundária à retenção de água ou fluidos hipotônicos ou à perda excessiva de sal em relação à água. Sua classificação, assim como suas possíveis causas, podem ser vistas no Quadro 17.1[4,5].

Quadro clínico

Normalmente, a hiponatremia costuma ser assintomática[2], mas quando os valores de Na^+ sérico são < 125 mEq/L, começam as manifestações neurológicas. A redução do sódio sérico determina um fluxo de água para as células cerebrais que pode culminar com a formação de edema cerebral variável (dependendo da etio-

Quadro 17.1 – Classificação e causas de hiponatremia[2,3]

▪ Pseudo-hiponatremia	▪ Secundária a acúmulo de lipídios e/ou proteínas
▪ Hiponatremia hipertônica (hipovolêmica)	▪ Cetoacidose diabética
▪ Hiponatremia hipotônica	
– Hipervolêmica	▪ Insuficiência cardíaca, cirrose hepática, síndrome nefrótica e insuficiência renal, iatrogênicas por excesso de água livre (SG 5%)
– Euvolêmica	▪ Síndrome da secreção inapropriada do ADH, deficiência de corticosteroide (hiperplasia congênita de suprarrenal), drogas: ciclofosfamida, morfina, barbitúricos, vincristina, carbamazepina; hipotireoidismo
– Hipovolêmica	▪ Na^+ urinário < 20 mEq/L (extrarrenais): perdas pelo trato gastrintestinal (diarreia e/ou vômitos) ou para terceiro espaço (peritonite, pancreatite, íleo, colite, queimaduras); drenos, derivações (abdominais, sistema nervoso central etc.)
	▪ Na^+ urinário > 20mEq/L (causas renais): diuréticos, nefrite perdedora de sal, insuficiência renal moderada a grave, doença de Addison, diurese osmótica
▪ Excesso de ingestão de água	▪ Polidipsia primária

ADH: hormônio antidiurético.

logia, tempo de instalação e grau da variação do distúrbio eletrolítico)[3,6,7]. Quando a instalação é lenta (> 1 dia), há uma redução dos solutos intracelulares cerebrais (Na^+, K^+ e aminoácidos), o que determina uma redução do diferencial de gradiente entre CEC e cérebro. Nesses casos, o edema cerebral é menor. Nos pacientes com Na^+ < 125 mEq/L, os principais sintomas são: náuseas, vômitos, cefaleia, contração muscular, confusão mental, letargia e convulsões. Somente nos casos em que a velocidade de queda é muito lenta, as crianças, em geral, são assintomáticas. Se o Na^+ < 115 mEq/L, surgem sintomas como: letargia, convulsões, hipertensão intracraniana e coma[3,6]. Nos casos em que há perdas de fluidos hipertônicos, ocorre uma redução do volume plasmático, secundária à perda do fluido por si só e ao fluxo de água do CEC para o CIC. Nesses casos, os sinais de desidratação são facilmente reconhecidos, pois o CEC está contraído[3,8]. A criança evolui com redução da diurese, aumento da densidade urinária, da creatinina e predominantemente da ureia, além de apresentar um Na^+ urinário baixo (< 20 mEq/L).

Tratamento

O tratamento pode variar desde a reposição de solução salina até a restrição hídrica associada ao tratamento da patologia de base[3]. A volemia da criança deve ser obrigatoriamente avaliada, podendo variar entre normovolemia, hipovolemia ou hipervolemia, com presença ou não de alterações cardiovasculares (Quadro 17.2). Na presença de hipovolemia com instabilidade hemodinâmica, a reposição volêmica deve ser prioritária, mas iniciada juntamente à correção da natremia. Nas hiponatremias assintomáticas (125 a 135 mEq/L), deve-se iniciar uma correção lenta do sódio nas 24 horas, aumentando a sua oferta (via oral e/ou endovenosa). Nos casos sintomáticos e agudos (Na^+ < 120 mEq/L), indica-se a correção rápida da natremia com soluções hipertônicas a 3% (1 mL = 0,5 mEq). Não há intenção de normalizar o sódio durante a correção, mas sim de atingir valores próximos a 125 mEq/L nos casos agudos ou 120 mEq/L para os mais crônicos. Deve-se respeitar a velocidade de aumento do sódio de 10 a 12 mEq/L/dia, assim como sua velocidade de infusão, que não deve exceder 5 mEq/kg/h[5,8].

Quadro 17.2 – Diagnóstico e tratamento dos estados hiponatrêmicos hipotônicos

	Hipervolêmico	Euvolêmico	Hipovolêmico	
			Causas extrarrenais	Causas renais
Na^+ urinário	< 20 mEq/L	> 20 mEq/L	< 20 mEq/L	> 20 mEq/L
Na^+ corpóreo total	Aumentado	Normal	Diminuído	Diminuído
Hematócrito e ureia	Normal ou diminuído	Normal ou diminuído	Aumentado	Normal ou diminuído
Tratamento	Restrição hídrica + diurética, se necessário	Restrição hídrica + diurética, se necessário	Reposição volêmica/ correção da natremia	Reposição volêmica/ correção da natremia

Sua correção também pode ser realizada pela fórmula que estima o efeito de um litro de qualquer solução infundida no sódio sérico[2,3]:

Na^+ (mEq/L)= (Na^+ desejado [125 ou 120 mEq/L] – Na^+ encontrado) x 0,6 x peso (kg)

Nos casos de hiponatremia hipervolêmica ou euvolêmica deve-se restringir o aporte de líquidos em 25 a 75% das necessidades basais, associado ou não ao uso de diurético (furosemida)[8].

Complicações

A elevação muito rápida da osmolaridade sérica por meio da correção do sódio pode causar a mielinólise bulbo-pontina, definida como uma lesão desmielinizante do bulbo e da ponte caracterizada clinicamente por: paraparesias, quadriplegias, disartria, disfagia, alteração do nível de consciência e coma. Podem ser irreversíveis e diagnosticadas somente pela ressonância magnética[2-5,8,9].

Hipernatremias

Podem ser hipovolêmicas ou hipervolêmicas (iatrogênicas).

É definida quando o Na^+ plasmático ultrapassa 145 mEq/L[2,10]. Nesses casos, há um aumento do Na^+ no CEC determinando um fluxo de água para o CEC com consequente desidratação das células[10]. É menos frequente que a hiponatremia[4,8], e mais comum em pacientes muito jovens e doentes que não tenham condições de ingerir líquido em resposta ao aumento da osmolaridade e estímulo da sede, como consequência de qualquer incapacidade física[4,10]. Outras causas de hipernatremia estão listadas no Quadro 17.3[6].

Quadro 17.3 – Causas de hipernatremia[2,10]

Perda de água	Exemplos
■ Aumento das perdas insensíveis	■ Sudorese intensa, febre, perda de barreira cutânea, taquidispneia
■ Diabete insípido	■ Secundário a trauma, tumores de sistema nervoso central, tuberculose, meningite, encefalite
■ Diabete insípido nefrogênico	■ Secundário a doença renal, drogas (anfotericina B)
■ Diminuição da ingestão de líquidos	■ Pacientes incapazes de ingerir líquidos espontaneamente
Perda de líquido hipotônico	
■ Causas renais	■ Diurese osmótica (glicose, manitol), diuréticos de alça
■ Causas gastrintestinais	■ Vômitos, diarreia, fístulas enterocutâneas
■ Causas cutâneas	■ Queimaduras, sudorese excessiva – febre prolongada
Ganho de sódio hipertônico	■ Infusão de bicarbonato de sódio, reanimação hídrica intensiva com SF ou RL, soluções hipernatrêmicas, soro caseiro

O pediatra deve estar atento não somente às lesões no sistema nervoso central (SNC), provocadas pela hipernatremia e que podem culminar em aumento da morbimortalidade, como também ser capaz de avaliar a volemia desses pacientes, que pode variar entre hipovolemia ou hipervolemia[10]. São as variações da volemia que determinam as mudanças na abordagem terapêutica[4,8]. A hipertonicidade presente nos capilares sanguíneos provoca um desvio de água do liquor do interstício cerebral e dos neurônios, determinando um ingurgitamento e estiramento vascular que pode causar hemorragias (parenquimatosa, ventricular ou meníngea) ou tromboses[4-6,8,10]. A ruptura com hemorragia ocorre em decorrência da tração mecânica dos vasos, distendidos e contraídos pela hiperosmolaridade. A trombose, por sua vez, está relacionada à presença de substâncias tromboplásticas que determinam a formação de trombos e infartos. A incidência de pacientes que vão a óbito por fenômenos hemorrágicos e trombóticos pode ser muito alta.

A velocidade de instalação da hipernatremia também é fator responsável pelo mau prognóstico neurológico. Quando instalada lentamente, há uma adaptação das células neuronais, que respondem com a formação de osmóis proteicos em aproximadamente 24 horas. Os osmóis são proteínas osmoticamente ativas, presentes no citoplasma dos neurônios, e são responsáveis pela restauração do equilíbrio osmolar entre os meios intra e extracelular[4,8].

Quadro clínico

Os sintomas são predominantemente ligados ao SNC, podendo ocorrer, como primeira manifestação, agitação, letargia e irritação[7,10], seguidos de confusão mental, espasmos musculares, hiper-reflexia, tremores, ataxia, opistótono, rigidez de nuca e tremores, que podem evoluir para convulsões, torpor e coma[2]. A dosagem do sódio urinário também é importante para a verificação volêmica, e orienta no diagnóstico e tratamento. Valores de $Na^+U < 20$ mEq/L indicam contração do CEC ou diminuição da volemia (hipernatremias hipovolêmicas). Se o $Na^+U > 20$ mEq/L, pode indicar aumento volêmico e de sódio corpóreo total (hipernatremias hipervolêmicas), ou ainda de uma alteração em túbulos renais e em sua capacidade de concentração urinária e reabsorção desse eletrólito[4,8].

Tratamento

Deve-se corrigir a causa da hipernatremia e o próprio Na^+ (Quadro 17.4)[10]. Só é indicada a correção rápida (0,5 a 1 mEq/L/h) na hipernatremia aguda[10]. Hipernatremias crônicas (mais de 24 horas): correções mais lentas e monitorização rigorosa da natremia (a cada 4 horas, se necessário), com velocidade de redução de, no máximo, 0,5 mEq/L/h (10 a 12 mEq/L em 24 horas). Exceção: choque com necessidade de restituição rápida da volemia[5] de 50 a 60 mL/100 kcal/hora até a estabilização hemodinâmica. Posteriormente, a hidratação e a correção do sódio devem

Quadro 17.4 – Diagnóstico diferencial nas hipernatremias

	Na^+ corpóreo total	Hematócrito	Na^+ urinário (mEq/L)	Osmolaridade (mOsm)	Ureia
Iatrogenia	↑	Normal ou ↑	> 20	Variável	Normal ou ↑
Deficit de água					
▪ Diabete insípido	Normal	↑	< 20	Variável, hipotônica	↑
Deficit de água em relação ao deficit de sódio					
▪ Extrarrenal	Normal ou ↓	↑	< 10	Hipertônica	↑

ser lentas, respeitando-se a velocidade de queda preconizada anteriormente. O cálculo de reposição intravenosa do déficit de água livre também pode ser feito pela fórmula a seguir, e deve ser infundido no paciente em um intervalo de 48 a 72 horas concomitantemente ao soro de manutenção[8].

Fórmula:

$$\text{Déficit de água (em litros)} = 0{,}6 \times \text{peso (kg)} \times \frac{(Na^+ \text{ plasmático} - 140)}{140}$$

Nos casos de hipovolemia sem sinais de choque ou alteração de perfusão, deve-se iniciar a terapia de reposição com infusão de pequenas alíquotas de SF 0,9% (10 mL/kg/h). Após apresentar débito urinário superior a 1 mL/kg/h, calcula-se o déficit de água livre. O sódio no soro de manutenção/reposição deve ser de 30 mEq/L/dia na hipernatremia aguda ou mais (40 a 50 mEq/L/dia), nos casos de hipernatremia crônica (regula-se a velocidade de queda da natremia pela infusão líquida e também de Na^+ com controles seriados da natremia).

Durante a hidratação e a correção de sódio, se o paciente evoluir com edema cerebral, deve-se parar a correção de água livre, proceder à infusão de Na^+ 3% em bolo (respeitando a velocidade de 5 mEq/kg/h) e iniciar medidas contra a hipertensão intracraniana, por exemplo, o uso de manitol. Nos pacientes hipervolêmicos, deve-se facilitar a excreção de solutos com o uso de diuréticos, como a furosemida. Nos pacientes que evoluírem com sódio > 170 mEq/L com manifestação neurológica, o uso da diálise peritoneal ou hemodiálise pode ser ponderado, e se o Na^+ > 190 mEq/L, a diálise torna-se imperativa[4,8,10,11].

O uso do cálculo do déficit de água livre, muitas vezes, tem-se mostrado ineficaz, provocando reduções do sódio mais rápido do que o indicado. Uma fórmula alternativa para avaliar a natremia é[10]:

$$\text{Mudança no sódio sérico (mEq/L)*} = \frac{\text{Na}^+ \text{ infundido} - \text{Na}^+ \text{ sérico}}{\text{Água corpórea} + 1}$$

*Água corpórea = calculada como fração do peso. O índice para crianças é 0,6. A fórmula estima o efeito de um litro de qualquer solução infundida no sódio sérico.

Complicações

O dano cerebral na hipernatremia está diretamente relacionado à rapidez de instalação do processo e aos valores de sódio atingidos, associado à velocidade de queda do sódio durante o seu tratamento. A mortalidade nos casos crônicos é de 7 a 29%, e, nos casos agudos, de 30 a 40%[10].

O Quadro 17.5 resume os diagnósticos que mais frequentemente geram discussões na análise dos distúrbios do sódio.

Quadro 17.5 – Diagnóstico diferencial entre SSIADH, diabete insípido e perda de sódio de origem do SNC[12]

Patologia	SSIADH	Diabete insípido	Perda de sódio de origem do SNC
Causas	Patologias de SNC, causas pulmonares, drogas (vincristina)	Patologias de SNC	Patologias de SNC
Hormônio	↑ ADH	↓ ADH	↑ Peptídeo natriurético cerebral
Quadro clínico	Volemia normal, ↓ hematócrito, ↓ Na^+ sérico (< 125 mEq/L), osmolaridade sérica < 275 mOsm, ↑ Na^+ urinário (> 40 mEq/L), volume urinário diminuído, DU > 1.015, ácido úrico < 4 mg/dL	Hipovolemia, ↑ Na^+ sérico (> 150 mEq/L), ↑ osmolaridade sérica, ↓ Na^+ urinário (< 20 mEq/L), volume urinário aumentado, DU < 1.010	Hipovolemia, ↑ hematócrito, ↓ Na^+ sérico, ↑ Na^+ urinário, volume urinário aumentado
Tratamento	Restrição hídrica, furosemida, ↑ oferta de Na^+ (VO ou IV)	DDAVP, hidratação	Reposição de Na^+ e hidratação, fludrocortisona

SNC: sistema nervoso central; DU: densidade urinária; SSIADH: síndrome da secreção inapropriada do ADH; DDAVP: vasopressina; ADH: hormônio antidiurético; VO: via oral; VI: via intravenosa.

DISTÚRBIOS DO POTÁSSIO

O potássio é o cátion mais abundante no meio intracelular e tem papel fundamental na homeostase celular[2]. Qualquer alteração extracelular significativa pode determinar distúrbios tanto na função metabólica quanto na condução nervosa, principalmente no ritmo cardíaco, predispondo a arritmias[6,8].

Hipopotassemia

É a concentração plasmática de K^+ < 3,5 mEq/L[2]. A hipopotassemia ocorre em consequência de fatores que influenciam a distribuição transcelular do potássio (p. ex., distúrbios ácido/básicos) e/ou causas que determinam sua depleção corpórea total (Quadro 17.6)[4,5,8].

Quadro 17.6 – Causas de hipopotassemia

■ Redistribuição interna	■ Secundária a alcalose metabólica/respiratória, excesso de insulina, agonistas beta-2-adrenérgicos (broncodilatadores)
■ Depleção de K+	
– Baixa ingestão	
– Perdas aumentadas	■ Extrarrenais: gastrintestinais (diarreia, vômitos, fístulas)
	■ Renais: uso de mineralocorticoides, diuréticos de alça, tiazídicos, manitol, acidose tubular renal proximal e distal, antibióticos (anfotericina e vancomicina)

Quadro clínico

Quando sintomática, há um predomínio de sintomas neuromusculares (fraqueza/dores musculares), cardíacos (arritmias cardíacas como extrassístoles, bloqueio atrioventricular, fibrilação ventricular)[5,7] e intestinais (íleo, distensão e dor abdominal). As alterações no eletrocardiograma (ECG) podem ser significativas (depressão do segmento ST, diminuição da amplitude da onda T e aumento da amplitude da onda U) e determinam a correção rápida do nível sérico de K^+ (Figura 17.1). Valores de K sérico < do que 2 mEq/L podem determinar paralisia ascendente com parada cardiorrespiratória[2,4,6,8].

Tratamento

O tratamento é voltado para a correção do déficit de K^+ e da doença de base. Quando assintomática, a reposição do K^+ pode ser lenta, em 24 horas, com aumento do aporte parenteral e/ou enteral. Pode-se também optar pelo uso de diuréticos poupadores de potássio (espironolactona) se for o caso. Quando há sintomatologia, como arritmias cardíacas, alterações no ECG ou miopatia severa e/ou nível sérico de K^+ < 2,5 mEq/L, a correção rápida de K^+ está indicada. Infusões intravenosas não devem ultrapassar uma velocidade máxima de 0,5 mEq/kg/h por 3 a 5 horas[2,6,8]. A concentração em veia periférica não deve ultrapassar 40 a 60 mEq/L. Concentrações maiores causam irritações e esclerose da veia e, portanto, só devem ser administradas em veias centrais que aceitam concentrações de 80 a 100 mEq/L[4].

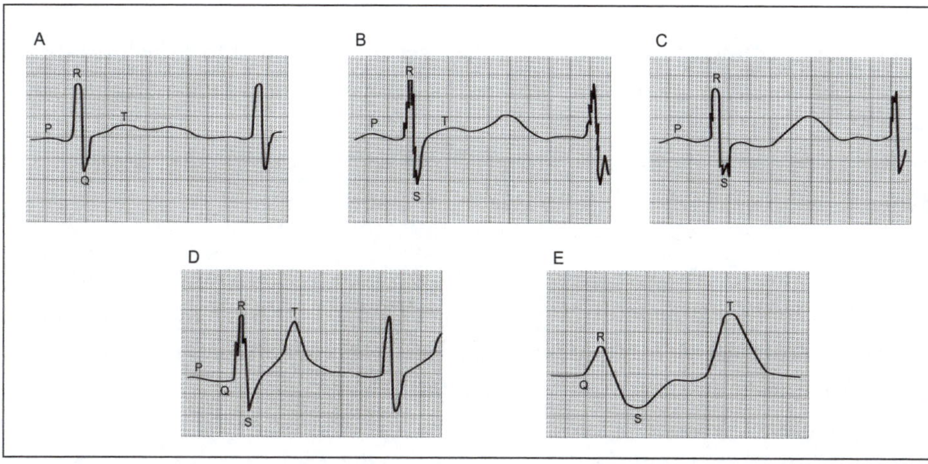

Figura 17.1 Alterações no ECG secundária ao distúrbio do K^+. A: K^+= 3,9 mEq/L (normal); B: K^+= 2,7 mEq/L; C: K^+ = 1,3 mEq/L; D: K^+= 6,8 mEq/L; E: K^+= 8,4 mEq/L.

Hiperpotassemia

É definida com $K^+ > 5$ mEq/L. Suas causas estão listadas no Quadro 17.7[5].

Quadro 17.7 – Causas de hiperpotassemia

■ Redistribuição interna	■ Secundária a acidose metabólica ou respiratória, betabloqueadores, succinilcolina, intoxicação digitálica
■ Ingestão/infusão aumentada	
■ Fontes endógenas	■ Hemólise, síndrome de lise tumoral, rabdomiólise
■ Retenção de K^+	■ Insuficiência renal, hiperplasia congênita de suprarrenal, uso de espironolactona, captopril/enalapril

Quadro clínico

Do ponto de vista clínico, as manifestações podem variar de assintomáticas até uma evolução para parada cardíaca. A anamnese deve procurar identificar possíveis causas para o desenvolvimento da hiperpotassemia. Os sintomas são predominantemente neuromusculares (fraqueza muscular, íleo, quadriplegia, paralisia respiratória) e cardíacos[7]. As alterações descritas no ECG são: ondas T estreitas e em tenda (Figura 17.1). Valores séricos em torno de 7 a 8 mEq/L podem determinar alargamento do complexo QRS que podem evoluir com fibrilação ventricular ou parada cardíaca em assistolia se não corrigidos rapidamente[6,8]. Há casos de hipercalemia leves e moderados que podem evoluir com arritmias graves e fatais quando surgem bruscamente e estão associados a acidose, hiponatremia, hipocalcemia e hipermagnesemia[4].

Tratamento

O tratamento da hiperpotassemia deve ser iniciado quando os valores de K^+ são > 5,5 mEq/L e/ou na presença de sintomalotogia. Compreende, inicialmente, a retirada do aporte enteral ou intravenoso de K^+ associado à correção dos fatores causais. Nos casos moderados a graves, quando os valores são superiores a 6 mEq/L, há três maneiras de se abordar a hiperpotassemia[2]:

- Antagonismo direto sobre os efeitos do potássio na membrana celular: indica-se a utilização de gluconato de cálcio a 10%, de 0,5 a 1 mL/kg, lento e com monitorização cardíaca pelo risco de bradicardia durante a infusão. O cálcio é a droga de escolha quando existem alterações no ECG ou na parada cardíaca por hiperpotassemia[4,5,8].
- Redistribuição do K^+: nesses casos, utiliza-se o bicarbonato de sódio endovenoso e/ou as soluções de glicose com insulina, cuja finalidade é retirar o paciente do risco de arritmias fatais e/ou de parada cardíaca iminente. A dose de bicarbonato de sódio administrada deve ser de 1 a 2 mEq/kg e seu efeito persiste por aproximadamente 2 horas. As soluções de glicose com insulina (glicose 0,5 a 1 g/kg + 0,5 a 1,0 UI de insulina simples para cada 4 g de glicose) devem ser administradas em 1 hora e seu efeito persiste por 4 a 6 horas[4,5,8].
- Eliminação de K^+: busca-se a redução corpórea dos níveis de K^+. Tal efeito pode ser obtido pela utilização de: a) resinas de troca como o Sorcal® 0,5 a 1 g/kg até, no máximo, a cada 4 horas, administradas via oral ou retal; b) diuréticos de alça (furosemida); c) diálise peritoneal ou hemodiálise[4,5,8].

CONCLUSÕES

Os distúrbios hidroeletrolíticos constituem causas comuns de internação entre a população pediátrica e devem ser reconhecidos e tratados adequadamente, a fim de se evitar um aumento na morbimortalidade. O pediatra deve lembrar que o distúrbio do sódio tem estreita relação com o distúrbio da água e, portanto, não deve ser tratado de maneira independente. Também deve estar atento às manifestações neurológicas que ocorrem em decorrência do próprio distúrbio (velocidade de instalação e variação no nível do sódio) ou secundárias ao tratamento inadequado desse distúrbio. As variações nos níveis séricos de potássio, associadas a suas manifestações neuromusculares e, principalmente, às cardíacas, podem ser fatais, com risco de evolução para parada cardíaca e, portanto, devem ser imediatamente reconhecidas e tratadas.

REFERÊNCIAS BIBLIOGRÁFICAS

1. Roberts KE. Pediatric fluid and electrolyte balance: critical care case studies. Crit Care Nurs Clin North Am. 2005;17(4):361-73.
2. Weiss-Guillet EM, Takala J, Jakob SM. Diagnosis and management of electrolyte emergencies. Best Pract Res Clin Endocrinol Metab. 2003;17(4):623-51.
3. Adrogué HJ, Madias NE. Hyponatremia. N Engl J Med. 2000;342(21):1581-9.
4. Neto OMV, Neto MM. Distúrbios do equilíbrio hidroeletrolítico. Medicina (Ribeirão Preto). 2003;36:325-337.
5. Sedlacek M, Schoolwerth AC, Remillard BD. Electrolyte disturbances in the intensive care unit. Semin Dial. 2006;19(6):496-501.
6. Hirschheimer MR, Akashi D. Distúrbios hidroeletrolíticos. In: Carvalho WB, Matsumoto T. Terapia intensiva pediátrica. 3ª ed. São Paulo: Atheneu; 2006. p.709-41.
7. Riggs JE. Neurologic manifestations of electrolyte disturbances. Neurol Clin. 2002;20(1):227-39.
8. Barbosa AP, Sztajnbok J. Distúrbios hidroeletrolíticos. J Pediatr (Rio J). 1999;75(Supl.2):S223-S233.
9. Lin S, Chau T, Wu C, Yang S. Osmotic demyelination syndrome after correction of chronic hyponatremia with normal saline. Am J Med Sci. 2000;323(5):259-62.
10. Adrogué HJ, Madias NE. Hypernatremia. N Engl J Med. 2000;342(20):1493-99.
11. Fernandes JC, Kalil WJ, Stape A. Distúrbios hidroeletrolíticos. In: Stape A, Troster EJ, Kimura HM, Gilio AE, Bousso A, Britto JLBC. Manual de Normas: Terapia intensiva pediátrica. São Paulo: Sarvier, 2000. p.167-76.
12. Bussmann C, Bast T, Rating D. Hyponatraemia in children with acute CNS disease: SIADH or cerebral salt wasting? Child's Nerv Syst. 2001;17(1-2):58-63.
13. Cardoso LA, Sperotto G, Carrazza FR. Potassium requirement in the recovery gram dehydration in entrophic infants. Bel Med Hosp Infant Mex. 1978;35(6):957-71.
14. Sperotto G, Carraza FR, Marcondes E. Treatment of diarrheal dehydration. Am J Clin Nutr 1977;30(9):1447-56.

18 Distúrbios do metabolismo do cálcio e do magnésio

Heloísa Amaral Gaspar
José Carlos Fernandes
Rodrigo Locatelli

Após ler este capítulo, você estará apto a:

1. Identificar manifestações clínicas das variações séricas do cálcio e do magnésio.
2. Diagnosticar as alterações do cálcio e magnésio e suas principais etiologias.
3. Tratar a hipo/hipercalcemia e a hipo/hipermagnesemia no paciente gravemente enfermo.

DISTÚRBIOS DO METABOLISMO DO CÁLCIO

O nível sérico de cálcio é mantido dentro de uma estreita faixa de normalidade, variando entre 8,5 e 10,5 mg/dL (2,1 a 2,6 mmol); no entanto, a calcemia reflete de forma inadequada o cálcio corpóreo total, uma vez que representa apenas 1% do mesmo. Os demais 99% encontram-se no tecido ósseo, sob a forma de hidroxiapatita, e apenas pequena parte dele está disponível para troca com o fluido extracelular.

O cálcio sérico pode ser encontrado sob 3 formas: ligado à albumina (40 a 50%), ligado a ânions como citrato, bicarbonato e fósforo (10%) ou livre, na sua forma iônica, que representa entre 40 e 50% do cálcio sérico e constitui sua forma metabolicamente ativa.

A porcentagem de cálcio ligado à albumina varia de acordo com modificações no pH e na albumina sérica. A acidose diminui a ligação do cálcio à albumina, e o inverso ocorre na vigência de alcalose. Por esse motivo, a análise do cálcio deve ser feita concomitantemente à análise do pH. Em relação à albumina, quanto maior a sua disponibilidade, maior a sua ligação ao cálcio. Para correção de valor do cálcio sérico total, de acordo com os níveis de albumina, pode-se usar a fórmula de adição de 0,8 mg/dL no valor da calcemia para cada decréscimo em 1 g/dL de albumina abaixo de 4 g/dL. No entanto, essas estimativas são passíveis de erros, sendo a dosagem de cálcio iônico mais fidedigna, principalmente nos pacientes de terapia intensiva[1].

A necessidade de cálcio visa contemplar adequadamente o crescimento, a mineralização óssea e as funções fisiológicas de contratilidade muscular, em especial a contratilidade miocárdica, e a secreção de hormônios e de glândulas digestórias e na coagulação.

O nível sérico de cálcio iônico é mantido dentro da faixa de normalidade pela secreção do paratormônio, que age aumentando a absorção de cálcio pelo intestino e pelo rim, promovendo liberação de cálcio do tecido ósseo e ativação da vitamina D, formando calcitriol (metabólito ativo da vitamina D), que, por sua vez, também promove o aumento da reabsorção intestinal e da liberação óssea de cálcio.

A absorção intestinal de cálcio ocorre principalmente no intestino delgado, por meio de dois mecanismos:

1. Absorção paracelular, que é passiva e não saturável, dependendo única e exclusivamente das concentrações de cálcio na luz intestinal.
2. Absorção transcelular, que é ativa e saturável, dependente da ação da vitamina D. A absorção é máxima quando a relação entre cálcio e fósforo é de 2:1, e é favorecida na presença de lactose e acidificação gastrintestinal[2].

A absorção renal ocorre, em sua maior parte (70 a 80%), no túbulo contornado proximal e 10 a 20% no ramo ascendente da alça de Henle e túbulos distais. Aproximadamente 98% do cálcio filtrado é reabsorvido, e a fração excretada de cálcio se encontra entre 1 e 2%. A reabsorção no túbulo contornado proximal ocorre de forma paralela à reabsorção de sódio; assim, fatores que aumentam ou diminuem a reabsorção de sódio alteram a reabsorção de cálcio. Diurético de alça, como a furosemida, inibe o transportador Na/K/Cl nas células da porção ascendente da alça de Henle, reduzindo a reabsorção de Na e, consequentemente, de cálcio. No túbulo distal, absorção do cálcio parece ocorrer de forma análoga, porém independente do sódio e dependente do estímulo do PTH[3].

O diagnóstico de distúrbio do cálcio deve ser confirmado por meio da dosagem do nível sérico de cálcio ionizado. Uma redução do nível sérico de albumina, conforme já exposto, promove a redução no nível de cálcio total sem alterar o nível de cálcio iônico, ou seja, sem provocar repercussões orgânicas. Por outro lado, alterações agudas do pH sérico, como correção de acidose com infusão rápida de bicarbonato, ou excesso de citrato (transfusões de hemoderivados), promovem ligação do cálcio às cargas aniônicas, com redução do cálcio livre ionizado e pouca ou nenhuma repercussão no cálcio total, no entanto pode gerar graves repercussões orgânicas, principalmente no que se refere ao sistema cardiovascular[3].

Assim, por meio da dosagem de cálcio iônico, é possível definir o diagnóstico de hipercalcemia ou hipocalcemia e instituir as medidas diagnósticas e terapêuticas de acordo com o caso.

Hipocalcemia

Considera-se hipocalcemia quando o nível sérico de cálcio total encontra-se abaixo de 7 mg/dL ou o de cálcio ionizado inferior a 3 a 3,5 mg/dL.

Hipocalcemia é frequentemente encontrada na criança gravemente enferma. Em terapia intensiva, os principais fatores relacionados à hipocalcemia são: sepse, hipoalbuminemia, hemotransfusões, hipomagnesemia e pós-operatórios. Hiperfosfatemia e alcalose podem promover redução dramática do cálcio iônico.

O Quadro 18.1 mostra as principais causas de hipocalcemia.

Quadro 18.1 – Causas de hipocalcemia

Insuficiência de PTH

- Ausência de secreção PTH
  - Primário (hereditário)
  - Secundário (adquirido): autoimunidade, cirurgia, tumor, hipomagnesemia
- Alteração da ação do PTH
  - Hipomagnesemia
  - Sepse
  - Hipotireoidismo

Insuficiência do calcitriol

- Ausência na produção do calcitriol
  - Deficiência dietética de vitamina D
  - Privação solar
  - Doença hepática avançada
  - Insuficiência renal grave
  - Queimaduras
  - Sepse
- Alteração na ação do calcitriol
  - Doença óssea avançada
  - Hipotireoidismo

(continua)

Quadro 18.1 – Causas de hipocalcemia (continuação)

▪ Alteração na ação do calcitriol – Terapia anticonvulsivante
Quelação ou precipitação do cálcio
– Hiperfosfatemia – Uso de citrato – Síndromes ósseas – Drogas: EDTA, calcitonina
Multifatorial
– Sepse – Hipomagnesemia – Pancreatite – Insuficiência renal
Outras
– Iatrogênica – Uso de diuréticos

Pacientes com hipocalcemia leve são usualmente assintomáticos. Sintomas aparecem quando faixas mais largas de variação da calcemia são obtidas. A redução da calcemia promove inibição da liberação de acetilcolina que leva a alterações em nervos motores e sensitivos. Assim, os principais sintomas decorrem da excitabilidade neuromuscular, sendo relacionados a disfunções dos sistemas nervoso central e periférico[3,4].

A hiperexcitabilidade neuromuscular é evidenciada por abalos, tremores, espasmos musculares, clônus e fasciculações. Os sinais clássicos descritos são Chevostec (miofasciculação labial após percussão sobre trajeto do nervo facial) e Trousseau (espasmo carpofalângico após insuflação por 3 minutos do manguito com pressão 20 mmHg acima da pressão sistólica). No entanto, ambos os sinais não são obrigatórios, sendo, na verdade, raramente encontrados.

É frequente a presença de sintomas inespecíficos como vômitos, distensão abdominal, anorexia, letargia, parestesia, hipotonia e fraqueza muscular. Sintomas mais graves como laringoespasmo, broncoespasmo, taquipneia, cianose, disfunção miocárdica e crises convulsivas podem estar presentes[4].

Nos pacientes de terapia intensiva, os sinais de hiperexcitabilidade neuromuscular podem ser suprimidos por conta de sedativo/bloqueador neuromuscular, e sintomas inespecíficos confundidos ou mascarados por diversos outros motivos, de tal forma que alterações miocárdicas ganham fundamental importância e a hipocalcemia pode ser suspeitada apenas na vigência de arritmias cardíacas, hipotensão, insuficiência cardíaca ou resposta inadequada a drogas que agem por mecanismos dependentes do cálcio (digoxina, dopamina, noradrenalina)[4].

Em casos de hiperfosfatemia, deve-se levantar a hipótese de insuficiência renal, lise tumoral ou oferta excessiva. Esforços devem agir no sentido de reduzir a fosfatemia, pois a infusão endovenosa de cálcio nessas situações promove depósitos metastáticos de sais de cálcio-fósforo (manutenção do produto cálcio-fósforo em 70)[5].

A hipomagnesia impede a liberação e diminui a ação do PTH, contribuindo para hipocalcemia. Assim, faz parte da correção da calcemia a normalização dos níveis séricos de magnésio[6,7].

A hipocalcemia assintomática pode ser tratada com reposição de cálcio enteral (1 g de $CaCO_3$ fornece 400 mg de cálcio elementar). No entanto, os pacientes sintomáticos em terapia intensiva necessitam de infusão endovenosa. Preconiza-se a infusão de cálcio sob a forma de gluconato de cálcio a 10% (93 mg de Ca elementar em 10 mL), na dose de 75 a 150 mg Ca/kg/dia. Existe o risco de bradicardia durante a infusão rápida de cálcio; por esse motivo, o mesmo deve sempre ser realizado sob monitoração e com disponibilidade de medicações de emergência para uso se necessário (atropina). Outro cuidado que deve ser tomado em relação à infusão de cálcio é o risco de extravasamento quando infundido em veia periférica, com lesão tissular grave (necrose), além da incompatibilidade com soluções contendo bicarbonato (precipitação)[4,8].

Na hipocalcemia crônica, preconiza-se o uso de vitamina D ou de seu metabólito ativo, o calcitriol. A dose de calcitriol em crianças é elevada, variando ente 0,25 a 1 mcg/dia.

Hipercalcemia

Considera-se hipercalcemia quando os valores séricos encontram-se acima de 11 mg/dL ou níveis de cálcio iônico acima de 5,8 mg/dL.

As causas mais comuns de hipercalcemia em adultos são hiperparatireoidismo e malignidades (responsável por 90% dos casos na população em geral), no entanto, ambas são raras na faixa etária pediátrica. Por esse motivo, hipercalcemia é encontrada menos frequentemente pelo intensivista pediátrico em relação à hipocalcemia[9,10].

Os distúrbios hipercalcêmicos na infância são raros e praticamente limitados ao hiperparatireoidismo primário, hipercalcemia hipercalciúrica familiar, hipercalcemia idiopática infantil, hipercalcemia da imobilização, intoxicação por vitamina D e doenças malignas. O uso de diuréticos tiazídicos causa hipercalcemia pela sua ação hipocalciúrica e a ingestão excessiva de cálcio também pode ser responsável por hipercalcemia, quando associada a redução na excreção renal do cálcio (síndrome do leite alcalino)[10-12].

Em contraste com as intensas manifestações neuromusculares da hipocalcemia, o quadro clínico da hipercalcemia pode ser discreto e não específico. No entanto, calcemia acima de 15 mg/dL configura emergência médica.

Efeitos em nível renal, cardiovascular e de sistema nervoso central (SNC) predominam. O aumento da taxa de filtração de cálcio gera hipercalciúria e promove poliúria, redução da capacidade de concentração urinária, desidratação e eventualmente a formação de nefrolitíase. Hipertensão arterial é comum, possivelmente em decorrência de liberação de renina ou dos efeitos diretos de vasoconstrição periférica e aumento do inotropismo[11]. Alterações cardíacas incluem estreitamento do intervalo QT e predisposição a arritmias.

Em relação ao SNC, encontram-se hipotonia, hiporreflexia e parestesia decorrente da redução da condução nervosa pelo excesso de cálcio[10-12].

Sintomas como constipação, distensão abdominal e anorexia podem decorrer da redução da motilidade intestinal.

Na criança com hipercalcemia, a desidratação, secundária à anorexia, náuseas e vômitos, pode ser o primeiro sinal clínico. Assim, medidas gerais como hidratação e correção dos distúrbios ácido-básicos e hidroeletrolíticos associados são prioritárias. Outra medida inicial é a restrição da oferta de cálcio e de vitamina D da dieta.

A expansão volêmica deve ser realizada com intuito de promover caliurese. No entanto, frequentemente o uso de diurético em associação é necessário. Nesse momento, evita-se o uso de diurético tiazídico, pois este dissocia o efeito natriurético do efeito caliurético e promove retenção renal de cálcio. Assim, o diurético mais utilizado com este fim é a furosemida (1 a 2 mg/kg/dia)[13].

Em casos de repleção de folato, deve-se proceder com muita cautela à sua reposição, pelos riscos de precipitação de cristais de cálcio-fósforo e hipocalcemia.

Pode-se utilizar drogas que reduzem a reabsorção óssea de cálcio, como: bifosfonados, mitramicina, calcitonina e glicocorticoides, sendo que o último age também inibindo a absorção intestinal de cálcio, tendo fundamental importância nos casos de hipercalcemia dependente de vitamina D (hidrocortisona 1 mg/kg a cada 6 horas). Porém, todas essas drogas têm lento início de ação, ficando sua utilidade restrita no campo da terapia intensiva[14-16].

DISTÚRBIOS DO METABOLISMO DO MAGNÉSIO

O magnésio é o segundo cátion mais prevalente do espaço intracelular, e é essencial para as funções fisiológicas. Ele participa de vários processos metabólicos, incluindo produção e armazenamento de energia, além de síntese de proteínas[17].

A concentração normal do magnésio sérico varia entre 1,5 a 2,3 mg/dL (1,2 a 1,9 mEq/L; 0,62 a 0,94 mmol/L). Cerca de 60% do magnésio corpóreo encontra-se nos ossos, somente 1% do magnésio é extracelular, e 70% deste encontra-se na forma livre[18].

Os distúrbios do magnésio (principalmente a hipomagnesemia) são frequentes em unidades de terapia intensiva pediátricas, variando de 20 a 60% dos pacientes durante a internação. Nos países em desenvolvimento, os distúrbios do magnésio são mais comuns[19].

A absorção do magnésio ofertado na dieta varia normalmente de 30 a 50%. Uma pequena parte do magnésio endógeno é excretada na luz intestinal, mas o principal mecanismo regulador da homeostase do magnésio é a excreção renal. Vários hormônios afetam a homeostase do magnésio, mas nenhum é específico para o magnésio[18].

A hipomagnesemia pode ser causada por oferta deficiente, perdas intestinais ou perdas urinárias (Quadro 18.2).

Quadro 18.2 – Causas de hipomagnesemia

- Oferta deficiente
  - Desnutrição
  - Jejum
- Perdas intestinais
  - Desnutrição
  - Diarreia
  - Sonda nasogástrica aberta ou vômitos
  - Fístulas
  - Ressecção intestinal
  - Doença inflamatória intestinal
- Perdas urinárias
  - Medicações: anfotericina, cisplatina, ciclosporina, diuréticos de alça e tiazídicos, manitol, pentamidina e aminoglicosídeos
  - Diabetes
  - Insuficiência renal aguda (poliúrica)
  - Hipercalcemia
  - Acidose tubular renal
  - Expansões com solução salina
- Miscelânea
  - Pancreatite
  - Transfusão de sangue

A hipermagnesemia geralmente é secundária a uma oferta excessiva, e pacientes com falência com renal crônica são mais suscetíveis.

As manifestações clínicas da hipomagnesemia só ocorrem com níveis de magnésio sérico menores que 0,7 mg/dL, portanto, pacientes que apresentam fator de risco para hipomagnesemia (Quadro 18.3) devem ser monitorizados para esse íon[20].

A hipomagnesemia produz sinais semelhantes à hipocalcemia e, além disso, provoca hipocalcemia secundária. Portanto, os sinais clínicos são tetania, sinais de Chvostek e Trousseau e convulsões. A hipomagnesemia provoca perda renal de potássio e, no eletrocardiograma, é possível encontrar achatamento da onda T e alargamento do intervalo ST (Quadro 18.3)[20].

As manifestações clínicas da hipermagnesemia aparecem com nível sérico maior que 4,5 mg/dL. São elas: hipotonia, hiporreflexia, fraqueza muscular, paralisia muscular, sonolência, letargia, hipotensão, rubor, náuseas e vômitos. No eletrocardiograma, é possível encontrar alargamento do intervalo PR, QRS e QT. Nos casos graves, há bloqueio atrioventricular total e parada cardíaca (Quadro 18.4)[18,20].

Quadro 18.3 – Manifestações clínicas de hipomagnesemia

- Tetania
- Sinais de Chvostek e Trousseau
- Convulsões
- Alterações eletrocardiográficas: achatamento da onda T e alargamento do intervalo ST

Quadro 18.4 – Manifestações clínicas de hipermagnesemia

- Hipotonia
- Hiporreflexia
- Fraqueza muscular
- Paralisia muscular
- Sonolência
- Letargia
- Hipotensão
- Rubor
- Náuseas
- Vômitos
- Alterações eletrocardiográficas:
  - alargamento do intervalo PR, QRS e QT
  - bloqueio AV total
  - parada cardíaca

A etiologia da hipomagnesemia e da hipermagnesemia geralmente é evidente na história clínica. Na hipomagnesemia, o cálculo da fração de excreção do magnésio é útil para diferenciar as causas renais das extrarrenais. A fração de excreção é calculada pela seguinte fórmula:

$$FEMg = (UMg \times PCr)/[(0{,}7 \times PMg) \times UCr)] \times 100$$

Onde FEMg = fração de excreção de magnésio, UMg = concentração urinária de magnésio, PCr = concentração plasmática de creatinina, PMg = concentração plasmática de magnésio, e UCr = concentração urinária de creatinina.

A hipomagnesemia por causas extrarrenais tem fração de excreção baixa de magnésio (< 2%), enquanto que a hipomagnesemia por causas renais tem fração de excreção alta de magnésio (> 4%).

Na hipomagnesemia leve (magnésio sérico entre 0,7 e 1,5 mg/dL), deve-se procurar a causa (Quadro 18.2) e retirá-la quando possível e, além disso, introduzir ou ajustar a dose de manutenção diária do magnésio (0,2 a 0,5 mEq/kg/dia, máximo 8 a 24 mEq/dia)[21].

A hipomagnesemia grave (magnésio sérico menor que 0,7 mg/dL) deve ser tratada com sulfato de magnésio, na dose de 25 a 50 mg/kg/dose (0,2 a 0,4 mEq/kg/dose, no máximo 2 g), via endovenosa, em 20 a 30 minutos. A dose pode ser repetida a cada 6 horas (8 a 12 horas em neonatos), para um total de 2 a 3 doses, verificando-se antes o nível sérico de magnésio[17,18,22].

Na hipermagnesemia, a maioria dos pacientes com função renal normal rapidamente elimina o excesso de magnésio. Na hipermagnesemia grave (magnésio sérico maior que 4,5 mg/dL), principalmente aqueles com alteração da função renal, a diálise pode ser necessária. Em situações de emergência (alterações neurológicas ou cardíacas), 100 mg/kg de gluconato de cálcio endovenoso é temporariamente efetivo[17,18].

CONCLUSÕES

- Hipocalcemia é mais frequente em relação à hipercalcemia no paciente de terapia intensiva.
- Os sintomas na hipocalcemia são mais evidentes e relacionados com hiperexcitabilidade neuromuscular, no entanto, as variações de calcemia (hiper/hipo) podem gerar arritmias graves e fatais, sendo esta a principal preocupação no paciente gravemente enfermo.
- O tratamento da hipocalcemia sintomática consiste na reposição cautelosa de cálcio endovenoso, enquanto o da hipercalcemia é feito com suspensão da oferta de cálcio e vitamina D, hidratação e uso de diuréticos de alça.
- Os distúrbios do magnésio são muito prevalentes em unidades de terapia intensiva pediátrica, sendo importante monitorizar o magnésio sérico em crianças de risco para hipomagnesemia e crianças com alteração da função renal.

REFERÊNCIAS BIBLIOGRÁFICAS

1. Lambers TT, Bindels RJ, Hoenderop JG. Coordinated control of renal Ca^{2+} handling. Kidney Int. 2006;69(4):650-4.
2. Van Cromphaut SJ, Dewerchin M, Hoenderop JGJ, Stockmans I, Van Herck E, Kato S, et al. Duodenal calcium absorption in vitamin D receptor-knockout mice: Functional and molecular aspects. Proc Natl Acad Sci USA. 2001;98(23):13324-9.
3. Shane E. Hypocalcemia: pathogenesis, differencial diagnosis, and management. In: Favus MJ, editor. Primer on the metabolic bone disease and disorders of mineral metabolism. 4th ed. Philadelphia: Lippincott-Raven; 1999. p.23-6.
4. Bushinsky DA, Monk RD. Calcium. Lancet. 1998;352(9124):306-11.
5. Brame LA, White KE, Econs MJ. Renal phosphate wasting disorders: clinical features and pathogenesis. Semin Nephrol. 2004;24(1):39-47.
6. Hebert SC. Extracellular calcium-sensing receptor: implications for calcium and magnesium handling in the kidney. Kidney Int. 1996;50(6):2129-39.

7. Rude RK. Magnesium depletion and hypermagnesemia. In: Favus MJ, editor. Primer on the metabolic bone disease and disorders of mineral metabolism. 4th ed. Philadelphia: Lippincott-Raven, 1999. p.241-5.
8. Zivin JR, Gooley T, Zager RA, Ryan MI. Hypocalcemia: a pervasive metabolic abnormality in the critically ill. Am J Kidney Dis. 2001;37(4):689-98.
9. Nakayama K, Fukumoto S, Takeda S, Takeuchi Y, Ishikawa T, Miura M, et al. Differences in bone and vitamin D metabolism between primary hyperparathyroidism and malignancy associated hypercalcemia. J Clin Endocrinol Metab. 1996;81(2):607-11.
10. Body JJ. Current and future directions in medical therapy: hypercalcemia. Cancer. 2000;88(12 Suppl):3054-58.
11. Stewart AF. Clinical practice. Hypercalcemia associated with cancer. N Engl J Med. 2005;352(4):373-9.
12. Stewart AF, Adler M, Byers CM, Segre GV, Broadus AE. Calcium homeostasis in immobilization: an example of resorptive hypercalciuria. N Engl J Med. 1982;306(19):1136-40.
13. Grey A. Primary hyperparathyroidism: medical management. Clin Rev Bone Mineral Metabolism. 2002;1(1):35-42.
14. Sandler LM, Winearls CG, Fraher LJ, Clemens TL, Smith R, O'Riordan JLH. Studies of the hypercalcemia of sarcoidosis: effects of steroids and exogenous vitamin D3 on the circulating concentrations of 1,25-dihydroxy vitamin D3. Q J Med. 1984;53(210):165-80.
15. Rossini M, Gatti D, Isaia G, Sartori L, Braga V, Adami S. Effects of oral alendronate in elderly patients with osteoporosis and mild primary hyperparathyroidism. J Bone Miner Res. 2001;16(10):113-9.
16. Marcus R. Diagnosis and treatment of hyperparathyroidism. Rev Endocr Metab Disord. 2000;1(4):247-52.
17. Grisi S, Carrazza FR, Escobar AMU, Delgado AF. Metabolismo de água, eletrólitos e minerais. In: Marcondes E, Vaz FAC, Ramos JLA, Okay Y. Pediatria básica. 9a ed. São Paulo: Sarvier, 2003. p.405-12.
18. Greembaum LA. Electrolyte and acid-base disorders. In: Kliegman R, Nelson WE. Nelson textbook of pediatrics. 18th ed. Philadelphia: Saunders, 2007.
19. Verive MJ, Irazuzta J, Steinhart CM, Orlowski J, Jaimovich DG. Evaluating the frequency rate of hypomagnesemia in critically ill pediatric patients by using multiple regression analysis and a cumputer-based neural network. Crit Care Med. 2000;28(10):3534-9.
20. Singhi SC, Singh J, Prasad R. Hypo and hipermagnesemia in a Indian pediatric intensive care unit. J Trop Pediatr. 2003;49(2):99-103.
21. Carrazza FR, Speratto G, Abdalla RA, Marcondes E. Metabolism and the effect of magnesium in the dehydration of entrophic infants. Bol Hosp Intent Mex. 1975;32(5):759-78.
22. Carrazza FR, Souza MS, Romaldini C, Feferbawn R, Diniz GA. Magnesium metabolism in chronic primary hypomagnesemia. J Pediatr (Rio) 2000;76(4):310-4.

19

Alterações endocrinológicas no paciente criticamente enfermo

Cristiane de Freitas Pizarro
Denise Varella Katz

Após ler este capítulo, você estará apto a:

1. Identificar insuficiência adrenal em pacientes gravemente doentes.
2. Tratar pacientes com choque refratário às catecolaminas e suspeita de insuficiência adrenal.
3. Reconhecer os pacientes com síndrome do eutireoidiano doente.
4. Identificar as principais condições clínicas e terapêuticas que podem contribuir para o aparecimento da hiperglicemia induzida pelo estresse.
5. Analisar as recomendações atuais do controle glicêmico na sepse.

INTRODUÇÃO

Pacientes gravemente doentes em geral sofrem a ativação de mecanismos do sistema nervoso autônomo e do sistema endócrino, que são intermediados por neurotransmissores, hormônios e citocinas.

A resposta ao estresse aumenta a liberação de cortisol, o que gera um aumento da mobilização de substratos, resultando na rápida disponibilidade de energia para ser utilizada pelo cérebro, coração, musculatura, sistema hematopoiético e vísceras. A secreção também aumentada de hormônio antidiurético (ADH) resulta na retenção de água para manter a homeostase na volemia e osmolaridade. A síntese e a mobilização celular de glicose não apenas oferecem fonte de energia, como também resultam em mudanças osmóticas que temporariamente recrutam volume a partir do líquido intracelular (LIC). As catecolaminas aumentam o tônus vascular e também liberam ácidos graxos livres, que incrementam a oferta de energia para o miocárdio, a musculatura esquelética, a gliconeogênese hepática, e servem como substrato para a produção de cetonas pelo fígado. Os aminoácidos derivados do catabolismo proteico muscular servem de substrato para a gliconeogênese hepática, a síntese de fatores hemostáticos e de outros agentes de fase aguda. A mobilização de substrato via proteólise resulta em perda irreversível de componentes estruturais, como colágeno e proteínas musculares, levando a desnutrição acelerada, atrofia cutânea, perda muscular e dificuldade na cicatrização de feridas. O metabolismo descompensado do estresse leva à hiperglicemia sustentada, com efeitos no sistema imune e morbidades neurológicas, além de maior suscetibilidade a infecções e má absorção intestinal[1,2].

A seguir, serão discutidas as principais alterações endocrinológicas que podem ser observadas em pacientes gravemente doentes.

INSUFICIÊNCIA ADRENAL

Recentemente, vários estudos com pacientes criticamente enfermos vêm demonstrando uma alta incidência de disfunção adrenal e uma forte associação com a refratariedade do choque às catecolaminas[2-11].

É bem descrito na literatura que, em situações de estresse, como na sepse grave e no choque séptico, ocorre uma estimulação do eixo hipotálamo-hipófise-adrenal e, assim, um aumento na secreção de cortisol e perda no ritmo circadiano. A ativação do eixo hipotálamo-hipófise-adrenal é componente essencial da adaptação do paciente à situação de estresse e contribui para manter a homeostase. Na UTI, quanto maiores os escores de gravidade da doença, maiores os níveis esperados de cortisol e as taxas de mortalidade[12,13].

A insuficiência adrenal relativa está presente quando a resposta adrenal é inadequada para a situação de estresse. Geralmente esses pacientes apresentam os mais altos níveis de cortisol basal, mas não respondem ao teste de estímulo com ACTH, ou seja, não apresentam reserva adrenal[8].

A insuficiência adrenal absoluta é caracterizada por baixos níveis de cortisol basal e a não-resposta ao teste de estímulo com ACTH[7,8].

Membros do *American College of Critical Care Medicine* (ACCM) uniram-se recentemente em uma força-tarefa com o objetivo de desenvolver recomendações para o diagnóstico e o manejo da insuficiência adrenal em pacientes adultos gravemente enfermos. Eles sugeriram a mudança dos termos "insuficiência adrenal relativa e absoluta" para "insuficiência de corticosteroides relacionada a pacientes criticamente enfermos", já que esse termo englobaria tanto uma diminuição da produção adrenal como uma resistência periférica aumentada aos glicocorticoides[14].

Causas de Insuficiência Adrenal

A causa da insuficiência adrenal em pacientes com choque séptico e sepse grave é multifatorial. Dessa forma, pode haver uma insuficiência adrenal primária decorrente da destruição da glândula adrenal:

- Por ação direta ou indireta de agentes infecciosos.
- Em decorrência de hemorragia/distúrbio de coagulação (p.ex., síndrome Waterhouse-Friderichsen).
- Induzida por drogas como o etomidato e cetoconazol.

Porém, na maioria das vezes, ocorre uma insuficiência adrenal secundária (desordem no nível hipotálamo-hipófise) em decorrência da diminuição da liberação de CRH (hormônio liberador de corticotropina), inibida pelas citocinas e outros mediadores da resposta inflamatória liberados durante a sepse. O uso crônico de glicocorticoides também pode estar associado à supressão do eixo hipotálamo-hipófise-adrenal, assim como a presença de uma doença pré-existente no nível do hipotálamo, da hipófise ou da adrenal[13,15].

A insuficiência adrenal pode ocorrer, ainda, por uma diminuição no número de receptores dos glicocorticoides ou pela diminuição da sua afinidade ao receptor, o que leva ao aumento da resistência periférica aos glicocorticoides[14].

Manifestações Clínicas da Insuficiência Adrenal

Clinicamente, a insuficiência adrenal pode ser indistinguível do choque séptico e hipovolêmico, entrando assim como diagnóstico diferencial.

Existem muitos sintomas associados à insuficiência adrenal. Na maioria das vezes, suspeita-se do diagnóstico quando esses pacientes apresentam uma hipotensão refratária à fluidoterapia e ao uso de drogas vasoativas. Outros sintomas relacionados à insuficiência adrenal são dor abdominal, febre na presença de culturas negativas (não-responsiva a antibióticos), mudanças inexplicáveis do nível de consciência, anormalidades eletrolíticas (hipoglicemia, hiponatremia, hipercalemia), neutropenia e eosinofilia[15-17].

Incidência de Insuficiência Adrenal

A incidência de insuficiência adrenal é de 15 a 61% e varia de acordo com a população estudada e os critérios utilizados para definir tal condição[5,8,9,13,17].

Atualmente, os membros da força-tarefa do ACCM (2008) sugerem a realização do teste de estímulo com 250 mcg de ACTH para a detecção de insuficiência adrenal, e utilizam, como critério para a definição de resposta adrenal inadequada, um incremento de cortisol < 9 mcg/dL após o teste de estímulo com ACTH ou a dosagem de cortisol basal < 10 mcg/dL[14].

A escolha do teste de estímulo com ACTH para avaliar a função adrenal deve-se à simplicidade e à rapidez com que pode ser realizado. Outros testes, embora de resultados mais confiáveis, são de execução mais difícil e a maioria deles é contraindicada em pacientes gravemente enfermos[2].

Consequências Clínicas da Insuficiência Adrenal

Recentemente, estudos têm evidenciado uma associação entre insuficiência adrenal, refratariedade do choque às catecolaminas e mortalidade[8,11,17]. Estudo realizado por grupo do Instituto da Criança do HC-FMUSP demonstrou que pacientes com insuficiência adrenal (absoluta e relativa) normalmente evoluem com choque refratário às catecolaminas (100% e 80%, respectivamente) e podem se beneficiar da terapêutica com corticosteroides. Nesse estudo, foi observado também um aumento da mortalidade no grupo de pacientes com resposta adrenal inadequada, apesar de não ter sido observada uma relação significante[7,18].

TERAPÊUTICA COM CORTICOSTEROIDES NO CHOQUE SÉPTICO

Desde sua descoberta, os corticosteroides têm encontrado uma ampla variedade de indicações clínicas, principalmente por se tratarem dos mais poderosos anti-inflamatórios conhecidos. Em 1940, Perla e Marmrston, e em 1951, Hahn et al. foram pioneiros ao publicarem estudos sugerindo a terapêutica com corticosteroides para pacientes gravemente enfermos (pneumonia, bacteremia e infecção generalizada)[19,20]. Todavia, seu uso ainda é bastante controverso na literatura[21-23].

Nas décadas de 1970 e 1980, vários estudos foram realizados com o intuito de demonstrar os efeitos terapêuticos dos corticosteroides em pacientes com sepse grave e choque séptico. A maioria desses estudos utilizava altas doses de corticosteroides (dexametasona ou metilprednisolona), por curto período[24-33]. Contudo, em duas meta-análises publicadas por Lefering et al. e Cronin et al., em 1995, não foram demonstrados resultados satisfatórios com relação à sobrevida[3,4].

Em contraste, estudos recentes têm demonstrado bons resultados, em relação à sobrevida, com o uso de baixas doses de hidrocortisona oferecidas por um período mais prolongado no grupo de pacientes que apresentam choque refratário às catecolaminas[5,7,34]. Estes estudos nomeiam a hidrocortisona como corticosteroide de escolha, já que ela apresenta uma maior atividade mineralocorticoide, enquanto a metilprednisolona e a dexametasona não apresentam tal atividade.

Assim sendo, membros da força-tarefa do ACCM (2008) recomendam, em adultos, o uso de hidrocortisona endovenosa na dose de 200 mg/dia a cada 6 horas ou um bolo de 100 mg seguido de infusão contínua de 10 mg/hora (240 mg/dia), por no mínimo 7 dias ou até a resolução do choque. Eles sugerem, ainda, um desmame lento e consideram a utilização de fludrocortisona como opcional[14].

Em relação à faixa etária pediátrica, são escassos os trabalhos referentes à terapêutica com corticosteroides em pacientes com choque séptico[35,36]. Até o momento, não existe na literatura um consenso com relação à dose de hidrocortisona a ser utilizada, forma de administração (em bolo ou contínua), duração do tratamento, necessidade ou não de desmame e em que fase do choque ela deve ser prescrita.

Em 2002, o ACCM desenvolveu novas diretrizes e parâmetros de prática clínica para o suporte hemodinâmico de neonatos e crianças com choque séptico, com o objetivo de melhorar a evolução desses pacientes. Os membros desse comitê sugeriram a terapêutica com hidrocortisona para todas as crianças que apresentassem algum fator de risco para insuficiência adrenal e para aquelas que desenvolvessem choque refratário às catecolaminas. Eram considerados pacientes de risco crianças com *purpura fulminans*, com síndrome de Waterhouse-Friderichsen, crianças que apresentavam uma doença conhecida hipofisária ou adrenal e crianças que faziam uso crônico de corticosteroides. A dose preconizada pelo comitê variava de 1 a 2 mg/kg (dose de estresse) a 50 mg/kg (dose de choque) em bolo seguida pela dose de 2 mg/kg/hora em infusão contínua durante 24 horas[37]. Atualmente, essas doses são consideradas muito altas.

Assim, novos ensaios clínicos, multicêntricos e randomizados são necessários para que seja possível traçar as verdadeiras diretrizes em relação à terapêutica com corticosteroides em pacientes com choque séptico na suspeita de insuficiência adrenal. Até lá, sugere-se a utilização de hidrocortisona, assim que seja detectada a refratariedade do choque às catecolaminas, em baixas doses: 10 mg/kg de ataque (máximo 200 mg), seguida de 100 mg/m^2/dia a cada 6 horas, nunca ultrapassando 50 mg/dose, durante no mínimo 5 dias ou até que sejam suspensas as drogas vasoativas. Quanto à dosagem de cortisol basal e o teste de estímulo com ACTH, sugere-se a sua realização apenas quando possível, apenas com o intuito de guiar a terapêutica e não de instituí-la.

SÍNDROME DO EUTIREOIDIANO DOENTE (*EUTHYROID SICK SYNDROME*)

A síndrome do eutireoidiano doente (ESS) é uma síndrome bastante frequente em pacientes gravemente enfermos e caracteriza-se pela alteração transitória dos hormônios tireoidianos T3, T4 e T3 reverso (rT3), com pouca ou nenhuma alteração nos níveis do hormônio tireoestimulante hipofisário (TSH). Apesar de alguns autores acreditarem que se trata de um fenômeno essencialmente fisiológico, transitório e benigno, vários estudos mais recentes vêm demonstrando que essa síndrome está associada a uma maior mortalidade e maior tempo de internação hospitalar, tanto em pacientes adultos como na população pediátrica. Por exemplo, em pacientes criticamente enfermos, pode representar desde uma maneira do organismo em poupar o seu gasto energético até um mecanismo de adaptação do organismo frente a uma situação de estresse, como na sepse, onde ocorre a liberação de citocinas (IL-1, IL-6, TNF-alfa) que levam a alterações no metabolismo dos hormônios tireoidianos[38-43].

Pacientes criticamente enfermos geralmente apresentam uma série de alterações metabólicas, imunológicas e endocrinológicas e podem evoluir com uma série de anormalidades no eixo hipotálamo-hipófise-tireoide, incluindo: resposta atenuada do TRH, diminuição na liberação de TSH, diminuição no nível de proteínas transportadoras (TBG), diminuição nos níveis de T3 e T4 total, baixa captação dos hormônios tireoidianos pelos tecidos e alteração no metabolismo dos hormônios tireoidianos. Assim sendo, a síndrome do paciente eutireoidiano doente é marcada pela diminuição na concentração sérica de triiodotironina (T3), aumento no rT3 (uma forma metabolicamente inativa do hormônio tireoidiano), com ou sem redução de tiroxina (T4) e TSH, podendo ser também chamada de síndrome do T3 baixo. A fração livre do T4 geralmente é normal e especial atenção deve ser dada aos pacientes com insuficiência renal que podem apresentar concentrações séricas de rT3 não elevadas[38-43].

Algumas drogas interagem diretamente na função tireoidiana, por exemplo:

1. Dopamina: a infusão prolongada de dopamina pode levar a um hipotireoidismo secundário[38].
2. Glicocorticoides: inibem a conversão de T4 em T3, resultando em uma concentração sérica diminuída de T3[38].
3. Amiodarona: pode causar redução de T3 e aumento deT4 e rT3[38].
4. Fenitoína: causa redução de T4 e rT3 e ocasionalmente uma redução de T3 e T3 livre, mas a dosagem de TSH basal geralmente é normal[38].
5. Agente contrastado iodado: diminuição da conversão de T4 em T3[38].
6. Heparina intravenosa ou subcutânea: aumento de T4 livre[38].

Baseados no tipo de alteração referente à função tireoidiana, pode-se descrever 3 tipos de síndrome do eutireoidiano doente[38-43]:

1. Tipo 1: cursa com níveis de T3 baixo, rT3 elevado e T4 dentro do limite da normalidade. É o tipo de anomalia mais frequente, que pode ser observada em 70% dos pacientes gravemente doentes.

2. Tipo 2: cursa com T3 e T4 baixos, rT3 elevado e TSH baixo. Aparece em cerca de 15 a 20% dos pacientes gravemente doentes e correlaciona-se diretamente com a mortalidade, aparecendo em pacientes mais graves.
3. Tipo 3: é a forma menos frequente e cursa com aumento de T4 e rT3, estando o T3 normal. Ocorre com mais frequência em pacientes psiquiátricos.

O tratamento do indivíduo com síndrome do paciente eutireoidiano doente é bastante controverso. A diminuição nos níveis de T4 total correlaciona-se diretamente com a gravidade da doença e o aumento nas taxas de mortalidade. Em relação ao T3, a sua queda brusca também está relacionada a uma maior gravidade da doença[38-43].

Vários estudos têm demonstrado não haver uma diminuição nas taxas de mortalidade com a administração de T4 (levotiroxina) em pacientes adultos criticamente enfermos. Essa não diminuição nas taxas de mortalidade pode ser explicada pela incapacidade desses pacientes em converterem o T4 em T3 metabolicamente ativo. Quanto à administração de T3, também existe muita controvérsia na literatura, já que não são demonstrados resultados satisfatórios em relação à sobrevida. Assim, o tratamento deve ser realizado apenas em pacientes criticamente enfermos com diagnóstico de hipotireoidismo. Durante o tratamento, é recomendável monitorar, a cada 48 horas, os níveis séricos de T4 livre, total e T3 e ajustar as doses, com o objetivo de manter o nível do T3 próximo ao limite inferior da normalidade[38-43].

HIPERGLICEMIA

Hiperglicemia é considerada uma importante e adequada resposta fisiológica ao estresse e ocorre em grande número de pacientes internados em UTI. Contudo, estudos recentes publicados por Van den Berghe et al. mostram que ela pode estar associada com uma pior evolução, ou seja, maiores taxas de morbimortalidade. Por exemplo, uma hiperglicemia sustentada pode estar associada a piores desfechos, incluindo maior tempo de internação hospitalar, maior tempo de suporte ventilatório, piores sequelas neurológicas, atraso na cicatrização de feridas, entre outros[2,44-48].

A hiperglicemia que ocorre nos pacientes criticamente doentes é secundária à liberação de hormônios contrarreguladores (glucagon, hormônio do crescimento, catecolaminas e glicocorticoides) e a presença de citocinas inflamatórias IL-1, IL-6 e o TNF-alfa. Esses hormônios inibem a glicogênese hepática e a glicólise periférica, enquanto promovem a gliconeogênese, a glicogenólise hepática e muscular e a lipólise periférica. Já as citocinas pró-inflamatórias (IL-1, IL-6 e o TNF-alfa) induzem a resistência periférica e hepática à insulina e estimulam o eixo hipotálamo-hipófise-adrenal. A resistência insulínica é caracterizada por um aumento na produção de glicose hepática e uma menor ação de insulina no músculo e nos adipócitos. Em relação ao metabolismo dos carboidratos, ele também se encontra alterado nessa situação e a produção de glicose hepática encontra-se aumentada[2,48].

Além disso, condições clínicas e terapêuticas podem contribuir para o aparecimento da hiperglicemia induzida pelo estresse, como diabetes, obesidade, cirrose hepática, pancreatite, hipocalemia, realização de diálise, restrição ao leito, administração de catecolaminas, corticosteroides, soluções glicosadas e de dietas enterais ou parenterais[48].

Atualmente, conforme publicado no *Surviving Sepsis Campaing*[49]em 2008, existe a recomendação, para pacientes adultos criticamente doentes, de manter a glicemia em torno de 150 mg/dL. Contudo, vale ressaltar que a hipoglicemia pode ser um efeito adverso grave na sua evolução, podendo influenciar negativamente o prognóstico desses pacientes. Dessa forma, cada unidade deve adequar um protocolo para a realização de um controle glicêmico em seus pacientes, com o objetivo de prevenir a hipoglicemia. Para a faixa etária pediátrica, ainda são necessários maiores estudos, pois não existe uma recomendação bem estabelecida[2,49].

CONCLUSÕES

A insuficiência adrenal é comum e pouco diagnosticada em pacientes criticamente doentes. Em alguns casos, pode ser confundida com os sintomas de choque séptico e hipovolêmico. Estudos mostram uma forte associação entre insuficiência adrenal e choque refratário às catecolaminas em pacientes com sepse grave e choque séptico.

Pacientes com choque séptico refratário às catecolaminas podem se beneficiar da terapêutica com corticosteroides, sendo a hidrocortisona a droga eleita.

A síndrome do eutireoidiano doente (ESS) é bastante frequente em pacientes criticamente doentes e caracteriza-se pela alteração transitória dos hormônios tireoidianos T3, T4 e T3 reverso, com pouca ou nenhuma alteração nos níveis do hormônio tireoestimulante hipofisário (TSH). Ainda não há evidências na literatura que justifiquem o seu tratamento com a reposição de hormônio tireoidiano.

A hiperglicemia desencadeada pelo estresse ocorre em grande número de pacientes internados em UTI. Em crianças, faltam estudos que estabeleçam uma recomendação terapêutica para a hiperglicemia.

REFERÊNCIAS BIBLIOGRÁFICAS

1. Felmet K, Carcillo J. Neuroendocrine-immune mediator coordination and disarray in critical illness. In: Fuhrman BP, Zimmerman JJ, editors. Pediatric critical care. Philadelphia: Mosby Elsevier; 2006. p.1462-73.

2. Clark L, Preissig C, Rigby MR, Bowyer F. Endocrine issues in the pediatric intensive care unit. Pediatr Clin North Am. 2008;55(3):805-33.
3. Cronin L, Cook JD, Carlet J, Heyland DK, King D, Lasang MA, et al. Corticosteroids treatment for sepsis: a critical appraisal and meta-analysis of the literature. Crit Care Med. 1995;23(8):1430-39.
4. Lefering R, Neugebauer EAM. Steroid controversy in sepsis and septic shock: a meta-analysis. Crit Care Med. 1995;23(7):1294-301.
5. Annane D, Sébille V, Charpentier C, Bollaert PE, François B, Korach JM, et al. Effect of treatment with low doses of hidrocortisone and fludrocortisone on mortality in pacients with septic shock. JAMA. 2002;288(7):862-71.
6. Keh D, Sprung CL. Use of corticosteroid therapy in patients with sepsis and septic shock: an evidence-based review. Crit Care Med. 2004;32(Suppl):s527-33.
7. Ananne D, Bellissant E, Bollaert PE, Briegel J, Keh D, Kupfer Y. Corticosteroids for severe sepsis and septic shock: a systematic review and meta-analysis. BMJ. 2004;329(7464):480-9.
8. Pizarro CF, Troster EJ, Damiani D, Carcillo JA. Absolute and relative adrenal insufficiency in children with septic shock. Crit Care Med. 2005;33(4):855-9.
9. Annane D, Sébille V, Troché G, Raphael JC, Cajdos P, Bellissant E. A 3-level prognostic classification in septic shock based on cortisol levels and cortisol response to corticotropin. JAMA. 2000;255(8):1038-44.
10. Pizarro CF, Troster EJ. Função adrenal na sepse e choque séptico. J Pediatr. 2007;83(5Suppl):S1-8.
11. Jong MFC, Beishuizen A, Spijkstra JJ, Groeneveld ABJ. Relative adrenal insufficiency as a predictor of disease severity, mortality, and beneficial effects of corticosteroid treatment in septic shock. Crit Care Med. 2007;35(8):1896-903.
12. Annane D, Cavaillon JM. Corticosteroids in sepsis: from bench to bedside? Shock. 2003;20(3):197-207.
13. Marik PE, Zaloga GP. Adrenal insufficiency in the critically ill: a new look at an old problem. Chest. 2002;122(5):1784-96.
14. Marik PE, Pastores SM, Annane D, Meduri U, Sprung C, Arlt W, et al. Recommendations for the diagnosis and management of corticosteroid insufficiency in critically ill adult patients: consensus statements from an international task force by the American College of Critical Care Medicine. Crit Care Med. 2008;36(6):1937-49.
15. Marik PE, Zaloga GP. Adrenal insufficiency during septic shock. Crit Care Med. 2003;31(1):141-5.
16. Lamberts SWJ, Bruining HA, Jong FH. Corticosteroid therapy in severe illness. N Engl J Med. 1997;337(18):1285-92.
17. Cooper M, Stewart PM. Corticosteroids insufficiency in acute ill patients. N Engl J Med. 2003;348(8):727-34.
18. Langer M, Mdi PB, Agus M. Adrenal insufficiency in the critically ill neonate and child. Curr Opin Pediatr. 2006;18(4):448-53.
19. Perla D, Marmorston J. Suprarenal cortical hormone and salt in the treatment of pneumonia and other severe infections. Endocrinology. 1940;27:367-74.
20. Hahn EO, Houser HB, Rammelkamp CH. Effect of cortisone on acute streptococcal infections and post-streptococcal complications. J Clin Invest. 1951;30:274-81.
21. Matot I, Sprung CL. Corticosteroids in septic shock: ressurrection of the last rites? Crit Care Med. 1998;26(4):627-30.
22. Sessler CN. Steroids for septic shock – back from the dead?(Con). Chest. 2003;124(2):482-9.
23. Balk RA. Steroids for septic shock – back from the dead?(Pro). Chest. 2003;123(5 Suppl):4905-95.
24. Luce JM, Montgomery AB, Marks JD, Turner J, Metz CA, Murray JF. Ineffectiveness of high-dose methylprednisolone in preventing parenchymal lung injury and improving mortality in patients with septic shock. Am Rev Dis. 1998;138:62-8.

25. The Veterans Administration Systemic Sepsis Cooperative Study Group. Effect of high-dose glucocorticoid therapy on mortality in patients with clinical signs of sepsis. N Engl J Med. 1987;317:659-65.
26. Bone RC, Fisher CJ Jr, Clemmer TP, Slotman GJ, Metz CA, Balk RA. A controlled clinical trial of high-dose methylprednisolone in the treatment of severe sepsis and septic shock. N Engl J Med. 1987;317:653-8.
27. Sprung CL, Caralis PV, Marcial EH, Pierce M, Gelbard MA, Long WM, et al. The effect of high-dose corticosteroids in patients with septic shock. N Engl J Med. 1984;311:1137-43.
28. Thompson WT, Gurley HT, Lutz BA. Inefficacy of corticosteroids in shock (double-bind study). [Abstract]. Clin Res. 1976;24:258A.
29. Lucas CE, Ledgerwood AM. The cardiopulmonary response to massive doses of steroids in patients with septic shock. Arch Surg. 1984;119:537-41.
30. Schumer W. Steroids in the treatment of clinical septic shock. Ann Surg. 1976;1184:333-9.
31. Klastersky J, Cappel R, Debusschier L. Effectiveness of betamethasone in management of severe infections. N Engl J Med. 1971;284:1248-50.
32. Rogers J. Large doses of steroids in septicaemic shock. Abstr. Br J Urol. 1970;42:742.
33. Bennet IL, Finland M, Hamburger M. The effectiveness of hydrocortisone in the management of severe infections: Cooperative Study Group. JAMA. 1963;183:462-5.
34. Annane D. Corticosteroids for septic shock. Crit Care Med. 2001;29(7 Suppl):117-20.
35. Sumarmo. The role of steroids in dengue shock syndrome. Southeast Asian J Trop Med Pub Hlth. 1987;18:383-9.
36. Myo Min, Tin U, Myo Aye, Than Nu Shwe, Than Swe, Ba Aye. Hydrocortisone in the management of dengue shock syndrome. Southeast Asian J Trop Med Pub Hlth. 1975;6:573.
37. Carcillo JA, Fields AI, Task Force Members. Clinical practice parameters for hemodynamic support of pediatric and neonatal in septic shock. Crit Care Med. 2002;30(6):1365-78.
38. Burman KD, Wartofsky L. Thyroid function in the intensive care unit setting. Crit Care Clin. 2001;17(1):43-7.
39. Umpierrez GE. Euthyroid sick syndrome. South Med J. 2002;95(5):506-12.
40. Fowler MJ, Pannone AF, Blevins Jr. LS. Pitfalls to avoid while interpreting thyroid function tests: five illustrative cases. South Med J. 2002;95(5):486-92.
41. Williams GR, Neuberger JM, Franklyn JA, Sheppard MC. Thyroid hormone receptor expression in the " sick euthyroid syndrome". Lancet. 1989;2(8679):1477-81.
42. Monig H, Arendt T, Meyer M, Kloehn S, Bewig B. Activation of the hypothalamo-pituitary-adrenal axis in response to septic or non-septic diseases – implications for the euthyroid sick syndrome. Intensive Care Med. 1999;25(12):1402-6.
43. Wartofsky L, Burman KD. Alterations in thyroid function in patients with systemic illness: the "euthyroid sick syndrome". Endocr Rev. 1982;3(2):164-217.
44. Van den Berghe G, Wouters P, Weekers F, Verwaest C, Bruyninckx F, Schetz M, et al. Intensive insulin therapy in the critically ill patients. N Engl J Med. 2001;345(19):1359-67.
45. Branco R, Garcia R, Piva J, et al. Glucose level and risk of mortality in pediatric septic shock. Pediatr Crit Care Med. 2005;6(4):470-2.
46. Van Den Berghe G. Dynamic neuroendocrine responses to critical illness. Front Neuroendocrinol. 2002;23(4):370-91.
47. Van Den Berghe G, Wilmer A, Hermans G, et al. Intensive insulin therapy in the medical ICU. N Engl J Med. 2006;354(5):449-61.
48. Mazza BF, Honda CKY. Controle glicêmico na sepse. In: Carvalho WB, Westphal GA. Proami – ciclo 5- módulo 3. São Paulo: Artmed; 2008. p.131-58.
49. Dellinger RP, et al. Surviving sepsis campaign: international guidelines for management of severe sepsis and septic shock: 2008. Crit Care Med. 2008;36(1):296-327.

Seção VI

Distúrbios neurológicos

Hipertensão intracraniana: diagnóstico e tratamento

20

Patrícia Leão Tuma
Maria Thereza de Cordes Cabêdo

Após ler este capítulo, você estará apto a:

1. Identificar o paciente com hipertensão intracraniana (HIC).
2. Reconhecer as principais etiologias da HIC.
3. Avaliar os métodos de monitorização, suas vantagens e desvantagens.
4. Estruturar as formas de tratamento convencionais e as novas tendências na abordagem ao paciente com HIC.

INTRODUÇÃO

A hipertensão intracraniana (HIC) é uma complicação potencialmente grave de uma lesão neurológica. Em pediatria é, na maior parte das vezes, secundária a uma lesão cerebral traumática, mas também pode acontecer em crianças portadoras de hidrocefalia, tumores cerebrais, infecções intracranianas e alterações metabólicas. Dentre outras causas de HIC destacam-se a falência hepática fulminante e a síndrome de Reye (Quadro 20.1).

Quadro 20.1 – Causas de hipertensão intracraniana

- Hemorragia intracraniana
- Traumatismo cranioencefálico
- Ruptura de aneurisma
- Malformação arteriovenosa
- Outras anormalidades vasculares
- Infecções de sistema nervoso central
- Neoplasias
- Vasculites
- Isquemia
- Hidrocefalia
- Pseudotumor cerebral
- Encefalopatia hepática
- Síndrome de Reye
- Idiopática

Para o manejo adequado de crianças com aumento da pressão intracraniana (PIC), é necessário o seu rápido reconhecimento e tratamento direcionado tanto para redução da PIC quanto para reversão da causa. A rápida instituição das medidas gerais e específicas para o controle da PIC é imprescindível para prevenção de sequelas neurológicas e/ou morte.

A maioria dos pacientes vítimas de traumatismo cranioencefálico (TCE) com alterações tomográficas irá desenvolver hipertensão intracraniana nos dias subsequentes ao trauma[1], sendo que o pico de pressão acontece nos primeiros 3 dias na metade dos pacientes, e após o 5º dia em 25% deles[2]. A HIC é a principal causa de morte nos pacientes vítimas de traumatismo cranioencefálico (TCE)[1].

DEFINIÇÃO

Hipertensão intracraniana é definida como uma elevação patológica da PIC, porém os limiares indicativos de tratamento ainda não estão bem estabelecidos por faixa etária. Elevações transitórias ocasionais acontecem durante eventos fisiológicos como tosse, espirros e manobra de Valsalva. Valores considerados normais em lactentes são de 8 a 10 mmHg e, em crianças maiores e adultos, são inferiores a 15 mmHg. Em adultos, considera-se hipertensão intracraniana a manutenção da PIC acima de 20 mmHg por mais de 20 minutos[3]. O limiar para instituir tratamento para HIC utilizado na maioria dos estudos pediátricos é de 20 mmHg[4,5], no entanto, dados obtidos por meio de exames clínicos frequentes, monitorização de variáveis fisiológicas, pressão de perfusão cerebral e exames radiológicos devem ajudar nas interpretações dos valores de PIC e nas decisões de tratamento. O efeito da HIC no prognóstico de vítimas de TCE grave parece estar relacionado tanto ao pico absoluto quanto à duração do aumento da PIC[5].

FISIOPATOLOGIA

O compartimento intracraniano é protegido pelo crânio, uma estrutura rígida com um volume interno fixo. O seu conteúdo inclui (Figura 20.1):

- Parênquima cerebral (80% do volume).
- Líquido cefalorraquidiano (LCR) (10%).
- Sangue (10%).

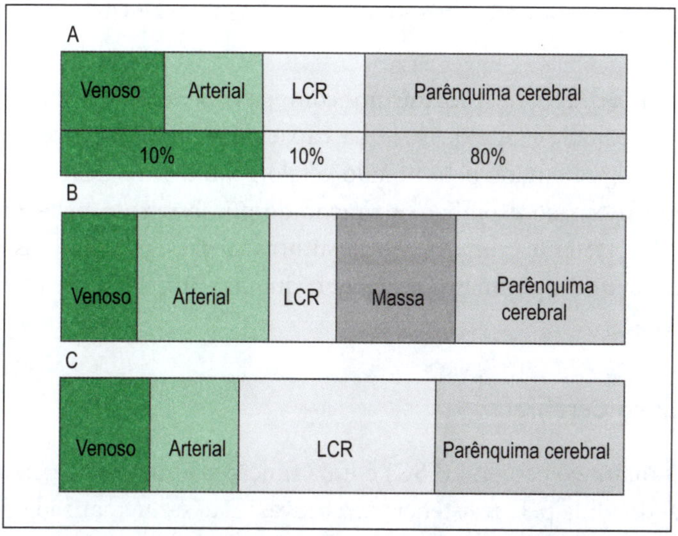

Figura 20.1 Esquema do compartimento intracraniano. (A) Esquema de distribuição do compartimento intracraniano. (B) Alteração da distribuição do compartimento intracraniano, na presença de uma massa. (C) Alteração da distribuição do compartimento intracraniano quando ocorre aumento de uma das partes, p. ex., hidrocefalia. LCR: líquido cefalorraquidiano.

A HIC é uma função do volume e da complacência de cada componente do compartimento intracraniano. Como o volume do crânio não se altera, um aumento no volume de um dos componentes ou a presença de componentes patológicos gera o deslocamento de outras estruturas, aumento da PIC ou ambos[6] (Figura 20.2).

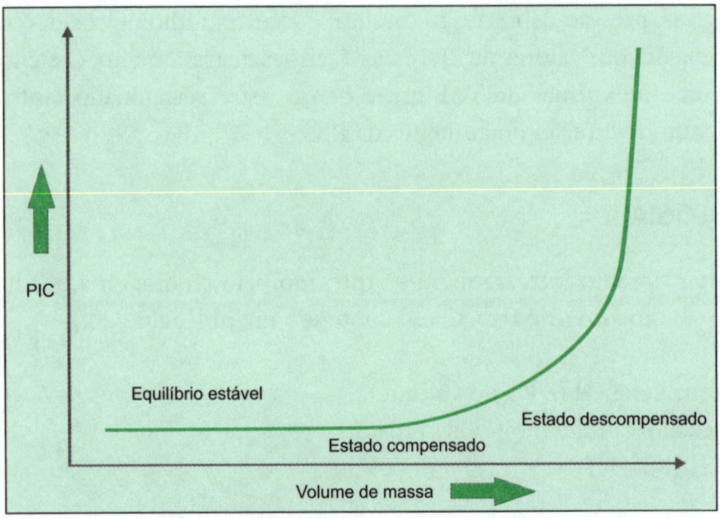

Figura 20.2 Relação pressão x volume do compartimento intracraniano. PIC: pressão intracraniana. Fonte: modificado de Czosnyke M, Pickard JD[26].

Após uma lesão cerebral, mecanismos compensatórios atuam com o intuito de manter a PIC normal. Cerca de 30% da capacidade de diminuição do volume intracraniano é representada pelo líquido cefalorraquidiano (LCR), que pode ser deslocado para o espaço espinhal subaracnoide ou absorvido pelas granulações aracnoides[3,7]. Em lactentes com fontanela/suturas abertas, um mecanismo adicional é o crescimento do perímetro cefálico, o que não impede o desenvolvimento agudo de HIC[7].

Fluxo Sanguíneo Cerebral

O fluxo sanguíneo cerebral (FSC) é uma função da pressão exercida na circulação cerebral dividida pela resistência cerebrovascular, esquematizada da seguinte forma[10]:

$$\frac{\text{FSC} = (\text{P carótida} - \text{P jugular})}{\text{RCV}}$$

na qual P carótida = pressão na carótida, P jugular = pressão jugular e RCV = resistência cerebrovascular.

A PaO_2 (pressão arterial de O_2) e a $PaCO_2$ (pressão arterial de CO_2) têm papéis bem estabelecidos no fluxo sanguíneo cerebral. Quedas da PaO_2, especialmente abaixo de 50 mmHg, causam vasodilatação na tentativa de manter a oferta de oxigênio para o cérebro, podendo levar a aumentos de até 300% no FSC quando a PaO_2 atinge níveis críticos como 25 mmHg[8]. Hipercapnia também leva a vasodilatação cerebral e aumento do fluxo sanguíneo, enquanto a hipocapnia reduz o fluxo sanguíneo cerebral em cerca de 3% para cada mmHg de diminuição do $PaCO_2$[8]. A resposta a alterações do CO_2 é rápida, por isso a hiperventilação pode ser uma estratégia útil no manejo de HIC complicada com herniação.

Autorregulação

É o ajuste do FSC à atividade metabólica, primariamente por meio de alterações na resistência vascular cerebral. Dessa forma, condições clínicas que aumentam a atividade metabólica cerebral (convulsões, febre) levam a um aumento no FSC[9].

Alterações na resistência vascular cerebral podem manter o FSC constante enquanto a pressão arterial média encontra-se em determinada faixa (adultos: 50 a 150 mmHg). Fora dessa faixa, os mecanismos compensatórios falham e pode acontecer uma perfusão inadequada ou excessiva[9]. Os insultos cerebrais podem comprometer os mecanismos de autorregulação do FSC[3]. Não há dados sobre os limites da autorregulação nas crianças (Figura 20.3).

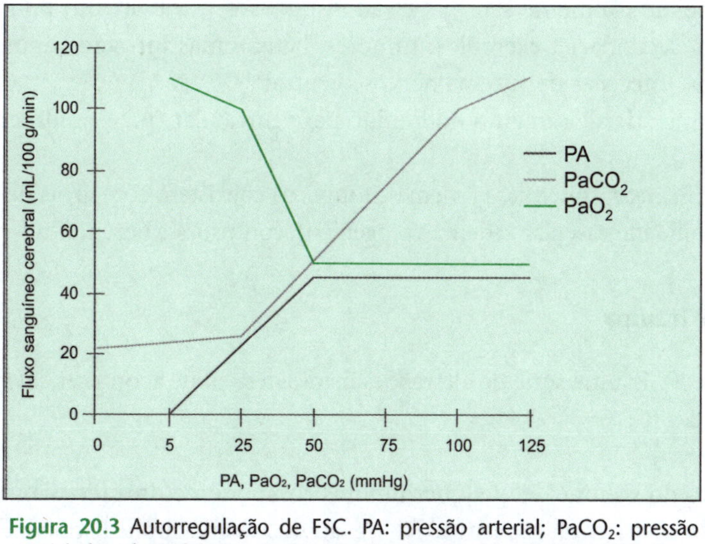

Figura 20.3 Autorregulação de FSC. PA: pressão arterial; $PaCO_2$: pressão arterial de gás carbônico; PaO_2: pressão arterial de oxigênio; FSC: fluxo sanguíneo cerebral. Fonte: modificada de Romero C, Castillo L[27].

Pressão de Perfusão Cerebral

A pressão de perfusão cerebral (PPC) corresponde à pressão arterial média (PAM) menos a pressão intracraniana (PIC), conforme fórmula apresentada.

$$PPC = PAM - PIC$$

A PPC normal em adultos varia de 50 a 70 mmHg. Em crianças, provavelmente é menor, porém valores normais ainda não foram estabelecidos. Quando a PPC cai para abaixo do nível crítico, em razão da hipotensão ou do aumento importante da PIC, o cérebro recebe FSC inadequado e pode ocorrer isquemia[9].

Recomenda-se manter uma PPC > 40 mmHg em crianças com TCE grave. Valores entre 40 e 65 mmHg provavelmente representam um espectro para limiar de tratamento conforme progressão da idade. Pode haver exceções para essa faixa em alguns lactentes e neonatos[5].

Edema Cerebral

O edema cerebral pode ser decorrente de três mecanismos diferentes:

- Edema citotóxico: causado por inchaço intracelular; exemplos: TCE, lesão axonal difusa, lesão hipóxico-isquêmica[6,10].
- Edema vasogênico: aumento da permeabilidade das células do capilar endotelial. Neurônios inicialmente são preservados, por isso o tratamento pode prevenir isquemia secundária; exemplos: tumores, hematomas intracranianos, infartos, abscessos, infecções de sistema nervoso central[6,10].
- Edema intersticial: aumento no líquido periventricular (p. ex., hidrocefalia)[10].

No TCE, áreas isquêmicas (edema citotóxico) coexistem com áreas de alterações na permeabilidade vascular (edema vasogênico), contusões e parênquima normal.

Efeitos do Trauma

Após o TCE, uma série de alterações fisiológicas pode acontecer, levando a um aumento na PIC:

- Aumento do volume de qualquer um dos componentes intracranianos.
- Perda da autorregulação entre FSC e atividade metabólica, podendo levar a aumento excessivo no FSC.

- Aumento da produção de LCR em resposta a hiperemia cerebral.
- Hipercapnia ou hipóxia, que podem gerar vasodilatação e aumento no FSC.
- Herniação, *brain swelling*, hemorragia subaracnoide, que podem obstruir o fluxo do LCR.
- Hematomas, contusões ou edema cerebral, levando a aumento do volume intracraniano.

A combinação desses fatores pode rapidamente exceder os limites da compensação intracraniana levando a aumento da PIC e subsequente herniação ou isquemia (focal ou global)[11]. A HIC pode se manifestar imediatamente ou, com mais frequência, dentro dos primeiros dias pós-TCE, com pico do 3º ao 5º dia. Esse aumento da PIC pode sofrer flutuações desencadeadas por alterações da pressão arterial, hiperventilação, hipóxia, alterações na posição da cabeça, hipertermia, convulsões ou instabilidade cerebrovascular[28].

Herniação

A herniação do tecido cerebral pode causar dano por compressão ou tração de estruturas neurais ou vasculares. Ela acontece quando existe um diferencial de pressão entre os compartimentos intracranianos e pode ocorrer em diferentes áreas da cavidade craniana: transtentorial (mais comum), subfalceana e de amídalas[11] (Figura 20.4).

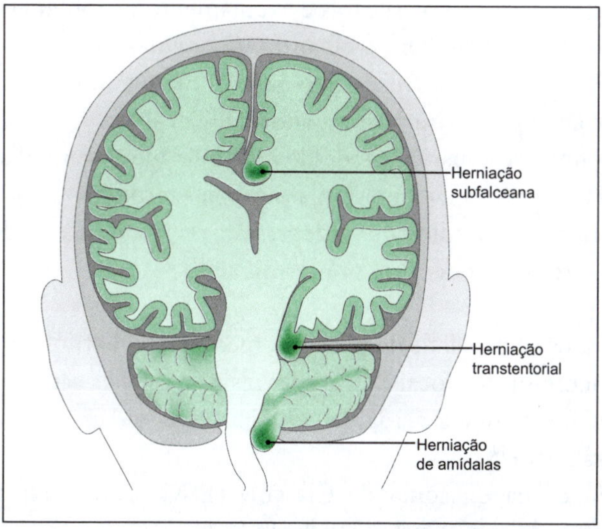

Figura 20.4 Tipos de herniação cerebral. Fonte: adaptada de Fishman[12].

DIAGNÓSTICO

O diagnóstico de HIC pode não ser fácil. Os sintomas iniciais, como cefaleia, alteração no nível de consciência e vômitos, são inespecíficos. O quadro clínico depende da velocidade de instalação da hipertensão e da capacidade de acomodação do volume intracraniano dentro da calota craniana[13]. Sintomas focais podem ser encontrados em pacientes com lesões em massa ou herniação. A cefaleia é o sintoma mais precoce e pode estar associada a despertar noturno, piora com tosse ou manobra de Valsalva, geralmente recorrente e localizada, evoluindo com aumento progressivo da frequência ou gravidade. Outras características que sugerem aumento da PIC após TCE além de cefaleia são: depressão do nível de consciência, alterações visuais e nos sinais vitais. Em lactentes, os sintomas são ainda menos específicos, como irritabilidade ou letargia e inapetência[11].

Sintomas que sugerem etiologias não traumáticas incluem: anormalidades do crescimento, rigidez de nuca, déficit neurológico focal, vômitos persistentes, fator de risco conhecido para HIC (síndrome neurocutânea, macrocefalia, anormalidades hormonais), letargia e alterações de personalidade.

Os achados clínicos nos pacientes com HIC variam desde situações com exame neurológico normal até aquelas em que há sinais inequívocos de comprometimento do SNC[13]. São sinais que podem estar presentes no exame físico:

- Papiledema: se presente, confirma o diagnóstico, no entanto, pode estar ausente nos casos de HIC aguda.
- Hemorragia retiniana: leva a suspeita de trauma não acidental (*shaken baby*).
- Macrocefalia, afastamento de suturas e abaulamento de fontanela. Em hidrocefalia, pode-se observar também o olhar do sol poente.
- Paralisia do III, IV ou VI nervos, sendo a do III mais comum. Dilatação pupilar do lado da lesão, diplopia ou postura anormal da cabeça.
- Alteração do nível de consciência, desde irritabilidade a obnubilação e coma.
- Hemiparesia, hiperreflexia e hipertonia são sinais tardios.
- Hipertensão arterial, bradicardia e depressão respiratória (tríade de *Cushing*) também são tardios e podem ser pré-terminal[11].

No TCE, dados como idade do paciente, mecanismo do trauma, nível de consciência, sinais neurológicos focais, crise convulsiva e cefaleia são importantes para estimar a gravidade, já que a perda da consciência, isoladamente, não é um bom marcador de gravidade[14].

Utiliza-se a escala de coma de Glasgow (ECG) para avaliação objetiva e sequencial do nível de consciência (Tabela 20.1).

Tabela 20.1 – Escala de coma de Glasgow modificada para crianças[29]

Abertura ocular		Melhor resposta verbal		Resposta motora	
Espontânea	4	Balbucio	5	Movimento espontâneo	6
Aos chamados	3	Choro irritado	4	Reage ao toque	5
À dor	2	Choro à dor	3	Reage à dor	4
Sem resposta	1	Gemido à dor	2	Decorticação	3
		Sem resposta	1	Descerebração	2
				Sem resposta	1

≤ 8 = TCE grave; 8 a 12 = TCE moderado; ≥ 13 TCE = leve.

Neuroimagem

Tomografia computadorizada de crânio (sem contraste) é o exame radiológico de escolha em crianças com suspeita clínica de HIC. Deve ser realizada logo após a estabilização inicial. Pode mostrar achados consistentes com HIC (desvio de linha média, apagamento das cisternas basilares e/ou dos sulcos) e identificar a etiologia da HIC (massa, hemorragia) (Figura 20.5). Entretanto, até 1/3 dos pacientes com tomografia computadorizada (TC) inicial normal podem evoluir com alterações tomográficas nos primeiros dias após trauma craniano[25]. Além disso, crianças menores de 2 anos, e particularmente menores de 12 meses, podem apresentar um exame clínico-neurológico normal, mesmo com alterações tomográficas importantes[15].

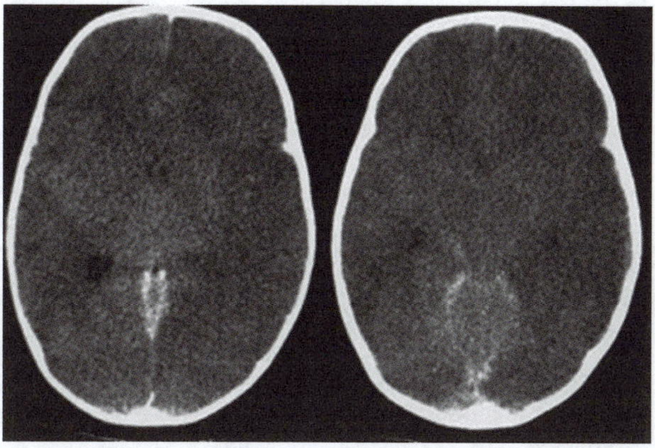

Figura 20.5 Tomografia computadorizada de crânio com edema cerebral.

INDICAÇÕES PARA MONITORIZAÇÃO DA PRESSÃO INTRACRANIANA

O objetivo da monitorização da PIC é mantê-la dentro do normal e, dessa forma, manter a pressão de perfusão, oxigenação e aporte de substratos metabólicos adequados, além de evitar herniação. Permite o tratamento baseado em critérios objetivos, o que é particularmente importante por causa dos efeitos adversos relacionados a muitas das medidas clínicas e cirúrgicas utilizadas no tratamento da HIC (manitol, barbitúricos, sedativos, bloqueadores neuromusculares)[16]. A presença de fontanelas e/ou suturas abertas não evita o desenvolvimento de HIC, tampouco elimina a utilidade da monitorização da PIC.

É recomendada em lactentes e crianças com TCE grave (ECG ≤ 8). Não é indicada rotineiramente em lactentes e crianças com TCE leve a moderado, entretanto o médico pode optar por indicar a monitorização em alguns pacientes conscientes com lesões traumáticas com efeito de massa ou em pacientes cuja avaliação neurológica seriada é prejudicada por sedação, bloqueio neuromuscular ou anestesia[5].

Quando a PIC é mantida abaixo de 20 mmHg, a sobrevida observada no TCE grave é de 94%[13]. A utilização de protocolos de tratamento intensivo, incluindo a monitorização da PIC, demonstrou redução da mortalidade[17].

Tipos de Sistemas de Monitorização

Os monitores disponíveis permitem o registro da pressão por meio de dreno ventricular acoplado a um transdutor externo, transdutor na ponta de um eletrodo (p. ex., Codman®), ou por tecnologia de fibra óptica (p. ex., Camino®) (Figura 20.6).

Dreno (cateter) ventricular acoplado a um transdutor de pressão externo são transdutores de pressão invasiva acoplados na drenagem ventricular externa em contato com o LCR. É o método mais preciso, confiável e de menor custo. Pode ser recalibrado a qualquer momento e ainda oferece a possibilidade terapêutica de drenagem liquórica. Como desvantagem, pode-se citar a impossibilidade da monitorização caso o cateter fique obstruído.

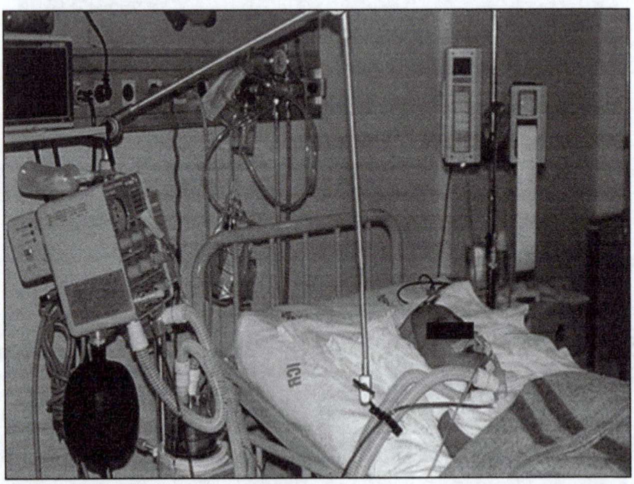

Figura 20.6 Monitorização de pressão intracraniana.

Eletrodo com transdutor ou cateter de fibra óptica na ponta tem o transdutor posicionado internamente no crânio. São calibrados previamente à inserção e, caso não haja cateter ventricular associado, não podem ser recalibrados.

A medida da pressão intraventricular é o padrão de referência para a monitorização da PIC. Outras localizações possíveis são intraparenquimatoso ou subdural (eletrodo transdutor ou fibra óptica); epidural (cateter à coluna líquida) ou por meio de parafusos subaracnoides[18] (Figura 20.7).

Infecção intracraniana associada a sistemas de monitorização da PIC é rara. A colonização do sistema aumenta significativamente após 5 dias de implantação e, quando detectada, está indicada a retirada do sistema. Hemorragias ocorrem em torno de 1,4% dos casos, sendo que apenas 0,5% necessitam de tratamento cirúrgico. A recolocação de cateteres ventriculares por mau funcionamento ou obstrução ocorre em apenas 3% dos casos[19].

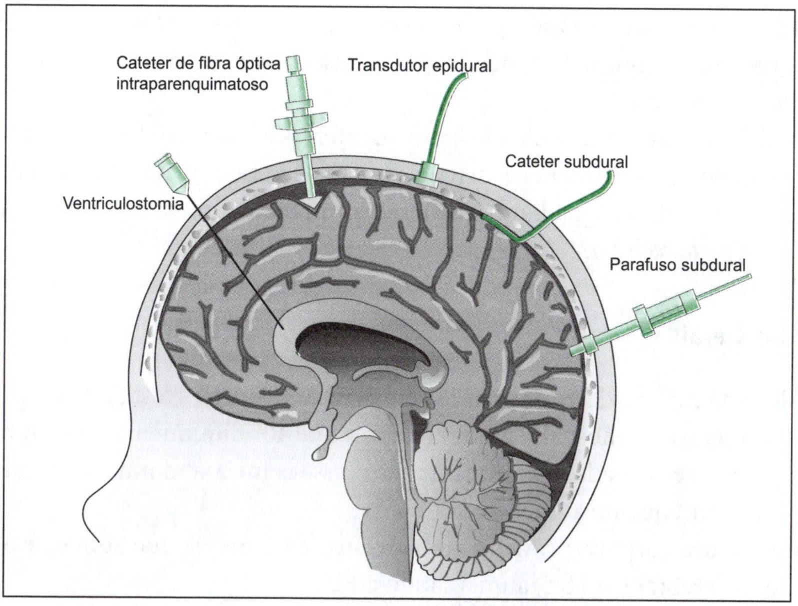

Figura 20.7 Locais de medida da pressão intracraniana[30].

TRATAMENTO

Estabilização Inicial

O tratamento da HIC depende de sua etiologia, mas, independentemente da causa, a primeira meta é a estabilização cardiopulmonar, pois mesmo breves períodos de hipóxia, hipercapnia ou hipotensão podem prejudicar o prognóstico. A manutenção de ventilação e pressão arterial adequadas é fundamental nessa etapa, para evitar a vasodilatação que ocorre na hipercapnia e para manter a pressão de perfusão cerebral.

- Oxigenação: atenção especial deve ser dada às indicações de via aérea definitiva: hipoxemia refratária, hipoventilação, Glasgow ≤ 8, perda dos reflexos de proteção da via aérea e herniação aguda[8]. Para minimizar os riscos de elevação da PIC durante o procedimento de entubação orotraqueal (EOT), recomenda-se a utilização da sequência rápida de entubação, a realização do procedimento pela pessoa mais experiente e a observação das medicações mais indicadas[11].
- Ventilação: a hiperventilação ($PaCO_2$ < 35 mmHg) pode causar isquemia cerebral como resultado de diminuição do fluxo sanguíneo cerebral. Sendo assim, recomenda-se manter $PaCO_2$ entre 35 e 38 mmHg. Hiperventilação agressiva ($PaCO_2$ < 30 mmHg) é indicada apenas se houver sinais clínicos de herniação aguda[10] e deve ser utilizada pelo menor tempo possível. Não deve ser usada a hiperventilação profilática, pelo risco de vasoconstrição arterial e consequente isquemia cerebral[8].
- Circulação: tratar hipovolemia para manter perfusão cerebral, porém evitar hipervolemia, que poderá aumentar o edema cerebral. Evitar fluidos hipotônicos (glicose 5% ou água livre) que também podem aumentar o edema cerebral e a destruição celular.

Medidas Gerais

- Posição da cabeça: deve ser mantida em posição neutra e elevada a 30°, para otimizar o retorno venoso. Elevações maiores que 40° diminuem a PPC. A posição prona deve ser evitada, por aumentar as pressões intra-abdominal e intratorácica, com consequente aumento da PIC[5,18].
- Temperatura corpórea: tratamento agressivo da febre, já que aumenta o metabolismo cerebral e o FSC, aumentando a PIC[5,8].
- Monitorização hemodinâmica: é aconselhável a instalação de um cateter arterial, para medida de PAM contínua, e cateter central com medida de pressão venosa central (PVC). O uso de vasopressores deve ser empregado para o tratamento de hipotensão. Hipertensão arterial leve pode ser compensatória para manter a PPC.
- Sedação/analgesia: o paciente deve ser mantido confortável e sem dor. Para aqueles em ventilação mecânica, recomenda-se a administração de lidocaína 1 mg/kg endovenoso antes das aspirações, visando a evitar o aumento da PIC[8]. Algumas vezes, faz-se necessário o uso de bloqueadores neuromusculares; nes-

ses casos, os pacientes requerem monitorização eletroencefalográfica contínua, em função do risco de crise convulsiva[13] (Quadro 20.2).

- Controle de crises convulsivas: essas podem levar a hipoxemia e hipercapnia, com aumento da PIC e do FSC[13]. Em adultos, o uso de fenitoína e carbamazepina diminuiu o risco de convulsões precoces (primeiros 7 dias após o trauma), porém não houve evidência de melhora do desfecho[19]. Um estudo pediátrico demonstrou que a fenitoína reduziu a incidência de convulsões precoces em crianças com TCE grave[20], e outro relatou uma melhora na sobrevida com o uso de anticonvulsivante (não especificado), porém este último não avaliou separadamente o TCE grave[21]. Além disso, evidências sugerem que crianças, principalmente lactentes, têm um risco maior de convulsões precoces quando comparadas a adultos com TCE grave. Apesar dessas evidências, atualmente o uso rotineiro de profilaxia anticonvulsivante em crianças pós-TCE grave não é recomendada. Entretanto, considerando o menor limiar convulsivo de crianças jovens e lactentes, a administração de anticonvulsivantes profiláticos é considerada uma opção terapêutica com o objetivo de diminuir a incidência de convulsões precoces, e está indicada em crianças de alto risco, dentre elas as com anormalidades parenquimatosas, fratura de crânio com afundamento e epilepsia prévia[5,13]. Além disso, deve-se seguir tratamento habitual de crises convulsivas caso venham a ocorrer.
- Suporte nutricional: iniciar alimentação precocemente, se possível via enteral. Pode ser necessário o uso de nutrição parenteral em pacientes recebendo altas doses de barbitúricos[8].
- Aporte hídrico: o adequado controle hidroeletrolítico, em especial com relação ao sódio, é essencial. Deve-se monitorar eletrólitos e osmolaridade regularmente, evitando a hiponatremia[7].

Quadro 20.2 – Drogas sedativas e bloqueadores neuromusculares utilizados no controle da HIC[11]

- Lidocaína: pode ser usada por via endovenosa ou tópica para prevenir elevação da PIC
- Etomidato: rápido início de ação e mínimos efeitos cardiovasculares, principalmente em pacientes politraumatizados com instabilidade hemodinâmica
- Tiopental: recomendado para pacientes com HIC e estáveis hemodinamicamente. Pode causar vasodilatação, depressão cardíaca e hipotensão
- Midazolam: tem efeito protetor cerebral, mas pode causar hipotensão. O início de ação é mais lento que o do tiopental
- Cetamina: contraindicada nos casos de HIC, pois aumenta a PAM e a PIC
- Rocurônio: é preferível como bloqueador neuromuscular à succinilcolina (que pode gerar aumento na PIC)

HIC: hipertensão intracraniana; PIC: pressão intracraniana; PAM: pressão arterial média.

Medidas Específicas

O tratamento específico mais importante é a resolução da causa do aumento da PIC. Além disso, a avaliação neurocirúrgica precoce é fundamental para decisões como excisão de massa, drenagem liquórica ou monitorização da PIC[6,10].

O tratamento específico da HIC visa manter a pressão de perfusão cerebral de 40 a 45 mmHg nos lactentes e crianças menores, e de 50 a 55 mmHg nas crianças maiores e adolescentes. Além disso, valores de PIC > 15 mmHg nos lactentes, > 18 mmHg em crianças menores de 8 anos e > 20 mmHg em crianças maiores e adolescentes chama a atenção para o início de medidas específicas[13].

A Figura 20.8 resume as principais medidas e condutas.

Manitol

O manitol inicialmente aumenta o volume plasmático, aumentando o FSC e o aporte de oxigênio ao cérebro, reduzindo a PIC em poucos minutos. Depois, estabelece um gradiente osmótico entre o plasma e o tecido parenquimatoso, resultando em uma redução do componente de água do cérebro[7,8]. Quando administrado em bolo, o manitol diminui a PIC em 1 a 5 minutos, com um pico máximo em 20 a 60 minutos e duração aproximada de 4 horas[5,8]. Pode ser usado em herniação aguda, elevação aguda da PIC e elevação da PIC que não respondeu a outras medidas[6]. A dose recomendada é 0,25 a 1 g/kg EV em bolo da solução a 20%. Pode ser repetido a cada 6 a 8 horas para aumentar a osmolaridade sérica até 300 a 310 mOsm/L, não ultrapassando o limite de osmolaridade < 320 mOsm/L pelo risco de insuficiência renal[16].

As principais complicações são: hiperosmolaridade, hipovolemia, distúrbio hidroeletrolítico e insuficiência renal aguda. Esses efeitos são mais comuns com a administração crônica ou altas doses. Deve-se avaliar osmolaridade sérica, eletrólitos e função renal a cada 6 a 8 horas (preferencialmente antes de se administrar a próxima dose). Pode atravessar a barreira hematoencefálica no local da lesão cerebral e levar a uma piora do edema principalmente com o uso crônico e em altas doses[6]. Sua retirada deve ser gradativa, pelo risco de HIC rebote. Manter a euvolemia por meio de reposição fluídica.

Solução salina hipertônica

Isolada ou em combinação com dextran ou hidroxietilamido, pode diminuir a PIC e aumentar a PPC em adultos e crianças com HIC refratária ao tratamento convencional. Também age pelo gradiente osmótico, reduzindo o componente de água no cérebro e, aparentemente, mantendo sua eficácia após doses repetidas, mesmo em pacientes que já não respondem mais a manitol. Não provoca diurese

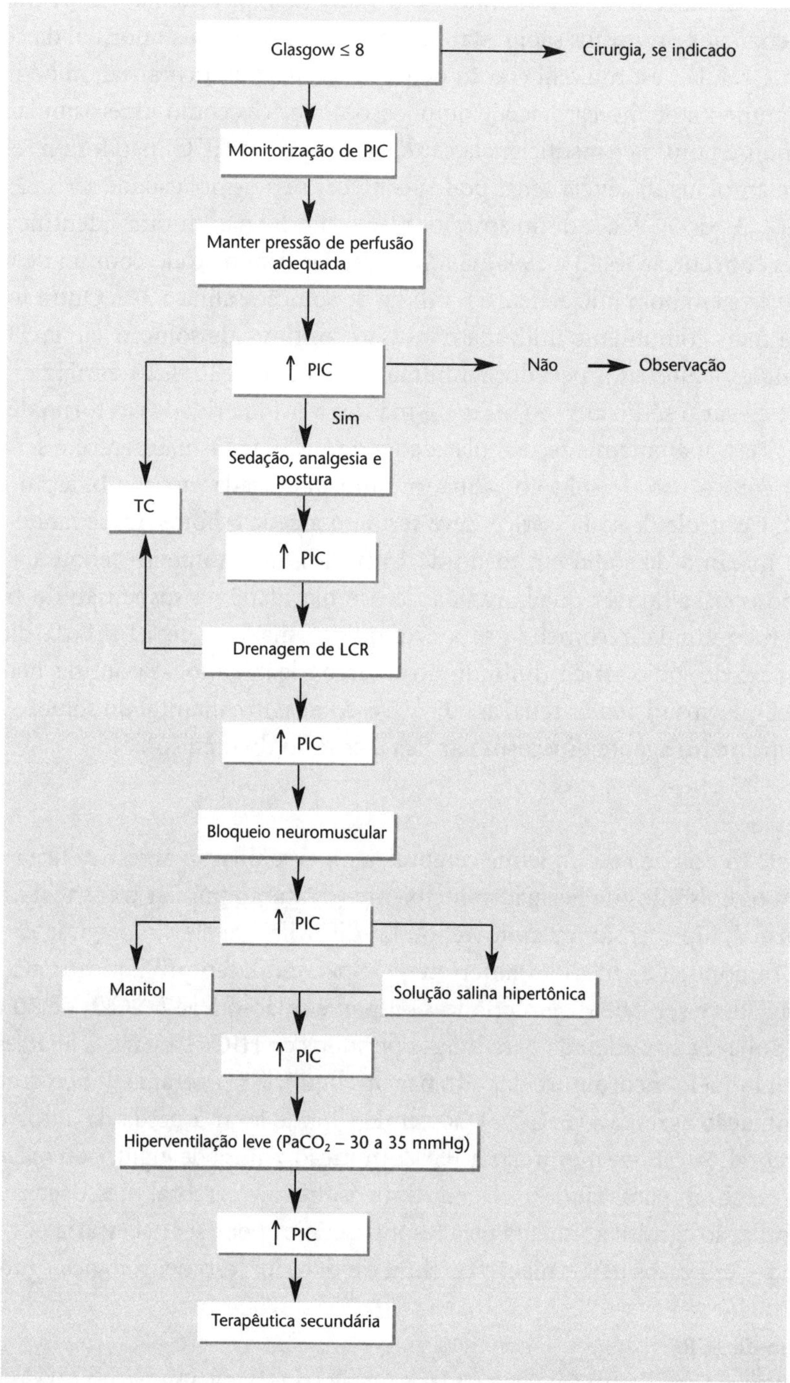

Figura 20.8 Algoritmo do tratamento da hipertensão intracraniana[5]. PIC: pressão intracraniana; TC: tomografia computadorizada; LCR: líquido cefalorraquidiano; $PaCO_2$: pressão arterial de gás carbônico.

osmótica abundante (como o manitol) e o risco de hipovolemia é bem menor. Outros benefícios propostos são: restaura o potencial de repouso normal da célula e o volume celular, estimula liberação de peptídeo natriurético atrial, inibe inflamação e aumenta débito cardíaco. Complicações teóricas como hiperosmolaridade, mielinólise pontina e insuficiência cardíaca congestiva (ICC) não foram relatados, entretanto, insuficiência renal pode acontecer se a osmolaridade sérica ≥ 320 mOsm/L[22]. A dose e a administração ideais ainda não foram identificadas. Diferentes concentrações (3 a 29%) já foram usadas. Um método comum de utilização consiste em bolo inicial de 2 a 6 mL/kg de solução salina a 3%. Outra forma descrita e mais comumente utilizada é infusão contínua de solução salina 3% de 0,1 a 1 mL/kg/h ajustados pela dose mínima para manter PIC < 20 mmHg[5,22,23]. O objetivo é elevar o sódio até 160 mEq/L e manter a osmolaridade em torno de 330 mOsm/L, mas, aparentemente, osmolaridades de até 360mOsm/L parecem ser bem toleradas com o uso de solução salina, mesmo que usada em combinação com manitol[16]. Controle de sódio sérico deve ser feito a cada 6 horas, respeitando-se o aumento máximo de sódio em torno de 15 mEq/L/dia. Aumento rebote da PIC pode acontecer se houver queda rápida da osmolaridade na suspensão do tratamento[22]. Na retirada, recomenda-se a diminuição máxima de 10 mEq/L/dia na concentração do sódio sérico, diminuindo os riscos de mielinólise pontina, hemorragia cerebral e insuficiência renal aguda[23]. A escolha entre manitol ou solução salina como primeiro agente hiperosmolar fica a critério do médico[5].

Hiperventilação

Em razão do risco de isquemia cerebral, a hiperventilação agressiva fica reservada para os episódios de herniação incipiente (dilatação pupilar transitória, postura anormal, hipertensão inexplicável ou bradicardia) ou elevação aguda da PIC que não respondeu as medidas anteriores[6]. Hiperventilação profilática ($PaCO_2$ < 35 mmHg) deve ser evitada em crianças. Hiperventilação leve ($PaCO_2$ de 30 a 35 mmHg) pode ser considerada para longos períodos de HIC refratária a analgesia e sedação, bloqueio neuromuscular, drenagem liquórica e terapia hiperosmolar. Hiperventilação agressiva ($PaCO_2$ < 30 mmHg) pode levar à perda da autorregulação cerebral. Sugere-se monitorizar FSC, saturação venosa de jugular ou oxigênio tecidual cerebral para ajudar a identificar isquemia cerebral nesse contexto. Hiperventilação agressiva titulada pela resposta clínica pode ser necessária por curtos períodos em casos de herniação cerebral ou deterioração neurológica aguda[5].

Drenagem de LCR

Coloca-se uma derivação ventricular externa conectada a um monitor de PIC. Permite medida contínua da PIC e cálculo da PPC (enquanto a linha de drenagem está clampeada) ou a retirada de LCR (quando abre a drenagem para o LCR). Em casos de baixa complacência cerebral decorrente de edema, a retirada de pequeno volume de LCR pode ser suficiente para diminuir dramaticamente a PIC[5], recomendando-se a retirada de alíquotas entre 3 e 5 mL de LCR, com reavaliação da PIC[8]. As vantagens são evitar os efeitos sistêmicos dos outros tratamentos[1]. As complicações potenciais desse tratamento são ventriculite e contusão cerebral. A drenagem pode ser feita por meio de cateter de ventriculostomia isolado ou em combinação com dreno lombar; esse último deve ser considerado uma opção apenas em casos de HIC refratária com ventriculostomia funcionante, cisternas basais abertas e ausência de evidências de lesão de massa importante em exames de imagem[5].

Coma barbitúrico

Diminui a taxa metabólica cerebral, levando à redução no FSC e na PIC. Pode promover efeito protetor no tecido cerebral durante períodos de hipóxia ou hipoperfusão[6]. A principal desvantagem está relacionada à diminuição do tônus simpático, levando à vasodilatação periférica em até 50% dos pacientes[7,8]. As complicações como depressão cardíaca e hipotensão devem ser prontamente tratadas com fluidos endovenosos e suporte inotrópico. Não existem evidências para seu uso profilático[5]. Recomenda-se o coma barbitúrico para pacientes com TCE grave associado a hipertensão intracraniana refratária e hemodinamicamente estáveis. Se forem necessárias altas doses, recomenda-se monitorização hemodinâmica e cardiovascular apropriada[5]. A suspensão do tratamento deve ser gradativa.

Corticosteroides

Em virtude de suas propriedades anti-inflamatórias e estabilizadoras de membrana, os corticosteroides podem ser úteis no manejo de edema vasogênico causado por lesões de massa (tumores e abscessos). Utiliza-se dexametasona na dose de 0,25 a 0,5 mg/kg a cada 6 horas, sendo a dose máxima 16 mg/dia. Efeitos colaterais comuns são retenção de sódio e água e úlcera gástrica ou péptica, por isso associa-se protetor gástrico[6]. Não são recomendados para TCE, pois os estudos falharam em demonstrar eficácia[5].

Craniectomia descompressiva

O principal objetivo da craniectomia descompressiva é o controle da PIC e, dessa forma, manter a PPC e oxigenação cerebral adequadas, bem como prevenir herniação no contexto do edema cerebral refratário. Existem várias possibilidades de intervenções cirúrgicas, sendo as mais recomendadas a craniectomia descompressiva unilateral fronto-têmporo-parietal para edema unilateral ou craniectomia frontal bilateral para edema bilateral[5]. Deve ser considerada em pacientes pediátricos com TCE grave, edema difuso e HIC refratária a manejo clínico intensivo. É menos eficaz em pacientes com lesões secundárias extensas, bem como aqueles com Glasgow 3 persistente[5]. O tratamento cirúrgico para vítimas de TCE grave com HIC refratária parece beneficiar mais pacientes que se encaixem em um ou mais dos seguintes: 1) edema difuso da TC; 2) < 48 horas da lesão; 3) nenhum episódio de PIC mantida > 40 mmHg antes da cirurgia; 4) ECG > 3 em algum momento pós-injúria; 5) deterioração clínica secundária; 6) síndrome de herniação[5].

Terapias Experimentais

- Hipotermia: diminui o metabolismo cerebral e reduz FSC e PIC. Melhora discreta na morbidade e mortalidade de alguns adultos com HIC refratária após TCE, mas ainda não é recomendada como uma terapia padrão. Até o presente momento, recomenda-se evitar a hipertermia[5].
- Indometacina: promove vasoconstrição cerebral, diminuindo FSC e PIC. Poucos estudos não controlados demonstraram melhora da PPC, porém existe o risco de isquemia. Descontinuação abrupta pode gerar efeito rebote[24].

CONCLUSÕES

A hipertensão intracraniana é uma causa importante de morbimortalidade em crianças. O diagnóstico precoce e a rápida estabilização cardiorrespiratória são fundamentais para minimizar o risco de sequelas. Além disso, medidas simples como posicionamento e analgesia do paciente são tão importantes quanto o tratamento específico. A recomendação de abordagens mais recentes, como a hipotermia, ainda depende da realização de mais estudos. A reabilitação após a fase crítica também é de suma importância, porém não é o foco deste capítulo.

REFERÊNCIAS BIBLIOGRÁFICAS

1. Lescot T, Abdennour L, Boch AL, Puybasset L. Treatment of intracranial hypertension. Current Opinion in Critical Care. 2008;14:129-34.
2. Stocchetti N, Colombo A, Ortolano F, Videtta W, Marchesi R, Longhi L, et al. Journal of Neurotrauma. 2007;24(8):1339-46.
3. Enrione MA. Current concepts in the acute management of severe pediatric head trauma. Clin Ped Emerg Med. 2001;2:28-40.
4. Cho D, Wang Y, Chi C. Descompressive craniotomy for acute shaken/impact baby syndrome. Pediatr Neurosur. 1995;23:192-8.
5. Carney NA, Chesnut R, Kochanek OM. Guidelines for the acute medical management of severe traumatic brain injury in infants, children and adolescents. Pediatr Crit Care Med. 2003;4(3 Suppl.).
6. Allen CH, Ward JD. An evidence-based approach to management of increased intracranial pressure. Crit Care Clin. 1998;14(3):485-95.

7. Luerssen TG, Wolfla CE. Pathophysiology and management of increased intracranial pressure in children. In: Andrews BT, Hammer GB. Pediatric neurosurgical intensive care. Park Ridge: AANS, 1997:37-57.
8. Greenberg MS. Handbook of neurosurgery. 5. edi. Nova York: Thieme; 2001:640-53.
9. Bouma GJ, Muizelaar JP, Fatouros P. Pathogenesis of traumatic brain swelling: role of cerebral blood volume. Acta Neurochir Suppl (Wien). 1998;71:272-5.
10. Poss WB, Brockmeyer DL, Clay B, Dean JM. Pathophysiology and management of the intracranial vault. In: Rogers MC. Textbook of pediatric intensive care. Baltimore: Williams and Wilkins; 1996:645-65.
11. Greenes DS. Neurotrauma. In: Fleisher GR, Ludwig S, Henretig FM: Textbook of pediatric emergency medicine. 5. ed. Philadelphia: Lippincott Williams & Wilkins; 2006:1361.
12. Fishman RA. Brain edema. N Engl J Med. 1975;293:706.
13. Shapiro K. Increased intracranial pressure. In: Levin D, Morriss F, Fletcher J. Essentials of pediatric intensive care. 2. ed. Nova York: Churchill Livingstone; 1997:43-47.
14. Mazzola CA, Adelson PD. Critical care management of head trauma in children. Crit Care Med. 2002;30(11 Suppl):393-401.
15. Schutzman SA, Greenes DS. Pediatric minor head trauma. Ann Emerg Med. 2001;37:65-74.
16. Oregon Health & Science University. Recomendações para o tratamento médico na etapa aguda do traumatismo cranioencefálico grave em lactentes, crianças e adolescentes. Versão em Português. Rosario: Allen; 2005. 2254.
17. Marshall L, Gautille T, Klauber M, Eisenberg H, Jane J, Luerssen T, et al. The outcome of severe closed head injury. J Neurosurg. 1991;75(5 Suppl):28-36.
18. Giugno KM, Maia TR, Kunrath CL, Bizzi JJ. Tratamento da hipertensão intracraniana. Jornal de Pediatria. 2003;79(4):287-96.
19. Brain Trauma Foundation. Guidelines for the management of severe traumatic brain injury [review]. J Neurotrauma. 2007;24 (Suppl.1).
20. Lewis RJ, Yee L, Inkelis SH, Gilmore D. Clinical predictors of post-traumatic seizures in children with head trauma. Ann Emerg Med. 1993;22:114-8.
21. Tilford JM, Simpson PM, Yeh TS, Lensing S, Aitken ME, Green JW, et al. Variation in therapy and outcome for pediatric head trauma patients. Crit Care Med. 2001;29(5):1056-61.
22. Friess SH, Helfaer MA, Raghupathi R, Huh JW. An evidence-based approach to severe traumatic brain injury in children. Pediatric Emergency Medicine Practice. 2007;4(12):1.
23. Peterson B, Khanna S, Fisher B, Marshall L. Prolonged hypernatremia controls elevated intracranial pressure in head injured pediatric patients. Crit Care Med. 2000;28:1136-43.
24. Jensen K, Ohrstrom J, Cold GE, Astrup J. The effects of indomethacin on intracranial pressure, cerebral blood flow and cerebral metabolism in patients with severe head injury and intracranial hypertension. Acta Neurochir (Wien). 1991;108:116.
25. O'Sullivan MG, Statham PF, Jones PA, Miller JD, Dearden NM, Piper IR, et al. Role of intracranial pressure monitoring in severely head injured patients without signs of intracranial hypertension on inicial computerized tomography. J Neurosurg. 1994;80:46-50.
26. Czosnyke M, Pickard JD. Monitoring and interpretation of intracranial pressure. J Neurol Neurosurg Psychatry. 2004;75:813-21.
27. Romero C, Castillo L. Hipertension intracraneana. In. Castillo L, Romero C, Mellado P. Cuidados intensivos neurológicos. Santiago do Chile: Editorial Mediterrâneo; 2004. p.146-169.
28. Kaufman BA, Park TS. Head injury and intracranial pressure. In. Oldman KT, Colombai PM, Foglia RR. Surgery of infants and children. Philadelphia: Lippincott-Raven; 1997. p. 417.
29. James HE, Trauner DA. Brain insults in infants and children. Orlando: Grune & Strahon; 1985. p.179-182.
30. Bendo AA, Kass IS, Hartung J, Cottrell JE. Anesthesia for neurosurgery. In. Clinical anesthesia, 4th ed. Barash PG, Cullen BF, Stoelting RK. Philadelphia PA: Lippincott Willians & Wilkins; 2001.

21 Coma: diagnóstico e tratamento

Emiliana Holzhausen Gonçalves da Motta
Daniel Massakasu Katayama

Após ler este capítulo, você estará apto a:

1. Descrever conceitos e anatomia básica para avaliação do paciente comatoso.
2. Identificar um paciente em estado de coma.
3. Abordar e identificar as causas mais frequentes de coma em pediatria.
4. Fazer uma avaliação geral (e principalmente neurológica) criteriosa e minuciosa do paciente.
5. Avaliar a função cortical e o tronco cerebral.
6. Identificar sinais de risco neurológico e de morte para o paciente.
7. Estabelecer o tratamento inicial, o geral e o específico para cada caso.

INTRODUÇÃO

O estado de coma representa uma grave manifestação clínica, com elevada incidência de morbimortalidade. Representa uma falência dos mecanismos de manutenção da consciência, sendo importante o conhecimento e a compreensão de termos, definições, diagnóstico neurológico e etiológico e medidas terapêuticas, os quais definem o prognóstico do paciente.

DEFINIÇÕES

- Consciência: estado de vigília, alerta e orientação de si próprio e no meio ambiente. Determinado por duas funções: conteúdo da consciência (cognitivo e função afetiva) e nível de consciência, os quais dependem da integridade dos estímulos ascendentes do tronco cerebral, da integridade do córtex cerebral e das funções autonômicas[1,2].
- Coma: refere-se a uma ausência do conhecimento de si próprio e do ambiente, caracterizada pela ausência ou diminuição do nível de consciência, sem resposta aos estímulos externos e internos. O indivíduo permanece não responsivo e com olhos fechados. Decorre de uma lesão ou disfunção difusa do córtex cerebral, do sistema reticular ascendente ou de ambos[1-3].

ANATOMIA DO SISTEMA NERVOSO CENTRAL

O conhecimento da anatomia do sistema nervoso central (SNC) é importante para localizar a lesão, reconhecer sua gravidade e urgência de tratamento, e também para uma classificação etiológica (Figura 21.1).

EPIDEMIOLOGIA

O coma é uma consequência não específica de diversos insultos ao SNC, tanto por lesões como por disfunções dos hemisférios cerebrais e/ou tronco cerebral.

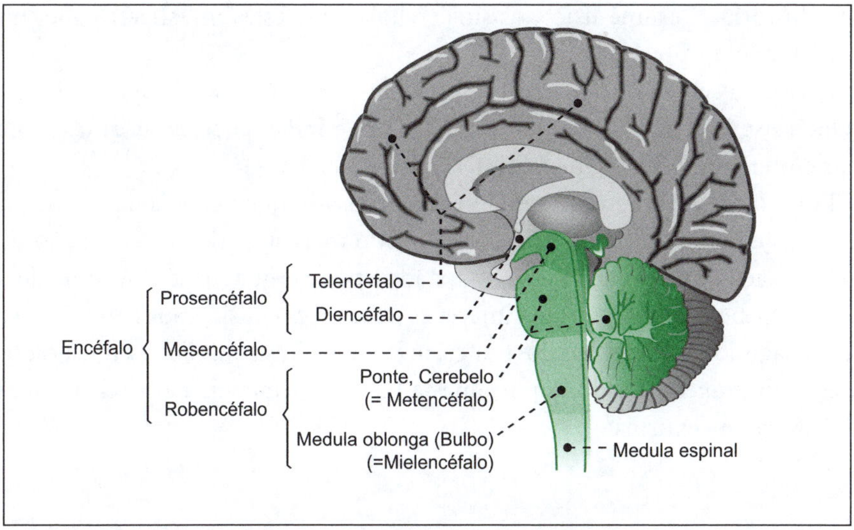

Figura 21.1 Anatomia do sistema nervoso central, corte sagital.

Podem ser causadas por lesões destrutivas, compressivas, trauma, lesões encefálicas difusas, multifocais e/ou metabólicas[1-3].

Pelos dados norte-americanos, causas traumáticas e não traumáticas em crianças têm incidências semelhantes, em torno de 30 por 100.000 crianças, sendo as causas não traumáticas mais frequentes em lactentes[3]. Em estudo realizado por Wong et al.[4], nos EUA, a incidência de causas não traumáticas em crianças, entre 1 mês e 16 anos incompletos admitidos no hospital, mostra a infecção como causa mais frequente (38%), seguida de causas desconhecidas (14%), epilepsia (10%), intoxicação (10%), causas congênitas (8%), acidentes (6%), causas metabólicas (6%) e outras. Um estudo brasileiro feito por Löhr Junior et al.[5], com crianças entre 2 meses e 13 anos, mostra também a infecção como causa principal de coma (29,8%), seguida de mal epiléptico (18,3%), causa tóxico-metabólica (15,4%), hipertensão intracraniana (6,7%), choque/anóxia (3,8%) e etiologia indeterminada (2,9%).

ETIOLOGIA E FISIOPATOLOGIA

As funções motoras e cognitivas são dependentes da função neuronal dos hemisférios cerebrais, com conexões aferentes e eferentes com o cerebelo, os gânglios da base e o tálamo. O sistema reticular ascendente (de despertar) tem função primordial nas funções corticais. Qualquer lesão e/ou disfunção nessas áreas leva ao coma. A velocidade da instalação, da localização e o tamanho da lesão também podem determinar a causa do coma. Por exemplo, uma rápida perda no nível de consciência sugere hemorragia intracraniana, convulsão, arritmia cardíaca ou intoxicação aguda. Já uma instalação lenta tem um amplo diagnóstico diferencial, no qual a história, o exame físico, os sinais vitais e os testes investigativos levam ao diagnóstico mais preciso[1-3].

Quanto às etiologias, podem ser divididas, conforme sua localização e causa, em: lesões supratentoriais, lesões infratentorias e lesões encefálicas difusas, multifocais e/ou metabólicas (Quadros 21.1 e 21.2).

Em crianças, o trauma craniano é uma causa frequente, pois nelas o segmento cefálico é maior em relação ao corpo, sendo mais suscetíveis a essa lesão. Além disso, em lactentes sem lesão aparente, não se pode esquecer da síndrome do *shaken baby* (bebê chacoalhado). As infecções devem ser consideradas tanto em casos de coma agudo como subagudo. Em crianças sem causa aparente, nunca esquecer intoxicação exógena, sendo importantes a história detalhada e o *screening* toxicológico de sangue e urina[2].

Quadro 21.1 – Etiologias do coma[2,3]

Lesões supratentorias	Lesões infratentorias
■ Lesões destrutivas: infarto talâmico	■ Lesões isquêmicas ou destrutivas: hemorragia pontina, infarto de tronco cerebral, desmielinização de tronco, tumores de tronco, abscessos de tronco
■ Lesões expansivas: hemorragias (extradurais, subdurais, intracerebrais), nfartos (oclusões arteriais ou venosas), tumores, abscessos, trauma craniano (contusão, laceração)	■ Lesões compressivas: hemorragia cerebelar, infarto cerebelar, tumor cerebelar, abscesso cerebelar, hemorragia subdural ou extradural de fossa posterior, tumores de fossa posterior

Quadro 21.2 – Etiologias do coma[2,3]

Metabólicas

- Distúrbios hidroeletrolíticos e acidobásicos: hipo e hipernatremia, acidose metabólica e respiratória, alcalose metabólica e respiratória, hipo e hipermagnesemia, hipo e hipercalemia, hipofosfatemia
- Distúrbios da glicose (hipoglicemia): induzida por insulina exógena, induzida por hipoglicemiantes orais, ingestão alcoólica, espontânea (insulinomas, doença hepática, insuficiência suprarrenal etc.)
- Alterações na regulação térmica: hipotermia, hipertermia
- Erro inato do metabolismo: acidemias orgânicas e aminoacidemias, defeitos no ciclo da ureia, distúrbios dos carboidratos, distúrbios mitocondriais e da carnitina, defeitos na oxidação dos ácidos graxos, leucodistrofias
- Nutricional: deficiência de cofator (tiamina, piridoxina, cobalamina, ácido fólico, niacina)
- Toxinas: ingestão acidental ou intencional, *overdose*, inalação
- Medicamentoso: *overdose*, reação adversa

Infecção

- Sistêmica
- Cerebral: meningite, encefalite, empiema, abscesso

Neoplásicas

- Infiltração ou edema: herniação, hidrocefalia, convulsão
- Toxicidade de quimioterapia e/ou radioterapia

Convulsão

Vasculares

- Isquemia: trombose, embolia, estrangulamento, dissecção arterial
- Hemorragia: acidente vascular cerebral hemorrágico, aneurisma, coagulopatia, atrofia, trauma
- Trombose de seio cavernoso

Disfunções orgânicas

- Endócrinas: pituitária (insuficiência), tireoide (hipo ou hipertireoidismo), pâncreas (diabetes), suprarrenal (Addison, Cushing, feocromocitoma)
- Não endócrinas: insuficiência renal (uremia), insuficiência hepática (encefalopatia), síndrome de Reye, insuficiência cardíaca (choque), insuficiência respiratória (hipóxia, narcose, intoxicação por monóxido de carbono)

Inflamatórias

- Vasculite
- Encefalomielite aguda disseminada

AVALIAÇÃO CLÍNICA

A avaliação clínica é parte fundamental para estabilização, localização neurológica da lesão, determinação dos sinais de risco e do diagnóstico do paciente comatoso. Inicialmente, deve-se estabilizar o paciente para prevenir o aparecimento de lesões secundárias[3].

Anamnese

Muitas vezes, a causa do coma não é óbvia, sendo importante uma anamnese detalhada, que inclui informações com familiares, modo de instalação do coma, doenças prévias, uso de medicamentos, risco de intoxicação, convulsão, trauma, entre outras.

Exame Físico

Segue-se um exame físico minucioso para detectar sinais de alteração de temperatura, coloração da pele, pressão arterial, respiração e sistema cardiovascular, os quais mostram dados sobre provável patologia[1,3] (Quadro 21.3).

Quadro 21.3 – Exame físico geral[1,3]

▪ Pele	Hipóxia (cianose), anemia, *rash*, icterícia
▪ Temperatura	Hipotermia (intoxicação, falência circulatória), hipertermia (infecção, estado epiléptico)
▪ Pressão arterial	Hipotensão (hipovolemia, choque, insuficiência suprarrenal), hipertensão (dor, intoxicação, insuficiência renal, hipertensão intracraniana)
▪ Respiração	Hálito (cetônico, urêmico), ritmo respiratório
▪ Cardiovascular	Taquicardia (febre, dor, cardiomiopatia, arritmia), bradicardia (hipertensão intracraniana)
▪ Abdome	Organomegalias

Exame Neurológico Detalhado

O exame neurológico detalhado é crucial para determinar a localização e a etiologia. Estímulo e resposta são usados para avaliar o paciente. Deve-se solicitar que o paciente abra os olhos, observar se há qualquer movimentação espontânea ou reação a dor. Não se pode esquecer de verificar evidência de irritação meníngea, como sinal de Kernig, rigidez de nuca e sinal de Brudzinski, os quais podem evidenciar meningite, hemorragia subaracnoide, herniação tonsilar e/ou inflamação de foco parameníngeo[1,3].

São avaliados 5 parâmetros fundamentais: nível de consciência, resposta pupilar, movimentação ocular extrínseca, padrão da resposta motora e ritmo respiratório.

Nível de consciência

A escala de coma de Glasgow é o instrumento padronizado para avaliar paciente em coma, por três respostas: abertura ocular, melhor resposta motora e melhor resposta verbal. A escala de coma de Glasglow modificada por James é a utilizada em crianças menores de 5 anos[1-3,6] (Quadro 21.4).

Quadro 21.4 – Escala de coma de Glasgow modificada por James[1-3,6]

	Resposta	Resposta modificada para lactente
Escore	**Abertura ocular**	
4	Espontânea	Espontânea
3	Ao estímulo verbal	Ao estímulo verbal
2	Ao estímulo doloroso	Ao estímulo doloroso
1	Ausente	Ausente
Escore	**Melhor resposta motora**	
6	Obedece comando	Movimentação espontânea
5	Localiza dor	Localiza dor (retirada ao toque)
4	Retirada ao estímulo doloroso	Retirada ao estímulo doloroso
3	Flexão ao estímulo doloroso (decorticação)	Flexão ao estímulo doloroso
2	Extensão ao estímulo doloroso (descerebração)	Extensão ao estímulo doloroso (descerebração)
1	Ausente	Ausente
Escore	**Melhor resposta verbal**	
5	Orientado	Balbucio
4	Confuso	Choro irritado
3	Palavras inapropriadas	Choro à dor
2	Sons inespecíficos	Gemido à dor
1	Ausente	Ausente

Resposta pupilar

Importante para identificar o local do coma e diferenciar lesão estrutural de tóxico-metabólica. Deve-se analisar o diâmetro das pupilas e os reflexos pupilares por meio de um estímulo por um feixe luminoso[1-3,6] (Quadro 21.5).

Vale lembrar que coma metabólico pode levar a pupilas mióticas ou midriáticas, mas normalmente com reflexo fotomotor (RFM) presente.

Quadro 21.5 – Resposta pupilar[1-3,6]

Lesão	Resposta pupilar
■ Diencéfalo	Miose, reflexo fotomotor presente
■ Mesencéfalo	Médio-fixas, RFM ausente
■ Ponte	Puntiformes, RFM ausente
■ Herniação uncal	Anisocoria

Movimentação ocular extrínseca

Avaliam-se os movimentos dependentes do III e IV pares de nervos cranianos, sendo que os núcleos desses nervos localizam-se no tronco encefálico, em áreas adjacentes às do nível de consciência. Deve-se avaliar o paciente em posição neutra, observar se há movimentação espontânea, tônus e fechamento das pálpebras, *blinking* (piscamento à ameaça), o qual avalia ativação do córtex cerebral[1-3,6].

1. Reflexo oculocefálico ("olhos de boneca"): movimentar a cabeça (lateral, flexão e extensão); na resposta normal, os olhos movem-se de forma conjungada em direção oposta ao movimento da cabeça. Resposta anormal ou assimétrica implica lesão de tronco cerebral. Lembrar sempre que esse teste não deve ser realizado se houver instabilidade cervical[1-3,6].
2. Reflexo oculovestibular (prova calórica): realiza-se otoscopia prévia para certificar-se de ausência de lesão timpânica e presença de cerume. Coloca-se o paciente em posição neutra, elevado a 30°; injeta-se de 50 a 100 mL de água ou soro fisiológico gelados em um dos condutos auditivos; como resposta normal, há desvio conjugado do olhar para o mesmo lado. Com água ou soro fisiológico quentes, há desvio conjugado do olhar para o lado oposto. Se for injetada água fria em ambos os condutos auditivos, há desvio dos olhos para baixo; com água quente, há desvio dos olhos para cima. A não movimentação indica lesão de tronco[1-3,6].
3. Reflexo corneopalpebral: com gaze ou algodão, estimula-se a córnea. A resposta normal é dada com o fechamento das pálpebras e o desvio dos olhos para cima. Ausência bilateral indica lesão de tronco (metabólica e/ou tóxica)[2].

Padrão da resposta motora

Observar o paciente em repouso e se há movimentação espontânea, reflexos, tônus muscular. Em seguida, realiza-se resposta ao estímulo doloroso, que indica o local da lesão.

1. Decorticação: flexão bilateral dos braços e extensão das pernas. Indica lesão cortical (supratentorial).
2. Descerebração: extensão bilateral de braços e pernas. Indica lesão no mesencéfalo e na ponte. Resposta unilateral de decorticação e descerebração indica lesão unilateral.
3. Flacidez: lesão de ponte e de bulbo[1-3,6].

Ritmo respiratório

Alguns padrões de alteração respiratória podem estar relacionados a lesões do SNC do paciente em coma.

1. Respiração de Cheyne-Stockes: oscila períodos de apneia com hiperventilação. Ocorre em lesões diencefálicas ou mesencefálicas superiores, hipoxemia grave, uremia, encefalopatia hipertensiva.
2. Hiperventilação neurogênica central: hiperpneia mantida, rápida e profunda. Indica lesão mesencefálica inferior e ponte superior.
3. Respiração apnêustica: caracterizada por pausas inspiratórias. Indica lesão de ponte média e caudal.
4. Respiração atáxica: ritmo irregular, anárquico, com pausas. Indica sofrimento bulbar, com iminência de parada respiratória.
5. Apneia: ocorre por falência dos mecanismos respiratórios do bulbo, mas também pode ocorrer em intoxicações por drogas sedativas[1-3,6].

Avaliação de Sinais de Risco (Herniação)

Lesões de massa localizadas ou aumento da pressão intracraniana podem levar a diferentes síndromes de herniação uncal ou central.

1. Herniação uncal: ocorre normalmente em lesões de massa unilateral, que empurram uncus através da tenda do cerebelo levando a compressão do III par craniano (anisocoria), hemiparesia, ptose unilateral.
2. Herniação central: ocorre normalmente por lesões difusas e hidrocefalia, empurrando hipotálamo e tálamo pela tenda do cerebelo e as tonsilas cerebelares pelo forame magno. Ocorrem compressão e isquemia das estruturas cerebrais, com progressão rostrocaudal. Há 4 estágios: diencefálico; mesencefálico e ponte superior; ponte baixa e medular, sendo os dois primeiros potencialmente reversíveis[1-3,6] (Quadro 21.6).

Quadro 21.6 – Síndromes de herniação[1-3,6]

- Estágio diencefálico
  Pupilas puntiformes e reflexo fotomotor presente, reflexos oculovestibulares e oculocefálicos presentes, decorticação, hipertonia e/ou hiper-reflexia com reflexo plantar, respiração de Cheyne-Stockes
- Estágio mesencefálico e da ponte superior
  Pupilas médio-fixas, reflexos oculovestibulares e oculocefálicos ainda presentes (lentos), reflexo de extensão a dor/descerebração, hiperventilação neurogênica central
- Estágio da ponte baixa
  Pupilas médio-fixas, sem resposta aos reflexos oculovestibulares e oculocefálicos, sem resposta a dor ou somente flexão das pernas, flacidez, com extensão plantar (Babinsky), respiração apnêustica
- Estágio medular
  Pupilas dilatadas e fixas, respiração irregular, *gasping* até apneia, reflexos oculovestibulares e oculocefálicos ausentes, flacidez

DIAGNÓSTICO/EXAMES COMPLEMENTARES

O diagnóstico do coma depende principalmente do exame neurológico detalhado, associado a história clínica, exame físico geral e testes laboratoriais. Perante o exame neurológico, o médico deve estar apto a localizar a lesão responsável pelo coma.

Como testes laboratoriais de rotina, devem-se incluir: glicemia ou glicemia capilar (ponta de dedo), hemograma completo, dosagem de eletrólitos, função renal, função hepática (incluir amônia e lactato), gasometria arterial e culturas. Exames mais específicos podem ser necessários de acordo com a hipótese diagnóstica. Importante e fundamental é nunca esquecer da hipótese de intoxicação exógena e enviar amostras de sangue e urina para *screening* toxicológico.

Em qualquer suspeita de infecção de SNC, realizar a coleta de líquido cefalorraquidiano com segurança, isto é, o ideal com tomografia de crânio prévia, para afastar possível hipertensão intracraniana, evitando herniação cerebral[2,3,6].

Exames Complementares

Tomografia computadorizada

Sensível para detecção de patologias estruturais, como edema cerebral, tumor, hemorragia, hidrocefalia, herniação.

Ressonância nuclear magnética

Realizar com paciente estável. Mostra com mais detalhes e mais precocemente evidências de infecção, infarto, lesão axonal difusa, desmielinização e avaliação de tronco cerebral.

Eletroencefalograma

Útil na identificação de crises epilépticas, principalmente as subclínicas.

Potencial evocado

Não sofre interferência por drogas supressoras do SNC. Há o potencial evocado visual (ausência reflete mau prognóstico), o potencial evocado auditivo (boa correlação com função de tronco) e o potencial evocado somatossensorial (em estudo de mielopatias)[1-3,7-9].

TRATAMENTO

Deve-se evitar lesões futuras, secundárias a hipóxia, hipotensão, hipoglicemia, convulsões, infecção ou herniação cerebral.

É preciso sempre se lembrar de estabilizar o paciente, ou seja, promover a manutenção das funções vitais (suporte hemodinâmico e ventilatório). Manter vias aéreas pérvias, respiração e oxigenação (considerar necessidade de intubação orotraqueal e suporte ventilatório), circulação (pressão arterial, acesso venoso). Em causas de suspeita de trauma, manter região cervical imóvel, com colar rígido.

Tratar hipoglicemia, considerar antídotos, corrigir distúrbios metabólicos, ácido-básicos e temperatura, tratar convulsões, diminuir a pressão intracraniana e tratar infecções. Tratar a causa de base do coma.

Caso o paciente mantenha-se em estado de coma por mais de 6 horas, está indicada a monitorização da pressão intracraniana (PIC), por meio de cateter implantado em região subdural, intracerebral ou intraventricular.

Com isso, objetiva-se manter uma adequada pressão de perfusão cerebral (PPC), em torno de 65 mmHg, onde PPC = PAM (pressão arterial média) – PIC. Nunca se esquecer de manter o paciente com adequada circulação sistêmica e hemodinamicamente estável[2,3,6].

PROGNÓSTICO

O prognóstico para recuperação neurológica depende da etiologia e da gravidade da lesão e da duração do coma, associadas ao sucesso do tratamento, minimizando as lesões secundárias (Tabela 21.1)[6-10].

Pacientes com escala de coma de Glasgow baixa no início do quadro ou ausência de reflexos, piora da resposta motora, hipotermia ou hipotensão, cursam com pior prognóstico[9].

Além disso, ausência de reflexos de tronco cerebral, como oculocefálico, oculovestibular, corneopalpebral e pupilar, indicam péssimo prognóstico, com mortalidade acima de 90%[9].

Tabela 21.1 – Prognóstico[4]

Etiologia	Porcentagem de mortes
Trauma (acidente)	84%
Congênita (cardiopatias)	72,7%
Infecção (meningite por *N. meningitis*)	60%
Outras (asma, tumor)	47,6%
Metabólicas	26,7%
Epilepsia	17,9%
Intoxicação	3,4%

CONCLUSÕES

É importante frisar que o coma é sempre repercussão sintomática de uma doença de base. Algumas vezes, a doença é óbvia; entretanto, é muito frequente o paciente chegar em coma e pouca ou nenhuma informação ser obtida. O problema clínico necessita de exames minuciosos. O médico deve ter amplo conhecimento e abordagem metódica para não deixar nenhuma causa comum e tratável sem ser explorada. O tratamento necessário deve ser iniciado imediatamente, mesmo que todo o diagnóstico necessário não tenha sido realizado; diagnóstico e tratamento devem ocorrer simultaneamente.

REFERÊNCIAS BIBLIOGRÁFICAS

1. Bateman DE. Neurological assessment of coma. J Neurol Neurosurg Psychiatry. 2001;71(suppl): i13-i17.
2. Scaramuzzi V, Sampaio LB. Coma. In: Carvalho WB, Hirschheimer MR, Matsumoto T. Terapia intensiva pediátrica. 3ª ed. São Paulo: Atheneu; 2006. p.609-26.
3. Michelson DJ, Ashwal S. Evaluation of coma and brain death. Semin Pediatr Neurol. 2004;11(2):105-18.
4. Wong CP, Forsyth RJ, Kelly TP, Eyre JA. Incidence, aetiology, and outcome of non-traumatic coma: a population based study. Arch Dis Child. 2001;84(3):193-9.
5. Löhr Junior A, Liberalesso PBN, Luzzi GCR, Faria AC, Bugallo MJC, Santos MLSF. Etiologia e morbi-letalidade do coma agudo em crianças. Arq Neuropsiquiatr. 2003;61(3A): 621-4.
6. Kirkham FJ. Non-traumatic coma in children. Arch Dis Child. 2001;85(4):303-12.
7. Shewmon DA. Coma prognosis in children: part II: clinical application. J Clin Neurophysiol. 2000;17(5):467-72.
8. Trübel HK, Novotny E, Lister G. Outcome of coma in children. Curr Opin Pediatr. 2003;15:283-7.
9. Bates D. The prognosis of medical coma. J Neurol Neurosurg Psychiatry. 2001;7(suppl I):i20-i23.
10. Shewmon DA. Coma prognosis in children: part I: definitional and methodological challenges. J Clin Neurophysiol. 2000;17(5):457-66.

Estado de mal epilético convulsivo: diagnóstico e tratamento

22

Shieh Huei Hsin
Erasmo Barbante Casella

Após ler este capítulo, você estará apto a:

1. Definir estado de mal epilético convulsivo (EMEC) usando uma abordagem prática.
2. Discriminar causas prováveis de um EMEC na criança.
3. Compreender os eventos fisiopatológicos.
4. Conhecer as estratégias de tratamento para o EMEC pediátrico.
5. Adaptar um fluxograma de tratamento ajustado à realidade nacional.

INTRODUÇÃO

O estado de mal epilético deve ser entendido na complexidade de emergência médica neurológica mais comum que acomete a infância[1], que carece de consenso universal em sua definição[2-4], conceito de refratariedade[5-8], tratamento e conduta[4-7,9-14], fomentando grande diversidade e confusão sobre o tema.

A definição de crise epilética refere-se às excessivas descargas eletroencefalográficas hipersíncronas de um grupo de neurônios capazes de deflagrar uma alteração involuntária da consciência, do comportamento, da sensação, motora ou função autonômica do corpo. A definição de convulsão refere-se à crise epilética com manifestações motoras[41] proeminentes. Epilepsia é uma condição em que ocorrem crises epiléticas recorrentes, sem um desencadeante agudo[41].

DEFINIÇÃO

Desde 1993, de acordo com as recomendações da *Epilepsy Foundation of America's Working Group on Status Epilepticus*, o estado de mal epilético convulsivo (EMEC) é definido como atividade convulsiva contínua ou crises repetitivas com duração maior que 30 minutos sem retorno do nível de consciência[9]. Entretanto, diante de refratariedade de resposta e piora de prognóstico com o atraso medicamentoso[15], a definição operacional de estado epilético precoce (> 5 minutos de crise convulsiva) deve ser adotada para início precoce de tratamento medicamentoso para EMEC embasado em estudos de vídeo-EEG em adultos[16] e estimativas clínicas em crianças[3]. EMEC refratário ocorre em 26 a 45% dos casos pediátricos[5] e pode ser definido pelo número de drogas antiepiléticas utilizadas ou pelo tempo[6,7,17,18]. De forma prática, é definido como atividade convulsiva persistente por mais de 1 hora após terapia medicamentosa adequada, e correlaciona-se com maior mortalidade, chegando de 32 a 50%[17,18].

EPIDEMIOLOGIA

A incidência de estado epilético é de 10 a 58 casos por 100.000/ano[19], sendo mais frequente no primeiro ano de vida (51 a 158 casos/100.000 casos)[19-21]. Cerca de 10 a 20% das crianças epiléticas desenvolverão estado de mal epilético[1]. O mal epilético convulsivo ocorre como primeira manifestação em 12% das crianças epiléticas. Etiologia febril é mais comum em até 1/3 dos casos[22]. Cerca de 60% das crianças são neurologicamente normais no primeiro episódio de estado de mal epilético[1]. O prognóstico depende da doença de base, da duração da convulsão e da idade da criança[21]. A mortalidade resulta da doença de base ou de complicações respiratórias, cardiovasculares ou metabólicas[18]. Em séries antigas, a mortalidade chegava a 20%, mas em estudos recentes, a mortalidade em crianças varia de 2,7 a 5,2%[23,24]. A recorrência de futuras crises chega a 50% nos casos de apresentação de primeira crise em estado de mal epilético[25] e os fatores de risco incluem etiologia sintomática remota, EEG anormal, crise durante o sono, história de crises febris e déficit focal pós-ictal, incluindo a paresia de Todd[25].

A incidência de estado de mal não convulsivo é subestimada, sendo que 14% dos pacientes têm quadro eletrográfico de estado de mal não convulsivo documentada pelo EEG[26].

Em uma revisão[27], encefalopatia e sequelas neurológicas ocorreram em 6 a 15% das crianças e de 9 a 11% nos adultos. O quadro refratário é associado com aumento de mortalidade (17 a 32%)[17,18] e morbidade[1]. Crianças menores de 5 anos e aquelas com anormalidades generalizadas ou multifocais no EEG tinham maior probabilidade de óbito. Como complicações, tinham epilepsia recorrente em 31 a 97% dos casos, bem como novos déficits neurológicos em 71 a 100% dos casos[17,18].

CLASSIFICAÇÃO E CAUSAS

O estado de mal epilético apresenta-se de múltiplas formas, podendo ser classificado pelo tipo de crise[8] (Quadro 22.1) ou pela etiologia[19,28] (Quadro 22.2). Suas principais causas estão listadas no Quadro 22.3. É importante lembrar que, dependendo da casuística, mais de 50% dos casos pode vir a ter causa sintomática tratável, obrigando a uma procura ativa da causa. Em crianças, é frequente ocorrer EME desencadeado por febre, bem como pelo nível inadequado de anticonvulsivantes.

Quadro 22.1 – Classificação do estado epilético pelo tipo de crise

Tipo de crise	Características clínicas	Características eletroencefalográficas
EE convulsivo generalizado (EECG)	Convulsões contínuas ou convulsões recorrentes sem recuperação da consciência	Descargas generalizadas recorrentes, frequentemente contínuas, e eventualmente com perda de amplitude periódica
EE parcial simples (EEPS)	Fenômeno motor ou sensorial persistente que continua circunscrito em uma área do corpo	Atividade epiletiforme localizada circunscrita; alguns focos podem não ser visualizados ao EEG
EE mioclônico (EEM)	Abalos mioclônicos repetitivos (focal ou generalizado)	Descargas periódicas
EE parcial complexo (EEPC)	Crises parciais complexas prolongadas sem convulsões	Tipicamente, atividade rítmica envolvendo córtex temporal ou orbitofrontal com ondas de 2,5 a 3 Hz, padrão onda-espícula
EE de ausência (EEA)	Pausas prolongadas na fala, frequentemente com responsividade parcial	Tipicamente, atividade rítmica envolvendo córtex temporal ou orbitofrontal com ondas de 2,5 a 3 Hz, padrão onda-espícula
EE não convulsivo (EENC)	Responsividade ausente ou diminuída, frequentemente na presença de outra doença	Qualquer padrão acima

Fonte: adaptado de Bleck[8]. EE: estado epilético; SNC: sistema nervoso central; EEG: eletroencefalograma.

Quadro 22.2 – Classificação do estado epilético pela etiologia (em 2.093 crianças)

Tipo de etiologia	Definição	Exemplos
Sintomático remoto (33%)	EE ocorrendo sem insulto agudo em paciente com história de doença de SNC anterior (encefalopatia crônica)	Malformação de SNC, trauma craniano ou lesão cerebral prévios, alteração cromossômica
Sintomático agudo (26%)	EE ocorrendo durante uma doença aguda (insulto de SNC agudo ou encefalopatia aguda)	Meningite, encefalite, distúrbio eletrolítico, sepse, hipóxia, trauma e intoxicação

(continua)

Quadro 22.2 – Classificação do estado epilético pela etiologia (em 2.093 crianças) (continuação)

Tipo de etiologia	Definição	Exemplos
Febril (22%)	EE ocorrendo quando o único insulto é uma doença febril, excluindo infecção do SNC, como meningite ou encefalite	Infecção de vias respiratórias do trato superior, sinusite, sepse
Criptogênica (15%)	EE ocorrendo na ausência de um precipitante agudo de SNC, distúrbio metabólico sistêmico ou ambos	Sem causa definida
Encefalopatia progressiva (3%)	EE ocorrendo com uma desordem progressiva do SNC	Mitocondriopatias, doenças de depósito lipídico, aminoacidopatias orgânicas
Sintomático remoto com precipitante agudo (1%)	EE ocorrendo em uma encefalopatia crônica, mas com insulto agudo	Malformação de SNC, trauma craniano ou lesão cerebral prévia com infecção concomitante, hipoglicemia, hipocalcemia, intoxicação

Fonte: adaptado de Riviello[28]. EE: estado epilético; SNC: sistema nervoso central.

Quadro 22.3 – Causas comuns de estado de mal epilético convulsivo

Patologia neurológica	
■ Neurovascular	Acidente vascular cerebral Malformação arteriovenosa Hemorragia Malformação cortical
■ Tumor	Primário Metastático
■ Infecção do SNC	Abscesso Meningites Encefalites
■ Doenças inflamatórias	Vasculite Encefalomielite aguda disseminada (ADEM)
■ Injúria traumática cerebral	Contusão Traumatismo cranioencefálico Hemorragia Hematoma subdural/epidural Hemorragia intracraniana
■ Epilepsia primária	
■ Distúrbio metabólico primário do SNC (hereditária)	
Complicações de doença crítica	
■ Hipóxia/isquemia	
■ Drogas/toxicidade	Antibióticos Antidepressivos Antipsicóticos Broncodilatadores Anestésicos locais Imunosupressores Cocaína Anfetamina

(continua)

Quadro 22.3 – Causas comuns de estado de mal epilético convulsivo (continuação)

Complicações de doença crítica	
■ Drogas/toxicidade	Anticonvulsivantes Cânfora Metais pesados Hipoglicemiantes orais Isoniazida Lítio Metilxantinas Organofosforados Fenciclidina Simpatomiméticos
■ Drogas/abstinência ou retirada	Barbitúricos Benzodiazepínicos Opioides Álcool
■ Febre infecciosa (convulsão/crise febril)	
■ Anormalidades metabólicas	Hipofosfatemia Hiponatremia Hipoglicemia Disfunção hepática ou renal Hipocalcemia Hipernatremia Hiperglicemia Hipermagsenemia
■ Injúria cirúrgica (craniotomia)	

SNC: sistema nervoso central.

QUADRO CLÍNICO

Durante os primeiros minutos de atividade epilética, os mecanismos compensatórios caracterizam-se por hiperestimulação simpática com liberação maciça de catecolaminas com elevação da pressão arterial sistêmica, hiperpneia, hiperglicemia, aumento da oferta de oxigênio, glicólise anaeróbia e acidose respiratória[41], sem danos cerebrais. Após 30 minutos, com o EMEC instalado, começa-se a estabelecer a exaustão compensatória com piora da acidose e hipóxia que deprimem o coração, estabelecendo a hipotensão arterial, hipoperfusão de órgãos, arritmias, piora da ventilação e da oxigenação sanguínea, hipercalemia, rabdomiólise, mioglobinúria, insuficiência renal e dano cerebral crescente com injúria excitotóxica direta.

DIAGNÓSTICO

O diagnóstico é clínico e deve ser confirmado, quando possível, por EEG. Exames laboratoriais devem ser pedidos criteriosamente, direcionados pela suspeição e pela história clínica, incluindo glicemia ou dextro, eletrólitos Na/K/Ca/Mg, gasometria arterial, hemograma completo (HMG), nível sérico de anticonvulsivantes e exames toxicológicos. Se houver suspeita de infecção sistêmica ou do sistema nervoso central (SNC), requisitar hemocultura e coleta de líquido cefalorraquidiano (LCR). O nível sérico de anticonvulsivantes está subterapêutico em 1/3 das crianças com estado de mal (recomendação B)[28] e uma menor porcentagem de alteração em exames laboratoriais (6%) e LCR (2,5%). Estudos para erros inatos do metabolismo devem ser considerados (4,2%) nos casos sem diagnóstico.

Exames de neuroimagem geralmente são postergados até a estabilização do paciente. Entretanto, tomografia de crânio pode ser recomendada para excluir lesão de massa, especialmente em pacientes com sinais neurológicos focais. Posteriormente, ressonância nuclear magnética (RNM) é recomendada, se a etiologia do quadro for desconhecida.

TRATAMENTO

O fluxograma a ser seguido em função do tempo está sistematizado no Quadro 22.4 e as diretrizes a serem seguidas são:

- Uso de algum protocolo clínico;
- Estabilização inicial rápida mesmo no período pré-hospitalar;
- Terapêutica medicamentosa intravenosa (IV) precoce da crise;
- Não retardamento de droga anticonvulsivante de curta e de longa duração;
- Reavaliação constante do ABC da ressuscitação;
- Diagnóstico e tratamento das causas conhecidas;
- Dados relevantes sempre presentes (exame físico, neurológico, história do quadro atual testemunhada e medicamentosa);
- Trabalho integrado com UTI e neurologista, quando o quadro de mal já estiver instalado (> 30 minutos);
- Realizar muitos exames complementares quando não for claro o diagnóstico;
- Não usar subdoses, atentando aos efeitos colaterais conhecidos;
- Dar preferência às drogas mais eficazes dosando segurança e minimizando efeitos colaterais;
- Preferência por mecanismos de ações diferentes (p.ex., diazepínicos e fenobarbital têm ação no mesmo receptor GABA);
- Tratamento de suporte constante;
- Monitorização maciça (se possível com EEG contínuo);
- Não usar droga IV contínua sem comunicar UTI;
- Evitar midazolam contínuo sem ter um EEG rápido/disponível;
- Silêncio eletroencefalográfico de 12 a 24 horas em casos refratários;

- Uso de doses adequadas de drogas de manutenção;
- Desmame cuidadoso das drogas de infusão contínua;
- Diagnosticar e evitar complicações e sequelas.

Muitos protocolos[7] são disponíveis para o tratamento de EMEC, mas os dados são limitados e não validados por estudos clínicos[29]. Infelizmente, as drogas mais eficazes, mais seguras e com menos efeitos colaterais (lorazepam[10], fosfenitoína, pentobarbital[6] e, em fase de avaliação, valproato de sódio[30]) não estão disponíveis

Quadro 22.4 – Algoritmo de tratamento do estado de mal epilético convulsivo em crianças maiores de 4 semanas

Tempo	Medicamento	Medidas gerais/observações	Investigação
0 min	Atendimento pré-hospitalar (não médico)	Estabilização inicial e lugar seguro	
	Diazepam 0,5 mg/kg VR	ABC – Vias aéreas, respiração, circulação (avaliar grosseiramente)	Dextro
5 min	Mal epilético precoce (médico)	Tratamento operacional precoce – 5 min	
Diazepínico	Lorazepam IV 0,1 mg/kg (não disponível no Brasil)	Diagnosticar causa	História clínica direcionada
	ou Diazepam 0,3 mg/kg IV Repetir em 5 minutos se necessário	A. oferecer oxigênio B. checar respiração espontânea, dispositivo bolsa-valva ou intubação orotraqueal, se necessário C. avaliação cardiocirculatória: PA, FC, ECG	Na, K, Ca, Mg, Glicose, TGO/TGP e U/Cr Gasometria arterial
		2 acessos venosos: glicose IV, piridoxina 100 mg IV Coleta de exames Tratar acidose Oximetria de pulso	Se: história pobre ou uso de anticonvulsivante – *screening* toxicológico – nível sérico de anticonvulsivantes – considerar tomografia
10 min	Droga de 2ª linha precoce (sala de emergência)	Droga de longa ação – uso precoce	
Fenitoína	Fosfenitoína 20 mg fenitoína equivalente/kg IV em 7 minutos (não disponível no Brasil)	Monitorização e estabilização cardiorrespiratória Uso de volume e vasopressor, se necessário	Considerar HMG , PCR, culturas e antibióticos em febre Colheita de LCR após estabilização
	ou Fenitoína 20 mg/kg IV em 20 min em AD ou SF	Checar arritmias durante infusão	Tomografia de crânio
		Identificar e tratar complicações médicas	
	Uso de até 30 mg/kg, se necessário	Antibiótico e antivirótico IV, se necessário	EEG para pseudo-*status epilepticus*
30 min	Mal epilético instalado (sala de emergência ou UTI)	Dúvidas sobre qual a melhor droga de 3ª linha	

(continua)

Quadro 22.4 – Algoritmo de tratamento do estado de mal epilético convulsivo em crianças maiores de 4 semanas (continuação)

Tempo	Medicamento	Medidas gerais/observações	Investigação
Usar 1 das opções	Fenobarbital sódico 20 a 15 mg/kg IV em 15 min ou	Intubação, se depressão respiratória por associação de drogas	Garantir nível de antiepiléticos que paciente toma regularmente
	Midazolan 0,2 mg/kg ataque IV e infusão contínua IV 3 a 30 mcg/kg/min aumento rápido 3 mcg/kg/min a cada 3 a 5 minutos (não ultrapassar 30 minutos) ou	Chegar na dose máxima de midazolam rápido Obrigatório EEG pós-midazolam contínuo por estado epiléptico não convulsivo frequente	História de resposta a anticonvulsivantes dando preferência às drogas anteriormente eficazes
	Valproato de sódio 30 mg/kg IV em minutos	Valproato IV disponível na Europa desde 2004	Tratar doença de base e não usar subdoses
50 a 60 min	Mal epilético convulsivo refratório (UTI)	Fase anestésica	
Não hipotenso	Pentobarbital 5 a 15 mg/kg ataque; depois 0,5 a 1 mg/kg/hora ou Tiopental sódico: dose de ataque 3 a 5 mg/kg IV e infusão contínua IV 20 a 200 mcg/kg/min aumento rápido 20 mcg/kg/min a cada 5 minutos	UTI: ventilação mecânica e acesso venoso central Tratamento hemodinâmico, geralmente expansão com SF e, às vezes, droga vasoativa dose baixa 5 mcg/kg/min Medidas para controle de aumento de pressão intracraniana EEG contínuo, se disponível Anestesia continuada por 12 a 24 horas após crises Otimizar drogas antiepiléticas de manutenção	Tratar doença aguda e não usar subdoses Subidas rápidas de drogas atentando para efeitos colaterais EEG rápido e obrigatório após o controle para surpreender estado epilético não convulsivo e adequação medicamentosa
	Medicamentos alternativos	Completar tratamentos não realizados	
Paciente hipotenso	Fosfenitoína ou fenitoína até 30 mg/kg IV em AD ou SF Fenobarbital sódico até 40 mg/kg IV Valproato de sódio 30 mg/kg IV em minutos Midazolan contínuo IV 3 a 30 mcg/kg/min	Com o aumento de dose dos anticonvulsivantes, pode-se ter depressão respiratória, hipotensão e efeitos colaterais indesejados Estar preparado para ventilação mecânica e hipotensão Mesmas recomendações do quadro acima	Mesmas recomendações do quadro acima EEG rápido e obrigatório após o controle

IV: intravenosa; VR: via retal; AD: água destilada; SF: soro fisiológico; PCR: proteína C reativa sérica; PA: pressão arterial; FC: frequencia cardíaca; ECG: eletrocardiograma; EEG: eletroencefalograma.

na forma intravenosa no Brasil, levando ao prolongamento do controle inicial. Propofol não é considerado para crianças por acidose metabólica refratária. Outras terapêuticas, como valproato de sódio[30], lidocaína, ketamina, estimulador de nervo vago, leviracetam[31], cirurgia, eletroconvulsoterapia, anestesia inalatória, topiramato e outros, ainda precisam de mais dados e trabalhos randomizados e controlados para recomendação segura.

CONCLUSÕES

O EMEC é uma emergência tratável que requer pronto reconhecimento e terapêutica medicamentosa agressiva. Um atendimento sistemático organizado por um protocolo integrado de tratamento torna-o mais efetivo. Trabalhos clínicos randomizados com objetivos de supressão clínica ou eletroencefalográfica são necessários para definir o melhor tratamento dos casos refratários. Depois da supressão clínica, deve-se atentar para tratamento dos casos de estado epilético não convulsivo[32] com EEG e para os efeitos colaterais do tratamento instituído. Mesmo em condições ideais, até 50% dos pacientes refratários podem falecer. Portanto, é urgente a necessidade de novas opções terapêuticas mais eficazes, mais seguras e com propriedades neuroprotetoras para prevenir as lesões causadas pelo EMEC.

REFERÊNCIAS BIBLIOGRÁFICAS

1. Wilfong A. Clinical features and complications of status epilepticus in children. Available: www.uptodate.com (Acesso 15 out 2009).
2. Lowenstein DH, Bleck T, Macdonald RL. It's time to revise the definition of status epilepticus. Epilepsia. 1999;40(1):120-2.
3. Shinnar S, Berg AT, Moshe SL, Shinnar R. How long do new-onset seizures in children last? Ann Neurol. 2001;49(5):659-64.
4. Goldstein J. Status epilepticus in the pediatric emergency department. Clin Pediatr Emerg Med. 2008;9:96-100.
5. Kälviäinen R, Eriksson K, Parviainen I. Refractory generalised convulsive status epilepticus – A guide to treatment. CNS Drugs. 2005;19(9):759-68.
6. Claassen J, Hirsch LJ, Emerson RG. Treatment of refractory status epilepticus with pentobarbital, propofol, or midazolam: a systematic review. Epilepsia. 2002;43(2):146-53.
7. Abend NS, Dlugos DJ. Treatment of refractory status epilepticus: literature review and a proposed protocol. Pediatr Neurol. 2008;38:(6):377-90.
8. Bleck TP. Refractory status epilepticus. Curr Opin Crit Care. 2005;11(12):117-20.
9. Treatment of convulsive status epilepticus. Working Group on Status Epilepticus. Recomendations of the Epilepsy Foundation of American's Working Group on Status Epilepticus. JAMA. 1993;270(7):854-9.
10. Treiman DM, Meyers PD, Walton NY, Collins JF, Colling C, Rowan AJ, et al. A comparison of four treatments for generalized convulsive status epilepticus. N Engl J Med. 1998;339(12):792-8.
11. Wilfong A. Management of status epilepticus in children. Available in: www.uptodate.com (Acesso 15 out 2009).
12. Turner C. The management of tonic-clonic status epilepticus (TCSE). Curr Anaesth Crit Care. 2007;(18):86-93.
13. Walker DM, Teach SJ. Uptade on the acute management of status epilepticus in children. Curr Opin Pediatr. 2006;18(3):239-44.
14. Khaled KJA, Hirsch LJ. Advances in the management of seizures and status epilepticus in critically ill patients. Crit Care Clin. 2007;22(4):637-59.
15. Eriksson K, Metsaranta P, Huhtala H, Auvinen A, Kunsuela AL, Koivikko M. Treatment delay and the risk of prolonged status epilepticus. Neurology. 2005;65(12):1316-8.
16. Theodore WH, Porter RJ, Albert P, Kelley MA, Bromfield E, Porter RJ, et al. The secondarily generalized tonic-clonic seizure: a videotape analysis. Neurology. 1994;44(8):1403-7.

17. Sahin M, Menache CC, Holmes GL, Riviello JJ. Outcome of severe refractory status epilepticus in children. Epilepsia. 2001;42(11):1461-7.
18. Lambrechtsen FA, Buchhalter JR. Aborted and refractory status epilepticus in children: a comparative analysis. Epilepsia. 2008;49(4):615-25.
19. Grahan L. AAN Releases Recomendattions for the Diagnostic Evalution of the Child with Status Epilepticus – Practice Guidelines. Am Fam Physician. 2007;75(10):1569-73.
20. Chin RF, Neville BG, Peckham C, Bedford H, Wade A, Scott RC, et al. Incidence, cause, and short-term outcome of convulsive status epilepticus in childhood: prospective population-based study. Lancet. 2006;368(9631):222-9.
21. Raspall-Chaure M, Chin RF, Neville BG, Bedford H, Scott RC. The epidemiology of convulsive status epilepticus in children: a critical review. Epilepsia. 2007;48(9):1652-63.
22. Verity CM, Ross EM, Golding J. Outcome of childhood status epilepticus and lengthy febrile convulsions: findings of national cohort study. BMJ. 1993;307(6898):225-8.
23. Maytal J, Shinnar S, Moshe SL, Alvarez LA. Low morbidity and mortality of status epilepticus in children. Pediatrics. 1989;83(3):323-31.
24. Raspall-Chaure M, Chin RF, Neville BG, Scott RC. Outcome of paediatric convulsive status epilepticus: a systematic review. Lancet Neurol. 2006;5(9):769.
25. Shinnar S, Berg AT, Moshe SL, O'Dell C, Alemany M, Neusteen P, et al. The risk of seizure recurrence after a first unprovoked afebrile seizure in childhood: an extended follow-up. Pediatrics. 1996;98(2Pt1):216-25.
26. DeLorenzo RJ, Waterhouse EJ, Towne AR, Boggs JG, Ko D, De Lorenzo GA. Persistent noncovulsive status epilepticus after the control of convulsive status epilepticus. Epilepsia. 1998;39(8):833-40.
27. Fountain NB. Status epilepticus: risk factors and complications. Epilepsia 2000;41(Suppl 2):S23-30.
28. Riviello JJJ, Ashwal S, Hirtz D, Glauser T, Ballaban-Gil K, Kelley K. Practice parameter: diagnostic assesment of the child with status epilepticus (an evidence-based review). Neurology. 2006;67(9):1542-50.
29. Appleton R, et al. Drug management for acute tonic-clonic convulsions including convulsive status epilepticus in children. Cochrane Database Asyst Rev. 2002;(4):CD001905.
30. Misra UK, Kalita J, Patel R. Sodium valproate vx phenytoin in status epilepticus: a pilot study. Neurology. 2006;67(2):340-2.
31. Knake S, Gruener J, Hattermer K, Klein KM, Bauer S, Oertel WH, et al. Intravenous levetiracetan in the treatment of benzodiapine refractory status epilepticus. J Neurol Neurosurg Psychiatry. 2008;79(5):588-99.
32. Abend NS, Dlugos DJ. Nonconvulsive status epilepticus in a pediatric intensive care unit. Pediatr Neurol. 2007;37(3):165-70.
33. Walker M. Status epilepticus: an evidence based guide. BMJ. 2005;331: 673-77.
34. Marik PE, Varon J. The management of status epilepticus. Chest. 2004;126:582-91.
35. Koubeissi M, Alshekhlee A. In-hospital mortality of generalized convulsive status epilepticus – A large US sample. Neurology. 2007;69:886-93.
36. Nandhagopal R. Generalised convulsive status epilepticus: an overview. Postgrad Med J. 2006;82:723-32.
37. Kaplan PW. The EEG of status epilepticus. J Clin Neuroph. 2006;23:221-29.
38. Mirski MA, Varelas PN. Seizures and status epilepticus in the critically ill. Crit Care Clin. 2008;24:115-47.
39. Bleck TP. Management approaches to prolonged seizures and status epilepticus. Epilepsia. 1999;40(1):S64-6.
40. Appleton R, Choonara I, Martland T, et al. The treatment of convulsive status epilepticus in children. The Status Epilepticus Working Party, Members of the Status Epilepticus Working Party. Arch Dis Child. 2000;83(5):415-9.
41. Casella EB, Mângia CMF. Abordagem da crise convulsiva aguda e estado de mal epilético em crianças. J Pediatr (Rio J). 1999;75(Supl2):S197-S206.

23 Morte encefálica

Claudio Reingenheim

Após ler este capítulo, você estará apto a:

1. Conhecer o conceito de morte encefálica.
2. Diagnosticar morte encefálica.
3. Adotar condutas após o diagnóstico.

INTRODUÇÃO

O avanço tecnológico da medicina, com a possibilidade da manutenção artificial das funções vitais e o advento dos transplantes de órgãos e tecidos, suscitou o conceito de morte encefálica como a perda irreversível da função cerebral. Desde 1968, quando foram estabelecidos os primeiros critérios nos EUA[1], surgiram pelo mundo diversas propostas de definição e comprovação desse diagnóstico. Hoje, esses critérios variam consideravelmente pelo mundo com relação à necessidade de provas clínicas, provas complementares, repetição de provas e necessidade da participação de neurologistas[2].

Apesar dessa variação, o diagnóstico de morte encefálica é fundamentado em estudos científicos que acompanharam pacientes que, apesar do diagnóstico, tiveram suas funções vitais mantidas por longo prazo[3]. Assim, ele é atualmente aceito na comunidade médica mundial e, a partir dele, foram construídos os programas de doação de órgãos e o incentivo para diminuição de investimento, tanto material como emocional, para esses pacientes. Para isso, seu diagnóstico deve respeitar critérios definidos e não predispor o paciente a riscos durante sua aplicação[3].

ASPECTOS LEGAIS

No Brasil, a morte encefálica está definida nos termos da Resolução n. 1.480 do Conselho Federal de Medicina (CFM)[4]. Ela foi idealizada em resposta à determinação da Lei n. 9.434, que regulamenta os programas de transplante no Brasil e que, em seu art. 3º, concede a responsabilidade de determinar esses critérios ao conselho supracitado[5]. Apesar de ter sua origem em uma lei cuja finalidade é o transplante, a Resolução n. 1.480 serve tanto para potenciais doadores como para os não doadores de órgãos[6].

São também leis relevantes, além da n. 9.434, a n. 10.211 e o Decreto-lei n. 2.268, que determinam[7,8]:

- A obrigação e a notificação de todos os casos de morte encefálica às centrais de notificação, e não somente dos casos que o médico-assistente julga como o de um potencial doador.
- A obrigação de comunicação à família no início dos procedimentos de verificação de morte encefálica (neste momento, o médico deve esclarecer os familiares sobre os procedimentos diagnósticos e não comunicar a morte ou indagar sobre doação).
- A proibição da participação de médicos de equipes médicas ligadas ao transplante no processo de verificação de morte encefálica.
- O direito de um médico de confiança da família acompanhar os testes de verificação e a obrigação do Sistema Único de Saúde (SUS) em oferecer um médico caso a família não tenha condições.
- A necessidade de anuência do familiar responsável para a doação de órgãos (no caso de crianças, a anuência deve ser de ambos os pais ou de seu responsável legal).

Há uma grande discussão sobre a obrigatoriedade de um neurologista realizar os testes de comprovação de morte encefálica. O Decreto n. 2.268 determina que pelo menos uma das provas seja realizada por um neurologista. Por outro lado, tanto a Lei n. 9.434 como a Resolução do CFM não fazem menção a essa necessidade[4,5]. O CFM já emitiu mais de um parecer onde não concorda com a obrigação, mas também reconhece que não tem competência para ir de encontro a um decreto presidencial[9]. Parece consenso que a necessidade da presença desse especialista não deve atrasar ou inviabilizar um diagnóstico, mas que, quando houver disponibilidade de um neurologista, este pode ser chamado, sobretudo quando houver dificuldades no diagnóstico.

DIAGNÓSTICO DE MORTE ENCEFÁLICA

A Resolução n. 1.480 determina que o diagnóstico de morte encefálica deve ser realizado com exames clínicos e complementares com frequência e intervalos citados no Quadro 23.1. Não há consenso sobre o diagnóstico de morte encefálica em crianças menores de 7 dias ou prematuros. A Resolução não especifica a partir de que idade pode ser diagnosticada morte encefálica em um recém-nascido prematuro[4].

Quadro 23.1 – Diagnóstico de morte encefálica

Idade	7 dias a 2 meses	2 meses a 1 ano	1 a 2 anos	> 2 anos
Avaliações clínicas	2 provas com intervalo de 48 horas	2 provas com intervalo de 24 horas	2 provas com intervalo de 12 horas	2 provas com intervalo de 6 horas
Exames complementares	2 EEG com intervalo de 48 horas	2 EEG com intervalo de 24 horas	2 EEG com intervalo de 12 horas ou outro exame complementar qualquer	1 exame complementar qualquer

EEG: eletroencefalograma.

Todos os dados devem ser anotados no "Termo de Declaração de Morte Encefálica" que está anexo à Resolução (esse termo pode ser conseguido na internet). Ninguém pode alterá-lo sem permissão do Conselho Regional de Medicina[4].

A causa da morte deve ser conhecida e sua consequência, um processo irreversível. No início dos procedimentos, deve-se verificar a ausência de drogas, distúrbios eletrolíticos, hipotermia, hipotensão ou qualquer outra situação que possa ter efeito depressor do sistema nervoso central. Apesar de alguns pareceres abordarem o assunto, não está claramente definido como excluir estes fatores[10]. Uma avaliação do especialista (neurologista) pode ajudar nesses casos.

Provas Clínicas

As provas clínicas consistem em determinar:

1. Coma aperceptivo: observado com a resposta a estímulos externos, principalmente estímulos álgicos. Não descartam o diagnóstico de morte encefálica refle-

xos medulares como os osteotendíneos, cutâneos abdominais, cutâneo plantar, de retirada e tônico cervical[4].

2. Ausência de atividade motora supraespinal: observada com a ausência de reflexos de tronco cerebral. Os reflexos testados e as respostas esperadas para o diagnóstico de morte encefálica são[4]:

- Reflexo pupilar: ausência de contração pupilar ao estímulo luminoso em ambos os olhos.
- Reflexo oculocefálico: ausência de movimentação ocular em resposta a rotação cervical para ambos os lados. Conhecido com manobra dos "olhos de boneca".
- Reflexo corneopalpebral: ausência de contração palpebral após estímulo tátil de ambas as córneas. Pode ser realizado com *swab* ou chumaço de algodão.
- Reflexo oculovestibular: ausência de movimentação ocular após estímulo com 50 a 100 mL de soro fisiológico a 0°C em conduto auditivo. Deve-se observar 1 minuto após a infusão e ser realizado em ambos os lados, com intervalo de 5 minutos. Pode também ser realizada com água quente, mas, pelo risco de lesão e pela maior dificuldade logística, essa alternativa é raramente usada.
- Reflexo de tosse: ausência de tosse após movimentação da cânula orotraqueal ou aspiração de vias aéreas.

3. Teste da apneia: esse procedimento visa a estimular o centro respiratório localizado no bulbo com a diminuição do pH do líquido cefalorraquidiano induzida por uma acidose respiratória[11]. Esse procedimento é seguro, mas deve ser interrompido a qualquer sinal de hipotensão ou hipoxemia. Tais complicações podem ser prevenidas com estabilização hemodinâmica e pré-oxigenação, mas podem acontecer em até 10% dos casos[11]. O teste é considerado positivo quando há ausência de esforço respiratório após este estímulo com hipercapnia. O teste consiste em:

- Pré-oxigenação com FiO_2 100% por 10 minutos.
- Desconexão do ventilador e manutenção de cateter de O_2 6 L/min perto da carina (muitos autores aceitam o tubo T ou CPAP[3,11]).
- Observação de esforços respiratórios por 10 minutos.
- Coleta de gasometria arterial.

Se a gasometria obtida no fim do teste apresentar pressão parcial de CO_2 (PCO_2) maior ou igual a 55 mmHg e houver ausência de esforço respiratório durante o período de observação, a prova é positiva[4]. Alguns autores defendem uma PCO_2 de 60 mmHg ou um aumento de 20 mmHg[11]. Se houver esforço respiratório, a prova é negativa. Se a PCO_2 for menor que 55 mmHg, o teste é inconclusivo. Nesse caso, o exame pode ser repetido com observação de até 15 minutos. Para evitar que isso aconteça, uma gasometria pode ser colhida no início do exame para que o PCO_2 inicial não seja menor que 30 mmHg.

Para o diagnóstico de morte encefálica, todos os exames clínicos devem ser positivos[4]. É importante lembrar que, durante o processo, não pode haver risco de morbidade ao paciente, já que ainda não há o diagnóstico de morte. Se houver dificuldade para a realização de algum exame, é aconselhável consultar o neurologista e a Central de Notificação.

Exames Complementares

Os exames complementares podem testar a atividade elétrica cerebral (eletroencefalograma – EEG), perfusão cerebral (*Doppler* transcraniano, angiografia, cintilografia perfusional, tomografia computadorizada por emissão de fóton único – Spect) ou atividade metabólica cerebral (tomografia por emissão de pósitrons – PET). A Resolução n. 1.480 cita ainda, como possíveis exames complementares, a monitorização da pressão intracraniana, a tomografia computadorizada com xenônio e a extração cerebral de oxigênio, mas não há consenso sobre como aplicá-los na prática[4].

Vale notar que, em menores de 1 ano de idade, o eletroencefalograma deve ser sempre o exame de escolha[4]. Algumas vezes existem dificuldades técnicas, como a interferência elétrica no EEG, o que pode ser contornado com a realização de outro exame ou a repetição do mesmo exame em outro momento. O exame complementar pode ser realizado entre as provas clínicas, mas nunca deve iniciar o processo de verificação de morte encefálica[12].

CONDUTAS APÓS O DIAGNÓSTICO

A hora do óbito que deve constar na declaração de óbito deve ser o momento do diagnóstico de morte encefálica[6].

O "Termo de Declaração de Morte Encefálica", juntamente com os exames complementares, deve ser anexado ao prontuário do paciente e a Central de Notificação, Captação e Distribuição de Órgãos deve ser informada[4]. Em alguns locais, essas centrais (organização de procura de órgãos – OPO) pedem para ser informadas no início do processo para poderem colaborar com sua experiência e recursos.

Um paciente potencial doador de órgãos deve receber todos os cuidados necessários para sua estabilização. Deve-se ter atenção especial para complicações comuns, como hipotensão, diabete insípido e hipotermia[13].

A interrupção do suporte de vida nos pacientes não doadores de órgãos é legal e ética, segundo a Resolução n. 1.826 do Conselho Federal de Medicina[6]. O médico não é obrigado a ter anuência da família para essa ação, mas deve tentar respeitar as diversas posições e evitar conflitos desnecessários[12,14]. Deve-se lembrar que o prolongamento do suporte de vida nesses casos causa desgaste emocional e desperdício de recursos sem justificativa.

No Brasil, existem poucos dados sobre morte encefálica, especialmente em pediatria. Um trabalho em 7 hospitais brasileiros revelou uma incidência de 11,6% do total de óbitos dessas unidades, número próximo de outras séries na literatura mundial[15]. As principais causas foram acidente vascular cerebral, parada cardiorrespiratória e meningoencefalite. O que chama atenção é o baixo número de doadores de órgãos e o tempo exagerado para a retirada de investimento nos não doadores. Nesse levantamento, somente 9,8% foram doadores, enquanto há relatos em outros países de índices acima de 60%[10,15].

CONCLUSÕES

O diagnóstico de morte encefálica é frequente nas UTI pediátricas brasileiras. O conhecimento de como fazê-lo e das condutas a serem tomadas é de fundamental importância para o programa de transplante de órgãos e para a diminuição do ônus psicológico (na família e na equipe cuidadora).

REFERÊNCIAS BIBLIOGRÁFICAS

1. A definition of irreversible coma: report of the ad hoc committee of the Harvard Medical School to examine the definition of brain death. JAMA. 1968;205(6):337-40.
2. Wijdicks EFM. Brain death worldwide: accepted fact but no global consensus in diagnostic criteria. Neurology. 2002;58(1):20-5.
3. Powner DJ. Care. Lancet. 2009;373(9675):1587-9.
4. Brasil. Conselho Federal de Medicina. Resolução n. 1.480, de 8 de agosto de 1997. Disponível em: http://www.portalmedico.org.br/resolucoes/cfm/1997/1480_1997.htm (acesso 23 abril 2009).
5. Brasil. Lei n. 9.434, de 4 de fevereiro de 1997. Disponível em: www.planalto.gov.br/ccivil_03/Leis/L9434.htm (acesso 23 abril 2009).
6. Brasil. Conselho Federal de Medicina. Resolução n. 1.826, de 24 de outubro de 2007. Disponível em: www.portalmedico.org.br/resolucoes/cfm/2007/1826_2007.htm (acesso 23 abril 2009).
7. Brasil. Lei n. 10.211, de 23 de março de 2001. Disponível em: www.planalto.gov.br/ccivil_03/Leis/LEIS_2001/L10211.htm (acesso 23 abril 2009).
8. Brasil. Decreto n. 2.268, de 30 de junho de 1997. Disponível em: www.planalto.gov.br/ccivil_03/decreto/1997/D2268.htm (acesso 23 abril 2009).
9. Brasil. Conselho Federal de Medicina. Parecer 28/2000, de 13 de setembro de 2000. Disponível em: www.portalmedico.org.br/pareceres/cfm/2000/28_2000.htm (acesso 23 abril 2009).
10. Brasil. Conselho Federal de Medicina. Parecer 07/2003, de 19 de agosto de 2002. Disponível em: www.portalmedico.org.br/pareceres/cfm/2003/7_2003.htm (acesso 23 abril 2009).

11. Wijdicks EFM, Rabinstein AA, Manno EM, Atkinson JD. Pronouncing brain death: contemporary practice and safety of the apnea test. Neurology. 2008;71(16):1240-4.
12. Brasil. Conselho Federal de Medicina. Parecer 42/2001, de 20 de março de 2001. Disponível em: www.portalmedico.org.br/pareceres/cfm/2001/42_2001.htm
13. Wood KE, Becker BN, McCartney JG, D'Alessandro AM, Coursin DB. Care of the potential organ donor. N Engl J Med. 2004;351(26):2730-9.
14. Brasil. Conselho Federal de Medicina. Parecer 12/1998, de 2 de março de 1998. Disponível em: www.portalmedico.org.br/pareceres/cfm/1998/12_1998.htm
15. Lago PM, Piva J, Garcia PC, Troster E, Bousso A, Sarno MO, et al. Núcleo de Estudos em Ética em Pediatria-Brasil (NEEP-Br). Morte encefálica: condutas médicas adotadas em sete unidades de tratamento intensivo pediátrico brasileiras. J Pediatr. 2007;83(2):133-40.

24 Analgesia e sedação do paciente gravemente doente

Sílvia Maria de Macedo Barbosa
Claudio Reingenheim

Após ler este capítulo, você estará apto a:

1. Diferenciar agentes sedativos e analgésicos.
2. Conhecer as principais medicações e seus efeitos adversos.
3. Estabelecer os esquemas de uso e as doses adequadas.

INTRODUÇÃO

Pacientes na unidade de terapia intensiva frequentemente necessitam de tratamentos cujo objetivo é salvar a vida, como ventilação mecânica, diálise e acesso venoso central. Esses procedimentos muitas vezes causam desconfortos físicos e psíquicos. Para auxiliar esse uso da tecnologia para suporte de vida, drogas analgésicas e sedativas são utilizadas para aliviar a ansiedade e a dor[1].

Para minimizar o desconforto na unidade de tratamento intensivo, a sedação tornou-se uma parte integral da terapia intensiva[2]. A sedação é uma alteração do estado de alerta. O conceito do nível ideal de sedação é controverso e tem apresentado mudanças na última década. O alvo principal da sedação é aliviar a ansiedade e o desconforto, facilitar o tratamento e o cuidado de enfermagem[2,3]. Para atingir esses objetivos, muitas vezes a sedação causa diminuição do estado de consciência, apesar de normalmente não ser esta a meta principal. A sedação não implica um alívio da dor. Já a analgesia diminui ou elimina a percepção da dor[1].

Há um grande número de fatores que contribuem para o estresse tanto físico quanto psicológico (Quadro 24.1). As metas da sedação variam entre os diversos pacientes e as diversas mudanças do próprio processo da doença que podem levar a diferentes estados de sedação para o mesmo paciente[3].

Quadro 24.1 – Fatores contribuintes para o estresse físico e psíquico em pacientes criticamente enfermos

- Ambiente da UTI
- Dor relacionada a trauma, cirurgia e doença orgânica
- Procedimentos invasivos
- Paralisia com relaxantes musculares sem sedação adequada
- Modelos de ventilação não sincronizados
- Entubação traqueal
- Inabilidade de comunicação
- Depressão, despersonalização
- Privação de sono
- Medo, ansiedade
- Sede, fome, prurido, náuseas, vômitos etc.
- Sentimento de dependência e perda do controle

Há muitas medidas não farmacológicas que podem ajudar um paciente a necessitar de menos ou até de nenhum fármaco para melhor tolerar a terapia intensiva. As práticas de humanização são realizadas nesse sentido. Entre elas, podemos citar: falar sempre com o paciente deixando-o seguro, tornar o ambiente mais agradável, diminuir os ruídos, diminuir a luminosidade durante a noite e a presença de acompanhantes, disponibilizar algum tipo de entretenimento como televisão ou brinquedos, e ter cuidados de higiene como os bucais (o que reduz a percepção de sede). A dor pode ser minimizada com adequado posicionamento do paciente, estabilização das fraturas e aplicação de calor ou frio, cuidados com feridas e escaras. Outras terapias como acupuntura e massoterapia podem ser utilizadas.

Apesar de todas essas medidas, muitas vezes são utilizadas drogas para conseguir uma melhor sedação e analgesia dos pacientes. A escolha da droga deve ser feita com conhecimento das características das drogas disponíveis, sempre se levando em conta o quadro clínico do paciente. Algumas drogas podem ser preferidas ou preteridas para alguns pacientes por causa de sua via de administração, efeitos colaterais, efeitos sedativos, hipnóticos etc. Por exemplo, em pacientes asmáticos, o uso da ketamina pode ser vantajoso pela broncodilatação. Já em pacientes com hipertensão intracraniana, essa droga deve ser evitada e o tiopental pode ser benéfico.

A dor é uma experiência subjetiva e, na ausência de uma razão para duvidar, o relato do paciente é o mais simples e confiável indicador da dor e deve ser considerado o padrão para adequar a analgesia.

A analgesia é definida como a ausência da sensação de dor ou do estímulo nociceptivo. Na unidade de terapia intensiva, os pacientes apresentam dor e/ou desconforto em decorrência de fatores como a doença de base, os procedimentos invasivos ou o trauma. A dor e o desconforto podem ser causados também pela monitoração e pelos procedimentos de diagnose e terapêutica, como cateteres, drenos, aparelhos de ventilação e tubos endotraqueais, rotinas de cuidado como a aspiração de vias aéreas, fisioterapia, mudança de curativos e mobilização do paciente[4].

A dor não aliviada pode perturbar o sono, o que pode levar a exaustão e desorientação. A agitação na terapia intensiva pode ser resultado de uma dor sem alívio. A dor não tratada pode desencadear respostas de estresse que se caracterizam por taquicardia, aumento do consumo miocárdico de oxigênio, hipercoagulabilidade, imunossupressão e persistência do catabolismo[2]. Com o uso combinado de analgésicos e sedativos, pretende-se uma melhora das respostas de estresse nesses pacientes gravemente enfermos.

A percepção da dor no paciente internado em terapia intensiva pode ser influenciada por vários fatores, como a própria expectativa de dor, o estado emocional do paciente e fatores cognitivos relacionados ao paciente.

Todo paciente gravemente enfermo tem o direito a sedação e analgesia com o manuseio adequado da dor. Para que isso seja garantido, a avaliação desta é muito importante (Quadro 24.2). O indicador mais confiável e válido da dor é o autorrelato do paciente. Localização, características, fatores de agravo e de alívio devem ser avaliados. A avaliação da intensidade da dor deve ser realizada com instrumentos unidimensionais, como a escala visual analógica, escala verbal e escala numérica[5].

Embora o indicador mais confiável da intensidade da dor seja o relatado pelo paciente, naqueles criticamente enfermos que não estão aptos a comunicar o seu nível de dor, seja por questões de desenvolvimento ou porque estão recebendo sedação, analgesia e/ou relaxantes musculares, esse indicador deixa de ser o mais adequado. As escalas como a utilização de parâmetros comportamentais e fisiológicos tornam-se mais úteis na avaliação da dor desses pacientes[5].

As escalas fisiológicas comportamentais avaliam os comportamentos relacionados à dor, como movimentos, expressão facial e postura. Os indicadores fisiológicos avaliados são frequência cardíaca, pressão arterial e frequência respiratória.

Em alguns casos, esses parâmetros acabam sendo inespecíficos, fato que pode subestimar a avaliação da dor de pacientes em situação crítica. Portanto, na incapacidade do paciente reportar a sua dor, a avaliação desta ficará na dependência do profissional de saúde que interpretará os comportamentos e parâmetros fisiológicos relacionados à dor[5].

Quadro 24.2 – Recomendações para a analgesia e sedação em crianças criticamente enfermas[5]

- Toda criança criticamente doente tem o direito de ter o adequado alívio da dor
- Fatores ambientais e físicos que causam desconforto devem ser corrigidos antes da introdução dos agentes farmacológicos
- O sono deve ser estimulado. Atenção especial deve ser dada a luminosidade, sons e orientação temporal dos pacientes
- Avaliação da dor deve ser realizada de forma regular, utilizando-se uma escala apropriada para a idade do paciente. Deve ser documentada de forma rotineira. O nível de dor relatado pelo paciente deve ser considerado para a prescrição analgésica
- Pacientes que não podem se comunicar devem ser avaliados para a presença de comportamentos relacionados à dor e indicadores fisiológicos correlatos
- Um plano terapêutico para analgesia deve ser estabelecido para cada paciente e deve ser revisto de forma periódica
- Se necessária, a infusão contínua de morfina ou fentanil pode ser utilizada para o alívio da dor intensa
- Os analgésicos não opioides podem ser utilizados como adjuvantes aos opioides em alguns pacientes
- A utilização da analgesia controlada pelo paciente pode ser utilizada em crianças mais velhas
- A analgesia adequada deve ser fornecida para todas as crianças criticamente enfermas, independentemente da necessidade de sedação
- O nível de sedação deve ser avaliado de forma regular e documentado por meio de escalas de avaliação, utilizando-se, se possível, um escore validado, como a escala de Comfort
- O nível desejado de sedação deve ser identificado para cada paciente e deve ser reavaliado de forma periódica
- As doses de agentes sedativos devem ser tituladas para produzir o nível desejado de sedação
- Midazolam é o fármaco recomendado para a maioria das crianças criticamente enfermas que necessitam de sedação endovenosa. Pode ser administrado por infusão contínua
- Propofol deve ser evitado para sedação contínua em crianças criticamente enfermas
- A utilização de protocolos de sedação e analgesia é recomendada
- O potencial para síndrome de abstinência pelos opioides e pelos benzodiazepínicos deve ser considerada após 7 dias de terapia contínua. Quando descontinuada após as doses dos fármacos, devem ser diminuídas de forma rotineira e padronizada

A Associação Americana de Anestesia reconhece 4 níveis de sedação e analgesia[6]:

1. A sedação mínima é o estado induzido por fármacos, no qual os pacientes respondem a ordens verbais. Esse nível de sedação pode alterar a função cognitiva

e a coordenação. A sedação mínima não afeta a função ventilatória nem a cardiovascular.

2. Sedação/analgesia moderada: denominação anterior – sedação consciente. É a depressão da consciência induzida por fármacos, durante a qual os pacientes respondem intencionalmente às ordens verbais, sozinhos ou com uma estimulação tátil suave. O paciente não requer intervenção para manter as vias aéreas pérvias e a ventilação espontânea é adequada. Em geral, a função cardiovascular é mantida.
3. Sedação/analgesia profunda: é a depressão da consciência induzida por fármacos, durante a qual não é fácil despertar o paciente, porém este responde intencionalmente à estimulação repetida ou dolorosa. Esse nível de sedação pode alterar a capacidade do paciente em manter a função ventilatória de forma independente. O paciente pode vir a necessitar de assistência para manter as vias aéreas pérvias e a ventilação espontânea pode ser inadequada. Em geral, a função cardiovascular é mantida.
4. Anestesia geral é a perda da consciência induzida por fármacos durante a qual o paciente não pode ser despertado nem mesmo por estimulação dolorosa. Frequentemente, altera a capacidade de manter, de maneira independente, a função ventilatória. Com frequência, pacientes necessitam de assistência para manter as vias aéreas pérvias. Pode ser necessária a ventilação com pressão positiva, porque os anestésicos gerais podem deprimir a ventilação espontânea e a função neuromuscular. Pode alterar a função cardiovascular.

Ao utilizar as drogas para sedação e analgesia, o acompanhamento deve ser realizado por meio do uso de escalas para se mensurar a dor e a sedação. Para evitar problemas potenciais desencadeados por uma sedação excessiva, devem-se realizar avaliações regulares do nível de sedação nas crianças criticamente enfermas.

No Instituto da Criança do HC-FMUSP, é utilizada a escala de Comfort, que usa parâmetros fisiológicos e comportamentais. Observa-se o paciente por 2 minutos e esse tem o seu escore de 5 itens comportamentais (grau de alerta, intensidade de calma ou agitação, resposta respiratória, movimentos físicos e expressão facial) e de 2 itens fisiológicos obtidos do monitor (frequência cardíaca e pressão arterial). As leituras são avaliadas e comparadas com a frequência de elevação acima ou abaixo dos valores dos sinais vitais de determinado paciente[1].

Com a avaliação realizada de forma regular e sistemática, é possível identificar e reavaliar os níveis de sedação, ajustando-o conforme a necessidade do indivíduo, da doença de base e da necessidade de diagnose e terapêutica. A titulação das doses e da velocidade da infusão dos agentes analgésicos sedativos permite que se alcancem os níveis desejados.

A manutenção de um nível adequado de conforto e segurança para os pacientes criticamente enfermos é a meta a ser alcançada.

Outro instrumento para se avaliar a sedação em indivíduos com uma sedação profunda é o BIS (*bispectral index*). Trata-se de uma técnica de mensuração neurofisiológica por meio de um eletroencefalograma que utiliza uma escala digital que varia de 100 (indivíduo completamente acordado) a 0 (EEG isoelétrico). Geralmente, um escore do BIS de 40 a 60 indica hipnose (inconsciência). Valores acima de 65 e abaixo de 35 significam que o indivíduo está responsivo ou excessivamente sedado. O BIS não prediz o nível de sedação de forma acurada em crianças menores de 5 anos[7].

SEDATIVOS

Os agentes sedativos mais utilizados nas UTI pediátricas incluem benzodiazepínicos, propofol, barbitúricos e outras drogas adjuvantes.

Dentre os benzodiazepínicos, o mais utilizado para sedação é o midazolam. A sedação decorre da ligação da subunidade do receptor ácido gama-aminobutírico (GABA) no sistema nervoso central. Os benzodiazepínicos produzem amnésia, sedação e ansiólise, porém não apresentam propriedades analgésicas. Também apresentam propriedades anticonvulsivantes. Podem causar hipotensão como resultado do relaxamento da musculatura lisa vascular e depressão cardíaca. Apresentam uma ação mais rápida e por um tempo mais curto que o diazepam. O midazolam atravessa a barreira hematoencefálica rapidamente. É metabolizado no fígado pelo sistema do citocromo P450 e sua excreção é renal.

O início da ação ocorre em aproximadamente 1 a 1,5 minuto, sendo que o pico de ação ocorre em 5 minutos. A meia-vida de eliminação é de 2 a 2,5 horas, sendo prolongada para aproximadamente 6 horas em neonatos, em decorrência do *clearance* mais lento, assim como em pacientes com falência renal e insuficiência cardíaca congestiva. Em infusões prolongadas ou em doses repetidas, a meia-vida de eliminação está aumentada. A forma de administração do midazolam em terapia intensiva pode ser intermitente, contínua ou uma combinação. A dose ótima varia de paciente para paciente conforme as circunstâncias clínicas, idade, doenças coexistentes e outras medicações concorrentes administradas. A dose inicial endovenosa para crianças de 6 meses até 5 anos é 0,05 a 0,1 mg/kg. A dose total pode ser tão alta quanto 0,5 mg/kg, não excedendo normalmente a dose de 10 mg.

Uma infusão contínua usualmente é precedida por uma dose de ataque para alcançar um estado de equilíbrio mais rapidamente. A dose inicial pode ser seguida por uma infusão numa taxa de 0,06 a 0,12 mg/kg/h. A taxa de infusão é titulada para o efeito. Deve-se determinar o grau de sedação desejado para se aumentar ou diminuir a taxa de infusão. Em crianças que recebem a administração em longo prazo, pode aparecer tolerância, sendo necessário aumentar a taxa de infusão. Esse fenômeno contribui para a variabilidade da dosagem entre diversos pacientes. A utilização das escalas para mensurar o escore da sedação é importante para se realizar o acompanhamento adequado.

Os eventos adversos relacionados com o uso de midazolam incluem aumento de secreção, hipotensão, hipoventilação e até mesmo apneia.

Como os benzodiazepínicos, o propofol produz sedação e amnésia pela interação com o receptor GABA e pode causar hipotensão resultante do relaxamento da musculatura lisa vascular e depressão cardíaca direta. Propofol apresenta rápida ação e meia-vida de 2 a 3 minutos. O uso com doses em bolo parece ser seguro e ganha espaço entre os intensivistas por sua rápida recuperação. Existe maior preocupação sobre seu uso contínuo por causa da síndrome da infusão do propofol, que inclui acidose metabólica, bradicardia, arritmias, rabdomiólise e falência cardíaca. Fatores de risco para essa síndrome incluem a administração de propofol por mais de 48 horas e taxas de infusão que excedem 4 mg/kg/h. Por isso, embora existam alguns trabalhos que sugiram segurança com doses controladas, o propofol não é aprovado para sedação contínua em terapia intensiva pediátrica, podendo ser utilizado para sedação em procedimentos[8,9].

Como os benzodiazepínicos e o propofol, os barbitúricos produzem sedação, hipnose, têm efeitos anticonvulsivantes, podem causar hipotensão e não apresentam propriedades analgésicas. Seu uso em terapia intensiva pediátrica ocorre no manuseio do estado de mal epiléptico e em casos como aumento da pressão intracraniana; o tiopental é o mais usado no Brasil. Os barbitúricos são utilizados como segunda opção, quando os benzodiazepínicos falham em produzir uma sedação adequada.

O hidrato de cloral é um agente sedativo cuja administração ocorre por via enteral, sendo considerado seguro e geralmente efetivo para uso em curto prazo. A administração em doses repetidas pode acumular metabólitos (ticloroetanol e ácido tricloroacético) que podem provocar depressão do SNC, predispõem recém-nascidos para hiperbilirrubinemia, diminuem a capacidade da albumina se ligar à bilirrubina e contribuem para a acidose metabólica. De forma rara, taquiarritmias podem ocorrer após doses repetidas de hidrato de cloral.

Outras drogas que podem ser utilizadas para a sedação pediátrica incluem os anti-histamínicos (difenidramina e prometazina), neurolépticos etc.

Os agentes sedativos com efeitos analgésicos são outra classe de fármacos que podem ser utilizados em terapia intensiva, incluindo a ketamina e a dexmedetomidina.

A ketamina exerce o seu efeito primário por meio do antagonismo do receptor NMDA (N-methyl-D-aspartate). Quando utilizado como agente único, a ketamina produz um estado de dissociação em que o paciente pode estar inconsciente, com olhos abertos e vocalizando. A ketamina é metabolizada no fígado, tem excreção urinária, produz sedação/hipnose e analgesia. Causa liberação de catecolaminas e, por isso, causa pouca instabilidade hemodinâmica. Também leva a broncodilatação, sendo uma boa alternativa em pacientes com broncoespasmo. Causa pouca depressão respiratória.

Os efeitos adversos relacionados à ketamina incluem aumento da secreção oral e traqueobrônquica, alucinações e efeitos psíquicos desagradáveis. Anticolinérgicos podem ser úteis para o aumento da secreção e o uso de benzodiazepínicos pode prevenir as complicações psíquicas. A ketamina se associa a um aumento da pressão intracraniana e deve ser evitada em pacientes que têm o risco de ter esse aumento por algum acometimento do SNC. Também deve ser evitada em paciente com hipertensão arterial e ocular (glaucoma). A ketamina pode ser usada em pequenas doses para minimizar o desenvolvimento de tolerância aos opioides em razão de seu efeito no receptor NMDA.

A dexmedetomedina é um agonista do receptor alfa 2 com ação sedativa, ansiolítica e analgésica. Seu uso em pediatria ainda não é liberado e existe um interesse crescente em seu uso nessa faixa etária. Existem relatos de seu uso em pediatria para sedação durante ventilação mecânica, procedimentos invasivos, tratamento de síndrome de abstinência entre outros. Embora tenha um bom perfil de segurança, existem potenciais efeitos colaterais. No sistema cardiovascular, a dexmedetomedina pode causar bradicardia, hipotensão ou hipertensão. A maioria dos estudos mostra mínimos ou nenhum efeito na função respiratória. Mais estudos são necessários para seu uso rotineiro nas UTI pediátricas[10,11].

AGENTES ANALGÉSICOS

Analgésicos comuns são drogas de primeira linha na pediatria por seu bom perfil de segurança. Os mais utilizados são dipirona, paracetamol e ibuprofeno.

Anti-inflamatórios também são uma boa alternativa. O cetorolaco parece ser uma boa alternativa. Devem ser usados com cuidado em pacientes com insuficiência renal.

Dentre os analgésicos opioides estão a morfina, o fentanil e a metadona. A morfina é considerada o protótipo dessa classe de fármacos. Interage com o receptor μ para produzir analgesia. É lipossolúvel e apresenta uma entrada lenta no SNC. O pico de analgesia ocorre 20 minutos após a administração endovenosa. É metabolizada primariamente no fígado para morfina-3-glucoronida e morfina-6-glucoronida (M6G) pela uridina difosfato-glucoroniltransferase. A excreção desses metabólitos e de uma porção não metabolizada ocorre pela via renal. A M6G é farmacologicamente ativa e pode produzir analgesia e depressão respiratória principalmente em pacientes com *clearance* renal diminuído.

A concentração plasmática é afetada pela idade, função hepática, função renal e estado clínico. Há um alto grau de variabilidade entre os pacientes. A morfina estimula a liberação de histamina em aproximadamente 25% dos pacientes e deve ser evitada em pacientes com broncoespasmo e outras reações alérgicas. A morfina induz a vasodilatação, o que pode resultar em hipotensão particularmente após a administração em bolo. A dose usual de morfina nas terapias intensivas pediátricas é de 0,05 a 0,2 mg/kg. A infusão contínua varia entre 0,01 e 0,10 mg/kg/h; uma dose intermediária de 0,02 a 0,03 mg/kg/h pode ser recomendada.

O fentanil é um opioide sintético com potência de 75 a 100 vezes maior que a morfina. É altamente lipossolúvel e apresenta um rápido pico de ação, alcançando o pico de efeito no SNC aproximadamente de 5 a 6 minutos após a infusão.

O fentanil é oxidado no fígado e o seu *clearance* depende do fluxo sanguíneo hepático. Não provoca liberação de histamina e, de forma geral, não se associa à hipotensão. Pode causar uma diminuição no débito cardíaco pela diminuição da frequência cardíaca. Por ser altamente lipossolúvel, o fentanil é rapidamente redistribuído do sangue para os tecidos periféricos, sendo esse o fator responsável pelo curto tempo de ação após uma dose única. Com uma administração prolongada (doses repetidas ou infusão contínua), o fentanil acumula-se nos tecidos periféricos, o que aumenta a meia-vida. O fentanil é administrado em bolo de 1 a 4 mcg/kg e por infusão contínua em uma dose inicial de 0,5 a 5 mcg/kg/h.

A metadona é um opioide agonista μ de potência comparável à morfina, com uma meia-vida de aproximadamente 19 horas em crianças entre 3 e 7 anos. Por apresentar uma meia-vida longa, a metadona pode fornecer uma analgesia contínua quando administrada de forma intermitente. Além da analgesia, a metadona é utilizada nas síndromes de abstinência opioide.

O uso de meperidina não deve ocorrer porque o seu metabólito primário, a normeperidina, pode desencadear crises epilépticas.

TOLERÂNCIA E ABSTINÊNCIA

Em terapia intensiva, deve-se atentar ao desenvolvimento da tolerância e de complicações relacionadas à abstinência dos diversos medicamentos utilizados para a sedação e analgesia. Em relação a isso, existe a possibilidade de perigo e desconforto para o paciente. A estadia em uma terapia intensiva e em uma internação hospitalar pode ser longa, devendo-se evitar, sempre que possível, o aparecimento de efeitos adversos.

A síndrome de abstinência pode ocorrer após a descontinuação de fármacos analgésicos e sedativos, particularmente os benzodiazepínicos e os opioides, acreditando-se que há relação com a dose total do fármaco recebido[5].

Estima-se que a incidência de abstinência por benzodiazepínicos fique entre 17 e 30%[5]. A apresentação da síndrome de abstinência ocorre, de forma geral, após poucas horas de parada da administração do fármaco e pode incluir manifestações do SNC como agitação, convulsões, desnaturação arterial, alucinações e psicose. As manifestações autonômicas também podem ocorrer, como vômitos, taquicardia, hipertensão e febre. Essa síndrome ocorre nos pacientes que receberam infusão dos fármacos descritos por pelo menos alguns dias, e pode ocorrer em todas as faixas etárias.

A abstinência frequentemente é precedida pelo fenômeno da tolerância, em que é necessário o aumento das doses de fármacos para se alcançar um determinado efeito.

Pacientes que recebem tais medicações em altas doses e/ou por tempo muito prolongado merecem um cuidado especial. Existem várias estratégias que buscam evitar a abstinência. No nosso serviço, utilizamos uma proposta desenvolvida por Tobias[12], baseada na conversão e que considera a potência e a meia-vida da dose recebida para drogas de meia-vida mais longa e de fácil administração (via oral). Para opioides, utiliza-se a metadona, e, para benzodiezepínicos, o lorazepam. Por causa das propriedades farmacocinéticas, a dose diária total da metadona deve ser a mesma da recebida de fentanil, por ter meia-vida 100 vezes maior e potência 100 vezes menor. Por sua vez, o lorazepam tem meia-vida 6 vezes maior e potência 2 vezes maior que o midazolam, então sua dose total diária deve ser 1/12 da dose total recebida de midazolam. A partir da segunda dose da nova droga, deve-se iniciar a retirada da primeira em algumas etapas (50% a cada 12 horas). Doses de resgate com drogas de ação rápida podem ser administradas e devem ser adicionadas à dose total do dia seguinte até estabilização. A retirada da metadona e/ou do lorazepam deve ser lenta, por exemplo, 20% a cada semana.

Tabela 24.1 – Drogas utilizadas para sedação e analgesia*

	Dose pediátrica	Início	Duração	Observação
Sedativos-hipnóticos				
■ Hidrato de cloral	VO: 25 a 75 mg/kg Após 30 min, pode-se repetir 25 a 50 mg/kg Dose máxima: 1 g (lactentes) ou 2 g (crianças) ou 120 mg/kg Dose máxima diária: 2 g	VO: 10 a 20 min	VO: 4 a 8 h	Efeitos não confiáveis se idade > 3 anos Não interfere no eletroencefalograma

(continua)

Tabela 24.1 – Drogas utilizadas para sedação e analgesia* (continuação)

	Dose pediátrica	Início	Duração	Observação
Sedativos-hipnóticos				
▪ Diazepam	EV: dose inicial 0,04 a 0,3 mg/kg a cada 2 a 4 horas Dose máxima: 0,6 mg/kg/8 horas	EV: 1 a 3 min	EV: 15 a 30 min	Maior depressão respiratória quando usado em combinação com outros neurodepressores
▪ Midazolam	EV: 0,05 a 0,5 mg/kg/dose Dose máxima: 20 mg Infusão contínua: dose inicial: 0,06 a 0,12 mg/kg/h Titular até efeito desejado IM: 0,1 a 0,5 mg/kg Dose máxima: 10 mg IN: 0,2 a 0,3 mg/kg/dose	EV: 1 a 5 min IM, IN: em até 5 min	EV: 20 a 30 min IM: 2 horas (até 6 horas) IN: 30 a 60 min	1- Maior depressão respiratória quando usado em combinação com outros neurodepressores 2- Usar doses menores para sedação consciente em procedimentos (0,05 a 0,1 mg/kg até 10 mg)
▪ Lorazepam	VO: 0,05 mg/kg/dose a cada 4 a 8 horas (0,02 a 0,1 mg/kg/dose) Dose máxima: 2 mg	VO: 60 min	VO: 8 a 12 horas	1- Meia-vida longa Usado para tratamento de abstinência 2- Apresentação endovenosa até o presente momento não disponível no Brasil 3- Vide diazepam
▪ Propofol	EV: 1 mg/kg, seguido por 0,5 mg/kg em doses repetidas conforme o necessário	EV 30 seg	EV: 3 a 10	1- Hipotensão 2- Depressão respiratória 3- Diminuição da PIC
▪ Tiopental	EV: 1 a 3 mg/kg/dose Dose máxima: 6 mg/kg ou 150 a 200 mg/dose	EV: < 1 min	EV: 15 min	1- Hipotensão 2- Laringoespasmo 3- Depressão respiratória 4- Diminuição da PIC
Analgésicos				
▪ Morfina	Analgesia: EV, IM: 0,05 a 0,2 mg/kg/dose Dose máxima: 15 mg VO: 0,2 a 0,5 mg/kg/dose Infusão contínua inicial: 20 a 30 mcg/kg/h Titular até efeito associado	EV: 5 a 10 min VO: 1 hora	EV, IM: 3 a 5 horas VO: 3 a 5 horas	1- Depressão respiratória Reduzir a dose quando usado em combinação com os benzodiazepínicos 2- Liberação de histamina Contraindicado em asma grave 3- Diminuição da motilidade intestinal

(continua)

Tabela 24.1 – Drogas utilizadas para sedação e analgesia* (continuação)

	Dose pediátrica	Início	Duração	Observação
Analgésicos				
▪ Fentanil	EV: 1 a 4 mcg/kg/dose Infusão contínua: 0,5 a 5 mcg/kg/h	EV: quase imediata	EV: 30 a 60 min	1- Depressão respiratória Reduzir a dose quando usado em combinação com os benzodiazepínicos 2- Infusão rápida pode causar rigidez torácica Infundir em 3 a 5 minutos 3- Diminuição da motilidade intestinal
Drogas dissociativas				
▪ Ketamina	EV: 0,5 a 2 mg/kg Infusão contínua: 5 a 20 mcg/kg/min titular para o efeito desejado IM: 3 a 7 mg/kg	EV: 30 seg IM: 3 a 4 min	Dissociação EV: 5 a 10 min IM: 12 a 25 min Recuperação EV: 1 a 2 horas IM: 3 a 4 horas	1- Múltiplas contra-indicações 2- Sonhos desagradáveis ou alucinações raras em crianças 3- Frequentemente administrado com atropina ou glicopirolato para controlar a hipersalivação 4- Aumenta a PIC 5- Pode melhorar broncoespasmo
Antagonistas (fármacos de reversão)				
▪ Naloxona	EV ou IM: 0,1 mg/kg/dose até o máximo de 2 mg/kg/dose. Pode-se repetir a cada 2 minutos, se necessário	EV: em até 2 min IM: 2 a 5 min	EV, IM: 20 a 60 min	1- Se efeito de reversão for menor, pode ser necessário o uso de doses seriadas 2- Doses repetidas podem ser necessárias por duração do efeito menor do que a da maioria dos opioides
▪ Flumazenil	EV: 0,021 mg/kg/dose Dose máxima: 0,2 mg Pode-se repetir a cada 1 min até 0,05 mg/kg ou 1 mg	EV: 1 a 3 min	EV: < 1 hora	1- Se o efeito da reversão for menor, pode ser necessário o uso de doses seriadas 2- Doses repetidas podem ser necessárias por duração do efeito menor do que a de outros benzodiazepínicos

Fonte: adaptada de Taketomo et al.[13]. *A tabela não se refere a pacientes adultos ou recém-nascidos. Verificar necessidade de correção de doses em situações clínicas específicas como insuficiência renal, hepática etc.

CONCLUSÕES

O tratamento da dor é um direito que assiste a todos nós. A indicação da analgesia e sedação deve ocorrer após uma avaliação criteriosa, incluindo-se os riscos e os benefícios.

Protocolos de anagelsia e sedação devem ser instituídos para orientar o profissional na prescrição segura, contribuindo com uma melhor qualidade de atenção e assistência à criança e ao adolescente criticamente enfermo.

REFERÊNCIAS BIBLIOGRÁFICAS

1. Ambuel B, Hamlett KW, Marx CM, Blumer JL. Assessing distress in pediatric intensive care environments: the COMFORT scale. J Pediatr Psychol. 1992;17(1):95-109.
2. Mazzeo AJ. Sedation for the mechanically ventilated patient. Crit Care Clin. 1995;11(4):937-55.
3. Lerch C, Park GR. Sedation and analgesia. Bri Med Bull. 1999;55(1):76-95.
4. Playfor SD. The use of bispectral index monitors in paediatric intensive care. Crit Care. 2005;9(1):25-6.
5. Playfor SD. Analgesia and sedation incritically ill children. Arch Dis Child. 2008;93(3);87-92.
6. American Society of Anesthesiologists. Continuun of depth of sedation. Definition of general anesthesia and levels of sedation analgesia. Available from: http://www.asahq.org/publications-AndServices/standards/20.htm; ou http://www.asahq.org/publicationsAndServices/standards/-20.pdf. (acesso em 19 maio 2008)
7. Mehta S, Burry L, Fischer S, Motta-Martinez JC, Hallet D, Bowman D, et al. Canadian survey of the use of sedatives, analgesics, and neuromuscular blocking agents in critically ill patients. Crit Care Med. 2006;34(2):374-80.
8. Cornfield DN, Tegtmeyer K, Nelson MD, Milla CE, Sweeney M. Continuous propofol infusion in 142 critically ill children. Pediatrics. 2002;110(6):1177-81.
9. Wolf AR, Potter WBR. Propofol infusion in children: when does an anesthetic tool become an intensive care liability? F Pediatr Anesth. 2004;14(6):435-8.
10. Tobias JD. Dexmedetomidine: applications in pediatric critical care and pediatric anesthesiology. Pediatr Crit Care Med. 2007;8(2):115-31.
11. Gerlach AT, Dasta JF. Dexmedetomidine: an updated review. Ann Pharmacother. 2007;41:245-54.
12. Tobias JD. Tolerance, withdrawal, and physical dependency after long-term sedation and analgesia of children in the pediatric intensive care unit. Crit Care Med. 2000;28(6):2122-32.
13. Taketomo K, Hodding JH, Kraus DM. Pediatric Dosage Handbook. 14th ed. Ohio: Lexi-Comp's; 2007.
14. Jacobi J, Fraser GL, Coursin DB, Riker RR, Fontaine D, Wittbrodt ET, et al. Clinical practice guidelines for the sustained use of sedatives and analgesics in the critically ill adult. Crit Care Med. 2002;30(1):119-41.
15. Krauss B, Green SM. Procedural sedation and analgesia in children. Lancet. 2006;367(9512):766-80.

Seção VII

Terapia nutricional

Bases da terapia nutricional parenteral

25

Artur Figueiredo Delgado
Daniela Akashi

Após ler este capítulo, você estará apto a:

1. Indicar e prescrever terapia nutricional parenteral.
2. Indicar a melhor via de acesso para iniciar a terapia nutricional parenteral.
3. Identificar e prevenir as principais complicações relacionadas à terapia nutricional parenteral.
4. Aprender sobre os novos componentes da terapia nutricional parenteral.

INTRODUÇÃO

A desnutrição hospitalar é um fator agravante da resposta inflamatória sistêmica, frequentemente presente nos pacientes internados em unidade de terapia intensiva pediátrica. Muitos pacientes são diagnosticados como desnutridos já à admissão e outros desenvolvem desnutrição durante o período de internação. Em razão da baixa reserva metabólica, típica de recém-nascidos e lactentes jovens, o aumento do déficit proteico-calórico torna-se inevitável, especialmente quando há disfunção do sistema gastrintestinal, impedindo a terapia nutricional enteral adequada. Vários estudos demostraram que a desnutrição energético-proteica é comum em pacientes pediátricos hospitalizados e pode atingir índices superiores a 50%. Os fatores de risco relacionados com a desnutrição em crianças hospitalizadas são: idade inferior a 6 meses, baixo peso ao nascimento, história de prematuridade, baixo grau de escolaridade materna, renda familiar abaixo de dois salários mínimos, saneamento básico domiciliar inadequado e história de diarreia prévia. Outro fator de risco para desnutrição é a presença de alguma doença crônica[1-3].

A alta incidência de doenças respiratórias, capacidade gástrica reduzida e a hipomotilidade intestinal dificultam a administração de maiores volumes através do trato gastrintestinal no paciente gravemente doente. O tipo de terapia nutricional parenteral poderá sofrer restrições quanto às características relacionadas à qualidade e quantidade dos nutrientes ofertados. Por exemplo, na lesão pulmonar causada pela doença da membrana hialina ou broncodisplasia pulmonar, frequentemente há necessidade de restrição de líquidos. Assim sendo, em várias situações no recém-nascido, por exemplo, as necessidades nutricionais podem ser satisfeitas por períodos prolongados apenas pela via parenteral. As quantidades de nutrientes podem variar dependendo da função orgânica, do metabolismo e da velocidade de crescimento[4,5].

A avaliação nutricional e metabólica é procedimento obrigatório em crianças com indicação de terapia nutricional parenteral (TNP). Na fase inicial da doença, as alterações nos indicadores antropométricos e laboratoriais podem ser de difícil interpretação por causa da retenção hídrica e da perda de líquidos e proteínas para o interstício, consequência das alterações de permeabilidade capilar[6].

Os mediadores pró-inflamatórios, frequentemente com concentrações elevadas no paciente gravemente doente, provocam aumento no gasto energético de repouso, liberação de aminoácidos do músculo para o fígado, estimulação da neoglicogênese e significante alteração na síntese hepática de proteínas, com predomínio daquelas relacionadas com a resposta inflamatória aguda, como o fibrinogênio e a proteína C-reativa. A proteína muscular é catabolizada para fornecer aminoácidos para a síntese de novas células e para as reações no sistema imune. Além disso, aminoácidos são convertidos em glicose (um combustível preferencial para o sistema imune). As citocinas também estimulam a síntese de potentes moléculas oxidantes (peróxido de hidrogênio, óxido nítrico, radical hidroxil, ácido hipocloroso e ânions superóxidos), que podem romper a integridade celular do microrganismo invasor. Entretanto, o prolongamento da resposta inflamatória exerce um efeito deletério no estado nutricional do paciente. Várias citocinas pró-inflamatórias (TNF-alfa, IL-1) induzem aumento da liberação de leptina, causando anorexia nos pacientes desnutridos e/ou infectados, a exemplo do que ocorre em pacientes submetidos a estresse[2,7].

A TNP pode ser uma eficiente terapêutica na oferta precoce adequada de macro e micronutrientes, em fases da doença em que há dificuldade total ou parcial de utilização do trato digestório[8].

INDICAÇÕES

A TNP tem como objetivos recuperar ou manter o estado nutricional e promover o crescimento. Está indicada no paciente desnutrido ou em risco de desnutrição quando o trato gastrintestinal estiver comprometido por doença ou algum tipo de tratamento ou se a via enteral for insuficiente para suprir as necessidades nutricionais. A TNP tem sido utilizada principalmente nos pacientes desnutridos crônicos, naqueles com risco de desnutrição por doença aguda ou em pós-operatório complicado, na síndrome de má absorção intestinal e no tratamento do recém-nascido pré-termo[4,9].

O Quadro 25.1 resume as indicações e contraindicações mais frequentes, em sua maioria relativas[9].

Em geral, a terapia nutricional parenteral não está indicada para pacientes com funcionamento adequado de intestino delgado, que poderiam receber o aporte calórico e proteico com o uso de dietas especializadas[4,9].

Quadro 25.1 – Terapia nutricional parenteral: indicações e contraindicações

Indicações	Contraindicações
■ Vômitos incoercíveis	■ Trato gastrintestinal com função preservada
■ Diarreia grave	■ Instabilidade hemodinâmica
■ Íleo adinâmico	■ Distúrbios metabólico-eletrolíticos graves
■ Obstrução intestinal completa	
■ Fístula digestiva/perfuração intestinal	

QUANDO INICIAR A TERAPIA NUTRICIONAL PARENTERAL

O momento de início depende da condição clínica e da idade do paciente. No recém-nascido pré-termo, a ausência de aporte nutricional por mais de 24 horas pode ser extremamente prejudicial e a TNP deve ser iniciada no primeiro dia. Se possível, a TNP deve estar associada à terapia nutricional enteral (TNE) mesmo de forma mínima[4,10].

Necessidades de Água

Pode variar significativamente e deve ser adaptada à condição clínica do paciente (doença cardíaca e/ou renal, p. ex.). A avaliação frequente do estado volêmico e de hidratação, peso diário e balanço hídrico é extremamente importante. Pode ser necessária avaliação eletrolítica, do estado acidobásico, hematócrito e da densidade urinária[2,4,10].

Necessidades Energéticas

O suprimento energético deve objetivar a cobertura das necessidades nutricionais do paciente (taxa metabólica basal, atividade física, crescimento e recuperação de desnutrição pré-existente). Uma oferta energética excessiva pode provocar hiperglicemia, aumento dos depósitos de gordura, esteatose hepática e outras complicações. A oferta inadequada pode provocar desnutrição, imunodepressão e déficit de crescimento. Em geral, lactentes e crianças necessitam de mais calorias quando nutridos via enteral do que via parenteral. A oferta energética pode ser dividida em proteica e não proteica (carboidratos e lipídios). Em geral, as proteínas são utilizadas para a formação de tecidos e enzimas, e não são fontes energéticas significativas. Entretanto, o paciente gravemente doente pode apresentar alterações metabólicas que aumentem significativamente a utilização de proteínas como fonte energética.

As necessidades energéticas são afetadas pela doença de base e pelo estado nutricional[2,11].

A Tabela 25.1 resume as necessidades de energia por faixa etária em crianças e adolescentes que receberão terapia nutricional parenteral[2,9,11].

Na maioria dos pacientes internados, as necessidades energéticas são supridas com oferta de 100 a 120% do gasto energético de repouso (grau de recomendação B)[9,11].

Tabela 25.1 – Necessidades energéticas para cálculo de terapia nutricional parenteral

Idade (anos)	Kcal/kg/dia
Pré-termo	100 a 120
0 a 1	90 a 110
1 a 7	75 a 90
7 a 12	60 a 75
12 a 18	30 a 60

Necessidade de Aminoácidos

A estimativa das necessidades proteicas deve ser considerada em bases individuais, pois pode variar de acordo com a faixa etária, condições clínicas da criança, oferta de calorias e de outros nutrientes e qualidade da proteína administrada. As necessidades proteicas por via parenteral são inferiores em relação à via enteral. As de aminoácidos são determinadas, principalmente, pela taxa de síntese proteica total, dependendo da disponibilidade de matéria-prima (outros aminoácidos)[9].

A oferta de aminoácidos essenciais, não essenciais e condicionalmente essenciais (muito importantes nos recém-nascidos pré-termo – RNPT –, sintetizados a partir de outros aminoácidos e com produção limitada sob certas circunstâncias) deve ser assegurada durante a terapia nutricional parenteral[11,12].

A maioria das soluções de aminoácidos utilizada em pediatria contém quantidades que resultam em um perfil plasmático semelhante aos dos padrões de lactentes que recebem leite materno. Essas soluções oferecem mais aminoácidos essenciais e menos do tipo não essenciais. A oferta energética necessária para a utilização de aminoácidos é de 30 a 40 kcal/g de aminoácidos[12].

No recém-nascido pré-termo, a oferta de aminoácidos deve ser iniciada nas primeiras 24 horas de vida (grau de recomendação B). A quantidade mínima de 1,5 g/kg/dia é necessária para prevenir um balanço de nitrogênio negativo. Oferta mais elevada é necessária para atingir deposição em estoques fisiológicos (grau de recomendação A). Uma oferta máxima de 4 g/kg/dia é recomendada (grau B de evidência)[12,13].

Nos recém-nascidos a termo, uma quantidade mínima de 1,5 g/kg/dia está recomendada para evitar um balanço de nitrogênio negativo, com a oferta máxima de 3 g/kg/dia (grau de recomendação D). Para as crianças entre 1 mês e 3 anos de idade, a quantidade mínima de 1 g/kg/dia é necessária para evitar um balanço negativo de nitrogênio (grau de recomendação D). A oferta máxima não deve exceder 2,5 g/kg/dia (grau de recomendação C). Para crianças de 3 a 5 anos, uma oferta de 1 a 2 g/kg/dia é considerada adequada para pacientes estáveis. Nos pacientes gravemente doentes, a oferta pode ser mais elevada, como 3 g/kg/dia (grau de recomendação D). As mesmas recomendações são feitas para crianças entre 6 e 12 anos de idade[9,13].

Para os adolescentes, recomenda-se uma oferta mínima de 1 g/kg/dia para evitar balanço nitrogenado negativo (grau B de recomendação). O limite superior é de 2 g/kg/dia[9].

Necessidades de Carboidratos

A glicose é o único carboidrato recomendado para a terapia nutricional parenteral e deve prover 60 a 75% da oferta calórica não proteica. No recém-nascido pré-termo, a infusão de glicose deve ser iniciada com 4 a 8 mg/kg/min e aumentada progressivamente. No pré-termo gravemente doente, a infusão de glicose inicial recomendada é ≤ 5 mg/kg/min. A taxa de infusão de glicose para o recém-nascido de termo e crianças < 2 anos não deve exceder 13 mg/kg/min. Algumas medicações prejudicam o metabolismo da glicose (corticosteroides, somatostatina e tacrolimo). A monitoração da glicemia, evitando níveis elevados, é obrigatória no paciente gravemente doente[2,9].

Necessidade de Gorduras

As emulsões lipídicas são iso-osmolares e se comportam como fonte de energia e de ácidos graxos essenciais. Os lipídios devem prover de 25 a 40% das calorias não proteicas por via parenteral. A oferta de lipídios em lactentes deve ser limitada a 3 a 4 g/kg/dia e 2 a 3 g/kg/dia em pré-escolares e escolares. As taxas de incremento de 0,5 a 1 g/kg/dia são adequadas e facilitam a monitorização da hipertrigliceridemia. No paciente gravemente doente, a dosagem regular das concentrações de triglicérides é preconizada. O início precoce (máximo nas primeiras 72 horas de internação) é importante na prevenção da deficiência de ácidos graxos essenciais[9,14].

Durante fototerapia, a proteção da luz das emulsões lipídicas é recomendada para diminuir a formação de hidroperóxidos. As soluções com mistura de triglicérides de cadeia longa e cadeia média são seguras e efetivas[15].

As emulsões disponíveis contêm, principalmente, óleo de soja e fosfolipídio da gema de ovo como agente emulsificante, sendo disponíveis nas concentrações de 10 e 20%. A quebra dessas emulsões fornece ácidos graxos nas seguintes proporções:

- 50% de ácido linoleico;
- 26% de ácido oleico;
- 10% de ácido palmítico;
- 9% de ácido linolênico;
- 3,5% de ácido esteárico.

As emulsões mais frequentemente utilizadas são constituídas de triglicérides de cadeia longa (LCT) ou de uma mistura destes com triglicérides de cadeia média (MCT/LCT) em proporções iguais. As emulsões a 20% são mais facilmente metabolizadas, sendo vantajosas em relação às emulsões de menor concentração[9,14,15].

Glutamina

A glutamina é considerada aminoácido condicionalmente essencial no paciente gravemente doente. Na fase aguda, há grande liberação de glutamina, porém o nível sérico cai rápida e significativamente, permanecendo baixo por até 3 semanas. Essa deficiência parece estar associada a maior mortalidade. A glutamina, com suas propriedades antioxidantes, é descrita como protetora de lesão celular e tecidual, moduladora da resposta imune e inflamatória[16]. Na administração de glutamina em pacientes adultos gravemente doentes e que estejam recebendo nutrição parenteral, há redução significativa da mortalidade e de complicações infecciosas, recomendando-se a dose de 0,2 a 0,6 mg/kg/dia[9,16]. No recém-nascido pré-termo e em crianças gravemente doentes, não há consenso a respeito dos benefícios de utilização sistemática de glutamina, seja via parenteral ou enteral. Os estudos não têm demonstrado melhora na taxa de mortalidade, na incidência de infecção e no tempo de internação[17]. No entanto, há necessidade de estudos randomizados controlados em pacientes pediátricos graves[1], não existindo recomendação formal sobre o uso de glutamina na nutrição parenteral nesse grupo[9,17].

Micronutrientes

Os micronutrientes (vitaminas e elementos-traço) desempenham importante papel como catalisadores de importantes reações químicas relacionadas ao metabolismo e ao aproveitamento de nutrientes. Os recém-nascidos pré-termo são particularmente mais suscetíveis à deficiência desses nutrientes[9,18].

A deficiência de zinco ocasiona um quadro semelhante à acrodermatite enteropática, devendo suplementar-se esse elemento na dose de 400 mcg/kg/dia para todos os RNPT. Se o jejum prolongar-se por mais de 2 semanas, outros micronutrientes devem ser adicionados, como cobre (20 mcg/kg/dia), manganês (1 mcg/kg/dia), selênio (2 mcg/kg/dia), cromo (0,2 mcg/kg/dia), molibdênio (0,25 mcg/kg/dia) e iodo (1 mcg/kg/dia). O cobre e o manganês devem ser reduzidos em crianças com icterícia colestática ou disfunção hepática. O selênio, o cromo e o molibdênio devem ser reduzidos em crianças com insuficiência renal. Os pacientes que recebem nutrição parenteral por tempo prolongado podem acumular alumínio, principalmente se houver insuficiência renal, com possível aparecimento de osteomalacia e encefalopatia[9,18].

As vitaminas são fornecidas em soluções multivitamínicas, que são adicionadas à solução parenteral. As doses enterais recomendadas servem apenas como base, já que as soluções intravenosas podem sofrer influências em relação ao recipiente utilizado e à fotodegradação[9,15,19].

Eletrólitos

O sódio deve ser acrescentado à terapia nutricional parenteral a partir do 2º dia de vida; evolutivamente, os RNPT de peso muito baixo podem necessitar de maior aporte de sódio, em função da perda urinária aumentada em decorrência da imaturidade renal. O excesso de oferta de cloreto pode ocasionar acidose metabólica hiperclorêmica. As soluções de aminoácidos não tamponadas contendo aminoácidos catiônicos podem conter excesso de cloretos. Nesse caso, deve-se substituir o sódio na forma de cloreto de sódio para acetato de sódio a 10% (1 mL = 1,6 mEq de sódio)[10].

O potássio (K^+) é importante no metabolismo da glicose e na síntese do glicogênio. O catabolismo proteico também contribui com perda de 3 mEq de K^+/g de balanço nitrogenado negativo. Adiciona-se K^+ a partir do 2º dia de vida, na dose de 2 a 3 mEq/kg/dia. O balanço negativo de potássio nos RNPT é consequente ao aumento da aldosterona, à síntese aumentada de prostaglandinas e ao aumento do débito urinário com ou sem glicosúria.

O cálcio, o fósforo e o magnésio devem estar presentes na terapia nutricional parenteral do RN, dando-se preferência atualmente, quando disponíveis, às formulações de fósforo orgânico (glicerofosfato de cálcio), uma vez que formulações contendo sais de cálcio e fósforo podem precipitar. A solubilidade do cálcio e do fósforo na solução parenteral depende das proporções da concentração de ambos, pH, temperatura e concentração de aminoácidos. Por causa das limitadas doses de cálcio e fósforo, os RNPT exclusivamente em terapia nutricional parenteral podem desenvolver osteopenia e raquitismo. Quanto à relação cálcio/fósforo nos RNPT, a solubilidade do fosfato e do cálcio é fator crítico e limitante, podendo ocorrer precipitação, embolia pulmonar e óbito. Quanto ao pH da solução, quanto mais ácida, maior a solubilidade e maiores quantidades de cálcio e fósforo podem ser adicionadas; o conteúdo de ânions, em especial aminoácidos, tende a baixar o pH da solução. A adição de cisteína nas fórmulas (30 mg/g de aminoácidos) aumenta significativamente a solubilidade do cálcio e do fósforo.

O sal de cálcio mais utilizado é o gluconato, por ter menor reatividade; deve ser adicionado por último na mistura de nutrientes, encontrando o fosfato já totalmente diluído (1 mL de gluconato de cálcio 10% = 0,47 mEq Ca^{++} = 9,4 mg de cálcio elementar). Como relatado anteriormente, o fosfato orgânico ou glicerofosfato ou G-1-P, quando disponível, tem maior solubilidade e permite maiores adições de cálcio com misturas estáveis por até 7 dias sem precipitações[9,10].

VIAS DE ACESSO

Soluções com concentração de glicose de até 10% devem ser infundidas preferencialmente em veias periféricas. Se superiores a 10%, devem ser administradas por veia central, optando-se pelo uso de cateteres de material pouco trombogênico, de silicone ou poliuretano.

A terapia nutricional parenteral periférica pode suprir as necessidades nutricionais total ou parcialmente em crianças impossibilitadas de ingerir ou absorver nutrientes por via oral ou enteral, ou quando o acesso venoso central não estiver disponível. Crianças impossibilitadas de receber nutrição pelo trato digestório por mais de 2 semanas e cujas necessidades não sejam supridas pela via periférica devem receber nutrição parenteral por veia central, com maior concentração e aporte total de nutrientes. A recomendação é de troca do acesso venoso periférico a cada 48 horas, mesmo na ausência de flebite, para permitir a recuperação mais breve da veia e sua posterior reutilização. As veias superficiais, em razão de seu baixo fluxo, podem apresentar esclerose e flebite durante a infusão de soluções hipertônicas, ou ainda, extravasamento da solução e consequente lesão do tecido subcutâneo e formação de abscessos. A osmolalidade máxima tolerada por veia periférica é de 900 mOsm/L. Em virtude do efeito venoprotetor dos lipídios, a osmolaridade total das soluções com esses nutrientes pode ser um pouco maior, sem causar risco de tromboflebite[9,20].

Em soluções de concentrações mais elevadas, quando as necessidades hídricas e nutricionais não são atingidas pela via periférica ou na perspectiva do uso prolongado de nutrição parenteral, o acesso venoso central é preferido. Pode ser obtido por punção ou dissecção de vaso periférico calibroso (veia basílica, cefálica ou jugular externa) ou vaso profundo (veia jugular interna, subclávia ou femoral), progredindo-se o cateter até a posição central da conexão da veia cava superior ou inferior com o átrio direito. O cateter utilizado deve ser preferivelmente de silicone ou de poliuretano, e o acesso venoso, de uso exclusivo para nutrição parenteral[20].

Os pacientes que recebem terapia nutricional parenteral com a utilização de cateteres venosos centrais perifericamente inseridos (PICC) apresentam menores taxas de infecção relacionada ao cateter. Essa é uma forma útil para administrar terapia nutricional parenteral com um cateter de única via que tem fino calibre e não possibilita o uso em outras funções, por exemplo, na monitorização hemodinâmica. As contraindicações de uso incluem dermatite, celulite, queimaduras no local de inserção ou nas proximidades ou trombose venosa prévia ipsilateral. Esses cateteres devem ser instalados com técnica totalmente asséptica. Os cateteres umbilicais têm elevado risco de infecção associado ao uso de terapia nutricional parenteral, devendo ser evitados[9,20].

UTILIZAÇÃO DA TERAPIA NUTRICIONAL PARENTERAL

Os últimos estudos relativos à terapia nutricional parenteral (TNP) *versus* terapia nutricional enteral precoce mostram que a TNP não agrega um risco maior de infecção e, consequentemente, são terapias equivalentes quando bem aplicadas (nível I e II de evidência). TPN não é indicada para pacientes com trato gastrintestinal íntegro (grau de recomendação A)[2,6].

A maioria dos protocolos enfatiza os benefícios da terapia nutricional enteral precoce, na situação de trato digestório funcionante. A maior desvantagem é que pode ocorrer uma insuficiente oferta de macro e micronutrientes, levando à deterioração do estado nutricional. A terapia nutricional parenteral facilita a administração precoce de nutrientes adequados para a condição do paciente gravemente doente. A eficácia da TNP é dependente da ausência de efeitos adversos, incluindo adequação de controle glicêmico (hiperglicemia é muito comum)[20].

A suplementação nutricional com terapia parenteral combinada com a enteral pode ser uma alternativa efetiva para atingir 100% dos objetivos calóricos e proteicos, principalmente nos primeiros dias de internação, quando a terapia nutricional enteral pode ser insuficiente[9,20].

Dentre os pacientes que vêm aumentando a necessidade de utilizar terapia nutricional parenteral, destacam-se os recém-nascidos pré-termo que receberam ou não terapia nutricional enteral mínima[5].

A monitoração laboratorial deve ser realizada mais frequentemente após a instalação inicial da TNP. A glicemia deve ser controlada conforme os incrementos da velocidade de infusão de glicose (VIG); após estabilização desta, a glicosúria eventualmente pode auxiliar como controle[9].

COMPLICAÇÕES

As complicações da terapia nutricional parenteral podem ser relacionadas ao cateter venoso, infecciosas, metabólicas, hepáticas, hematológicas e respiratórias (aumento na produção de dióxido de carbono). As complicações relacionadas ao excesso de ofertas de macro e micronutrientes são muito comuns, embora ainda sejam descritas complicações relacionadas à oferta inadequada de nutrientes. O Quadro 25.2 resume as principais complicações (causas e tratamento/prevenção) relacionadas à terapia nutricional parenteral[9,20].

NOVAS EMULSÕES LIPÍDICAS

Atualmente, além de fonte de energia e de ácidos graxos essenciais, os lipídios são considerados importantes moduladores do sistema imunológico. As emulsões lipídicas convencionais são elaboradas à base de óleo de soja, com uma relação ácidos graxos ômega-6 e ômega-3 de aproximadamente 7:1. As emulsões que apresentam excesso de ácidos graxos ômega-6 ou ômega-3 podem ter efeito imunossupressor. Emulsões com conteúdo de ômega-6:ômega-3 na proporção de 2:1 parecem ter melhor ação no sistema imunológico. Surgiram, assim, novas emulsões lipídicas com outras fontes de gordura, como óleo de oliva e de peixe. Futuramente, as emulsões lipídicas convencionais poderão ser reservadas aos pacientes mais estáveis e sem complicações hemodinâmicas e as novas emulsões farão parte do tratamento de pacientes gravemente enfermos mais desnutridos, potencialmente imunodeprimidos e com indicações específicas[16].

Quadro 25.2 – Complicações relacionadas à terapia nutricional parenteral

Complicação	Causa	Tratamento/prevenção
■ Relacionada ao cateter		
Inserção Obstrução mecânica Trombose Flebite/extravasamento	Procedimento Precipitado na solução Coágulo Hiperosmolalidade	Seguir protocolos para técnica de inserção, manipulação e uso de cateter venoso central
■ Sepse		
Relacionada ao cateter Relacionada à solução	Contaminação	Seguir protocolos para técnica de inserção, manipulação e uso de cateter venoso central Via exclusiva para infusão da TNP
■ Metabólicas		
Glicose	Hiper ou hipoglicemia	Controlar níveis glicêmicos
Eletrólitos	Variações das necessidades	Monitorizar eletrólitos e ajustar oferta
Uremia	Excesso de oferta proteica	Monitorizar U/Cr Reduzir a oferta de aminoácidos
■ Hepáticas		
Colestase, aumento de enzimas hepáticas	Excesso de oferta lipídica	Dosar TG e enzimas hepáticas Reduzir a oferta lipídica, introduzir novas emulsões lipídicas, nutrição enteral
■ Hematológicas		
Trombocitopenia, eosinofilia, hemólise	Excesso de oferta lipídica	Hemograma seriado Suspender lipídios temporariamente Reintroduzir após normalização
■ Respiratórias		
Aumento do CO_2	Excesso de oferta de carboidratos	Reduzir oferta de glicose Aumentar oferta lipídica e proteica

CONCLUSÕES

A terapia nutricional é útil como fonte exclusiva de nutrientes ou complementar à terapia nutricional enteral. Quando adequadamente indicada, pode prevenir e tratar deficiências nutricionais em grupos de risco (principalmente o RN pré-termo).

REFERÊNCIAS BIBLIOGRÁFICAS

1. Pollack MM, Wiley JS, Kanter R, Holbrook PR. Malnutrition in critically ill infants and children. JPEN J Parenter Enteral Nutr. 1982;6(1):20-4.
2. Delgado AF, Okay TS, Leone C, Nichols B, Del Negro GM, Vaz FA. Hospital malnutrition and inflammatory response in critically ill children and adolescents admitted to a tertiary intensive care unit. Clinics. 2008;63(3):357-62.
3. Ferreira HS, França AOS. Evolução do estado nutricional de crianças submetidas à internação hospitalar. J Pediatr (Rio J). 2002;78(6):491-96.
4. Heird WC, Gomez MR. Total parenteral nutrition in necrotizing enterocolitis. Clin Perinatol. 1994;21(2):389-409.

5. Lipsky C, Spear ML. Recent advances in parenteral nutrition. Clin Perinatol. 1995;22(1):141-55.
6. Hulst J, Joosten K, Zimmermann L, Hop W, van Buuren S, Büller H, et al. Malnutrition in critically ill children: from admission to 6 months after discharge. Clin Nutr. 2004;23(2):223-32.
7. Coss-Bu JA, Jefferson LS, Walding D, David Y, Smith EO, Klish WJ. Resting energy expenditure and nitrogen balance in critically ill pediatric patients on mechanical ventilation. Nutrition. 1998;14(9):649-52.
8. Duffy B, Penchar P. The effects of surgery on the nitrogen metabolism of parentally fed human neonates. Pediatr Res. 1986;20(1):32-5.
9. Falcone RA, Warner BW. Pediatric parenteral nutrition. In: Rombeau JL, Rolandelli RH (ed.). Clinical nutrition: parenteral nutrition. 3rd ed. Philadelphia: WB Saunders; 2001. p.476-96.
10. Greene HL, Hambidge K, Schanler R, Tsang RC. Guidelines for the use of vitamins, trace elements, calcium, magnesium an phosphorus in infants and children receiving total parenteral nutrition: Report of the Subcommittee on Clinical Practice Issues of the American Society for Clinical Nutrition. Am J Clin Nutr. 1988;48(5):1324-42.
11. Jones MO , Pierro A, Hammond P, Nunn A, Lloyd DA. Glucose utilization in the surgical newborn infant receiving total parenteral nutrition. J Pediatr Surg. 1993;28(9):1121-5.
12. Heird WC. Amino acids in pediatric and neonatal nutrition. Curr Opin Clin Nutr Metab Care. 1998;1(1):73-8.
13. Wilson DC, Cairns P, Halliday HL, Reid M, McClure G, Dodge JA. Randomized controlled trial of an aggressive nutritional regimen in sick very low birth weight infants. Arch Dis Child. 1997;77(1):F4-F11.
14. Gura KM, Duggan CP, Collier SB, Jennings RW, Folkman J, Bistrian BR, et al. Reversal of parenteral nutrition-associated liver disease in two infants with short bowel syndrome using parenteral fish oil: implications for future management. Pediatrics. 2006;118(1):197-201.
15. Neuzil J, Darlow B, Inder T, Sluis KB, Wenterbourn CC, Stocker R. Oxidation of parenteral lipid emulsion by ambient and phototherapy lights: potential toxicity of routine parenteral feeding. J Pediatr. 1995;126(5):785-90.
16. Wischmeyer PE. Glutamine: role in critical illness and ongoing clinical trials. Curr Opin Gastroenterol. 2008;24(2):190-7.
17. Grover Z, Tubman R, McGuire W. Glutamine supplementation for young infants with severe gastrointestinal disease (Cochrane Review). In: The Cochrane Library, Issue 3, 2008.
18. Pohlandt F. Prevention of postnatal bone demineralization in very low-birth weight infants by individually monitored supplementation with calcium and phosphorus. Pediatr Res. 1994;35(6):125-9.
19. Ziegler TR, Young LS. Therapeutic effects of specific nutrients. In: Rombeau JL, Rolandelli RH (eds). Clinical nutrition: enteral and tube feeding. 3. ed. Philadelphia: WB Saunders; 1997. p112-37.
20. National Advisory Group on Standards and Practice Guidelines for Parenteral Nutrition. Safe practices for parenteral nutrition feeding formulations. Approved by ASPEN Board of Directors January 17, 1997. JPEN J Parenter Enteral Nutr. 1998;22:49-66.
21. Maksoud JG, Tannuri U, Amaral LA. Prolonged parenteral nutrition in pediatric surgery: nitrogen balance, comparasion of 2 tupes of amino acid solutions. Rev Hosp Clin Fac Med S Paulo. 1997;23(6):211-3.
22. Tannuri U, Mathias AZ, Birto IA. Prolonged parenteral nutrition in pediatric surgery experience in 55 cases. Rev Assoc Med Bras. 1979;25:143-5.

Terapia nutricional enteral – sistematização e racionalização de uso

26

Artur Figueiredo Delgado
Daniela Akashi
Patrícia Zamberlan

Após ler este capítulo, você estará apto a:

1. Reconhecer as indicações da terapia nutricional enteral.
2. Implementar um protocolo para utilização da terapia nutricional enteral para pacientes pediátricos gravemente doentes.
3. Conhecer novos nutrientes e dietas que podem ser indicadas para crianças e adolescentes gravemente doentes.

INTRODUÇÃO

A terapia nutricional precoce, com oferta calórica e proteica adequada, pode prevenir e reduzir significativamente a desnutrição hospitalar. Esta é reconhecida como fator de risco para morbidade e letalidade de crianças, adolescentes e adultos em diferentes situações clínicas. Os estudos de medicina baseada em evidência destacam as maiores complicações e elevada mortalidade nos desnutridos graves, com piora durante hospitalização prolongada. A avaliação sistemática e sequencial do estado nutricional é fundamental para detectar a desnutrição hospitalar, possibilitando o diagnóstico precoce dos distúrbios nutricionais. Como não há um indicador ideal que defina a avaliação nutricional mais adequada na criança gravemente doente, recomenda-se a associação de indicadores clínicos e laboratoriais[1-3].

Os indicadores antropométricos são essenciais para a classificação do estado nutricional, pois apresentam valores de referência internacionalmente validados e possibilitam a avaliação de risco e de morbidade futura[3]. O peso e a estatura são utilizados nas relações peso/idade e peso/estatura do escore Z, ou na porcentagem do valor esperado, para quantificar o grau de desnutrição. As mensurações das pregas cutâneas e da circunferência ou área muscular do braço podem ser úteis na caracterização das alterações dos depósitos de gordura periféricos e da massa muscular total, respectivamente. Porém, alterações no estado de hidratação das crianças gravemente doentes (edema corpóreo ou desidratação) podem influenciar significativamente tais medidas[2-4].

As avaliações laboratoriais que incluem a determinação das concentrações das proteínas viscerais e hemoglobina, a contagem de linfócitos totais e os testes relacionados à imunidade tardia podem auxiliar no diagnóstico da desnutrição, assim como da recuperação nutricional. Outros exames laboratoriais podem auxiliar na caracterização de deficiência nutricional específica, como a determinação da excreção nitrogenada, o balanço nitrogenado, o perfil de aminoácidos etc. A associação de avaliação clínica e laboratorial resulta em maior sensibilidade e especificidade para o diagnóstico de desnutrição[5].

As reservas energéticas das crianças gravemente doentes são reduzidas comparativamente às do adulto. As necessidades energéticas para os processos metabólicos celulares são supridas pela degradação de compostos contendo fosfato, principalmente o trifosfato de adenosina (ATP). Tais compostos estão raramente disponíveis para estoque, com necessidade de síntese contínua. Os hidratos de carbono, as gorduras e os aminoácidos representam os principais substratos para a formação de ATP. O paciente gravemente doente possui, em geral, a taxa metabólica basal (TMB) aumentada. As crianças em ventilação mecânica podem ter o gasto energético em repouso aumentado em 48%, com balanço nitrogenado que se correlaciona adequadamente com a oferta calórica e proteica[6]. Esse estado hipermetabólico traduz uma resposta generalizada do organismo que é iniciada e perpetuada por uma combinação de estímulos hormonais, neurais e ambientais e cuja resultante é o aumento progressivo no metabolismo dos hidratos de carbono, gorduras e proteínas, proporcional à gravidade da agressão corpórea[3]. Nas crianças gravemente doentes, a depleção muscular pode estar associada a biossíntese diminuída (hipoanabolismo), a proteólise aumentada (hipercatabolismo), ou a concomitância de ambos, levando à rápida atrofia muscular. Nos estados hipercatabólicos, ocorre ativação de vários mediadores da resposta inflamatória e de proteases intracelulares específicas, resultando em perda de massa muscular. A anorexia e a baixa ingestão alimentar também contribuem significativamente para a desnutrição nesses pacientes. As citocinas provocam anorexia por ação direta no sistema nervoso central[4,6,7].

A terapia nutricional enteral (TNE) demonstrou-se útil na terapêutica do paciente gravemente doente, com o desenvolvimento de novas tecnologias de produção, conservação, administração e composição quanto aos mais variados nutrientes. O conceito de que o alimento constitui importante estímulo para manter a função e a estrutura intestinal da mucosa, liberando secreções pancreáticas, biliares e fatores hormonais, além da possibilidade de melhor oferta de nutrientes, menor custo e menor risco de infecções e lesões hepáticas, fazem a via digestiva ser cada vez mais utilizada[8].

MECANISMOS DIGESTIVOS – DIGESTÃO E ABSORÇÃO DE NUTRIENTES

O trato gastrintestinal do feto humano apresenta a maioria de suas funções já suficientemente amadurecida em idade bastante precoce, fato que possibilita ao recém-nascido, mesmo prematuro, dispor de razoável capacidade digestiva. Os conhecimentos sobre os processos de digestão e absorção de nutrientes em recém-nascidos e lactentes jovens passaram a adquirir relevância face aos avanços terapêuticos na assistência aos prematuros de baixo peso e às crianças gravemente enfermas que necessitam de suporte nutricional[9].

O aparelho digestivo é responsável pela digestão e absorção dos nutrientes. Os macronutrientes, carboidratos, proteínas e lipídios são encontrados nos alimentos na forma de moléculas complexas e, no tubo digestivo, sofrem fragmentação em seus constituintes moleculares mais simples, como glicose, aminoácidos e ácidos graxos. Somente após essa fragmentação é que os alimentos tornam-se aptos a serem incorporados ao meio interno. Situações que modifiquem os sistemas de digestão e absorção podem comprometer o adequado aproveitamento dos nutrientes. Condições mórbidas que exigem a introdução de sonda nasoenteral podem, dependendo da localização da sonda, comprometer uma ou outra fase, desfavorecendo o processo fisiológico. Dessa forma, a desnutrição pode ocorrer mesmo na presença de uma dieta balanceada. Nesse sentido, as pesquisas clínicas buscam o desenvolvimento de alimentos específicos que facilitem os mecanismos de digestão e absorção, já que a mastigação e a ação do ácido clorídrico, entre outros processos, podem estar abolidos em determinadas situações patológicas[8,9].

Oferta Calórica

Estudos demonstram que a oferta de calorias acima do gasto energético-metabólico (GEM) real está relacionada a piores desfechos, como maior tempo de internação e dificuldade no desmame da ventilação mecânica[10]. A avaliação do gasto energético em crianças e adolescentes gravemente doentes utilizando medidas de calorimetria indireta revelou que, diferentemente do que ocorre na população adulta, considerável parte dos lactentes e crianças apresenta taxa metabólica de repouso reduzida, com hipometabolismo[10-13].

A calorimetria indireta é um método sofisticado e pouco disponível em nosso meio, e frequentemente opta-se por utilizar fórmulas e nomogramas que possibilitem o cálculo estimado do gasto energético. A Tabela 26.1 mostra a sugestão da *American Society of Parenteral and Enteral Nutrition* (ASPEN) para crianças[14].

Tabela 26.1 – Gasto energético estimado (ASPEN)

Idade (anos)	Kcal/kg de peso
0 a 1	90 a 120
1 a 7	75 a 90
7 a 12	60 a 75
12 a 18	30 a 60
> 18	25 a 30

DEFINIÇÃO E INDICAÇÕES DE TERAPIA NUTRICIONAL ENTERAL

Baseada nos conceitos de que o jejum prolongado causa atrofia da mucosa intestinal, rompendo a integridade imunológica do trato gastrintestinal e aumentando o risco de translocação bacteriana, o alimento constitui importante estímulo para manter a função e a estrutura intestinal da mucosa, liberando secreções pancreáticas, biliares e fatores hormonais. A introdução precoce da alimentação enteral tem sido cada vez mais enfatizada e utilizada[8].

Entende-se por TNE um conjunto de procedimentos terapêuticos empregados para a manutenção ou a recuperação do estado nutricional do paciente por meio de nutrição enteral[14].

A nutrição enteral consiste na administração, por meio de sondas ou estomias digestivas, de uma dieta líquida contendo macro e micronutrientes, para pacientes com trato digestivo funcionante que não querem, não podem ou não devem se alimentar pela boca. A Portaria Federal n. 337, que regulamenta a TNE, define nutrição enteral como "alimento para fins especiais, com ingestão controlada de nutrientes, na forma isolada ou combinada, de composição definida ou estimada, especialmente formulada e elaborada para uso por sondas ou via oral, industrializado ou não, utilizada exclusiva ou parcialmente para substituir ou complementar a alimentação oral em pacientes desnutridos ou não, conforme suas necessidades nutricionais, em regime hospitalar, ambulatorial ou domiciliar, visando a síntese ou manutenção dos tecidos, órgãos ou sistemas"[8,14].

A TNE apresenta várias vantagens fisiológicas, metabólicas, de segurança e de custo-benefício em relação à terapia nutricional parenteral (NPT)[8]. Normalmente está indicada quando houver risco de desnutrição, ou seja, quando a ingestão oral for inadequada para prover de 2/3 a 3/4 das necessidades diárias nutricionais; e quando o trato digestório estiver total ou parcialmente funcionante[10].

As principais indicações de alimentação enteral na criança são[15]:

- Trato gastrintestinal íntegro – prematuridade, insuficiência respiratória, doenças catabólicas (câncer, sepse, grandes queimaduras), doenças neurológicas (anorexia, incoordenação da deglutição, desmielinização).
- Alterações do trato gastrintestinal – diarreia crônica e desnutrição, fibrose cística, doenças inflamatórias intestinais, insuficiência pancreática e biliar, condições cirúrgicas (intestino curto, fístulas, preparação para cirurgias).
- Condições clínicas especiais – doenças metabólicas congênitas.

Para o sucesso da TNE, dois aspectos de grande importância devem ser considerados: a via de acesso a ser escolhida e o tipo de dieta a ser ofertada. A dieta mais adequada é aquela que se adapta às necessidades específicas da criança, de acordo com sua patologia e condições clínicas de digestão e absorção. Assim, para a seleção de uma formulação, é necessário o conhecimento das necessidades específicas do paciente, bem como da composição exata da fórmula[8].

O Quadro 26.1 classifica as dietas enterais de maneira didática e resumida.

Quadro 26.1 – Dietas e fórmulas comumente utilizadas e suas indicações

Indicação	Fórmula	Contraindicações/precauções
Lactentes saudáveis	Leite materno ou fórmula à base de LV	Erro inato do metabolismo, impossibilidade de amamentação, intolerância à proteína do LV, intolerância à lactose
Deficiência de lactase ou intolerância à lactose	Fórmula sem lactose	Intolerância à proteína do LV, galactosemia
Quilotórax ou má absorção de gorduras	Fórmula à base de LV com TCM (86%)	Monitorar deficiência de ácidos graxos essenciais
Galactosemia, deficiência de lactase, alergia à proteína do LV	Fórmula à base de soja	Pacientes com alergia grave à proteína do LV
Diarreia	Fórmula à base de soja com fibras	Constipação
Alergia à proteína do LV, intolerância a leite de soja, transição para dieta enteral	Fórmula hidrolisada à base de caseína	Pacientes com alergia grave à proteína do LV

(continua)

Quadro 26.1 – Dietas e fórmulas comumente utilizadas e suas indicações (continuação)

Indicação	Fórmula	Contraindicações/precauções
Doenças mal-absortivas	Fórmulas elementares à base de aminoácidos	
Erros inatos do metabolismo	Fórmulas especiais com modificação de aminoácidos	Fórmula nutricional incompleta

LV: leite de vaca, TCM: triglicérides de cadeia média.

UTILIZAÇÃO DA DIETA

A escolha da dieta depende, principalmente, da idade do paciente, das doenças associadas e da função do trato digestório.

O leite materno é uma dieta nutricionalmente completa e a preferida para recém-nascidos e lactentes. Após 1 ano de idade, há grande variedade de dietas poliméricas completas. Pode-se ainda incrementar a dieta com uso de módulos de proteínas, carboidratos e emulsões lipídicas. Dietas com elevada osmolalidade podem levar a retardo do esvaziamento gástrico, distensão abdominal, vômitos e diarreia[16].

As dietas enterais artesanais são preparadas com alimentos *in natura*, produtos alimentícios (passaram por algum processo de industrialização) e/ou módulos de nutrientes (fornecem um tipo específico de nutriente); liquidificadas, em cozinha doméstica ou hospitalar. Normalmente tendem a ser usadas em situações em que o trato gastrintestinal encontra-se com capacidade normal de digestão e absorção, já que, para seu preparo, são utilizados alimentos *in natura*, ou seja, nutrientes na sua forma intacta: carboidratos provenientes de batata, mandioca, inhame, arroz, creme de arroz e amido de milho, proteínas derivadas do leite, ovo e carnes e gorduras à base de óleos vegetais. Embora seu menor custo aparentemente seja uma vantagem, elas apresentam inúmeras desvantagens, já comprovadas por alguns estudos[17,18]:

- Instabilidade bromatológica: como variam com relação aos procedimentos e técnicas adotadas para o preparo e quanto à forma com que os nutrientes são empregados, considera-se que tenham uma composição "estimada". Estudos demonstraram que a densidade calórica e o conteúdo de nutrientes são bastante variáveis[17,18].
- Dificuldade de elaborar dietas com algum grau de especialização: em situações clínicas e metabólicas especiais, em que o paciente pode necessitar de nutrientes específicos ou sonda na posição pós-pilórica.
- Dificuldade no manejo da viscosidade e fluidez: os carboidratos utilizados nesse tipo de formulação têm alto poder sobre a viscosidade, o que pode impedir o adequado gotejamento da preparação, bem como obstruir o calibre da sonda.

- Instabilidade microbiológica: maior risco de contaminação bacteriana, uma vez que sofrem maior manipulação no preparo.
- Fornecimento inadequado de micronutrientes – normalmente, o fornecimento de vitaminas e minerais é insuficiente nessas formulações, sobretudo o fornecimento de oligoelementos e nutrientes condicionalmente essenciais (taurina e carnitina), já que há uma dificuldade de suplementação com produtos alimentícios e/ou módulos de nutrientes. Mitne et al. verificaram uma tendência ao fornecimento exagerado de macronutrientes e subfornecimento de micronutrientes[18].
- Desconhecimento da osmolalidade: a determinação da osmolalidade em formulações artesanais raramente é feita, em função de custo e disponibilidade de equipamentos. No duodeno, formulações muito concentradas podem provocar diarreia grave e desidratação.

As dietas industrializadas para terapia nutricional enteral apresentam como vantagens: permitir individualização da fórmula; menor manipulação no preparo; maior estabilidade bromatológica e microbiológica; fornecer, de maneira adequada, os micronutrientes; permitir programação de dietoterapia especializada; melhor adequação de viscosidade e fluidez; além de osmolalidade definida. Entretanto, seu custo é relativamente elevado. São compostas, em geral, por polímeros de glicose, óleos vegetais e TCM, proteínas derivadas do leite de vaca ou da soja, acrescidas de vitaminas, minerais, oligoelementos e nutrientes condicionalmente essenciais. Geralmente são isentas de lactose e sacarose e apresentam-se sob a forma de pó para reconstituição, líquida semipronta para uso (latas ou frascos) e pronta para uso (o chamado sistema fechado)[18].

As dietas industrializadas podem facilitar os processos absortivos e digestivos (p.ex., hidrolisados com peptídios e triglicérides de cadeia média) com indicações em pacientes com processos abdominais cirúrgicos e/ou em crianças gravemente doentes.

Um grupo definido de dietas industrializadas pode beneficiar de maneira significativa o arsenal terapêutico para crianças com doenças digestivas ou gravemente doentes[17,18].

Modos de Administração

Vários fatores ajudam orientar a escolha da melhor via de acesso, sendo os mais importantes[19]:

- Avaliar o estado nutricional do paciente e as condições do trato gastrintestinal (TGI).
- Avaliar as doenças e as condições clínicas do paciente.

- Avaliar as contraindicações da TNE (riscos de aspirações pulmonares, grau de agitação ou atividade).
- Determinar o tempo que o paciente se submeterá à TNE.
- Planejar as diferentes técnicas e os métodos de acesso enteral.
- Monitorar as complicações e os cuidados com o paciente, incluindo os aspectos psicológicos e éticos.

Sondas oro e nasoenterais podem ser posicionadas na região gástrica, no duodeno ou no jejuno, por meio de técnica manual, radiológica e endoscópica. A técnica manual é a mais utilizada para o posicionamento da sonda no estômago, pela facilidade do método e baixo custo. Alguns recursos, como distensão gástrica por meio de injeção de ar ou uso de medicações pró-cinéticas, podem facilitar a transposição pilórica da sonda. A técnica radiológica com o auxílio da fluoroscopia é muito útil quando se necessita de posicionamento da sonda além da terceira porção do duodeno. A técnica endoscópica consiste em atar um fio na porção distal da sonda e, com o auxílio da pinça de biópsia, transportar a sonda até a porção desejada, sob visão direta. Essa técnica é a mais aplicada quando há estreitamentos e estenoses do esôfago.

As sondas são disponíveis em ampla variedade de materiais radiopacos, comprimentos, diâmetros com ou sem peso na extremidade, que facilitam o posicionamento. Há preferência por materiais flexíveis, biocompatíveis e duráveis. As sondas mais apropriadas atualmente são as de poliuretano e silicone, que são mais flexíveis e finas, com maior diâmetro interno. A unidade french (1 french = 1,33 mm) é utilizada nas medidas das sondas transnasais e nas estomias. As sondas pediátricas são disponíveis a partir de 5F, sem peso. A partir de 8F existem sondas com e sem ponta de tungstênio ou cromo, que podem facilitar ou não o posicionamento. O calibre é escolhido de acordo com o tamanho e o peso da criança, preferindo-se sempre as de menor diâmetro externo.

Existem várias técnicas de estomias. Entre elas, a mais difundida é a técnica endoscópica, desde a sua descrição pela primeira vez por Gauderer e Ponsky (1980). As estomias são indicadas quando o tempo de TNE for longo, em geral superior a 2 meses, embora essa conduta dependa da aceitação do paciente, dos familiares, da experiência do serviço e dos aspectos psicológicos e éticos[20].

As complicações mais frequentes ao se iniciar a dieta enteral são febre (que pode ocorrer nos primeiros dias de infusão), tosse, náuseas, epistaxe, irritação, erosões nasais e celulite periestomia (Quadro 26.2). Os deslocamentos das sondas não são raros. Os cuidados diários, o acompanhamento clínico e a orientação da família previnem complicações e insucessos no tratamento. A pneumonia aspirativa é considerada a mais grave complicação infecciosa da nutrição enteral. A forma contínua de administração da dieta, embora menos fisiológica que a intermitente, pode ajudar a evitar essa complicação.

As complicações graves com relação à GEP são raras, mas não é procedimento isento de riscos. As complicações, como pneumoperitônio ou peritonite, ocorrem quando não houve boa coaptação das paredes abdominal e gástrica, e o alimento extravasa para o peritônio[20].

Quadro 26.2 – Indicações, vantagens e desvantagens das diferentes vias de acesso

Via de acesso Indicações	Vantagens	Desvantagens
Pré-pilórica Impossibilidade da via oral Complementação da via oral	Não invasiva e de acesso fácil Permite a oferta de mais nutrientes Uso diurno e noturno	Pouco estética Deslocamento da sonda Desconforto
Naso ou orogástrica Sondas (período < 2 meses)	Alimentação intermitente ou contínua Nem sempre é necessária a bomba de infusão	Posicionamento da sonda em traqueia Pode ocorrer perfuração esofágica
Gastrostomia Endoscópica/cirúrgica (período > 2 meses)	Mais estética e reversível	Procedimento invasivo Complicações do procedimento
Pós-pilórica Refluxo patológico Jejunal (sonda e jejunostomia endoscópica/cirúrgica)	Transpõe o estômago Menor refluxo Menor risco de aspiração Menor estímulo pancreático	*Dumping* Deslocamento da sonda Dificuldade de localização Dietas mais específicas Maior custo

MEDICAÇÕES PROCINÉTICAS

Apesar do uso de medicações que aumentem o peristaltismo não estar associado à redução de mortalidade nem a episódios infecciosos em pacientes adultos gravemente doentes, tal conduta é associada à melhora do esvaziamento gástrico e à redução da intolerância gástrica, sendo indicado pela ASPEN inclusive como critério de qualidade em terapia nutricional no paciente gravemente doente. As medicações que podem ser úteis com esses efeitos são metoclopramida, eritromicina, cisaprida, bromoprida e domperidona. Complicações como arritmias cardíacas (cisaprida e domperidona), aumento da resistência bacteriana (eritromicina) e alterações neurológicas (metoclopramida) determinam a falta de um consenso para a medicação ideal para lactentes, crianças e adolescentes[21].

Embora existam poucos estudos, a domperidona teve seu uso disseminado após a suspensão da cisaprida. Pode ser utilizada na dose de 0,2 a 0,6 mg/kg/dose de 3 a 4 vezes/dia, por via enteral, 30 minutos antes da administração da dieta[21].

A Figura 26.1 resume a utilização de terapia nutricional enteral no Instituto da Criança do HC-FMUSP.

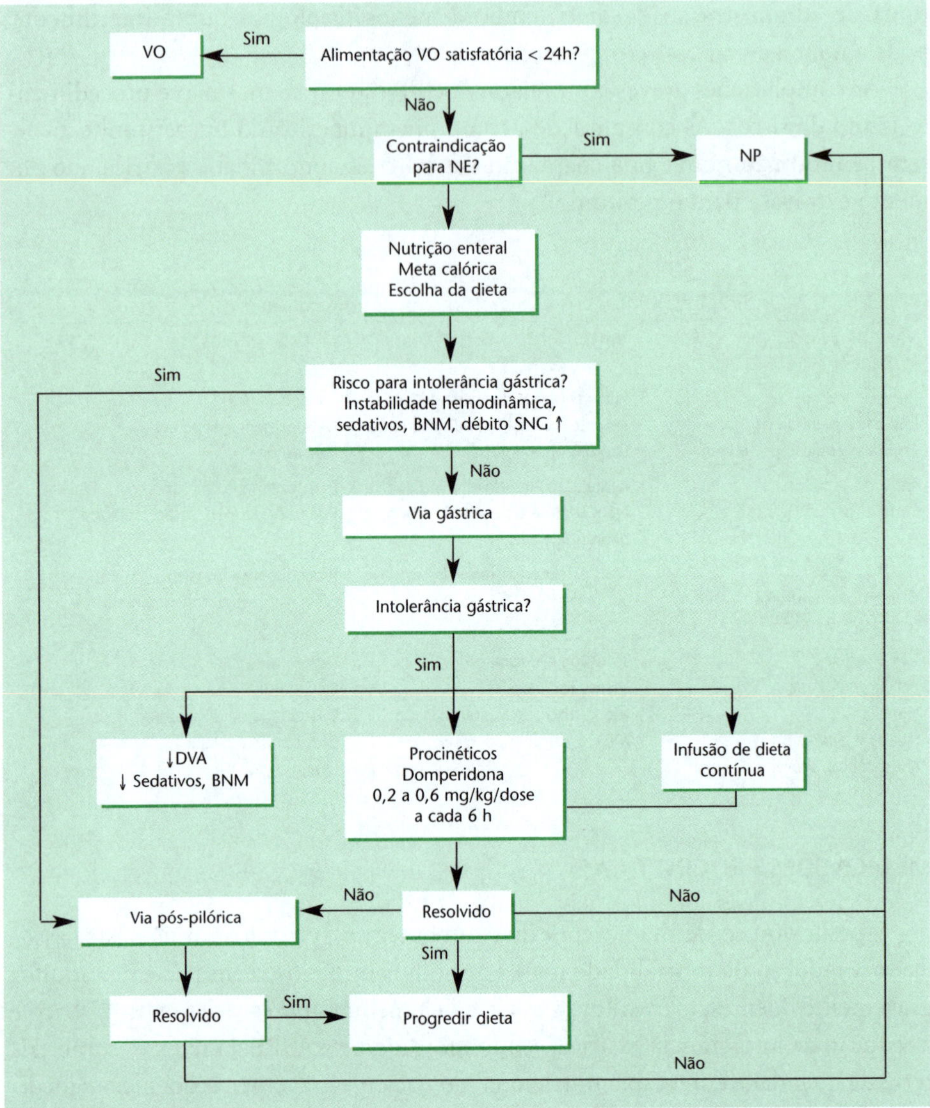

Figura 26.1 Algoritmo para nutrição enteral em UTI pediátrica. VO: via oral; NE: nutrição enteral; NP: nutrição parenteral; CI: contraindicações; DVA: drogas vasoativas; BNM: bloqueadores neuromusculares.

Imunonutrientes

Os estudos têm revelado que o impacto da TNE precoce é mais significativo (com adequado aporte calórico-proteico) do que as potenciais vantagens da adição de nutrientes que possam ter algum efeito na melhora da função imunológica. Os pacientes que recebem TNE precocemente atingem mais rapidamente as necessidades de macro e micronutrientes, apresentam evolução mais favorável nos marcadores nutricionais e significante adequação da permeabilidade da mucosa[22]. A terapia nutricional precoce é recomendada em pacientes gravemente doentes, incluindo pacientes cirúrgicos (grau B de recomendação)[22,23].

Em Pediatria, há menor número de informações consistentes quanto aos benefícios potenciais de dietas com componentes imunomoduladores. Os estudos que utilizam outros nutrientes como arginina, aminoáciodos de cadeia ramificada, ômega-3 e nucleotídios não revelaram resultados conclusivos para o estabelecimento de uso rotineiro desses nutrientes com potenciais efeitos imunoestimulantes[24].

Probióticos/Simbióticos

Em razão da inconsistência metodológica, com grande variação do probiótico utilizado, além de riscos associados ao uso de alguns deles, como *Saccharomyces boulardii*, não há indicação formal para o uso de probióticos em pacientes internados e gravemente doentes. Sabe-se, porém, que podem reduzir complicações infecciosas e diarreia. Há alguns estudos isolados que utilizam *Lactobacillus casei shirota* e demonstram ausência de efeitos adversos[25].

CONCLUSÃO

A nutrição enteral deve ser considerada a forma preferencial de administração para as crianças e os adolescentes gravemente doentes. Cada serviço deve ser estimulado a elaborar seu protocolo de terapia nutricional enteral, objetivando início precoce e efetivo quanto à oferta de macro e micronutrientes. A correta indicação, manutenção e velocidade de incremento da TNE devem fazer parte do conhecimento de qualquer intensivista pediátrico.

REFERÊNCIAS BIBLIOGRÁFICAS

1. Ferreira HS, França AOS. Evolução do estado nutricional de crianças submetidas à internação hospitalar. J Pediatr (Rio J). 2002;78(6):491-96.
2. Delgado AF, Okay TS, Leone C, Nichols B, Del Negro GM, Vaz FA. Hospital malnutrition and inflammatory response in critically ill children and adolescents admitted to a tertiary intensive care unit. Clinics. 2008;63(3):357-62.
3. Delgado AF, Kimura HM, Cardoso AL, Uehara D, Carrazza FR. Nutritional follow-up of critically ill infants receiving short term parenteral nutrition. Rev Hosp Clin Fac Med Sao Paulo. 2000;55(1):3-8.
4. Hulst J, Joosten K, Zimmermann L, Hop W, van Buuren S, Buller H, et al. Malnutrition in critically ill children: from admission to 6 months after discharge. Clin Nutr. 2004;23(2):223-32.
5. Motil KJ. Sensitive measures of nutritional status in children in hospital and in the field. Int J Cancer. 1998;(Suppl1):2-9.

6. Coss-Bu JA, Jefferson LS, Walding D, David Y, Smith EO, Klish WJ. Resting energy expenditure and nitrogen balance in critically ill pediatric patients on mechanical ventilation. Nutrition. 1998;14(9):649-52.
7. Pollack MM, Wiley JS, Kanter R, Holbrook PR. Malnutrition in critically ill infants and children. JPEN J Parenter Enteral Nutr. 1982;6(1):20-4.
8. Randall HT. The history of enteral nutrition. In: Rombeau JL, Caldwell MD. Enteral feeding. Philadelphia WB: Saunders; 1984. p.1-9.
9. SilK DBA, Green CJ. Perioperative nutrition: parenteral versus enteral. In: Capentier YA, Kinney JM, Cynober LA. Current opinion in clinical nutrition and metabolic care. London: Rapid Science Publishers; 1998. p.21-7.
10. Stapleton RD, Jones N, Heyland DK. Feeding critically ill patients: What is the optimal amount of energy? Crit Care Med. 2007;35(Suppl.):S535-S540.
11. Framson CM, LeLeiko NS, Dallal GE, Roubenoff R, Snelling LK, Dwyer JT. Energy expenditure in critically ill children. Pediatr Crit Care Med. 2007;8(3):264-7.
12. Taylor RM, Cheeseman P, Preedy V, Baker AJ, Grimble G. Can energy expenditure be predicted in critically ill children. Pediatr Crit Care Med. 2003;4(2):176-80.
13. Vazquez Martinez JL, Martinez-Romillo PD, Diez Sebastian J, Ruza Tarrio F. Predicted versus measured energy expenditure by continuous, online indirect calorimetry in ventilated, critically ill children during the early postinjury period. Pediatr Crit Care Med. 2004;5(1):19-27.
14. Brasil. Ministério da Saúde. Secretaria de Vigilância Sanitária, Portaria n. 337, de 14 de abril de 1999. Aprova o Regulamento Técnico para a Terapia de Nutrição Enteral. Diário Oficial da União da República Federativa do Brasil. Brasília, DF: 1999.
15. Marcondes E. Introdução ao estudo da nutrição. In: Carrazza FR, Marcondes E. Nutrição clínica em pediatria. São Paulo: Sarvier; 1991. p.1-10.
16. AACN Clinical Advanced Practice: nutrition for the critically ill child: enteral and parenteral support. AACN Advanced Critical Care. 2000;11(4):541-58, 673-63.
17. Gallagher-Allred CR. Comparison of institutionally and commercially prepared formulas. Nutritional Support Services. 1983; 3:32.
18. Mitne C, Simões AMG, Wakamoto D, De Liore GP, Sullivan M, Comer GM. Análise das dietas enterais artesanais. Rev Bras Nutr Clinica 2001; 16(3):100-9.
19. ASPEN. Safe practices for parenteral nutrition formulations. JPEN J Parenter Enteral Nutr. 1998;22(2):49-66.
20. Gauderer MWL. Percutaneous endoscopic gastrostomy – 20 years later: a historical perspective. J Pediatr Surg. 2001;36(1):217-9.
21. Chapman MJ, Nguyen NQ, Fraser RJL. Gastrointestinal motility and prokinetics in the critically ill. Curr Opin Crit Care. 2007;13(2):187-94.
22. Beale RJ, Bryg DJ, Bihari DJ. Immunonutrition in the critically ill: a systematic review of clinical outcome. Crit Care Med. 1999;27(12):2799-805.
23. Beier-Holgersen R, Boseby S. Influence of postoperative enteral nutrition on postsurgical infections. Gut. 1996;39(6):833-5.
24. Cañete A, Duggan C. Nutritional support of the pediatric intensive care unit patient. Curr Opin Pediatr. 1996;8(3):248-55.
25. Srinivasan R, Meyer R, Padmanabhan R, Britto J. Clinical safety of Lactobacillus casei shirota as a probiotic in critically ill children. J Pediatr Gastroenterol Nutr. 2006;42(2):171-3.

Seção VIII

Terapia anti-infecciosa

Uso adequado e racional de antibióticos em UTI

27

Alfio Rossi Júnior
Paula Perez Domingues Peron

Após ler este capítulo, você estará apto a:

1. Escolher um antimicrobiano para o tratamento de um paciente criticamente enfermo com infecção hospitalar ou no momento da admissão.
2. Descrever os principais mecanismos de resistência das bactérias.
3. Avaliar a importância da Comissão de Infecção Hospitalar.
4. Avaliar a importância do controle do uso de antimicrobianos no hospital.

INTRODUÇÃO

A utilização de antimicrobianos nas Unidades de Terapia Intensiva (UTI) é prática comum em razão da alta incidência de doenças infecciosas à admissão, à profilaxia antimicrobiana em pós-operatórios e à aquisição de infecções hospitalares.

A introdução de antimicrobiano no paciente com infecção grave é realizada na fase de suspeita de infecção, e os possíveis agentes infecciosos relacionados ao foco mais provável devem ser cobertos (terapia empírica). A administração por via intravenosa deve ser garantida ao paciente com distúrbio perfusional e a dosagem deve ser máxima para obtenção de nível sérico adequado (respeitando as correções pelo peso e para os distúrbios hepáticos e renais). Após o isolamento do agente relacionado ao quadro séptico, o médico deve optar por trocar o antimicrobiano (terapia guiada), levando em consideração a eficácia microbiológica e clínica, os eventos adversos, a penetração no sítio de infecção, o menor espectro e o menor poder de seleção de cepas resistentes, já que um dos mais graves problemas que atingem os serviços de saúde em todo mundo é a emergência de micro-organismos resistentes a diversos antimicrobianos[1].

A presença de micro-organismos resistentes é bastante evidente em infecções relacionadas à assistência à saúde (infecções hospitalares), e atualmente observa-se o aumento da presença da resistência microbiana em infecções adquiridas na comunidade[1]. Esse aumento da resistência microbiana é frequente nas UTI e tem aumentado de forma drástica nos últimos anos nessas unidades. As UTI recebem pacientes provenientes da comunidade, do próprio hospital ou transferidos de outro serviço, alguns já debilitados pela doença de base, alguns em regime de imunossupressão, frequentemente colonizados e muitas vezes já infectados. Em decorrência da gravidade, esses pacientes são invadidos por cateteres e sondas, que aumentam o risco de aquisição de infecção relacionada à assistência à saúde. Como consequências da resistência microbiana, pode-se citar o aumento da morbidade e mortalidade, prolongamento do tempo de internação hospitalar e elevação dos custos do tratamento[1].

O tratamento das infecções adquiridas na UTI também deve respeitar o conhecimento dos patógenos potencialmente envolvidos no sítio infeccioso e seu perfil de sensibilidade no hospital, a duração da internação até a evidência da infecção, a utilização prévia de antimicrobianos, a utilização de dispositivos invasivos e a gravidade do paciente (Figura 27.1)[2].

RESISTÊNCIA BACTERIANA

Dentro de todo esse contexto, torna-se preocupante o aumento da resistência das bactérias Gram-positivas e Gram-negativas nos últimos anos[3].

As bactérias Gram-positivas são importantes agentes de infecções adquiridas em serviços de saúde, principalmente no ambiente hospitalar. O projeto SCOPE (*Surveillance and Control of Pathogens of Epidemiological Importance*) demonstra que esses agentes são responsáveis por mais de 60% das infecções de corrente sanguínea primária em hospitais americanos[4]. Em hospitais norte-americanos pertencentes ao sistema NNIS (*National Nosocomial Infections Surveillance*), verificou-se entre os micro-organismos mais frequentemente isolados em UTI: 89,1% dos SCN (*Staphylococcus* coagulase-negativa) e 59,5% dos *S. aureus* resistentes à meticilina, e 28,5% dos enterococos resistentes à vancomicina[5]. A prevalência de *S. aureus* resistente à oxacilina (meticilina) em UTI norte-americanas quase dobrou, passando de 36 para 62%, entre 1992 e 2002[5]. O uso crescente da vancomicina para o tratamento de infecções por esse agente fez surgir, em muitos hospitais, cepas com sensibilidade intermediária a esse antimicrobiano[1].

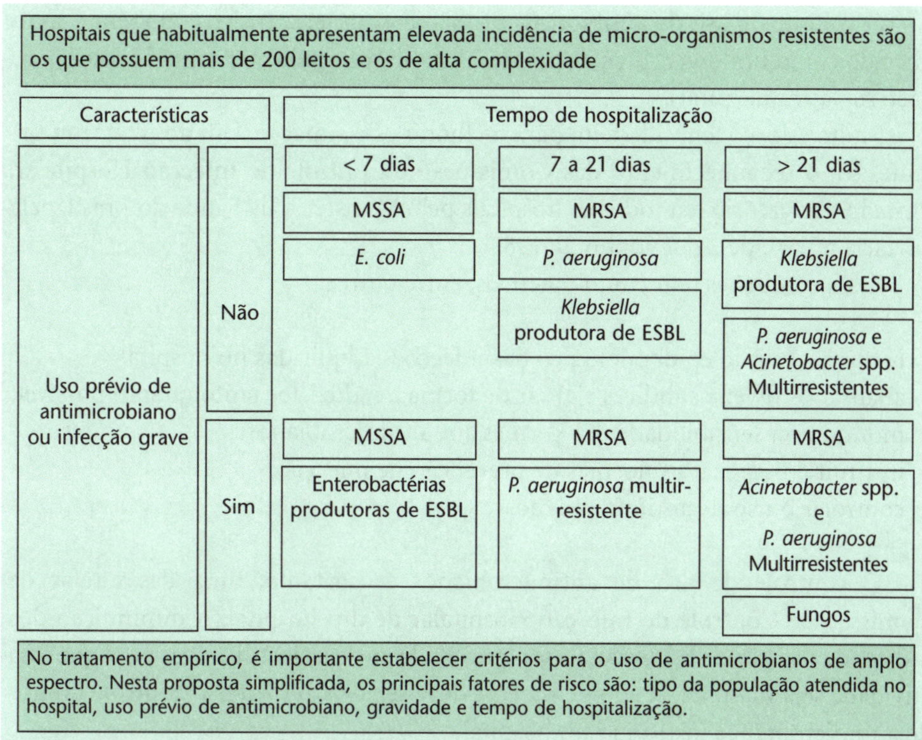

Figura 27.1 Princípios de tratamento empírico das infecções adquiridas no hospital. Adaptado de: Grimbaum R et al.[2]. MSSA: *Staphylococcus aureus* sensível à oxacilina; MRSA: *S. aureus* resistente à oxacilina; ESBL: betalactamase de espectro ampliado.

Houve um aumento da resistência microbiana entre os bacilos gram-negativos (*Escherichia coli*, *Klebsiella* spp., *Pseudomonas aeruginosa*, *Acinetobacter* spp.) aos antimicrobianos de amplo espectro mais comumente utilizados (incluindo cefalosporinas de terceira geração, carbapenéns e quinolonas)[3]. Na publicação do sistema NNIS de 2004, 20,6% dos isolados de *Klebsiella* spp. eram resistentes a cefalosporinas de terceira geração, significando um aumento de 47%, em relação a um período anterior compreendendo 5 anos. Entre os isolados de *P. aeruginosa*, 31,9% eram resistentes às cefalosporinas de terceira geração, 29,5% às fluoroquinolonas e 21,1% aos carbapenéns, com elevação da resistência a esses antimicrobianos, respectivamente, de 20%, 9% e 15% em relação ao período anterior[5].

O surgimento e a disseminação de micro-organismos resistentes se fazem de forma mais rápida e intensa quando as medidas básicas de controle de infecções hospitalares não são seguidas, o que implica que qualquer esforço no sentido de controlar a resistência bacteriana deva incluir a intensificação nas práticas de higiene, conduta e adequação de procedimentos no ambiente hospitalar[3].

O volume de uso de antibióticos profiláticos ou terapêuticos também é reconhecido como um dos principais fatores responsáveis pelo aumento da resistência bacteriana em hospitais.

Muito esforço tem sido feito para melhorar essa situação. Um dos mais importantes foi o reconhecimento das Comissões de Controle de Infecção Hospitalar, tornado obrigatório em todos os hospitais pelo Ministério da Saúde do Brasil, pela portaria n. 196, de 24 de junho de 1983[6].

Essas comissões têm como objetivos, entre outros:

- realizar o estudo epidemiológico das infecções adquiridas no hospital;
- analisar os diversos índices e atuar de forma a reduzi-los tanto quanto possível;
- monitorar a sensibilidade dos germes aos antimicrobianos;
- instituir e fiscalizar as normas de prevenção de infecção;
- controlar o uso de antimicrobianos.

O controle de uso de antimicrobianos é, portanto, uma das tarefas da Comissão de Controle de Infecção Hospitalar de um hospital. A diminuição dos índices de resistência bacteriana é sempre citada entre as justificativas para que essa atividade seja mantida. A equipe da UTI deve seguir e respeitar o controle do uso de antimicrobianos instituído no hospital.

Segundo Fred C. Tenover, "a racionalização no uso de antimicrobianos é uma das medidas mais eficazes para conter o avanço da resistência bacteriana"[7].

As evidências científicas disponíveis indicam que, se por um lado, não se pode relacionar indiscriminadamente uso de antibióticos e resistência, por outro, o volume de uso de determinados antimicrobianos está fortemente associado à emergência e à disseminação de certos mecanismos de resistência[8,9].

Problemas Atuais em Resistência

As bactérias apresentam resistência a uma determinada droga porque são naturalmente resistentes (resistência intrínseca) ou porque desenvolveram algum mecanismo que as tornou menos suscetíveis à mesma droga (resistência adquirida).

A resistência intrínseca, enquanto atributo inerente de determinada bactéria, pode ocorrer quando a bactéria apresenta alguma barreira natural que impede a penetração do antimicrobiano na célula, quando há falta de um ponto de ação para a droga ou quando produtos do metabolismo normal da bactéria inativam determinadas drogas[10,11]. Exemplos:

1. A vancomicina não penetra na parede dos germes gram-negativos e, por isso, não exerce nenhuma ação contra estes.

2. A falta de um ponto de ligação torna os enterococos resistentes às cefalosporinas.
3. Foi demonstrada a produção de betalactamases em coliformes congelados desde antes do surgimento dos antimicrobianos.

A resistência adquirida é diretamente relacionada ao uso de antimicrobianos. Um germe, originalmente sensível a certo antibiótico, pode adquirir a capacidade de ficar resistente a ele como mecanismo adaptativo ou de defesa. Os principais mecanismos de resistência estão resumidos no Quadro 27.1[10].

Quadro 27.1 – Mecanismos de resistência aos antimicrobianos

Mecanismo de resistência	Exemplos
Aumento do efluxo	Tetraciclinas; quinolonas
Diminuição da permeabilidade da membrana externa	Betalactâmicos; quinolonas
Diminuição do transporte da membrana citoplasmática	Aminoglicosídios
Inativação da droga (produção de enzimas)	Betalactâmicos; aminoglicosídios; cloranfenicol
Modificação do sítio de ação	Quinolonas; rifampicina; betalactâmicos; macrolídios
Desvio do local de ação do antibiótico	Glicopeptídios; cotrimoxazol

Fonte: modificado de Kaye[10].

O principal mecanismo de resistência nas bactérias Gram-negativas é a produção de betalactamases. A produção dessas enzimas confere às bactérias a capacidade de hidrolisar os antibióticos betalactâmicos. Os genes que codificam a produção dessas enzimas podem ser constitucionais, ou seja, estão presentes naturalmente no cromossomo bacteriano, como é o caso de algumas betalactamases produzidas por *Pseudomonas* spp. Embora a informação genética esteja presente, é necessário haver um estímulo para que o germe passe a produzir essas enzimas (também chamado de indução). Esse estímulo muitas vezes é a exposição a cefalosporinas de segunda e terceira gerações[10,11].

Em outras situações, esse material genético está localizado em plasmídios, ou seja, material genético extracromossômico. Nessa condição, esse material genético pode ser transferido entre bactérias da mesma espécie ou mesmo entre espécies diferentes, carregando consigo a informação necessária para a produção de betalactamases[10,11].

As betalactamases classicamente conhecidas conferem resistência a um ou a alguns dos antibióticos betalactâmicos, ou seja, penicilinas, cefalosporinas, monobactâmicos e carbapenéns, porém, a partir de 1983, passaram a ser descritas as chamadas betalactamases de espectro expandido ou estendido (ESBL)[12]. São betalactamases plasmidiais capazes de inativar as penicilinas, as cefalosporinas de primeira, segunda e terceira gerações, além dos monobactâmicos.

Desde a sua descrição, tem-se observado um aumento explosivo na sua ocorrência, sendo que em todos os continentes já foram descritos casos de infecção por bactérias que produzem essas enzimas[12]. As duas espécies bacterianas que mais frequentemente são reconhecidas como produtoras de ESBL são *Klebsiella pneumoniae* e *E. coli*[12].

O estímulo mais importante para que essas bactérias expressem sua capacidade de produzir enzimas é o uso de antibióticos, em especial das cefalosporinas, cefamicinas e carbapenéns. Os carbapenéns, apesar de induzirem a produção de betalactamases de forma bastante intensa, em geral são pouco ou nada afetados por essas enzimas. Diferentes autores demonstraram haver associação entre o uso prévio de cefalosporinas de terceira geração, em especial ceftazidima, e o aumento na prevalência de cepas de *Klebsiella pneumoniae* produtoras de ESBL[8,13,14]. O tempo de utilização prolongado (> 7 dias) desses medicamentos também tem sido associado a maiores taxas de resistência.

A dificuldade em reconhecer a produção dessas enzimas nos testes de sensibilidade automatizados representa um percalço adicional, fazendo com que os serviços de saúde demorem a identificar o problema, permitindo que os micro-organismos produtores de ESBL passem a integrar a flora hospitalar e causar infecções nosocomiais. No Instituto da Criança do HC-FMUSP, no momento em que se começou a pesquisar de forma sistemática a produção de ESBL, essa foi observada em cerca de 20% das cepas de *Klebsiella pneumoniae.* Assim, recomenda-se que os laboratórios de microbiologia dos hospitais estejam atentos e realizem testes confirmatórios sempre que houver pistas sugestivas da produção dessas enzimas nos exames de rotina, tais como o achado de resistência a ceftazidima e aztreonam[15].

As alternativas terapêuticas para essas situações seriam os aminoglicosídios, os carbapenéns, as cefalosporinas de quarta geração, as quinolonas ou as associações de penicilinas com inibidores de betalactamases, tais como ticarcilina com ácido clavulânico, piperacilina com tazobactam e ampicilina com sulbactam[12].

A coexistência de diferentes mecanismos de resistência em uma mesma espécie bacteriana é um fenômeno comum, levando à condição conhecida como multirresistência, ou seja, resistência a diversos antimicrobianos simultaneamente. Relatos de surtos de infecção hospitalar causados por bactérias resistentes a praticamente todas as opções terapêuticas disponíveis têm sido frequentes, tanto relacionados a bactérias gram-negativas (*Acinetobacter* spp., *Pseudomonas aeruginosa*), quanto gram-positivas (*Enterococcus* spp.)[16].

Entre os germes gram-positivos, as espécies de estafilococos causam problemas significativos nos hospitais de pequeno, médio e grande porte e, em especial, nos hospitais de ensino[17]. As cepas de *S. aureus* resistentes à oxacilina (MRSA) são uma realidade em todos os níveis de assistência, sendo que, em algumas situações, as altas taxas de resistência observadas obrigam ao uso intensivo de glicopeptídios (vancomicina e teicoplanina). Como consequência a esse uso intensivo (ou abusivo), passaram a ser descritas espécies bacterianas com sensibilidade diminuída ou mesmo resistência aos glicopeptídios. Para essas situações, passou-se a dispor recentemente de duas alternativas terapêuticas: a linezolida e a associação quinupristim/dalfopristim. Embora haja uma expectativa bastante positiva para a utilização dessas drogas em crianças, os dados disponíveis ainda são limitados, especialmente para essa última[18,19].

Os enterococos estão se tornando um patógeno importante em ambientes hospitalares. Esse aumento se deve a sua resistência natural à maioria dos antibióticos normalmente utilizados e à rápida aquisição de resistência por mutação ou pela transferência de plasmídios e transposons. Os enterococos resistentes a glicopeptídios já são uma realidade na cidade de São Paulo, e o fato preocupante é a possibilidade de transferir essa capacidade aos estafilococos[20].

A utilização, em especial por longos períodos, de diferentes antibióticos está associada à emergência de enterococos resistentes aos glicopeptídios (VRE). Os antibióticos para os quais esse risco é máximo são a vancomicina e as cefalosporinas de terceira geração, bem como a associação delas[21]. Outras drogas possivelmente envolvidas na emergência de VRE são a clindamicina, o metronidazol, a ticarcilina/clavulanato e as cefalosporinas de segunda geração[22]. Todos esses medicamentos atuam de forma a permitir o supercrescimento de VRE no trato gastrintestinal dos pacientes, ao diminuírem a flora endógena, criando assim um nicho ecológico vazio.

A partir da observação da evidência atualmente disponível, pode-se recomendar a redução nas taxas de utilização de cefalosporinas de segunda e terceira gerações e metronidazol como medida adicional no controle de surtos ou situações de alta endemicidade de VRE. Adicionalmente, devem-se instituir medidas que permitam reduzir ao máximo a utilização inadequada de glicopeptídios, em especial da vancomicina, como forma de conter o avanço de VRE. A linezolida e a associação quinupristim/dalfopristim são alternativas terapêuticas potenciais contra esses patógenos, embora essa última apresente pouca atividade contra a espécie *faecalis* de enterococos[16,20].

CONCLUSÕES

Os antimicrobianos têm ação direta contra o agente etiológico sensível e ação indireta, selecionando cepas resistentes no local da infecção e na microbiota do paciente. Assim, o paciente, o antimicrobiano e o micro-organismo são variáveis importantes a serem consideradas na escolha de uma droga para o tratamento de uma infecção. A prescrição adequada dos antimicrobianos ainda deve considerar que o objetivo da terapia é o sucesso clínico, reduzindo a possibilidade de resistência bacteriana: aumentar a erradicação bacteriana para aumentar os resultados clínicos. O aumento da resistência microbiana é frequente nas unidades de terapia intensiva e as infecções relacionadas à assistência à saúde, decorrentes de microrganismos resistentes a vários antimicrobianos, têm aumentado dramaticamente nessas unidades nos últimos anos.

REFERÊNCIAS BIBLIOGRÁFICAS

1. Medeiros EAS, Nouer AS, Silva NF, Grimbaum R, Pereira CAP, Longo JC. Tratamento das principais infecções comunitárias e relacionadas à assistência à saúde e a profilaxia antimicrobiana em cirurgia. In: Medeiros EAS, Stemplink VA, Santi LQ, Sallas J. Uso racional de antimicrobianos para prescritores. São Paulo: Organização Pan-Americana da Saúde, Anvisa; Coordenação Geral de Laboratórios de Saúde Unifesp; 2008.
2. Grinbaum RN. Tratamento das infecções hospitalares: uma abordagem prática. 1ª ed. São Paulo: Ed. Planmark; 2005.
3. Corrêa L, Silva EU. Uso racional de antimicrobianos e a resistência microbiana. In: Medeiros EAS, Stemplink VA, Santi LQ, Sallas J. Uso racional de antimicrobianos para prescritores. São Paulo: Organização Pan-Americana da Saúde, Anvisa; Coordenação Geral de Laboratórios de Saúde Unifesp; 2008.
4. Jones RN. Resistence patterns among nosocomial pathogens. Chest. 2001;119:397S-404S.
5. Centers for Disease Control and Prevention. National Nosocomial Infections Surveillance (NNIS) System Report, data summary from January 1992 through June 2004, issued October 2004. Disponível em: http//www.cdc.gov/ncidod/dhqp/pdf/nnis/2004NNISreport.pdf
6. Andrade GM. Programa Nacional de Controle de Infecção hospitalar. Disponível em: http://www.ccih.med.br/controle.html
7. Tenover FC. McGowan JE Jr. Reasons for the emergence of antibiotic resistence. Am J Med Sci. 1996;311(7):9-16.
8. Patterson JE. Antibiotic utilization: is there an effect on antimicrobial resistance? Chest. 2001;119(2):426S-430S.
9. Wenzel RP, Edmond MB. Mananging antibiotic resistence. N Eng J Med. 2000;343:1961-3.
10. Kaye KS, Fraimow HS, Abrutyn E. Pathogens resistant to antimicrobial agents. Infect Dis Clin North. 2004;18(3):467-511.
11. Tenover FC. Mechanisms of antimicrobial resistance in bacteria. Am J Med. 2006;119(6A):S3-S10.
12. Patterson JE. Extended-spectrum beta-lactamases. Semin Respir Crit Care Med. 2003;24(1):79-87.
13. Meyer KS, Urban C, Eagan JA, Berger BJ, Rahal JJ. Nosocomial outbreak of *Klebsiella* infection resistant to late-generation cephalosporins. Ann Intern Med. 1993;119(5):353-8.
14. Rice LB, Eckstein EC, De Vente J, et al. Ceftazidime-resistant *Klebsiella pneumoniae* isolates recovered at the Cleveland Department of Veterans Affairs Medical Center. Clin Infect Dis. 1996;23:118-24.
15. Clinical and Laboratory Standards Institute (CLSI). Normas de desempenho para testes de sensibilidade antimicrobiana: 15º suplemento informativo, M100-S15. Vol25(1). Disponível em: http://www.anvisa.gov.br/servicosaude/manuais/clsi.asp

16. Siegel JD, Rhinehart E, Jackson M, Chiarello L. Management of multidrug-resistant organisms in healthcare settings. 2006. Disponível em: http://www.cdc.gov/ncidoc/dhqp/pdf/ar/mdroGuideline2006.pdf
17. Mulligan ME, Murray-Leisure KA, Ribner BS, et al. Methicillin resistant *Staphylococcus aureus*: a consensus review of the microbiology, pathogenesis, and epidemiology with implications for prevention and management. Am J Med. 1993;94:313-28.
18. Srinivasan A, Dick JD, Perl TM. Vancomycin resistance in *Staphylococci*. Clin Microb Rev. 2002;15(3):430-8.
19. Bearden DT. Clinical pharmacokinetics of quinupristin/dalfopristin. Clin Pharmacokinet. 2004;43(4):239-52.
20. Secretaria de Estado da Saúde. Coordenadoria de Controle de Doença – CCD. Centro de Vigilância Epidemiológica "Prof. Alexandre Vranjac". Divisão de Infecção Hospitalar. Nota técnica: Enterococo resistente à Vancomicina (VER ou VRE). Disponível em: ftp://ftp.cve.saude.sp.gov.br/doc_tec/ih/NT07_IHENTERO.pdf
21. Pallares R, Pujol M, Pena C, et al. Cephalosporins as a risk factor for nosocomial *Enterococcus faecalis* bacteremia: a matched case-control study. Arch Intern Med. 1993;153:1581-86.
22. Donskey CJ, Schreiber JR, Jacobs MR, et al. A polyclonal outbreak of predominantly Van B vancomycin resistant enterococci in northeast Ohio. Clin Infect Dis. 1999;29:573-9.

28 Pneumonia hospitalar associada à ventilação pulmonar mecânica

Albert Bousso
Iracema Fernandes

Após ler este capítulo, você estará apto a:

1. Definir pneumonia hospitalar e associada à ventilação pulmonar mecânica.
2. Descrever as principais medidas diagnósticas.
3. Descrever os principais agentes etiológicos e as principais medidas terapêuticas e de prevenção.

INTRODUÇÃO

Pneumonia hospitalar é definida como a pneumonia que se desenvolve após 48 horas de internação. Pneumonia que se desenvolve no paciente submetido a ventilação mecânica é chamada de pneumonia associada à ventilação mecânica (PAVM). PAVM é definida, também, como aquela que ocorre após 48 horas ou mais de ventilação mecânica[9,17,43-45].

As pneumonias hospitalares estão entre as infecções hospitalares mais frequentes; associam-se com taxas significantes de mortalidade e com aumento considerável dos custos. No Brasil, em estudo de prevalência em hospitais com 100 leitos ou mais, a infecção hospitalar mais prevalente foi a respiratória. A pneumonia foi responsável por 28,9% de todas as infecções nosocomiais e, destas, 50% ocorreram em pacientes submetidos à ventilação mecânica. Esse estudo encontrou acréscimo de 13,3 dias de internação na unidade de terapia intensiva em razão da aquisição da PAVM[43].

As taxas de pneumonia associadas à ventilação mecânica notificadas ao *National Nosocomial Infection Surveillance System* (NNISS) do *Centers for Disease Control* (CDC) dos Estados Unidos, no período de 1992 a 2001, mostram valores de 4,3 a 16,2/1.000 pacientes/dia. Em 2004, o NNISS publicou taxas de 2002 a 2004 de PAVM de 1,4 a 3,5 /1.000 dias de ventilação. Já em 2006, o CDC criou o *National Healthcare Safety Network* (NHSN) e publicou como limites de percentis 75 e 90 as incidências de 2,8 e 6,1 PAVM/1.000 dias de ventilação, respectivamente. As menores taxas geralmente ocorrem nas unidades de terapia intensiva pediátricas (UTIP) e as maiores nas unidades de trauma. No Hospital Universitário da Universidade de São Paulo, as taxas de pneumonia associada à ventilação mecânica na UTIP e Neonatal estão descritas na Tabela 28.1[3,44].

Tabela 28.1 – Densidade de incidência de pneumonia associada à ventilação mecânica (PAVM), UTI pediátrica e neonatal, HU-USP, 2004 a 2007

Ano	Casos de PAVM	Vent-dia	Densidade de incidência (PAVM/1.000 vent-dia)
2004	10	1.921	5,21
2005	11	1.730	6,36
2006	15	1.929	7,78
2007	21	2.218	9,47

Fonte: Comissão de Controle de Infecção Hospitalar do Hospital Universitário da USP. UTI: unidade de terapia intensiva; vent-dia: dias de ventilação.

FISIOPATOGENIA

Os agentes etiológicos atingem as vias aéreas inferiores por aspiração de microrganismos da orofaringe, por inalação de aerossóis ou por disseminação hematogênica. A principal via de infecção é a aspiração de bactérias, que colonizam o trato respiratório superior e a orofaringe. A inalação de aerossóis por contaminação de equipamento respiratório é menos comum e a via hematogênica tem sido raramente implicada. A reativação de infecção latente ocorre nos imunodeprimidos.

Os principais fatores de risco para pneumonia hospitalar são a intubação traqueal e a ventilação mecânica, que resultam em aumento de 3 a 21 vezes a possibilidade do desenvolvimento de pneumonia hospitalar. Para os pacientes não ventilados, os principais fatores de risco são doença pulmonar crônica, gravidade da doença, cirurgia abdominal ou torácica, desnutrição, terapia imunossupressora, alteração do nível de consciência, doença neuromuscular e sexo masculino. O uso sistêmico de antibióticos altera a flora da orofaringe e resulta num aumento da colonização da orofaringe e do trato respiratório superior por bacilos resistentes[1,2,10].

A colonização do trato respiratório superior precede o desenvolvimento de pneumonia hospitalar. As rotas para essa colonização podem ser endógenas – por colonização gástrica ou intestinal – ou exógenas. Nos pacientes críticos, a acidez gástrica pode estar diminuída por causa da queda na produção ácida, por dieta enteral ou pela utilização de profilaxia para úlcera de estresse. Nesse caso, bactérias podem se multiplicar no estômago e atingir o trato respiratório superior por um movimento retrógrado. O intestino é uma grande fonte endógena de bactérias Gram-negativas que podem atingir o trato respiratório pelas mãos do paciente ou dos profissionais de saúde. Várias descrições de surtos documentam a importância de fontes exógenas, como sistemas de água destilada, fórmulas enterais e circuitos do respirador. Entretanto, na prática, os próprios pacientes são os maiores reservatórios de patógenos hospitalares, e a transmissão cruzada de patógenos, via profissionais de saúde, representa um dos principais mecanismos exógenos de colonização e infecção[45].

ETIOLOGIA

A etiologia das pneumonias hospitalares varia em função do tempo de internação. Nas pneumonias que ocorrem nos primeiros 5 dias de internação, predominam *Streptococcus pneumoniae*, *Haemophilus influenzae* e *Staphylococcus aureus* com padrão de sensibilidade da comunidade, enquanto nas pneumonias que ocorrem após 5 dias de internação predominam os agentes da flora hospitalar: *Pseudomonas aeruginosa*, *Staphylococcus aureus*, *Enterobacter* sp, *Klebsiella pneumoniae* e *Escherichia coli*. Outros agentes também podem causar pneumonia hospitalar, como os vírus respiratórios, principalmente o vírus respiratório sincicial, e outras bactérias, como *Mycoplasma pneumoniae*, *Chlamydia pneumoniae* e *Legionella pneumophila*. *Aspergillus* sp e citomegalovírus são agentes importantes nos pacientes imunodeprimidos[1,2,10,12].

DIAGNÓSTICO

O diagnóstico da pneumonia hospitalar é controverso e difícil. Por causa disso, foram estabelecidos critérios para esse diagnóstico pelo NNISS e CDC. Esses critérios são[3,44,45]:

1. Para crianças menores de 1 ano de idade: evidência radiológica de pneumonia + piora de troca gasosa (dessaturação de O_2, aumento da necessidade de O_2, aumento da demanda ventilatória) mais pelo menos 3 dos seguintes achados:

- instabilidade de temperatura sem outra causa;

- leucopenia (< 4.000 leucócitos /mm^3 ou leucocitose > 15.000/mm^3 e mais de 10% de desvio à esquerda);
- aparecimento de nova secreção do trato respiratório inferior ou alteração das características da secreção ou aumento da necessidade de aspiração;
- apneia, taquipneia, batimento de asa de nariz com retração costal ou tiragem;
- tosse;
- bradicardia (frequencia cardíaca [FC] < 100 batimentos/minuto) ou taquicardia (FC > 170 batimentos/minuto).

2. Para crianças entre 1 e 12 anos de idade: evidência radiológica de pneumonia mais pelo menos 3 dos seguintes achados:

- hipertermia (temperatura > 38,4°C) ou hipotermia (temperatura < 36,5°C) sem outra causa;
- leucopenia (< 4.000 leucócitos/mm^3) ou leucocitose (> 15.000 leucócitos/mm^3) e mais de 10% de desvio à esquerda;
- aparecimento de secreção purulenta ou alteração nas características da secreção ou aumento na quantidade de secreção ou da necessidade de aspiração;
- nova tosse ou piora da tosse ou dispneia, apneia ou taquipneia;
- chiado, roncos ou estertores;
- piora das trocas gasosas (dessaturação de O_2, aumento da necessidade de O_2 ou aumento da demanda ventilatória).

Evidência radiológica de pneumonia é considerada quando duas ou mais radiografias seriadas de tórax apresentam infiltrado novo ou progressivo, consolidação ou cavitação. Em crianças que não apresentam doença pulmonar prévia ou insuficiência cardíaca congestiva, apenas um exame radiológico é suficiente[45].

MÉTODOS DE INVESTIGAÇÃO DA VIA AÉREA BAIXA

Aspirado Traqueal

Com o intuito de evitar técnicas invasivas que muitas vezes não são livres de efeitos indesejados, tem-se tentado demonstrar a utilidade dessa técnica nos diagnósticos das PAVM.

Basicamente constitui-se na coleta de secreção traqueal de forma asséptica, com pesquisa de micro-organismos pela coloração de Gram e utilização do artifício da cultura quantitativa como maneira de aumentar a especificidade do teste, uma vez que a simples presença de germes na cultura não significa infecção e, muitas vezes, representa colonização da via aérea superior[1,6].

A conduta antibiótica inicial é guiada pelo resultado imediato da coloração de Gram enquanto aguarda-se o resultado final da cultura. O melhor estudo publicado até o momento comparou cultura quantitativa de aspirado traqueal a um padrão-ouro constituído de cultura de escovado protegido por broncoscopia (PSB) com ≥ 10^3 CFU/mL e/ou pesquisa de bactérias intracelulares (BIC) por exame direto do centrifugado do lavado broncoalveolar (BAL) ≥ 5%[1].

Esses métodos foram validados pelo mesmo grupo em trabalho anterior[2], no qual eles demonstraram sensibilidade de 91% e especificidade de 89%. Um ponto de corte em ≥ 10^6 CFU/mL para aspirado traqueal foi o que apresentou maior acurácia diagnóstica no estudo quando comparado aos padrões-ouro, conseguindo sensibilidade de 68% e especificidade de 84%.

Esses resultados mostram uma alta taxa de resultados falso-negativos, trazendo um risco considerável na prática clínica de não diagnóstico de PAV realmente existente. Outra observação relevante do estudo foi que dos 123 micro-organismos isolados pelo aspirado traqueal, apenas 49 (40%) foram concomitantemente isolados pelo PSB. Esse excesso de isolamento poderia levar a um gasto exagerado de antibióticos, aumentando custo com tratamento, risco de paraefeitos e principalmente emergência de germes multirresistentes.

Esse estudo tem uma metodologia muito rigorosa, definindo bem os controles e padrões-ouro. Os pacientes não estavam usando antibiótico ou, se estivessem, não o tinham modificado nos últimos 3 dias.

Os autores concluem que o aspirado traqueal tem pouco valor para diagnóstico das PAV, com risco elevado de resultados falso-negativos e tratamentos desnecessários, devendo ser utilizado apenas quando métodos broncoscópicos não estiverem disponíveis.

Métodos Broncoscópicos – Lavado Broncoalveolar e Escovado Protegido e Bactérias Intracelulares no Lavado Broncoalveolar

Na tentativa de obter material o menos contaminado possível, realizam-se esses procedimentos para coleta de secreção pulmonar dos locais onde se acredita haver infecção, definidos por métodos radiológicos (infiltrado pela radiografia ou tomografia) ou por visão direta durante o exame, guiando a coleta para os segmentos que apresentam maior quantidade de secreção.

O escovado protegido (PSB) tem vantagem teórica sobre o lavado broncoalveolar (BAL) em virtude da menor chance de contaminação dada pela própria técnica de proteção da escova. No entanto, é método bem mais caro pelo custo do cateter acrescido do custo do procedimento broncoscópico[1].

Os pontos de corte recomendados na literatura são ≥ 10^3 e ≥ 10^4 CFU/mL para cultura de PSB e BAL, respectivamente. Vale lembrar que os procedimentos e as vias de acesso não são de todo assépticos (por isso a necessidade de cultura quantitativa) e que o BAL consegue obter material de uma área maior do pulmão quando comparado com PSB (*cut-off* proporcionais).

O melhor trabalho conduzido até o momento para validação dessas duas técnicas comparou-as com exame histopatológico e cultura de fragmentos de pulmão coletados pós-mortem, encontrando sensibilidade de 82%, especificidade de 89%, valor preditivo positivo de 74% e valor preditivo negativo de 85% para PSB, enquanto para BAL apresentou sensibilidade de 91%, especificidade de 78%, valor preditivo positivo de 83% e valor preditivo negativo de 87%[2]. Nesse trabalho, os autores também avaliaram o valor da pesquisa de BIC quando ≥ 5% das células do lavado, obtendo resultado de sensibilidade, especificidade, valor preditivo positivo e negativo, respectivamente, de 91%, 89%, 91% e 89%, mostrando ser esse um bom método para diagnóstico das PAV quando associado aos resultados de culturas.

Em meta-análise publicada recentemente, na qual se avaliava o valor diagnóstico para PAVM de PSB, BAL e BIC no BAL, concluiu-se que a acurácia diagnóstica dos 3 métodos era semelhante para pacientes sem antibióticos. No entanto, a administração destes reduzia a acurácia do PSB, mas não a do BAL e a da BIC. Tais resultados se devem ao fato de PSB lavar uma área menor do pulmão, por isso a chance de recuperar bactérias pós-antibiótico também é menor em comparação com métodos que recuperam material em maior quantidade, como é o caso do BAL. Com esse estudo, demonstrou-se que PSB e BAL têm valor diagnóstico semelhante, com a vantagem de o BAL ser mais barato, além de ser mais eficaz naqueles pacientes em uso de antibióticos, principalmente se combinado com pesquisa de BIC[3].

Em trabalho recente conduzido pelo VAP *Trial Group*, mostrou-se que o grupo abordado com uma estratégia invasiva para coleta de material (PSB e BAL), comparado com grupo de aspirado traqueal, apresentou menor mortalidade em 14 dias, resolução mais precoce das falências orgânicas e menos uso de antibióticos naqueles pacientes suspeitos de PAVM[4].

Apesar das várias críticas a esse estudo, é mais um a corroborar com a evidência de que os métodos invasivos para diagnósticos de PAV são mais custo-efetivos que os não invasivos por várias razões, como utilização mais correta da antibioticoterapia, segurança de sua suspensão quando apresentar culturas negativas, com atenção a outros sítios de infecção extrapulmonares, e menor emergência de germes multirresistentes por reduzir o espectro antibiótico.

Outros estudos foram publicados e apresentavam sensibilidades de 47 a 50% para BAL e 36 a 57% para PSB, especificidade de 45 a 100% no BAL e 50 a 80% no

PSB[5,6], porém, esses trabalhos, diferentes do estudo conduzido por Chastre et al.[2], têm várias falhas metodológicas gerando essa grande variabilidade de resultados, possuindo, por isso, menor importância científica.

Métodos Não Broncoscópicos

Existem vários tipos de dispositivos que são introduzidos cegamente pelo tubo traqueal para coleta de material de via aérea inferior minimamente contaminado, sobretudo em locais que apresentem infiltrados radiológicos, por meio de escovado protegido, aspiração por cateter ou lavado broncoalveolar, na tentativa de reduzir o custo e os riscos dos procedimentos broncoscópicos ou para quando estes não estão disponíveis.

No melhor estudo publicado até o momento, PSB às cegas foi comparado com PSB por broncoscopia – um padrão-ouro já validado[2] – obtendo sensibilidade de 86%, especificidade de 85%, valor preditivo positivo de 80% e valor preditivo negativo de 90% para PSB às cegas[7], mostrando ser um bom método quando não se dispõe de broncoscopia ou esta é contraindicada. Diversos estudos têm sido publicados tentando validar a utilização do BAL protegido às cegas (mini-BAL) com PSB por broncoscopia, obtendo sensibilidades que variam de 70 a 80% e especificidades de 66 a 96%, todos com erros metodológicos que prejudicam a conclusão e a validação dos resultados[8-10]. Portanto, até o momento, não há evidências para recomendação rotineira desse método para diagnóstico de PAVM.

IMPACTO DO USO DE ANTIBIÓTICOS NO DIAGNÓSTICO DE PAVM

Um importante conceito visto com frequência na prática clínica é a suspeita e o desenvolvimento de PAVM em pacientes que já estão em uso de antibióticos e o impacto negativo que isso pode ter para o diagnóstico.

De acordo com os resultados dos trabalhos, tem-se verificado que a mudança de antibióticos ou início recente do uso, até nas últimas 72 horas, são os principais fatores que podem corroborar para um exame falso-negativo. Por exemplo, naquele paciente em que já se está utilizando antibióticos por algum tempo onde PAVM se desenvolve, é provável que o material recuperado pelo BAL ou PSB (principalmente BAL)[3] dê crescimento significativo, $\geq 10^4$ ou $\geq 10^3$ UFC/mL, respectivamente, em razão do isolamento de bactérias resistentes ao esquema já utilizado.

No entanto, se o antibiótico for mudado nas últimas 72 horas antes do exame, é bastante provável que as culturas possam resultar negativas ou com crescimento inferior ao significativo[2,11]. Outro resultado interessante é que o tratamento de outra fonte de infecção não PAV parece não afetar o diagnóstico[12].

Algumas autoridades recomendam a suspensão dos antibióticos 48 horas antes das culturas em pacientes que continuam apresentando febre com foco indeterminado e que estejam clinicamente estáveis[13,14]. Isso não vale, é claro, para os casos com infecção já diagnosticada. Quando isso não pode ser feito, a antibioticoterapia não deve ser modificada até que as culturas sejam realizadas.

PREVENÇÃO DE PAVM

As medidas de prevenção podem ser divididas em não farmacológicas ou farmacológicas. De maneira geral, as primeiras são mais facilmente aplicáveis e têm menor custo.

Medidas Não Farmacológicas[10]

1. Evitar intubação e ventilação mecânica: se possível, deve-se sempre preferir um suporte respiratório não invasivo.
2. Reduzir a duração da ventilação mecânica: há uma relação entre duração da ventilação mecânica e o surgimento da PAVM. Uma das principais maneiras de reduzir a duração da ventilação mecânica é limitando a sedação e acelerando o desmame da ventilação mecânica.
3. Manter o dimensionamento de equipe adequado na UTI: uma equipe bem treinada e com número adequado de profissionais reduz as taxas de pneumonia hospitalar.
4. Aspiração subglótica: durante a ventilação mecânica, secreções da orofaringe e subglóticas podem se acumular acima do balonete do tubo endotraqueal. Esse fluido contém grande quantidade de micro-organismos, e a microaspiração dessas secreções resulta em colonização e possível infecção do trato respiratório inferior. A drenagem dessa secreção com cânulas especiais tem demonstrado redução na incidência de PAVM.
5. Intubação orotraqueal: a intubação nasotraqueal aumenta a incidência de sinusite e, consequentemente, de PAVM.
6. Evitar manipulação desnecessária do circuito do respirador: trocas frequentes do circuito aumentam o risco de PAVM. Uma boa recomendação é a troca do circuito apenas quando houver mau funcionamento ou quando estiver sujo.
7. Drenar o líquido condensado do circuito: esses condensados são frequentemente colonizados por bactérias provenientes da cavidade oral dos pacientes (K69). Procedimentos que levem à aspiração desse líquido para dentro da via respiratória do paciente podem promover pneumonia.

8. Posição semielevada: decúbito elevado, especialmente quando o paciente está recebendo dieta enteral, é fator protetor para PAVM. Deve-se elevar a cabeceira da cama em 30 a 45°.
9. Evitar grandes volumes de dieta gástrica: vários estudos mostram uma associação entre aspiração do conteúdo gástrico e pneumonia. Dessa forma, a redução do volume da dieta pode ser protetora.
10. Lavagem das mãos: a transmissão dos micro-organismos causadores de pneumonia ocorre frequentemente pelas mãos dos profissionais de saúde. A lavagem das mãos com água e sabão, se as mãos estiverem visivelmente sujas, ou com antisséptico à base de álcool, se não estiverem visivelmente sujas, antes e após o contato com o paciente intubado ou traqueostomizado, e antes e após o contato com qualquer dispositivo respiratório, é um grande fator protetor.
11. Evitar o transporte: o transporte do paciente para fora do ambiente da UTI aumenta o risco de extubação acidental, que, por sua vez, aumenta o risco de PAVM.

Medidas Farmacológicas[10]

1. Evitar o uso desnecessário de profilaxia para úlcera de estresse: tanto os antagonistas H_2 quanto os antiácidos são utilizados frequentemente para profilaxia da úlcera de estresse. A elevação do pH gástrico decorrente dessa profilaxia pode reduzir a proteção para o crescimento bacteriano e aumentar o risco para PAVM. A redução do uso desse tipo de profilaxia pode reduzir o risco de PAVM.
2. Descontaminação seletiva do trato digestivo: a colonização do trato respiratório superior precede a PAVM. A descontaminação do trato digestivo com o uso de antimicrobianos por via oral ou sistêmica reduz a incidência de PAVM, mas o risco de alterar a microbiota na unidade local e aumentar as taxas de infecção por bactérias multirresistentes tem limitado essa recomendação na prática clínica.
3. Reduzir o tempo de antibioticoterapia: realizar tratamentos empíricos mais curtos pode reduzir a incidência de infecções hospitalares, inclusive da PAVM, por bactérias multirresistentes. Entretanto, ainda não há experiência suficiente em crianças para que essa recomendação possa ser aplicada rotineiramente.

TRATAMENTO DE PAVM

O tratamento da pneumonia hospitalar, associada ou não à ventilação mecânica, deve seguir os princípios gerais da boa prática clínica. Fundamentalmente, a antibioticoterapia deve levar em conta, entre outros aspectos, as características da flora local, os padrões de sensibilidade bacteriana, a presença de comorbidades, os potenciais efeitos adversos, a presença de insuficiências renal e/ou hepática e os custos.

CONCLUSÕES

A PAVM continua sendo importante complicação infecciosa em terapia intensiva pediátrica, associada a alta mortalidade e elevados custos, cujo diagnóstico depende do emprego de recurssos invasivos, por vezes complicados. A melhor estratégia consiste na sua prevenção.

REFERÊNCIAS BIBLIOGRÁFICAS

1. Fagon J-Y, Chastre J, Wolff M, Gervais C, Parer-Aubas S, Stephan F, et al. (PAV trial group). Invasive and noninvasive strategies for management of suspected ventilator-associated pneumonia. Ann Intern Med. 2000;132(8):621-30.
2. Guidelines for preventing health-care associated pneumonia, 2003.
3. Recommendations of CDC and the Healthcare Infection Control Practices Advisory Committee. MMWR. 2004;53/RR-3:1-38.
4. Gururangan S, Lawson RAM, Jones PH, Stevens RF, Campbell RH. Evaluation of the usefulness of open lung biopsies. Pediatr Hematol Oncol. 1992;9(2):107-13.
5. Hill JD, Ratliff JL, Parrott JCW, Iamy M, Fallat RJ, Koeniger E, et al. Pulmonary pathology in acute respiratory insufficiency: lung biopsy as a diagnostic tool. J Thoracic Cardiovasc Surg. 1976;71(1):64-71.
6. Jaeger A, Litalien C, Lacroix J, Guertin MC, Infante-Rivard C. Protected specimen brush or bronchoalveolar lavage to diagnose bacterial nosocomial pneumonia in ventilated adults: A meta-analysis. Crit Care Med. 1999;27(11):2548-60.
7. Jain P, Sandur D, Meli Y, Arroglia A, Stoller JK, Mehta AC. Role of flexibble bronchoscopy in immunocompromomised patients with lung infiltrates. Chest. 2004;125(2):712-22.
8. Jourdain B, Novara A, Joly-Guiillou M, Dombret MC, Calvat S, Trouillet JL, et al. Role of quantitative cultures of endotracheal aspirates in the diagnosis of nosocomial pneumonia. Am J Respir Crit Care Med. 1995;152:241-46.
9. Kattan, M. Respiratory disorders in pediatric HIV infection. In: Chernick V, Boat TF, Wilmott RW, Bush A, editors. Kendig's disorders of the respiratory tract in children. 7th ed. Philadelphia: Saunders Elsevier; 2006. p.578-91.
10. Kollef MH. Prevention of hospital-associated pneumonia and ventilator-associated pneumonia. Crit Care Med. 2004;32(6):1396-405.
11. Korneck A, Shemie SD. Open lung biopsy in children with respiratory failure. Crit Care Med. 2001;29(6):1247-50.
12. Lode HM, Schaberg T, Raffenberg M, et al. Nosocomial pneumonia in the critical care unit. Crit Care Clin. 1998;14(1):119-33.
13. Marik PE, Brown WJ. A comparison of bronchoscopic vs blind protected specimen brush sampling in patients with suspected ventilator-associated pneumonia. Chest. 1995;108(1):203-7.
14. Marquette CH, Copin M, Wallet F, et al. Diagnostic tests for pneumonia in ventilated patients: prospective evaluation of diagnostic accuracy using histology as a diagnostic gold standard. Am J Respir Crit Care Med. 1995;151:1878-88.

15. Andrews CP, Coalson JJ, Smith JD, et al. Diagnosis of nosocomial bacterial pneumonia in acute, diffuse lung injury. Chest. 1981;80:254-8.
16. Associação Paulista de Estudos e Controle de Infecção Hospitalar – APECIH. Manual de Prevenção de Infecções Hospitalares do Trato Respiratório. 2. ed. revisada e ampliada, 2005.
17. Bergmans DCJJ, Bonten MJM. Nosocomial pneumonia. In: Mayhall CG, editor. Hospital epidemiology and infection control. 3. ed. Philadelphia: Lippincott Willians e Wilkins; 2004. p.311-339.
18. Bye MR, Bernstein L, Shah K, Ellaurie M, Rubinstein A. Diagnostic bronchoalveolar lavage in children with AIDS. Pediatr Pulonol. 1987;3(6):425-8.
19. Celis R, Torres A, Gatell JM, et al. Nosocomial pneumonia: a multivariate analysis of a risk and prognosis. Chest. 1988;93:318-24.
20. Chastre J, Fagon J-Y, Bornet-Lecso M, et al. Evaluation of broncoscopic techniques for the diagnosis of nosocomial pneumonia. Am J Respir Crit Care Med. 1995;152:231-40.
21. European Cooperative Group on Nosocomial Pneumonia. Incidence and risk factors of pneumonia acquired in intensive care units: results from a multicenter prospective stdy on 996 patients. Intensive Care Med. 1993;19:256-64.
22. Fagon J-Y, Chastre J, Hance AJ, et al. Detection of nosocomial lung infection in ventilated patients: use of a protected specimens brush and quantitative culture techniques in 147 patients. Am Rev Respir Dis. 1988;138:110-6.
23. Fagon J-Y, Chastre J, Hance AJ, et al. Evaluation of clinical judgment in the identification and treatment of nosocomial pneumonia in ventilated patients. Chest. 1993;103:547-53.
24. Meduri GU, Chastre J. The standardization of bronchoscopic techniques for ventilator-associated pneumonia. Infect Control Hosp Epidemiol. 1992;13:640-9.
25. Meduri GU. Diagnosis of ventilator-associated pneumonia. Infect Dis Clin North Am. 1993;7:295-329.
26. Meduri GU. Ventilator-associated pneumonia in patients with respiratory failure: a diagnostic approach. Chest. 1990;97:1208-19.
27. Montravers P, Fagon J-Y, Chastre J, et al. Follow-up protected specimen brushes to assess treatment in nosocomial pneumonia. Am Rev Respir Dis. 1993;147:38-44.
28. Murray JF. Cursed duet. HIV infection and tuberculosis. Respiration. 1990;57(3):210-20.
29. National Nosocomial Infections Surveillance (NNIS). National Nosocomial Infections Surveillance (NNIS) System Report, data Summary from January 192-june 2001 issued August 2001. Am J Infect Congtrol. 2001;29:404-21.
30. Prade SS, Oliveira ST, Rodriguez R, Nunes FA, Netto EM, Felix JQ, et al. Estudo brasileiro da magnitude das infecções hospitalares em hospitais terciários. Rev Controle Inf Hosp. 1995;2:11-25.
31. Pugin J, Auckenthaler R, Mili N, et al. Diagnosis of ventilator-associated pneumonia by bacteriologic analysis of bronchoscopic and nonbronchoscopic "blind" bronchoalveolar lavage fluid. Am Rev Respir Dis. 1991;143:1121-9.
32. Rouby J, DeLassale EM, Poete P, et al. Nosocomial bronchopneumonia in the critically ill: histologic and bacteriologic aspects. Am Rev Respir Dis. 1992;146:1059-66.
33. Rouby J, Rossignon M, Nicolas M, et al. A prospective study of protected bronchoalveolar lavage in the diagnosis of nosocomial pneumonia. Anesthesiology. 1989;71:679-85.
34. Sandora TJ, Harper MB. Pneumonia in hospitalized children. Pediatr Clin N Am. 2005;52:1059-81.
35. Snyder CL, Ramsay NK, McGrave PB, et al. Diagnostic open lung biopsy after bone marrow transplantation. J Pediatr Surg. 1990; 25:871.
36. Sociedade Brasileira de Pneumologia e Tisiologia. Diretrizes brasileiras para tratamento das pneumonias adquiridas no hospital e das associadas à ventilação mecânica. J Bras Pneumol. 2007;33(Supl 1):S1-S30.
37. Stefanutti D, Morais L, Fourne JC, Jan D, Casanova JL, Scheinamnn, P, et al. Value of open lung biopsy in immunocompromised children. J Pediatr. 2000;137:165-71.

38. Timsit J, Misset B, Renaud B, et al. Effect of previous antimicrobial therapy on the accuracy of the main procedures used to diagnose nosocomial pneumonia in patients who are using ventilation. Chest. 1995;108:1036-40.
39. Toews GB. Nosocomial pneumonia. J Am Med Sci. 1986;291:355-67.
40. Torres A, El-Ebiary M, Padro L, et al. Validation of different techniques for the diagnosis of ventilator-associated pneumonia: comparison with immediate postmortem pulmonary biopsy. Am J Respir Crit Care Med. 1994;149:324-31.
41. Vieira SE, Stewien KE, Queiroz DAO, Durigon E, Torok TJ, Anderson LJ, et al. Clinical patterns and seasonal trends in respiratory syncytial virus hospitalizations in São Paulo, Brazil. Rev Inst Med Trop S Paulo. 2001;43(3):125-31.
42. Vincent JL, Bihari DJ, Suter PM, et al. The prevalence of nosocomial infection in ICU in Europe. JAMA. 1995;274:639-44.
43. Foglia E, Meier MD, Elward A. Ventilator-associated pneumonia in neonatal and pediatric intensive care units pacients. Clin Microb Reviews. 2007;20(3):400-25.
44. Koening SM, Truwit JD. Ventilator-associated pneumonia: diagnostic, treatment, and prevention. Clin Microbiol Rev. 2006;19(4):637-57.
45. Rea-Neto A, Youssef NCM, Tuche F, Brunkhorst F, Ranieri VM, Reinhart K, et al. Diagnostic of ventilator-associated pneumonia: a systematic review of literature. Critical Care Med. 2008;12(2):1-14.

29 Infecção relacionada ao cateter

Fabiane Aliotti Regalio
Paula Perez Domingues Peron
Patrícia Freitas Góes Cauduro

Após ler este capítulo, você estará apto a:

1. Diferenciar colonização de cateter de infecção de corrente sanguínea relacionada ao cateter (ICSRC).
2. Reconhecer e diagnosticar ICSRC, com base no quadro clínico e em exames complementares.
3. Interpretar, de maneira adequada, o resultado de cultura de ponta de cateter e hemocultura periférica, relacionando-os ao quadro clínico.
4. Instituir medidas preventivas e terapêuticas o mais precocemente possível.

INTRODUÇÃO

Com o surgimento das unidades de terapia intensiva (UTI), iniciou-se um avanço no tratamento do paciente crítico, com redução da mortalidade mesmo em populações de maior risco. Porém, a evolução do tratamento, utilizando-se de técnicas cada vez mais invasivas, resultou em aumento importante do risco de complicações como, por exemplo, as infecções. Os cateteres intravasculares são indispensáveis na prática da medicina moderna e, embora eles forneçam acesso vascular necessário, sua utilização coloca os pacientes em risco de complicações infecciosas sistêmicas e locais, incluindo infecção do local de punção, infecção de corrente sanguínea relacionada ao cateter (ICSRC), tromboflebite séptica, endocardite e demais infecções metastáticas (abscesso pulmonar, abscesso cerebral, osteomielite e endoftalmite)[1].

EPIDEMIOLOGIA

A incidência de ICSRC varia consideravelmente de acordo com o tipo de cateter, o local de inserção, a frequência de manipulação do cateter, a categoria da UTI (queimados, trauma, pós-operatório) e as comorbidades dos pacientes. O cateter venoso periférico é o dispositivo mais comumente utilizado como acesso intravascular, porém a incidência de infecção local ou sistêmica relacionada ao seu uso é baixa. A maioria das infecções graves relacionadas a cateteres está associada ao cateter venoso central. Isso porque o acesso central pode ser necessário por longos períodos, o paciente pode estar colonizado por micro-organismos intra-hospitalares e o cateter geralmente é manipulado muitas vezes por dia para a administração de medicações e a coleta de exames[1]. Nos países desenvolvidos, a taxa de infecção hospitalar (por todas as causas) oscila entre 5 e 8%[2]. Um importante estudo envolvendo muitas UTI da Europa observou que as infecções de corrente sanguínea representam 12% das infecções hospitalares (4ª causa)[3]. Nas pesquisas coordenadas pelo *National Nosocomial Infections Surveillance System* (NNISS), essas infecções são mais prevalentes em unidades de atendimento a queimados (12,8% por 1.000 cateteres/dia) em comparação a unidades de pós-operatório (2,8%). Assim como em adultos, a maioria das infecções de corrente sanguínea (ICS) é associada ao uso de um cateter intravascular[2]. A taxa média de ICSRC para todas as UTI pediátricas que relataram dados para o NNISS foi de 7,7 por 1.000 cateteres/dia, e a porcentagem de utilização de cateteres foi semelhante em UTIs pediátricas e para adultos[1]. A colonização não necessariamente significa infecção. Em adultos, a taxa de bacteriemia relacionada ao cateter é de 20% dos cateteres colonizados. Na população pediátrica, apenas 8% dos cateteres colonizados estão associados à infecção[4]. Assim como as pneumonias, as infecções relacionadas ao cateter são infecções hospitalares de alto custo e letais.

PATOGÊNESE

A ICSRC envolve a presença de um agente infeccioso, um veículo de inoculação e a quebra de barreira. As espécies microbianas mais prevalentes estão listadas na Tabela 29.1[1]. As formas de colonização do cateter podem ocorrer por 3 mecanismos[2]:

1. A superfície externa do cateter, o túnel subcutâneo e a pele circunvizinha podem ser colonizados por micro-organismos próprios da pele, das mãos dos profissionais e dos antissépticos contaminados (quanto maior o número de bactérias, maior a probabilidade de infecção). Essa parece ser a forma mais comum de infecção relacionada aos cateteres[2].

Tabela 29.1 – Agentes microbianos causadores de ICSRC[1]

Agentes	Frequência
■ *Staphylococcus* coagulase-negativo	37%
■ *Staphylococcus aureus*	13%
■ *Enterococcus*	13%
■ *Enterobacter* sp.	5%
■ *Pseudomonas aeruginosas*	4%
■ *Klebsiella pneumoniae*	4%
■ *E. coli*	2%
■ *Candida* sp.	8%

ICSRC: infecção de corrente sanguínea relacionada ao cateter.

2. Os micro-organismos podem se propagar pela superfície interna do cateter. Isso pode ocorrer de duas formas[2]:

- manipulação inadequada das conexões do cateter;
- contaminação das soluções de infusão por manipulação direta da substância administrada ou durante o processo de fabricação industrial da solução, que ocorre raramente.

3. Os agentes infecciosos podem atingir o cateter por via hematogênica a partir de outro foco de infecção[1].

São determinantes patogênicos importantes da infecção relacionada aos cateteres: material do qual o diagnóstico é feito e os fatores de virulência intrínseca do organismo infectante. Os cateteres feitos de cloreto de polivinil ou polietileno apresentam menor resistência à aderência de micro-organismos do que os cateteres feitos de Teflon®, elastômero de silicone ou poliuretano[1]. Alguns cateteres também apresentam irregularidades na superfície, as quais ampliam a aderência microbiana de certas espécies; os cateteres feitos desses materiais se mostram especialmente vulneráveis à colonização microbiana e subsequente infecção. As propriedades de aderência de um dado micro-organismo também são importantes na patogênese da infecção relacionada ao cateter, por exemplo, o *S. aureus* e os *Staphylococcus* coagulase-negativos podem aderir-se à superfície do cateter mais facilmente do que outros patógenos. Além disso, certas cepas de *Staphylococcus* coagulase-negativos produzem um polissacarídio extracelular que, na presença do cateter, potencializa sua patogenicidade, permitindo que os mesmos resistam a mecanismos de defesa do hospedeiro, agindo como uma barreira que impede a ação dos leucócitos, ou formando um biofilme que dificulta o contato com os agentes antimicrobianos[5].

MANIFESTAÇÕES CLÍNICAS/DIAGNÓSTICO

1. Infecção primária de corrente sanguínea:

- Infecção em pacientes com hemocultura positiva colhida 48 horas após a hospitalização, com importância clínica e sem foco primário aparente.
- Pode significar bacteremia temporária de um foco infeccioso (que pode se resolver espontaneamente) ou pode resultar em sepse (se não for contida).

2. Infecção do local de inserção do cateter: hiperemia, endurecimento ou secreção purulenta ao redor da pele no local de sua inserção e/ou febre, sem infecção de corrente sanguínea associada.
3. Infecção no túnel dos cateteres implantados: hiperemia, dor, endurecimento nos tecidos que cobrem o cateter maior que 2 cm do local de sua inserção, associada ou não a febre.
4. Colonização de cateter: crescimento maior ou igual a 15 UFC (unidades formadoras de colônias) semiquantitativa ou maior que 10^3 UFC quantitativa, da ponta do cateter, na ausência de sinais clínicos[1].
5. Infecção de corrente sanguínea relacionada ao cateter: hemocultura (HMC) periférica positiva e sinais clínicos de infecção associados à cultura da ponta do cateter (quantitativa ou semiquantitativa) com o mesmo agente. Em caso de impossibilidade de retirada do cateter, também indicam ICSRC: o isolamento do mesmo agente em quantidade 5 vezes maior na HMC do cateter do que na HMC periférica[1] e/ou o tempo de positivação da HMC do cateter de até 2 horas em relação à HMC periférica[6].
6. Infecção em dispositivo implantável: hiperemia e necrose da pele acima do reservatório do dispositivo ou exsudato purulento na bolsa subcutânea.

Os principais sinais clínicos e o diagnóstico da infecção relacionada ao cateter são apresentados no Quadro 29.1.

Quadro 29.1 – Quadro clínico e diagnóstico[6]

1. Infecção primária de corrente sanguínea	HMC positiva após 48 horas da internação
2. Infecção do local de inserção do cateter	Hiperemia, edema, secreção purulenta e/ou febre
3. Infecção no túnel dos cateteres implantados	Hiperemia, dor, edema > 2 cm do local e/ou febre
4. Colonização de cateter	Crescimento ≥ 15 UFC (semiquantitativa) ou 10^3 UFC (quantitativa)
5. Infecção de corrente sanguínea relacionada ao cateter	Mesmo agente em HMC periférica e do cateter e sintomas clínicos de infecção sem outro foco
6. Infecção em dispositivo implantável	Hiperemia e necrose da pele acima do reservatório do dispositivo ou secreção purulenta na bolsa subcutânea

UFC: unidade formadora de colônias; HMC: hemocultura.

PREVENÇÃO

Uma série de medidas são utilizadas para a prevenção de ICSRC (Quadro 29.2).

Quadro 29.2 – Medidas preventivas de ICSRC[1]

- Treinamento da equipe
- Vigilância do cateter
- Escolha do local de inserção do cateter
- Tipo de cateter
- Assepsia e antissepsia
- Cateteres impregnados
- Profilaxia antibiótica sistêmica
- Profilaxia de bloqueio antibiótico
- Substituição do cateter

ICSRC: infecção de corrente sanguínea relacionada ao cateter.

Treinamento para Profissionais de Saúde

Estudos demonstraram que o risco de infecção reduz-se após a padronização do tratamento asséptico, e que a inserção e a manutenção de cateteres intravasculares realizada por uma equipe inexperiente pode aumentar o risco de colonização do cateter e de ICSRC. Portanto, o treinamento e a educação continuada da equipe de saúde e a vistoria diária do local de inserção durante os curativos é de extrema importância na prevenção de ICSRC[1].

Vigilância

Não é recomendado realizar culturas rotineiras das pontas dos cateteres sem que exista dúvida clínica sugestiva de infecção.

Local de Inserção do Cateter

A influência do local no risco de infecções por cateteres relaciona-se, em parte, ao risco de tromboflebite e à densidade da flora cutânea local. Para adultos, cateteres em extremidades inferiores estão associados a um risco maior de infecção do que em extremidades superiores. A densidade da flora cutânea no local de inserção do cateter constitui o principal fator de risco para a ICSRC. As autoridades recomendam que os cateteres venosos centrais (CVC) sejam colocados em veia subclávia em vez de veia jugular ou femoral, visando reduzir o risco de infecção, porém não há estudos randomizados comparando esses três locais de inserção. Os cateteres femorais demonstraram ter taxas de colonização relativamente altas quando utilizados em adultos[7]. Contudo, estudos em pacientes pediátricos demonstraram que os cateteres femorais apresentam baixa incidência de complicações mecânicas e podem apresentar uma taxa de infecção equivalente aos cateteres não femorais[8].

Tipo de Material de Cateteres

Cateteres de Teflon® ou poliuretano foram associados a complicações infecciosas menores do que cateteres feitos de cloreto de polivinil ou polietileno. Quanto maior o número de lúmens do cateter, maior o risco de infecção[1].

Higiene das Mãos, Assepsia e Antissepsia

A punção do acesso deve ser precedida pela higienização das mãos, paramentação completa (gorro, máscara, avental estéril, luvas e óculos de proteção), degermação do local de inserção e antissepsia em campo ampliado. Estudos evidenciaram que a limpeza dos locais de punção arteriais e venosos centrais com gliconato de clorexidina alcoólico 2% reduziu as taxas de ICSRC em comparação ao uso de povidona-iodo 10% ou álcool 70%[1].

Cateteres Impregnados com Antimicrobianos/Antissépticos

Cateteres impregnados com antimicrobianos/antissépticos (sulfadiazina de prata/clorexidina, minociclina/rifampicina ou metais tipo prata ou platina) apresentaram redução do risco de infecção comparados aos cateteres comuns. São indicados para pacientes queimados, neutropênicos, transplantados de medula óssea ou em hemodiálise por mais de 30 dias[9].

Profilaxia Antibiótica Sistêmica

O uso de profilaxia com vancomicina apresentou redução de ICSRC somente entre lactentes com baixo peso ao nascimento, porém sem nenhuma redução na mortalidade[1].

Profilaxia de Bloqueio Antibiótico

A fim de prevenir a ICSRC, estudou-se uma profilaxia de bloqueio antibiótico (*lock*) lavando-se e enchendo-se o lúmen do cateter com uma solução antibiótica (vancomicina). A taxa de ICSRC com organismos suscetíveis à vancomicina foi significativamente menor. Contudo, essa prática não é recomendada em virtude da utilização de vancomicina constituir um fator independente de risco para aquisição de enterococo resistente à vancomicina[10].

Substituição de Cateteres

Cateteres venosos periféricos

Os locais de punção de cateteres periféricos geralmente são alternados em intervalos de 72 a 96 horas, a fim de reduzir o risco de infecção.

Cateteres venosos centrais

A substituição de cateteres ou troca por fio-guia em intervalos programados como forma de reduzir a incidência de ICSRC não apresentou resultados satisfatórios em comparação com a substituição do cateter conforme a necessidade. A substituição de cateteres por fio-guia, na presença de bacteremia, não constitui uma estratégia aceitável, pois a fonte da infecção é geralmente a colonização do trato cutâneo do local de inserção até a veia[1]. Caso não sejam mais necessários, os cateteres devem ser removidos o mais precocemente possível.

TRATAMENTO

Quando não há um foco infeccioso identificado, deve-se colher 2 amostras de hemocultura de sangue periférico, retirar o cateter ou trocá-lo com fio-guia, se o paciente não puder permanecer sem o dispositivo, e enviar a ponta (5 cm distal) para cultura.

A interpretação dos dados deve ser, sempre que possível, baseada nos resultados das culturas para garantir tratamento correto, conforme descrito a seguir[11]:

1. Cultura de ponta de cateter negativa: a infecção de corrente sanguínea relacionada ao cateter é improvável, mesmo com hemocultura periférica positiva.
2. Cultura de ponta de cateter positiva: considerar o resultado da hemocultura periférica para a interpretação adequada. Dessa forma pode-se ter:

- hemocultura periférica negativa: colonização do cateter. Está autorizada a troca do local de inserção, com novo cateter, e a antibioticoterapia não deve ser instituída;
- hemocultura periférica positiva (mesmo micro-organismo da ponta do cateter): infecção de corrente sanguínea relacionada ao cateter. Está indicado o uso de

antibiótico se os sintomas persistirem mesmo após a retirada do cateter ou se o paciente apresentar instabilidade hemodinâmica. Caso o cateter tenha sido trocado com fio-guia, deve-se retirá-lo, e, se o paciente não puder permanecer sem o dispositivo, este deve ser inserido em outro sítio. Não se deve colher sangue venoso da luz do cateter objetivando realizar sua hemocultura, pois não diferencia colonização do cateter de infecção de corrente sanguínea relacionada a cateter[12].

Nas Figuras 29.1, 29.2 e 29.3 há uma esquematização do tratamento.

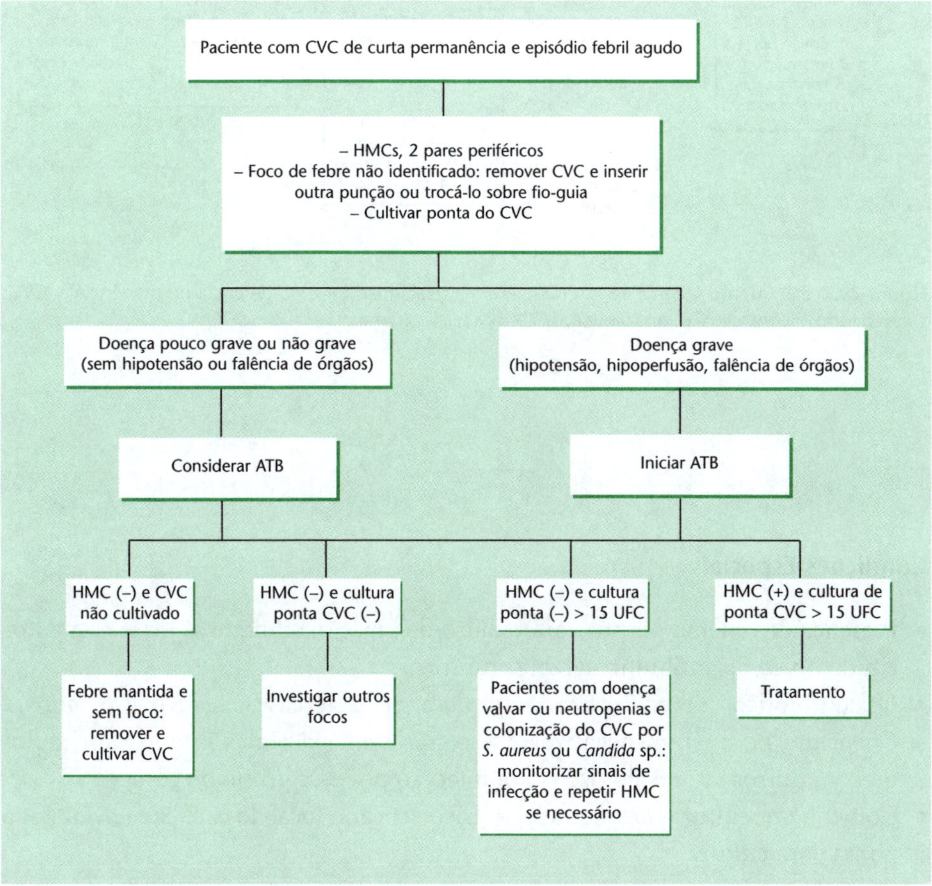

Figura 29.1 Tratamento – Paciente com CVC de curta permanência e episódio febril agudo[11]. CVC: cateter venoso central; HMC: hemocultura; ATB: antibiótico; UFC: unidade formadora de colônias.

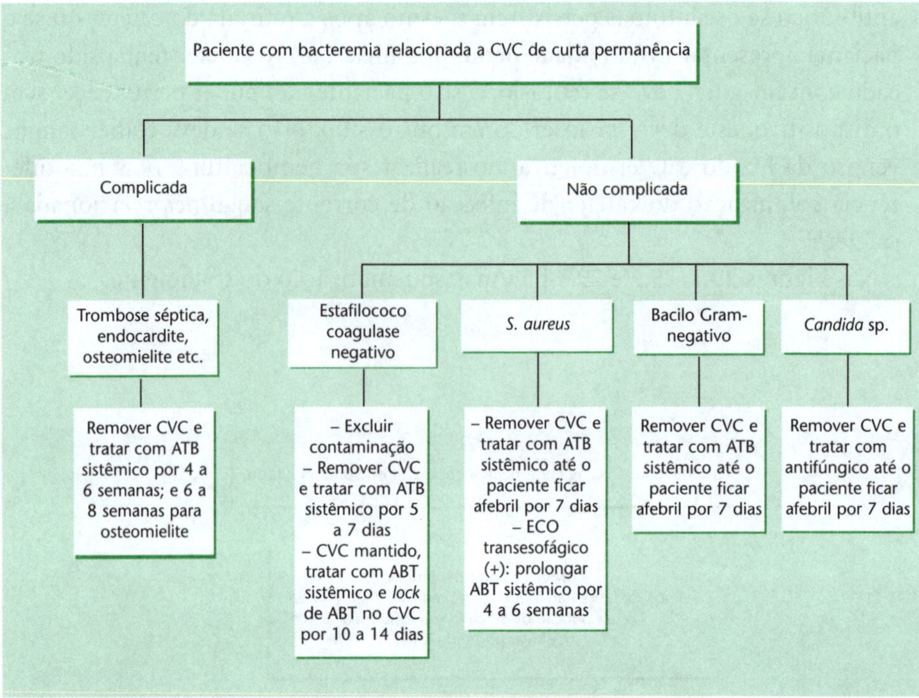

Figura 29.2 Tratamento – Paciente com bacteremia relacionada a CVC de curta permanência[11]. CVC: cateter venoso central; ATB: antibiótico; ECO: ecocardiograma.

Condições Especiais

- Presença de eritema ou pus com quadro de sepse ou choque séptico: está autorizado o uso de antibioticoterapia empírica.
- Os antibióticos devem cobrir *Staphylococcus* coagulase-negativo e *S. aureus*. Cobertura para Gram-negativos é necessária em pacientes imunossuprimidos ou com outros fatores de risco para infecção por esse grupo de patógenos.
- Colher hemoculturas de sangue periférico, trocar o local do cateter e enviar a sua ponta para cultura.
- Segundo as últimas diretrizes sobre sepse, a antibioticoterapia empírica também deve levar em conta os germes mais prevalentes da instituição, de acordo com as recomendações da Comissão de Controle de Infecção Hospitalar (CCIH)[13].

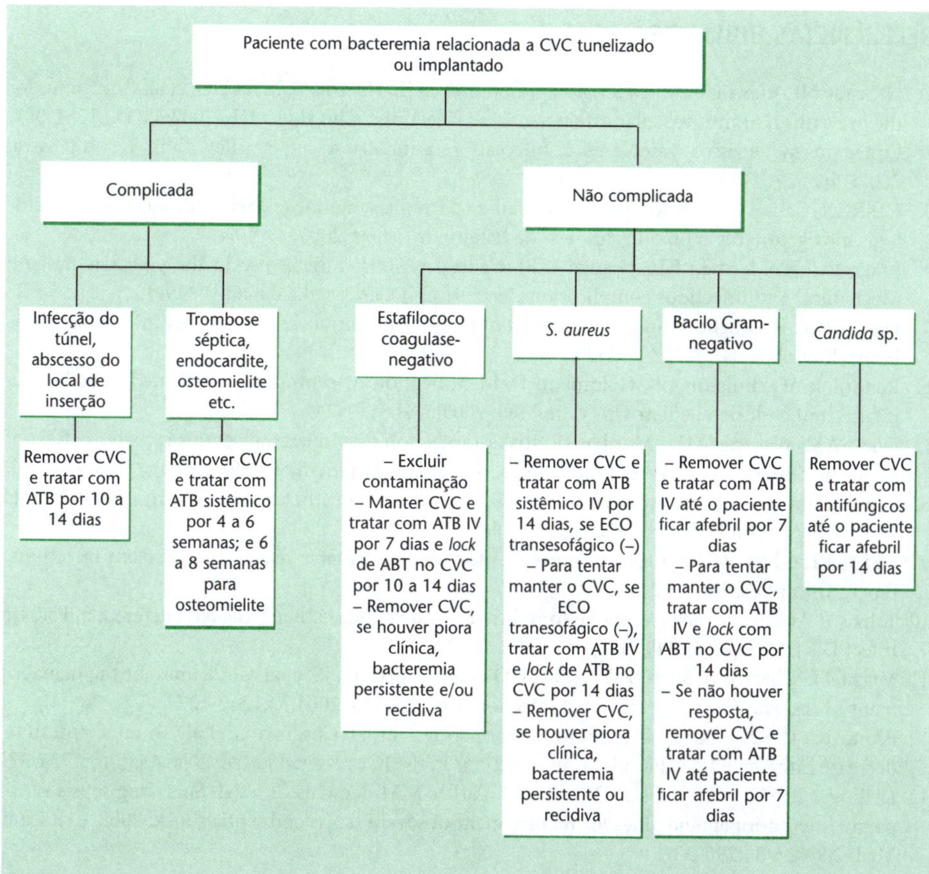

Figura 29.3 Tratamento – Paciente com bacteremia relacionada a CVC tunelizado ou implantado[11]. CVC: cateter venoso central; ATB: antibiótico; ECO: ecocardiograma.

CONCLUSÕES

Os cateteres intravasculares tornaram-se instrumentos indispensáveis no cuidado de pacientes gravemente doentes, porém também estão associados a sérias complicações, entre elas a infecção. As medidas que visam diminuir os riscos de infecção associada com a terapêutica por via venosa devem levar em conta a segurança do paciente e a relação custo-benefício. A educação continuada e a formação de equipes especializadas parecem ser uma maneira racional de prevenção dessas infecções, além do correto manuseio da antibioticoterapia. A elaboração de protocolos para a prevenção e o controle dessas infecções deve fazer parte da rotina das UTI.

REFERÊNCIAS BIBLIOGRÁFICAS

1. O'Grady NP, Alexander M, Dellinger EP, Gerberding JL, Heard SO, Maki DG, et al. Guidelines for the prevention of intravascular catheter-related infections. Clin Infect Dis. 2002;35(11):1281-307.
2. Bonvento M. Acessos vasculares e Infecção relacionada a cateter. Rev Bras Ter Intensiva. 2007;19(2):226-30.
3. Cal RGR, Camargo LFA, Knobel E. Infecção da corrente sanguínea relacionada a cateter: infectologia e oxigenoterapia hiperbárica. Rio de Janeiro: Atheneu; 2003. p.49-64.
4. Jonge RCJ, Polderman KH, Gemke RJBJ. Central venous catheter use in the pediatric patient: Mechanical and infectious complications. Pediatr Crit Care Med. 2005;6(3):329-35.
5. Hall K, Farr B. Diagnosis and management of long-term central venous catheter infections. J Vasc Interv Radiol. 2004;15(4):327-34.
6. Randolph AG, Buisson CB, Goldmann D. Identification of central venous-related infections in infants and children. Pediatr Crit Care Med. 2005;6(3):S19-S24.
7. Goetz AM, Wagener MM, Murder RR. Risk of infection due to central venous catheters: effect of site of placement and catheter type. Infect Control Hosp Epidemiol. 1998;19(11):842-5.
8. Venkataraman ST, Thompson AE, Orr RA. Femoral vascular catheterization in critically ill infants and children. Clin Pediatr. 1997;36(3):311-9.
9. Mermel LA. New technologies to prevent intravascular catheter-related bloodstream infections. Emerg Infect Dis. 2001;7(2):197-99.
10. Toltzis P. Antibiotic lock technique to reduce central venous catheter-related bacteremia. Pediatr Infect Dis J. 2006;25(5):449-50.
11. Mermel LA, Farr BM, Sheretz RJ, Raad II, O'Grady N, Harris JS, et al. Guidelines for the management of intravascular cateter related infection. Clin Inf Dis. 2001;32:1249-1272.
12. Pronovost P, Needham D, Berenholtz S, Sinopoli D, Chu H, Cosgrove S, et al. An intervention to decrease catheter-related bloodstream infections in the ICU. N Engl J Med. 2006;355(26):2725-32.
13. Dellinger RP, Levy MM, Carlet JM, Bion J, Parker MM, Jaeschke R, et al. Surviving sepsis campaign: international guidelines for management of severe sepsis and septic shock: 2008. Crit Care Med. 2008;36(1):296-327.

Seção IX

Disfunção hepática

Tratamento da disfunção hepática aguda

30

Maria Carolina Caparica Módolo
Maria Thereza de Cordes Cabêdo

Após ler este capítulo, você estará apto a:

1. Identificar e diagnosticar o paciente com disfunção hepática aguda.
2. Conhecer as principais etiologias dessa entidade clínica.
3. Reconhecer as situações de emergência, bem como as complicações comuns nesses pacientes.
4. Conhecer as formas de tratamento convencionais e as novas tendências na abordagem ao paciente com falência hepática fulminante.

INTRODUÇÃO

A insuficiência hepática aguda (IHA) ou falência hepática fulminante (FHF) é uma entidade clínica complexa, multissistêmica rara e devastadora. É caracterizada por lesão maciça dos hepatócitos, em fígado previamente sadio, levando a uma disfunção hepática incompatível com a vida[1,2].

DEFINIÇÃO

Apenas em 2000, após o consenso do *Pediatric Acute Liver Failure Study Group*, ficaram definidos os critérios de FHF em crianças (0 a 18 anos):

1. Evidência bioquímica de lesão hepática.
2. Ausência de doença hepática crônica conhecida.
3. Coagulopatia grave não corrigida com vitamina K.
4. Relação normatizada internacional (INR) > 1,5 em pacientes com encefalopatia hepática (EH) ou INR > 2 em pacientes sem EH[2,3].

Em adultos, a evolução da doença desde a instalação dos primeiros sintomas até o desenvolvimento da EH e/ou coagulopatia grave ocorre em 8 semanas. Em crianças, esse período é muito variável, pois a identificação da EH pode ser muito tardia em menores de 4 anos[2].

Suspeita-se que toda criança sem doença hepática prévia com aumento de transaminases e bilirrubinas associado à coagulopatia e encefalopatia tenha FHF.

ETIOLOGIA

As causas de falência hepática fulminante (Quadro 30.1) variam muito com idade, região geográfica e país[2,4]. Em recém-nascidos e lactentes, as doenças metabólicas ocupam o primeiro lugar dentre as causas de FHF; já em crianças maiores, as hepatites virais, a intoxicação por acetaminofeno e as hepatites autoimunes são as causas mais comuns. No Brasil e em toda América do Sul, as causas virais são mais prevalentes. Nos EUA e no Leste Europeu, as intoxicações por acetaminofeno respondem por 20% dos casos de FHF na criança[5].

Além das causas conhecidas, uma grande proporção das FHF em crianças ainda é considerada idiopática ou de causa indeterminada[4].

Quadro 30.1 – Causas de falência hepática fulminante

▪ Virais	Hepatites A, B, D, E, citomegalovírus, adenovírus, febre amarela, varicela, Epstein-Barr, Echovírus, herpes simples, hepatites não-A, não-B, não-C
▪ Drogas	Acetaminofeno, halotano, isoniazida, metildopa, tetraciclina, alopurinol, anti-inflamatórios não hormonais, quinolonas, sulfonamidas, barbitúricos, rifampicina
▪ Toxinas	*Amanita phalloides*, solventes industriais
▪ Metabólicas	Doença de Wilson, síndrome de Reye, galactosemia, tirosinemia
▪ Sistêmicas	Hepatite autoimune, sepse, choque
▪ Vasculares	Trombose de veia porta, necrose isquêmica do fígado

DIAGNÓSTICO

Os sinais e os sintomas clínicos na disfunção hepática aguda são totalmente inespecíficos, como mal-estar, náuseas, vômitos, dor abdominal, icterícia[1]. À palpação abdominal, pode-se observar desde hepatomegalia dolorosa no início do quadro (p.ex., hepatites) até um fígado pequeno e endurecido em estágios mais avançados.

O diagnóstico laboratorial inicia-se com uma triagem simples, culturas e sorologias específicas. No entanto, em virtude da grande variedade de causas, exames mais sofisticados muitas vezes são necessários para se chegar ao diagnóstico (Quadro 30.2)[1].

Além da vasta triagem laboratorial, exames de imagem (tomografia computadorizada, ultrassonografia de abdome) e/ou biópsia (pele, músculo, rim, fígado) podem ser a única forma de identificar a real etiologia da falência hepática.

Quadro 30.2 – Diagnóstico laboratorial de disfunção hepática aguda[1]

▪ Triagem inicial	Hemograma, glicemia, eletrólitos séricos, função renal (ureia e creatinina séricas), bilirrubinas totais e frações (BTF), transaminase glutâmico-oxalacética (TGO), transaminase glutâmico-pirúvica (TGP), gamaglutamiltransferase (GGT), fosfatase alcalina (FA), proteínas totais e frações (PTF), coagulograma [(tempo de protrombina (TP), tempo de trombina (TT), tempo de tromboplastina parcial ativada (TTPA), fibrinogênio], amônia, gasometria arterial, ácido úrico, colesterol total e frações, triglicérides
▪ Culturas	Sangue, urina, fezes
▪ Sorologias	Hepatites virais, citomegalovírus, vírus Epstein-Barr, vírus da imunodeficiência adquirida, varicela, herpes simples, adenovírus, toxoplasmose, leptospirose
▪ Triagem secundária	Alfa-1-antitripsina, ceruloplasmina, galactose 1-fosfatouridiltransferase, imunoglobulinas, dosagem de complemento (C3 e C4), anticorpos específicos

TRATAMENTO

O manejo da FHF vem sendo estudado em todas as partes do mundo, em razão de sua gravidade e altíssima mortalidade (10 a 90%); pode ser subdividido em medidas de suporte clínico, terapêuticas específicas para algumas etiologias de disfunção hepática e tratamento das complicações[5]. No entanto, apesar de toda evolução, do aparecimento de novas tecnologias que visam o aumento da sobrevida dos pacientes com FHF, em grande parte dos casos, ainda, o único tratamento efetivo e curativo é o transplante hepático, cujas indicações estão bem estabelecidas na insuficiência hepática aguda (Quadro 30.3)[6]. Durante a espera pelo transplante, a FHF pode seguir três caminhos bastante distintos: o da cura espontânea; o da morte, nos casos fulminantes, com complicações refratárias ao tratamento; ou, finalmente, o transplante[2,7].

Quadro 30.3 – Parâmetros clínicos e bioquímicos para indicação de transplante hepático na insuficiência hepática aguda

1. Bilirrubina total > 20 mg/dL
2. Tempo de protrombina > 50 segundos ou INR > 3,5
3. Encefalopatia hepática grau 3

Medidas de Suporte

Dentre os princípios básicos para o cuidado do paciente gravemente enfermo com FHF, é importante inicialmente:

- Identificar e remover as causas de lesão hepática.
- Oferecer suporte clínico e melhorar as condições físicas do paciente para que seja possível ocorrer regeneração dos hepatócitos e retorno da função hepática.
- Antecipar e prevenir as complicações.
- Finalmente, identificar os pacientes que não responderam às medidas iniciais, que têm indicação de transplante e devem ser transferidos para um centro de referência em transplante hepático[8].

Uma vez identificada a condição clínica, o paciente deve ser transferido e permanecer em uma unidade de terapia intensiva, monitorizado, acompanhado por uma equipe experiente em IHA e, de preferência, em um centro especializado para transplante hepático.

Monitorização hemodinâmica e ressuscitação volêmica

Inicialmente, o paciente com insuficiência hepática aguda, via de regra, é hipovolêmico, em virtude da baixa ingestão e da elevada perda de fluidos por meio de vômito ou diarreia. Portanto, a reposição volêmica, quando indicada, deve ser precoce, visando prevenir complicações extra-hepáticas, como a insuficiência renal. A escolha entre coloides ou cristaloides pode ser livre nessa ressuscitação inicial, não havendo nenhuma preferência por um ou outro fluido[8,9]. Vale lembrar que a escolha por coloides não altera o prognóstico do doente.

Intubação orotraqueal (IOT) e ventilação mecânica (VM)

A progressão para EH pode ser muito rápida na IHA, levando a um rebaixamento abrupto do nível de consciência. Logo, ao primeiro sinal de EH, estão indicadas a IOT e a VM, visando garantir as vias aéreas pérvias nesse período de instabilidade neurológica, principalmente em crianças, já que os sinais clínicos de EH são tardios[8].

O exame frequente das pupilas e a palpação de fontanelas também são extremamente importantes para o diagnóstico de hipertensão intracraniana.

Suporte cardiovascular

O paciente com IHF é particularmente propenso às disfunções cardiovasculares por vários motivos. Em geral, apresenta-se com hipovolemia de graus variados e vasodilatação periférica (por acúmulo de peptídios vasoativos), à semelhança de um choque séptico. O estado inicial é hiperdinâmico. Caso seja necessária a administração de barbitúricos, esse quadro pode se agravar pela disfunção miocárdica imposta por essa droga. Logo, a necessidade de adequação da volemia associada à introdução de drogas vasopressoras, como a adrenalina ou noradrenalina, é muito frequente nos quadros de FHF com hipotensão refratária[8,9]. O colapso circulatório consequente a esse quadro tem um papel central no desenvolvimento da disfunção de múltiplos órgãos e sistemas (DMOS), complicação bastante frequente da IHA e uma das principais causas de óbitos nesses pacientes, juntamente com a hipertensão intracraniana.

Controle de infecção

A presença de infecção em pacientes com FHF é bastante comum, primeiramente em virtude da complexa alteração do sistema imune acarretada pela disfunção hepática grave. A necessidade de monitorização e de tratamento invasivo na FHF torna o paciente mais predisposto a infecções nosocomiais.

Em razão da elevada prevalência de infecções nesses pacientes e do difícil diagnóstico, é indicada a introdução de antibióticos e antifúngicos na admissão de todos os pacientes com FHF[10].

Suporte nutricional

A perda da gliconeogênese e glicogênese hepática pode levar a hipoglicemia severa, portanto, o aporte de glicose deve ser precoce e contínuo na FHF[8,10,11]. Nos pacientes criticamente enfermos, existe uma perda excessiva de vitaminas hidrossolúveis, sendo necessária a reposição de vitamina C e complexo B a todos os pacientes.

O paciente deve ser realimentado, se possível, nas primeiras 24 horas, e a nutrição enteral é preferível à nutrição parenteral[8].

Controle da coagulopatia

Nos pacientes com FHF, tanto as proteínas pró-coagulantes (fatores V, VII, X e fibrinogênio) como as proteínas anticoagulantes (antitrombina III, Proteínas C e S) estão reduzidas. Esse balanço entre as proteínas pró e anticoagulantes é o grande responsável pela baixa incidência de sangramentos espontâneos nos estágios iniciais da disfunção hepática aguda[3,10]. O tempo de trombina (TP) é o melhor indicador de alteração da função hepática; alterações no TP/INR significam um desequilíbrio nas proteínas responsáveis pela coagulação. Dos testes mais específicos que avaliam a coagulação, destaca-se a dosagem do fator VII, que é o fator que possui menor meia-vida, sendo particularmente útil a sua dosagem nos casos em que foi necessária a administração de plasma fresco.

A correção de coagulopatias com plasma fresco congelado (PFC) de forma profilática não mostrou melhora na evolução dos pacientes com IHA[3,11]. A utilização de PFC e outros fatores pró-coagulantes, como o fator VII recombinante, somente estão indicados nos casos de sangramento significativo, antes de procedimentos invasivos ou cirurgias[3,10,11].

A vitamina K deve ser administrada rotineiramente (5 a 10 mg via intravenosa ou subcutânea) em razão do precário estado nutricional desses pacientes, o que contribui para a manutenção das coagulopatias. A transfusão de plaquetas está indicada apenas com níveis plaquetários abaixo de 10.000, sem sangramento ativo ou abaixo de 50.000 na presença de hemorragia[10].

Terapêuticas Específicas

Infecções virais

Nos quadros de FHF por hepatites A, B ou E, o tratamento deve ser de suporte, pois não há tratamento específico para esses vírus. Evidências recentes sugerem tratamento com análogos de nucleosídios por 6 meses para os pacientes com HbsAg positivo[10].

Pacientes com infecção suspeita ou comprovada por herpesvírus ou varicela-zóster como causa de FHF devem ser tratados com aciclovir[10].

Intoxicação por acetaminofeno

O acetaminofeno é um analgésico muito utilizado em pediatria e, em doses-padrão (40 a 80 mg/kg/dia), não tem ação hepatotóxica. No entanto, é uma droga dose-dependente e uma ingestão ≥ 140 mg/kg pode levar à insuficiência hepática aguda. Em alguns casos, dependendo da sensibilidade do paciente, pode induzir a lesão hepática grave com doses bem menores[3]. Na intoxicação por acetaminofeno, observa-se uma elevação aguda das transaminases séricas atingindo níveis altíssimos (10.000 UI/L), associada a bilirrubinas normais ou levemente alteradas; a presença dessa associação justifica o tratamento mesmo sem a confirmação da utilização da droga[3,11].

O uso de carvão ativado para descontaminação intestinal é benéfico até 3 a 4 horas após a ingestão da medicação; já o antídoto deve ser indicado o mais precocemente possível, independentemente do tempo de ingestão da droga. A N-acetilcisteína (NAC) é o único antídoto, e deve ser utilizada em todos os pacientes com FHF e suspeita de intoxicação por acetaminofeno. A administração é por via intravenosa, inicialmente com ataque de 150 mg/kg em 15 minutos, e manutenção de 50 mg/kg a cada 4 horas, seguida de 100 mg/kg a cada 16 horas[10].

Hepatite autoimune

Na suspeita de hepatite autoimune como causa de IHA, deve-se indicar biópsia hepática precoce para comprovação do diagnóstico. Uma vez confirmada, está indicada a introdução de corticosteroide enquanto o paciente aguarda o transplante[10].

Tratamento das Complicações

Edema cerebral e hipertensão intracraniana

A encefalopatia hepática (EH) é uma síndrome neuropsiquiátrica associada à disfunção hepática. Alterações cognitivas, comportamentais, exame neurológico e eletroencefalograma (EEG) são parâmetros utilizados para a classificação da EH (estágios 0 a IV)[3,12] (Quadro 30.4).

Quadro 30.4 – Estágios da encefalopatia hepática

Estágios	Sinais clínicos	Reflexos	Sinais neurológicos	Eletrocardiograma
0	Nenhum	Normal	Nenhum	Normal
I	Choro inconsolável, desatenção, alterações da personalidade	Normal	Dificuldade ou impossibilidade de testar	Normal ou com lentificação difusa
II	Sonolência, letargia, alterações de comportamento	Normal ou hiper-reflexia	Dificuldade ou impossibilidade de testar	Normal ou com lentificação difusa
III	Sonolência, estupor, falta de combatividade	Hiper-reflexia	Dificuldade ou impossibilidade de testar	Anormal ou com lentificação generalizada
IV	Comatose, reage a estímulos dolorosos (IVa) ou não reage a estímulos (IVb)	Ausente	Decorticação ou descerebração	Marcadamente anormal

A amônia tem um papel importante na patogênese da EH, no entanto, os níveis desta não estão necessariamente correlacionados com a severidade da encefalopatia. Restrição proteica e uso de lactulose são medidas iniciais nos casos de EH estágios I e II[10,11].

Edema cerebral e hipertensão intracraniana (HIC) são as complicações mais graves nos pacientes com FHF e a primeira causa de morte desses pacientes. Cerca de 75 a 80% dos pacientes com EH grau IV evoluem com edema cerebral e HIC[10,11,13].

Pressão intracraniana (PIC) acima de 20 mmHg está normalmente associada a edema cerebral, e deve ser tratada como uma emergência. A PIC pode elevar-se rapidamente antes de qualquer sinal clínico e resultar em morte cerebral antes de o tratamento ser iniciado[11].

Métodos não invasivos, como a tomografia computadorizada (TC), possuem baixa sensibilidade para detectar edema cerebral, logo, a monitorização invasiva contínua de PIC é o método de escolha em várias unidade de transplante hepático[11,14]. Na opinião de vários autores, a maioria dos pacientes com IHA que evoluem com rebaixamento do nível de consciência, EH graus III/IV e necessidade de VM têm indicação de monitorização de PIC[10-12,14]. A localização de escolha da monitorização de PIC é epidural, pois, embora menos precisa, é a que possui menor risco de complicações nesse tipo de paciente.

A meta com a monitorização é manter PIC < 20 mmHg e a pressão de perfusão cerebral (PPC) > 40 mmHg.

Como prevenção e tratamento da HIC, algumas medidas devem ser realizadas rotineiramente[9]:

- Manter a cabeça em posição neutra.
- Decúbito elevado a 30°.
- Estimulação mínima.
- Sedação durante procedimentos invasivos e aspiração de vias aéreas.
- Ventilação mecânica para minimizar a estimulação cerebral.

Caso as medidas básicas não sejam suficientes para garantir o padrão desejável, medidas específicas devem ser empregadas para reduzir a incidência e a severidade da HIC[9]:

1. Manitol (0,25 a 0,5 mg/kg em bolo): efeito osmótico reduzindo a água cerebral[9,14].
2. Salina hipertônica (0,1 a 1 mg/kg): ajuda a restabelecer o gradiente osmótico por meio da barreira hematoencefálica; é melhor que o manitol, pois reduz a água cerebral sem associação de efeitos colaterais hemodinâmicos. Hipernatremia (145 a 155 mmol/L) reduz a ocorrência de HIC[9,14].
3. Hiperventilação: técnica utilizada para reduzir a PIC pela diminuição do fluxo sanguíneo cerebral (FSC)[9].Usada em situações de emergência, e nunca como profilaxia.
4. Tiopental sódico: barbitúrico de meia-vida curta muito efetivo na redução da PIC, utilizado apenas nos casos de HIC refratária, pois tem efeitos colaterais importantes, como hipotensão e ação inotrópica negativa[9,14].
5. Hipotermia moderada (32 a 34°C): alguns estudos mostraram redução significativa da PIC e prevenção da HIC, porém temperaturas muito baixas podem predispor a infecções, arritmias e coagulopatias[9-11,14].

Insuficiência renal

A incidência de insuficiência renal em pacientes com IHA avançada varia de 50 a 80%[14]. As causas mais comuns nessa população incluem síndrome hepatorrenal e, mais frequentemente, necrose tubular aguda decorrente de profunda hipovolemia e hipotensão[9,14].

É importante manter a função renal protegida por meio de reposição volêmica, controle da hipotensão e administração criteriosa de drogas nefrotóxicas. Nos casos refratários, com disfunção renal significativa, a terapia de substituição renal deve ser instituída precocemente. A hemodiafiltração contínua é preferível à intermitente, pois garante uma maior estabilidade hemodinâmica e metabólica, além de ser melhor tolerada pelos pacientes com EH[8-10,14].

Novas tecnologias

Apesar de muitos estudos e constantes inovações, o paciente com IHA ainda encontra muitos abismos até alcançar o único tratamento definitivo: o transplante hepático.

Atualmente, vários sistemas de suporte hepático estão sendo desenvolvidos para melhorar as condições clínicas do paciente que está aguardando transplante e para atuar nas complicações refratárias às terapias habituais[15].

Dentre esses sistemas, o mais utilizado é o MARS (*Molecular adsorbents recirculating system*). Trata-se de um sistema semelhante à hemodiálise, que vem mostrando bons resultados em pacientes com síndrome hepatorrenal, encefalopatia hepática de graus avançados, boa atuação na retirada de escórias (hiperpotassemia, hiperfosfatemia, hiperamonemia). Porém, ainda é uma opção pouco utilizada em pediatria, pois faltam estudos que comprovem sua eficácia em crianças[16].

CONCLUSÕES

A disfunção hepática aguda é uma entidade clínica bastante rara, porém muito estudada em toda parte do mundo, em virtude de sua extrema gravidade e altíssima mortalidade, podendo chegar a 90% em alguns centros[5].

O transplante está indicado na grande maioria dos casos[6,9], sendo a atresia de vias biliares e a hepatite fulminante as principais indicações em pediatria[17]. A abordagem inicial do paciente, o diagnóstico precoce, o controle das complicações e a estabilização clínica do paciente são medidas de extrema importância para um tratamento bem-sucedido. Novas tecnologias estão sendo implantadas visando uma melhor preparação desse paciente pré e pós-transplante.

REFERÊNCIAS BIBLIOGRÁFICAS

1. Dhawan A. Acute liver failure in childhood. J Gastroenterology and Hepatology. 2004;19:S382-S385.
2. Bucuvalas J, Yazigi N, Squires RH. Acute liver failure in children. Clin Liver Dis. 2006;10(1):149-68.
3. Squires RH. Acute liver failure in children. Semin Liver Dis. 2008;28(2):153-66.
4. Debray D, Yousef N, Durand P. New management options for end-stage chronic liver disease and acute liver failure. Pediatr Drugs. 2006;8(1):1-13.
5. Stadlbauer V, Jalan R. Acute liver failure; liver support therapies. Curr Opin Crit Care. 2007;13(2):215-21.
6. Castro-e-Silva Jr. O, Sankarankutty AK, Oliveira GR, Pacheco E, Ramalho FS, Dal Sasso K, et al. Transplante de fígado: indicação e sobrevida. Acta Cir Bras. 2002;17(3):83-91.
7. O'Grady J. Modern management of acute liver failure. Clin Liver Dis. 2007;11(2)291-303.
8. Bernal W, Auzinger G, Sizer E, Wendon J. Intensive care management of acute liver failure. Semin Liver Dis. 2008;28(2):188-200.
9. Rinella ME, Sanyal A. Intensive management of hepatic failure. Semin Respir Crit Care. 2008;27(3):241-61.
10. Polson J, Lee WM. AASLD position paper: the management of acute liver failure. Hepatology. 2005;41(5):1179-97.
11. Plevris JN, Schina M, Hayes PC. The management of acute liver failure. Aliment Pharmacol Ther. 1998;12(5):405-18.
12. Häussinger D, Schlies F. Pathogenetic mechanisms of hepatic encephalopathy. Gut. 2008;57(8):1156-65.
13. Cochran JB, Losec JD. Acute liver failure in children. Pediatr Emerg Care. 2007;23(2):129-35.
14. Auzinger G, Wendon J. Intensive care management of acute liver failure. Curr Opin Crit Care Med. 2006;14(2):179-88.
15. Han MK, Hyzi R. Advances in critical care management of hepatic failure and insufficiency. Crit Care Med. 2006;34(9):S225-S231.
16. Tan HK. Molecular Adsorbent Recirculating System (MARS). Ann Acad Med. 2004;33(3):329-35.
17. Tannuri U, Velhote MCP, Santos MM, Gibelli NE, Ayoub AA, Maksoud-Filho JG, et al. Pediatric diver transplantation: fourteen years of experience at The Children Institute in São Paulo, Brazil. Transplantation proccedings. 2004;36:941-2.

Indicações e avaliação pré e pós-operatória do transplante hepático

31

Uenis Tannuri
Ana Cristina Aoun Tannuri

Após ler este capítulo, você estará apto a:

1. Analisar as indicações de transplante hepático.
2. Destacar a importância da condição clínica pré-operatória.
3. Discutir as principais dificuldades no pós-operatório.

INTRODUÇÃO

Nos últimos 25 anos, o transplante de fígado na criança transformou-se em terapia eficaz, definitiva e universalmente aceita para as doenças hepáticas terminais. A sobrevida em longo prazo ultrapassa 80% e melhora a cada ano, pelos constantes avanços técnicos e aperfeiçoamentos nos cuidados intensivos pós-operatórios.

INDICAÇÕES

De modo geral, o transplante está indicado em situações de doença hepática terminal, não passível de qualquer outra forma de tratamento. As principais afecções nas quais esse processo ocorre estão listadas a seguir.

Atresia de Vias Biliares (AVB)

É a principal afecção hepática cirúrgica da infância. Caracteriza-se por processo progressivo de inflamação e esclerose que leva à completa obliteração dos ductos biliares, que resulta em cirrose biliar[1]. É responsável por cerca de 60% das indicações de transplante hepático na criança.

Em geral, acomete crianças nascidas a termo, com peso adequado. Caracteristicamente, apresentam icterícia do tipo obstrutiva, com colúria e acolia fecal. O fígado, inicialmente pequeno, começa a aumentar de volume e exibir consistência endurecida. Ocorre rápida evolução para cirrose e, quando não há intervenção cirúrgica, a sobrevida é de cerca de 12 a 18 meses.

A causa e a patogênese da AVB permanecem desconhecidas. Estudos relacionados à influência de raça, gênero, fatores ambientais, imunológicos e agentes virais foram inconclusivos.

Como não há exame laboratorial capaz de indicar o diagnóstico diferencial entre AVB e outras formas clínicas de colestase do recém-nascido, o melhor método diagnóstico é a biópsia hepática, geralmente feita por punção percutânea. Os achados histológicos característicos da AVB são: proliferação ductal, expansão dos espaços porta, presença de plugues de bile nos ductos biliares e formação de pontes porta-porta[2].

Na tentativa de restabelecer o fluxo biliar e retardar a evolução da cirrose, realiza-se a portoenterostomia à Kasai. Em cerca de 50% dos casos existe restauração parcial do fluxo biliar, e aproximadamente 25% das crianças tornam-se anictéricas. Quanto mais precocemente for realizada a cirurgia, em geral antes da 12ª semana de vida, maior será a possibilidade de ser restabelecido o fluxo biliar. Embora essas crianças tenham uma evolução bem mais favorável, observa-se em longo prazo que, mesmo assim, ocorre lenta evolução para cirrose hepática, com descompensações mais tardias, na adolescência ou até na vida adulta. Finalmente, na outra 4ª parte restante das crianças, a cirurgia não promove nenhuma resposta quanto ao fluxo biliar e o transplante hepático deve ser realizado em tempo mais precoce.

Hepatite Fulminante ou Insuficiência Hepática Aguda (IHA)

Caracteriza-se por disfunção hepática aguda grave na ausência de doença hepática preexistente, resultando em icterícia, encefalopatia e coagulopatia. As causas mais frequentes são as hepatites virais (por vírus A ou B, herpes e EB), hepatites induzidas por drogas ou intoxicações.

Clinicamente, há aparecimento agudo de sintomas gerais como astenia, diminuição do apetite, icterícia e febre, seguidos de encefalopatia hepática. Há inicialmente leves alterações da personalidade, confusão, progredindo até sonolência extrema e coma profundo. Nos estágios mais avançados, desenvolve-se edema cerebral e aumento da pressão intracraniana. O edema cerebral é a principal causa de morte na IHA. Na evolução do quadro, surgem ainda alterações cardiovasculares e respiratórias, insuficiência renal, coagulopatia e infecções bacterianas secundárias.

O manuseio inicial inclui o diagnóstico precoce, monitorização ampla em unidade de terapia intensiva, medidas de suporte como jejum, hidratação e nutrição parenteral, antibioticoterapia de largo espectro, lavagem intestinal e uso de drogas vasoativas, quando necessário. Além disso, devem ser instaladas medidas para controle da hipertensão intracraniana, como hiperventilação moderada, uso de manitol e sedação com barbitúricos, e o tratamento específico nos casos de intoxicações, como o uso de N-acetilcisteína nas intoxicações por acetaminofeno.

O transplante hepático é a melhor alternativa terapêutica na atualidade para o tratamento da IHA. Existem critérios que levam em conta o grau de encefalopatia, as discrasias de coagulação e os níveis de bilirrubina para que portadores de IHA tenham prioridade na lista de espera para serem submetidos ao transplante hepático.

Mesmo com o transplante, as taxas de mortalidade da hepatite fulminante ainda são elevadas (em torno de 40% dos casos).

Hipoplasia de Vias Biliares

A hipoplasia das vias biliares pode se apresentar isoladamente ou fazer parte de uma síndrome, denominada síndrome de Alagille ou síndrome artério-hepática, que envolve, além da ductopenia no parênquima hepático, malformações cardiovasculares (mais frequentemente estenose de artéria pulmonar), alterações do metabolismo lipídico, malformações vertebrais (espinha bífida e hemivértebras), oculares (embriotoxon posterior) e fácies típica (testa alargada, hipertelorismo e queixo pontiagudo).

Erros Inatos do Metabolismo

Os erros inatos do metabolismo mais frequentes são a deficiência de alfa-1-antitripsina e a tirosinemia.

A alfa-1-antitripsina (A1AT) é uma glicoproteína produzida sobretudo pelos hepatócitos que liberam diariamente cerca de 2 g da proteína na circulação. A principal função da A1AT é inibir a elastase liberada pelos neutrófilos, uma protease de serina que tem a capacidade de hidrolisar as fibras de elastina no pulmão. Entretanto, em virtude de alterações da estrutura proteica causadas por mutações em seu gene, algumas vezes a proteína perde sua capacidade inibitória ou se agrega em forma de corpúsculo de inclusão nos hepatócitos, ocasionando a diminuição dos seus níveis séricos normais. Essa deficiência é refletida no pulmão sob a forma de enfisema, bronquite crônica ou bronquiectasia. No fígado, o acúmulo da proteína mutante nos hepatócitos pode levar à colestase neonatal, hepatopatia crônica ou cirrose.

Existem cerca de 75 variantes genéticas, mas poucas são associadas a deficiência dos níveis séricos de antitripsina. As mais frequentes são as deficiências com fenótipo PiZZ. Mesmo nestes, a evolução para cirrose é rara. O diagnóstico é confirmado por dosagem específica da atividade da alfa-1-antitripsina, medida quantitativa da enzima sérica e fenotipagem Pi.

A tirosinemia decorre da deficiência do fumarilacetoacetato de hidroxilase, o que leva a alteração no metabolismo da tirosina, raquitismo hipofosfatêmico, lesão tubular renal e acidose. A lesão hepática é variável, desde insuficiência hepática aguda a lesão crônica e irreversível. As crianças com tirosinemia devem ser submetidas a transplante hepático precocemente, em virtude da alta incidência de hepatocarcinoma (30% com 2 anos de idade, 60% aos 10 anos).

Colangite Esclerosante Primária

É uma doença autoimune que pode se associar com doença inflamatória intestinal (geralmente retocolite ulcerativa). O acometimento hepático tem evolução variável e progride para cirrose biliar secundária. Há elevação na incidência de adenocarcinoma das vias biliares.

O diagnóstico normalmente é feito por colangiografia endoscópica retrógrada. O quadro histológico compreende a presença de colangite obliterativa com substituição dos ductos biliares por fibrose com a forma de anéis concêntricos. Após o transplante, há maior incidência de complicações biliares do que em outras indicações.

Outras indicações de transplante de fígado na criança incluem outras formas de erros inatos do metabolismo com acometimento hepático, como a doença de Wilson, hepatite autoimune, cirrose criptogênica, síndrome de Budd-Chiari, cirrose por hepatites infecciosas, colestases familiares e neoplasias hepáticas primárias irresecáveis.

Até julho de 2006, a fila de candidatos ao transplante no Brasil era organizada por ordem cronológica, ou seja, o primeiro da fila era o que havia sido inscrito antes. Atualmente, a lista é organizada por gravidade, ou seja, todos os candidatos recebem um índice (PELD para crianças e MELD para adultos) que leva em conta o nível sérico de albumina, tempo de protrombina, bilirrubina e outros dados. O primeiro da lista passa a ser, então, aquele que se encontra em situação mais grave (com maior índice).

CIRURGIA DO DOADOR

A aceitação do potencial doador inclui compatibilidade sanguínea ABO, testes de função hepática normais e estabilidade hemodinâmica. Como a fila para o transplante é regional e única, a maioria dos doadores para as crianças são adultos.

É necessária a redução do fígado, implantando-se na criança apenas o lobo esquerdo. Quando a desproporção entre os pesos do doador e receptor é muito grande (e também nos transplantes intervivos), utiliza-se apenas o segmento lateral esquerdo. Nesses casos, é possível utilizar o lobo direito para transplante em receptor adulto (é o chamado *split liver* ou fígado partido).

CIRURGIA DO RECEPTOR

A hepatectomia do receptor costuma ser difícil, em virtude da hipertensão portal, da existência de portoenterostomia prévia, das aderências intestinais e da coagulopatia. Exige do cirurgião habilidade técnica para que não ocorra sangramento excessivo, hipotensão arterial e acidose metabólica, alterações que podem acarretar disfunção do enxerto. No momento da retirada do fígado doente, ocluem-se a veia cava inferior, na região supra e infra-hepática, com pinças vasculares, bem como as estruturas do hilo que são previamente ligadas. Quando o fígado inteiro ou o lobo esquerdo são utilizados como enxerto, este inclui a cava retro-hepática. Inicia-se pela anastomose da veia cava supra-hepática, seguida da infra-hepática. No transplante do segmento lateral esquerdo, anastomosa-se a veia supra-hepática esquerda na veia cava inferior do receptor, que é mantida. Na sequência, anastomosa-se a veia porta, a artéria hepática e, por fim, faz-se a reconstrução biliodigestiva, em Y de Roux. A fase final da cirurgia é uma rigorosa, extensa e cuidadosa revisão da hemostasia.

Nas crianças cirróticas com circulação colateral já estabelecida, o clampeamento total da veia cava inferior acarreta queda da pressão arterial, em geral facilmente manuseável com administração de volume (solução fisiológica ou coloide). No entanto, as crianças com insuficiência hepática aguda não apresentam tal circulação colateral, podendo haver maior repercussão hemodinâmica com o bloqueio da cava. Dessa forma, uma alternativa para esses casos é realizar apenas oclusão parcial da cava, na região do óstio das veias supra-hepáticas com anastomose término-lateral (técnica de *piggyback*).

CUIDADOS NO PERÍODO PÓS-OPERATÓRIO

Aparelho Respiratório

Quase todos os pacientes chegam à UTI com intubação endotraqueal, sendo que, nos pacientes em condições estáveis, geralmente é possível a retirada da sonda endotraqueal nas primeiras 48 horas. A necessidade de assistência ventilatória mais prolongada pode estar associada ao aumento do trabalho respiratório por edema pulmonar, derrame pleural, atelectasias, aumento da produção de CO_2, infecção ou obstrução de vias aéreas e, finalmente, diminuição da capacidade ventilatória com depressão respiratória decorrente de excesso de sedação ou disfunção hepática, desnutrição ou distúrbios metabólicos.

A sobrecarga hídrica gera edema pulmonar e derrame pleural, tipicamente à direita. Esse derrame, na verdade, é líquido ascítico que se desloca por causa da pressão negativa da cavidade pleural através do diafragma direito, que, muitas vezes, sofre pequenas lesões durante a cirurgia. O tratamento consiste no uso de diuréticos e na restrição de volume, pois o derrame é autolimitado e não precisa de drenagem.

Existem casos em que o derrame volta a se formar após 3 a 4 semanas, levando a restrição ventilatória, que necessita punções esvaziadoras, às vezes repetidas. No caso de haver também hepatomegalia e ascite associadas, pode-se suspeitar de estenose da anastomose supra-hepática (quadro semelhante à síndrome de Budd-Chiari).

Os distúrbios hidroeletrolíticos como hipofosfatemia, hipocalcemia, hipomagnesemia e hipocalemia, podem levar a disfunção muscular respiratória e dificuldade de extubação.

As atelectasias são causa importante de dificuldade respiratória, especialmente nas crianças muito pequenas com ascite e distensão abdominal. Deve-se lembrar que, nos desnutridos crônicos, são inúteis e deletérias as tentativas de desmame ventilatório antes de nutri-los, pois levam apenas a aumento de consumo energético e fadiga.

Por fim, os processos infecciosos, tanto pulmonares quanto sistêmicos, são causa frequente de disfunção respiratória no pós-operatório recente de transplante hepático.

Sistema Cardiovascular

Todos os pacientes devem permanecer com monitorização eletrocardiográfica, medida de pressão arterial invasiva e não-invasiva e pressão venosa central.

Mais de 70% dos pacientes apresentam hipertensão, muitas vezes necessitando de tratamento medicamentoso. A causa é multifatorial, incluindo sobrecarga de volume, níveis elevados de renina, uso de corticosteroide e inibidores de calcineurina. A hipertensão é particularmente perigosa em razão da ocorrência concomitante de coagulopatia e plaquetopenia, pelo perigo de hemorragia intracraniana. Além dos diuréticos, é frequente a utilização de nitroprussiato nos primeiros dias de pós-operatório, sendo gradualmente introduzidas medicações por via oral, como a amilodipina e, eventualmente, os inibidores da enzima de conversão da angiotensina.

A presença de hipotensão está associada a disfunção hepática, sangramentos abdominais e quadros sépticos.

Fluidos e Eletrólitos

Os pacientes geralmente apresentam hipervolemia ao fim da cirurgia, podendo o volume do compartimento intravascular estar expandido, normal ou depletado. A monitorização da frequência cardíaca, da pressão venosa central, da pressão arterial e do débito urinário deve ser utilizada para o cálculo da necessidade hídrica inicial, que geralmente se restringe a 60 a 80% da manutenção basal. Em geral, há hiponatremia dilucional, com sódio corpóreo total aumentado; dessa forma, não se adiciona esse eletrólito ao soro de manutenção. Em virtude da lise celular no processo de isquemia-reperfusão do órgão transplantado, há tendência à hipercalemia e também não é adicionado potássio ao soro.

É comum a necessidade de transfusão de concentrado de hemácias no intraoperatório; o citrato presente provoca "quelação" do íon cálcio, havendo tendência à hipocalcemia no pós-operatório imediato.

Na disfunção do enxerto, ocorre hipoglicemia; ao contrário, quando o fígado apresenta bom funcionamento, há tendência à hiperglicemia, devida à situação de estresse pelo procedimento cirúrgico e ao uso de corticosteroides. Por isso, utiliza-se inicialmente solução glicosada a 5%, com monitorização periódica dos níveis glicêmicos.

Sistema Nervoso Central

A avaliação inicial do status neurológico pode ser dificultada pela influência das drogas anestésicas, de metabolização alterada pela disfunção hepática e, eventualmente, renal. O nível de consciência é parâmetro fiel do funcionamento do fígado recém-transplantado, sendo imperativo que se evite a utilização de drogas com efeito sedativo no período pós-operatório precoce, principalmente benzodiazepínicos (metabolização hepática).

Convulsões podem ocorrer em até 30% das crianças após transplante hepático. Dentre as causas, devem ser lembradas hipoglicemia, distúrbios hidroeletrolíticos, inclusive hipomagnesemia, e níveis plasmáticos elevados de drogas imunossupressoras, como ciclosporina ou tacrolimo. Qualquer convulsão tônico-clônica generalizada sem causa definida e todas as convulsões focais implicam na realização de tomografia computadorizada de crânio para avaliar a possibilidade de sangramento no sistema nervoso central.

O não funcionamento primário do enxerto ocasiona edema cerebral e aumento da pressão intracraniana, indicando, muitas vezes, a instalação de monitor de pressão intracraniana para melhor manuseio e manutenção da pressão de perfusão cerebral.

Aparelho Digestivo

Após o transplante, há risco de ulceração de estômago e duodeno, secundária a situação de estresse e corticoterapia, razão pela qual todos os pacientes devem receber antagonista H2.

Na vigência de sangramento digestivo, deve ser feito estudo da coagulação e eventual suspensão das medicações anticoagulantes e antiagregantes plaquetárias que estejam sendo utilizadas. A endoscopia digestiva alta é recurso importante para o diagnóstico e o tratamento dos sangramentos gastrintestinais, em grande parte dos casos. Na presença de varizes esofágicas sangrantes ou quando a fonte de hemorragia não é diagnosticada ao exame endoscópico, torna-se necessária a realização urgente de exame ultrassonográfico com estudo do Doppler de abdome, pois o sangramento gastrintestinal pode ser manifestação de trombose de veia porta. Um local possível de sangramento é no nível da alça do Y de Roux, sendo, por vezes, indicada exploração cirúrgica.

Como frisado anteriormente, grande parte das indicações de transplante hepático na criança é representada por portadores de atresia de vias biliares, que foram previamente submetidos a portoenterostomia. Assim, muitos transplantes são reoperações, sendo necessária liberação de grande quantidade de aderências entre alças. Não é rara a perfuração acidental dessas alças ou lesões seromusculares que passam despercebidas. O estado de imunodepressão do pós-operatório precoce do transplante é responsável por prejuízo nos processos de cicatrização e por mascarar os sinais e sintomas de abdome agudo perfurativo. A laparotomia exploradora deve ser indicada quando houver aumento da intensidade de dor abdominal, aumento de débito de sonda nasogástrica ou íleo prolongado.

Função Hepática

O processo de isquemia-reperfusão leva a lesões características no fígado recém-transplantado conhecidas como lesões de preservação. A histologia na biópsia pós-reperfusão revela infiltrado neutrofílico sinusoidal e apoptose de hepatócitos. A evolução dessa lesão mostra balonização celular e colestase. A lesão de preservação, presente em maior ou menor grau em todos os casos, produz uma curva enzimática característica, em que há elevação linear sérica de enzimas hepatocitárias, a partir do 1º dia de pós-operatório, declinando a partir do 4º ao 5º dia. Os níveis das enzimas canaliculares (particularmente a GGT) elevam-se mais gradualmente e sofrem queda lenta a partir do 7º ao 10º dia de pós-operatório.

Disfunção Primária do Enxerto

É a causa mais comum de perda precoce do enxerto. É caracterizada por falência hepática aguda (encefalopatia, coagulopatia, instabilidade hemodinâmica, hipoglicemia, acidose metabólica e hipercalemia), grande elevação sérica de enzimas hepáticas (TGO/TGP acima de 2.500 IU/L) e desenvolvimento de falência de múltiplos órgãos (insuficiência renal e complicações pulmonares).

A causa da disfunção primária é a perda irreversível de função hepatocitária decorrente de lesão de isquemia-reperfusão. Os fatores de risco são idade do doador maior que 50 anos, macroesteatose (maior que 30% dos hepatócitos), hipernatremia grave do doador (maior que 170 mEq/L) e tempo de isquemia fria prolongado (acima de 18 horas).

Não há tratamento efetivo, e a sobrevida do paciente depende de retransplante precoce.

Oclusões Vasculares

A trombose da artéria hepática é a mais comum, especialmente nos transplantes intervivos, em que é realizada anastomose entre artérias de menor calibre. Pode apresentar-se como falência hepática aguda, fístula biliar, febre intermitente ou elevação assintomática de enzimas. A correlação entre trombose de artéria hepática e complicações biliares deve-se ao fato de a irrigação da via biliar ser exclusivamente arterial.

Trombose arterial nas primeiras 2 semanas manifesta-se tipicamente como necrose hepática fulminante com rápida deterioração clínica. Há grande elevação das enzimas hepatocitárias, piora da coagulação e encefalopatia. As oclusões tardias (após alguns meses do transplante) podem ser assintomáticas, em virtude da formação espontânea de circulação que supre o fígado.

O diagnóstico é feito pela ausência de fluxo à ultrassonografia com Doppler, que é realizado diariamente na 1ª semana após o transplante, com índices de sensibilidade que chegam a 100% em alguns estudos. Nas oclusões precoces, é feita exploração cirúrgica para retirada do trombo e eventualmente reanastomose. Em metade dos casos, há reincidência da trombose, sendo então necessário o retransplante.

Na profilaxia da trombose arterial, é utilizada solução de Dextran 40 em solução glicosada (ação antiagregante plaquetária) em velocidade de 0,5 mL/kg/h a partir da chegada à UTI. Quando o trânsito intestinal é restabelecido, essa solução é substituída por antiagregante plaquetário por via oral. Quando o INR atinge níveis menores ou iguais a 3, inicia-se infusão de heparina intravenosa na dose de 100 U/kg/dia, que é mantida por 15 dias.

A trombose de veia porta é de menor risco do que a da artéria hepática. Manifesta-se como falência hepática (nas tromboses precoces), complicações da hipertensão portal como sangramento de varizes esofágicas e encefalopatia, ou elevação assintomática de enzimas. O diagnóstico é feito por ultrassonografia com Doppler e é indicada reabordagem cirúrgica nas tromboses precoces, com bom índice de sucesso. Os casos tardios geralmente são assintomáticos ou apresentam-se como hipertensão portal, que tende a se compensar espontaneamente.

A obstrução de veias hepáticas pode ocorrer nos casos de transplante do segmento lateral esquerdo (anastomose terminolateral da veia hepática esquerda na cava do receptor)[3]. A trombose em si é rara, sendo mais frequentemente observada estenose nessa anastomose, a partir de 1 mês de transplante. Apresenta-se como hepatomegalia e ascite, que, por vezes, é responsável pela formação de derrame pleural volumoso (ascite torácica) levando a insuficiência respiratória.

A ultrassonografia com Doppler detecta grande aumento de velocidade de fluxo sanguíneo na região da anastomose, sendo assim indicada realização de cavografia. Por radiologia intervencionista, é possível dilatar e manter um *stent* na zona estenótica, com alívio imediato dos sintomas. Esse problema foi eliminado com a utilização de técnica apropriada, que consta da anastomose da boca da veia hepática do enxerto com uma larga abertura feita longitudinalmente na face anterior da veia cava retro-hepática do receptor.

Deiscência da Anastomose Bílio-digestiva

As complicações biliares ocorrem tipicamente após o 5º dia de pós-operatório. A fístula biliar manifesta-se com febre, dor em quadrante superior direito e saída de líquido bilioso pelos drenos abdominais. Há leucocitose, aumento das enzimas canaliculares e eventual formação de coleção de bile, detectada à ultrassonografia. É necessária reabordagem cirúrgica para drenagem eficaz da coleção e detecção do local da fístula. Se o vazamento originar-se da superfície cruenta do fígado nos casos de transplantes parciais, a drenagem da coleção é suficiente. Em casos de deiscência da anastomose biliodigestiva, deve-se realizar nova anastomose com drenagem adequada.

Nas fístulas tardias de superfície cruenta e naquelas de difícil fechamento, deve-se considerar a possibilidade de estenose da anastomose biliodigestiva. A estenose também pode manifestar-se pelo aumento de enzimas canaliculares; nesse caso, a biópsia hepática revela proliferação biliar.

A maioria das estenoses pode ser tratada por meio de dilatação por colangiografia transparieto-hepática, em que é colocado dreno biliar para moldar a anastomose por aproximadamente 6 meses. Quando o tratamento percutâneo não for possível, indica-se reoperação para nova anastomose biliodigestiva.

Imunossupressão

Logo após a reperfusão do enxerto, administra-se 20 mg/kg de metilprednisolona; no dia seguinte, 5 mg/kg divididos em 4 doses, e diminui-se a dose diariamente até 5 mg, passando-se a 5 mg de prednisona, que é mantida por pelo menos 1 ano[4].

Além do corticosteroide, a droga imunossupressora de escolha atualmente é o tacrolimo (FK 506), um inibidor de calcineurina responsável pela inibição da ação da interleucina-2, que ativa o linfócito T, peça central no fenômeno da rejeição. É droga potencialmente nefrotóxica e, quando em níveis muito elevados, pode provocar vômitos, alterações de SNC e hipertensão arterial[5].

Coagulação Sanguínea

O sangramento intra-abdominal pode ocorrer nos primeiros dias de pós-operatório. Por esse motivo, é importante a monitorização periódica do nível sérico de hemoglobina e do débito dos drenos abdominais. O sangramento costuma ser de maior intensidade nos transplantes de fígado reduzido, decorrente da presença da superfície cruenta do parênquima hepático.

Um quadro relativamente frequente no período pós-operatório precoce do transplante é o denominado síndrome do coágulo retido. Após um período inicial de melhora gradual da coagulação, contagem de plaquetas e diminuição do débito sanguíneo dos drenos, observa-se aumento expressivo do sangramento intracavitário que se exterioriza pelos drenos, com plaquetopenia e coagulopatia, que não revertem apesar da administração de hemoderivados. Com a melhora do funcionamento hepático, o sangue coletado na cavidade pela hemorragia lenta e difusa forma grandes coágulos, responsáveis pelo consumo local de plaquetas e fatores de coagulação, perpetuando o quadro de sangramento. É necessária, portanto, laparotomia para limpeza da cavidade e remoção dos coágulos, com eventual hemostasia de algum sangramento ativo.

Doenças Infecciosas

São muito frequentes, visto que, em geral, os pacientes apresentam-se em condições prévias bastante comprometidas, desnutridos, com múltiplos locais de entrada de micro-organismos (incisão, cateteres, sondas), adicionando-se o uso das drogas imunossupressoras.

Nas primeiras semanas após o transplante, as bactérias são os principais agentes infecciosos e, dentre elas, os enterococos e as bactérias Gram-negativas da flora abdominal são os mais frequentes. Por essa razão, muitos centros utilizam uma combinação de ampicilina e cefotaxima profilaticamente no período perioperatório. Os sinais de infecção na criança submetida ao transplante podem ser variados, desde alterações laboratoriais sem sintomas clínicos, como leucocitose ou leucopenia, hiponatremia, elevação sérica de enzimas hepáticas e de ureia, até quadros fulminantes de choque séptico irreversível. Toda febre indica a coleta de culturas e pesquisa de foco infeccioso, devendo-se introduzir prontamente antibioticoterapia específica ou ampla quando não se identifica o agente.

As infecções fúngicas também são relativamente frequentes, sendo a *Candida albicans* o principal agente. Os fatores de risco são antibioticoterapia prolongada, presença de complicações vasculares, perfurações de alça intestinal, reintubação, corticoterapia e retransplante. A doença disseminada é a forma mais comum de apresentação. Por essa razão, o fluconazol é utilizado profilaticamente nas primeiras semanas após o transplante.

As infecções virais geralmente ocorrem a partir do 1º mês, sendo o citomegalovírus o agente mais comum.

Rejeição

A rejeição celular aguda é muito frequente e sua incidência pode chegar a 80% dos casos. O pico de incidência é do 5º ao 10º dia de pós-operatório, e pode manifestar-se com sintomas inespecíficos como febre baixa e dor abdominal. Há aumento predominante de enzimas canaliculares (GGT), pois o processo inflamatório faz-se por um infiltrado linfocitário no espaço porta, com agressão ductular e endotelial de ramos portais, e só nos casos graves chega a haver destruição de hepatócitos. O diagnóstico deve ser confirmado por biópsia, sendo então introduzido o tratamento que consiste em pulso de corticosteroide (20 mg/kg de metilprednisolona 1 vez ao dia, durante 3 dias) e adequação da medicação imunossupressora, havendo resolução do processo na maioria dos casos.

A rejeição crônica costuma aparecer após o 1º mês de transplante, apresentando-se como icterícia e prurido progressivos, por vezes acompanhados de acolia fecal. Há aumento de enzimas canaliculares, e o diagnóstico é firmado por biópsia hepática que mostra desaparecimento dos ductos biliares no espaço porta. O prognóstico é ruim e o tratamento consiste em aumento dos níveis de imunossupressores e, eventualmente, retransplante.

Recidiva da Doença Primária

Nas doenças de caráter autoimune, como hepatite autoimune e colangite esclerosante primária, pode haver recidiva do processo no enxerto, sendo necessária manutenção de níveis mais elevados de corticosteroides para evitar que isso ocorra.

As hepatites virais B e C recorrem com grande frequência no fígado transplantado se não realizada profilaxia adequada. Para o vírus B, administra-se imunoglobulina anti-VHB e análogos de nucleosídios (lamivudina). Para profilaxia de recorrência do vírus C, utilizam-se interferon e ribavirina.

CONCLUSÕES

1. O transplante hepático está indicado na doença terminal do fígado, sem outras possibilidades de tratamento.
2. A atresia de vias biliares e a hepatite fulminante são as principais condições clínicas que necessitam de transplante hepático.
3. A adequada condição clínica pré-operatória (nutricional, respiratória, cardiovascular, etc.) é essencial para o sucesso do procedimento.
4. As complicações pós-operatórias podem ser: hipovolemia, hiponatremia, anemia, hipo/hiperglicemia, convulsões, sangramento digestivo, disfunção primária do enxerto, oclusão vascular, deiscência da anastomose bilio-digestiva, infecção e rejeição.

REFERÊNCIAS BIBLIOGRÁFICAS

1. Busuttil RW, Klintmalm GK. Transplantation of the liver. Philadelphia: Elsevier Saunders, 2005.
2. Maksoud JG, Tannuri U, Santos MM, Ayoub AAR, Silva MM, Velhote MCP, et al. Transplante de fígado. In: Maksoud JG. Cirurgia pediátrica. 2ª ed. Rio de Janeiro: Revinter; 2003. p.949-69.
3. Tannuri U, Mello ES, Carnevale FC, Santos MM, Gibelli NE, Ayoub AA, et al. Hepatic venous reconstruction in pediatric living-related donor liver transplantation - experience of a single center. Pediatr Transplant. 2005;9(3):293-8.
4. Tannuri U, Velhote MC, Santos MM, Gibelli NE, Ayoub AA, Maksoud-Filho JG, et al. Pediatric liver transplantation: fourteen years of experience at the children institute in São Paulo, Brazil. Transplant Proc 2004;36(4):941-2.
5. Tannuri U, Gibelli NE, Maksoud-Filho JG, Santos MM, Pinho-Apezzato ML, Velhote MC, et al. Mycophenolate mofetil promotes prolonged improvement of renal dysfunction after pediatric liver transplantation: experience of a single center. Pediatr Transplant. 2007;11(1):82-6.

Seção X

Disfunção gastrintestinal

Hemorragia digestiva 32

João Fernando Lourenço de Almeida
Ana Paula de Carvalho Canela

Após ler este capítulo, você estará apto a:

1. Classificar a hemorragia digestiva.
2. Reconhecer as principais causas de hemorragia digestiva na faixa etária pediátrica.
3. Definir o melhor tratamento para hemorragia digestiva alta varicosa e não varicosa.

INTRODUÇÃO

A hemorragia digestiva (HD) é uma das principais causas de atendimentos de emergência, com cerca de 300.000 hospitalizações/ano[1]. É classificada topograficamente como hemorragia digestiva alta (HDA), quando o local de sangramento localiza-se acima do ângulo de Treitz. Quando se localiza abaixo deste, é classificada como hemorragia digestiva baixa (HDB). A HDA pode ou não estar relacionada a hipertensão portal (com varizes esofágicas ou gástricas) e é classificada em HDA varicosa ou não varicosa. Clinicamente, apresenta-se com hematêmese, melena, hematoquezia ou enterorragia, podendo estar acompanhada ou não por sinais de descompensação hemodinâmica[1].

EPIDEMIOLOGIA

A HD pode ter consequências relevantes entre os pacientes internados em Unidades de Terapia Intensiva (UTI), levando a um grande número de complicações e contribuindo para aumento da morbimortalidade desses indivíduos. Como exemplo, existem estudos demonstrando um aumento no tempo de ventilação mecânica em 6 dias, no tempo de internação em UTI em até 15 dias e na quantidade de infusão de hemoconcentrados em até 5 vezes[2]. Chäibou encontrou uma incidência de HDA clinicamente significante (HDCS) de 1,6% nos pacientes admitidos em UTI pediátrica[3]. A HD é considerada clinicamente significante quando ocorre queda da hemoglobina (quando comparada com a hemoglobina anterior ao sangramento), necessidade de hemotransfusões, hipotensão, disfunção de múltiplos órgãos, necessidade de cirurgia ou morte. O impacto econômico da HDCS também é importante, com custo estimado em 4 vezes maior quando comparado com o da HD não significante[2,4].

Os fatores de risco mais importantes para o desenvolvimento de HDCS em crianças internadas em UTI são necessidade de ventilação mecânica, coagulopatia e *Pediatric Risc of Mortality Score* (PRISM) maior ou igual a 10[3].

A taxa de mortalidade entre os pacientes com HDA gira em torno de 6 a 10% e vem se mantendo estável nos últimos 40 anos, com tendência de queda na década de 1990[1,5,6].

HEMORRAGIA DIGESTIVA NÃO VARICOSA

As principais etiologias da HDA, conforme a faixa etária, são apresentadas no Quadro 32.1.

Quadro 32.1 – Diagnóstico etiológico de hemorragia digestiva alta por faixa etária[7]

Grupo etário	Causas comuns	Menos comuns
Neonatal (0 a 28 dias)	Ingestão de sangue materno Gastrite Duodenite	Coagulopatia Malformações vasculares Duplicações (gástricas/esofágicas)
Lactentes (28 dias a 2 anos)	Úlcera gástrica Esofagite Duodenite	Varizes de esôfago Corpo estranho Fístula aortoesofágica
2 a 12 anos	Esofagite Varizes de esôfago Gastrite Úlcera (gástrica/duodenal)	Medicamentosa (salicilatos) Malformações vasculares Hemobilia

(continua)

Quadro 32.1 – Diagnóstico etiológico de hemorragia digestiva alta por faixa etária[7] (continuação)

Grupo etário	Causas comuns	Menos comuns
Adolescentes	Úlcera duodenal Esofagite Varizes de esôfago Gastrite Síndrome de Mallory Weiss	Trombocitopenia Doença de Dieulafoy Hemobilia

Fonte: adaptado de Manual de Terapia intensiva Pediátrica, 2005- Tecmedd

Dados endoscópicos sugerem que 75% das HDA são consequências de doenças pépticas. Gastrites, úlceras gástricas e duodenais ocorrem na mesma proporção. Varizes, esofagites, duodenites e Mallory Weiss participam com 5 a 15% dos casos restantes[4]. Recidivas também são comuns (7 a 16%) a despeito da terapia endoscópica. As úlceras duodenais têm maiores taxas de recidiva[8].

A ocorrência das lesões pépticas está associada ao uso de anti-inflamatórios não hormonais e corticosteroides, além da ingestão de aspirina, mesmo em baixas doses. A presença de *Helicobacter pylori*, agente da segunda infecção mais prevalente entre os seres humanos, contribui para a etiologia das úlceras duodenais e gastrites na faixa etária pediátrica e constitui a principal causa de úlcera péptica entre os adultos[9].

A hemorragia digestiva baixa (HDB) é rara em pediatria, sendo que, em 80 a 90% dos casos, o sangramento cessa espontaneamente. As principais etiologias da hemorragia digestiva baixa, conforme faixa etária, estão apresentadas no Quadro 32.2. Quando necessário, o principal método diagnóstico é a colonoscopia/sigmoidoscopia. Nos casos de invaginação, o enema baritado pode ser usado para diagnóstico e tratamento.

Quadro 32.2 – Diagnóstico etiológico de hemorragia digestiva baixa por faixa etária[7]

Faixa etária	Causas comuns	Menos comuns
Neonatal (0 a 28 dias)	Lesões anorretais Sangue materno Colite alérgica Enterocolite necrotizante Volvo	Malformações vasculares Doença de Hirschprung Duplicação intestinal Coagulopatia
Lactentes (28 dias a 2 anos)	Lesões anorretais Volvo Intussuscepção Divertículo de Meckel Diarreia infecciosa Colite alérgica	Malformação vascular Duplicação intestinal Trombocitopenia Hiperplasia nodular linfoide
2 a 12 anos	Pólipo juvenil Divertículo de Meckel Intussuscepção (> 3 anos)	Púrpura de Henoch Schönlein Síndrome hemolítico-urêmica Vasculites

(continua)

Quadro 32.2 – Diagnóstico etiológico de hemorragia digestiva baixa por faixa etária[7] (continuação)

Faixa etária	Causas comuns	Menos comuns
2 a 12 anos	Diarreia infecciosa Fissura anal Hiperplasia nodular linfoide Celulite perianal	Doença intestinal inflamatória Colite pseudomembranosa
Adolescentes	Doença intestinal inflamatória Pólipos Hemorroidas Fissura anal Diarreia infecciosa	Malformação vascular Adenocarcinoma Púrpura de Henoch Schönlein Colite pseudomembranosa

Fonte: adaptado de Manual de Terapia intensiva Pediátrica, 2005- Tecmedd

Fisiopatologia

A ocorrência de HD está associada a inúmeros fatores, como isquemia mucosa e dano à mucosa (mecânico ou químico). Dentre as causas mais temidas de HDA, está a ulceração péptica, muito importante nos pacientes criticamente enfermos.

O estresse que decorre de queimaduras, traumas cirúrgicos e outras condições de risco de morte pode resultar em lesões agudas da mucosa gástrica. As lesões mucosas ocorrem como resultado de um desbalanço entre os fatores agressores à mucosa e os de defesa, que incluem sobretudo o fluxo sanguíneo, a síntese de prostaglandinas, o muco e a secreção de bicarbonato[10].

Tratamento

A pausa no tratamento com anti-inflamatórios não-hormonais, corticosteroides e aspirina assim que possível é o primeiro passo no tratamento da hemorragia digestiva, pois trata e evita recidivas. Na infecção por *H. pylori*, deve ser realizada a erradicação do agente com antibióticos e protetores gástricos.

As medidas iniciais no manejo da hemorragia digestiva estão listadas no Quadro 32.3.

Endoscópico

A endoscopia está sempre indicada. A hemostasia endoscópica está indicada para os pacientes com hemorragia ativa e/ou recente (vaso visível ou coágulo aderido à base de uma úlcera). Dentre as modalidades desse tipo de tratamento, as injeções com esclerosantes, adrenalina e soro fisiológico estão entre as mais utilizadas. Outras opções constituem uso de laser, eletrocautério e clipes endoscópicos. Um *second look* endoscópico não está recomendado como rotina[11].

Quadro 32.3 – Passos iniciais no manejo da hemorragia digestiva[1]

- Proteção da via aérea
  - monitorização
  - intubação (se necessário)
- Estabilização hemodinâmica
  - estabelecer acesso venoso
  - ressuscitação fluídica
  - hemoderivados (se indicados)
- Passagem de sonda nasogástrica
  - Lavagem gástrica (se necessário)
- Monitoração clínico-laboratorial
  - Sinais vitais
  - Exames seriados (hemograma, coagulograma, bioquímica)
  - Monitorização por ECG
  - Monitorização hemodinâmica (se necessário)
- Exame endoscópico
- Terapia medicamentosa
- Tratamento cirúrgico (se necessário)

Medicamentoso

1. Bloqueadores H2: por exemplo, ranitidina e cimetidina, têm sido usados há muito tempo com papel de supressão ou diminuição da produção ácida gástrica. Constituem drogas seguras, embora haja relatos de bradicardia com ranitidina.
   - Ranitidina: 2 a 4 mg/kg/dia IV ou VO 2 a 3 vezes ao dia, máximo de 300 mg/dia.

2. Bloqueadores da bomba de prótons: têm sido usados nos últimos 20 anos com a finalidade de supressão da produção ácida.
   - Omeprazol é a droga mais amplamente utilizada: 0,6 a 1 mg/kg/dose, inicialmente 1 vez/dia, podendo ser aumentada para 2 vezes/dia, IV ou VO, máximo 60 mg/dia.

3. Sucralfate: tem ação tópica no leito ulceroso e protetora da mucosa gástrica.
   - Sucralfate: 40 a 80 mg/kg/dia VO, a cada 6 horas. Máximo 1 g/dose.

Cirúrgico

Atualmente muito pouco utilizado, em virtude do crescente sucesso do tratamento medicamentoso. Está indicado nos pacientes com instabilidade hemodinâmica e falha no tratamento endoscópico-farmacológico, ou quando há perfuração para a cavidade abdominal[11].

HEMORRAGIA DIGESTIVA VARICOSA

A HDA secundária a hipertensão portal é frequente em pacientes pediátricos cirróticos (50 a 60%) e potencialmente grave, tendo como principais causas a trombose de veia porta, a cirrose hepática principalmente secundária a atresia de vias biliares extra-hepáticas, fibrose hepática congênita, esquistossomose e a síndrome de Budd-Chiari, entre outras[12-14].

Tratamento Endoscópico

A endoscopia digestiva alta está indicada em todos os casos de HDA por ter importância diagnóstica e, muitas vezes, terapêutica. Deve ser realizada o mais cedo possível (em até 12 horas)[12,13]. Infelizmente, sua utilidade terapêutica ainda é limitada na faixa etária pediátrica pela escassez de profissionais habilitados para a realização dos procedimentos necessários para cessar o sangramento, principalmente em regime de urgência. Tais procedimentos são:

- Escleroterapia: é o método terapêutico utilizado para o tratamento da hemorragia varicosa. Os efeitos colaterais incluem estenoses, hemorragia por queda de escara, febre, ulcerações, estado de hipercoagulação e infecções.
- Ligadura elástica de varizes: é um método endoscópico para tratamento das varizes.
- Injeção endoscópica de adesivos tissulares (*hystoacryl*): pode ser realizada em conjunto com a escleroterapia e, nessas condições, parece haver menor índice de novos sangramentos quando comparada à escleroterapia isolada[12,13].

Tratamento Farmacológico

Deve ser iniciado imediatamente. Existe evidência em adultos mostrando melhor eficácia quando o tratamento farmacológico é iniciado em regime pré-hospitalar. Sempre utilizar o tratamento farmacológico por pelo menos 5 dias. Das opções terapêuticas listadas a seguir, a única droga que mostrou impacto significativo na mortalidade foi a terlipressina em meta-análise de pacientes adultos[12,13].

1. Terlipressina: análogo sintético da vasopressina, com menos efeitos colaterais. É eficaz no controle de sangramento e a única droga que mostrou redução na mortalidade por HDA em adultos.

– Dose: 0,2 a 1 mg, IV, a cada 4 horas, até 48 horas após controle do sangramento.

2. Somatostatina: reduz de forma significativa a pressão portal e varicosa e também é eficaz no controle de sangramento, com poucos efeitos colaterais (renais, hipertensão arterial e hiperglicemia). Não altera a mortalidade. Em casos mais graves, podem ser usadas doses mais altas (evidência de melhor controle de sangramento em adultos com sangramento ativo na endoscopia). Sempre utilizar dose de ataque[12,13].
   – Dose habitual: 3,5 mcg/kg/hora, IV, ataque + infusão contínua, por até 5 dias.
   – Doses altas: 5 a 10 mcg/kg/hora, IV, ataque + infusão contínua, por até 5 dias. Dose máxima: 250 a 500 mcg/hora.

3. Octreotide: análogo sintético da somatostatina. O efeito na redução da pressão portal ainda é controverso. Tem meia-vida maior que a somatostatina. Droga mais utilizada na faixa etária pediátrica (juntamente com a somatostatina)[12,13].
   – Dose: 1 mcg/kg/hora, IV, ataque + infusão contínua ou intermitente em bolo. Máximo 25 a 50 mcg/hora para adultos.

4. Fator VII recombinante (Novoseven®): age localmente no sítio de lesão vascular, gerando trombina suficiente para ativação plaquetária. Tem sido usado em casos de sangramentos intensos, na falha do tratamento habitual, antes de tratamento cirúrgico definitivo (TIPS ou cirurgia)[12,13].

Tratamento Combinado

Evidência atual mostra que o tratamento combinado (farmacológico e endoscópico), com início do tratamento farmacológico o mais precocemente possível, melhora o controle de sangramento, além de facilitar a visualização da endoscopia e a realização da escleroterapia e/ou ligadura elástica de varizes[12,13].

Tratamento Mecânico

O uso de balões esofagogástricos propicia tamponamento mecânico do sítio de sangramento. Atualmente, só deve ser utilizado quando houver falha do tratamento medicamentoso e/ou endoscópico. Proporciona hemostasia inicial de aproximadamente 90%, porém com índice de novos sangramentos em torno de 50% e efeitos colaterais elevados (15 a 20%, sendo os principais a pneumonia aspirativa e ulceração esofágica). O balão de Sengstaken-Blakemore é o mais utilizado (Figura 32.1). Sempre deve ser utilizada a menor pressão necessária para cessar o sangramento, com retirada o mais precoce possível[13].

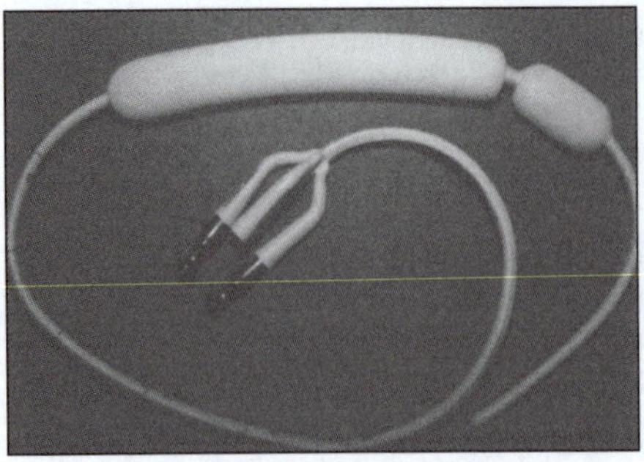

Figura 32.1 Balão de Sengstaken-Blakemore.

Tubo original:

- Balão gástrico: 10 mL/kg de ar (máximo de 200 mL), uso máximo de 48 horas.
- Balão esofágico menor que a pressão arterial média, uso máximo de 24 horas.
- Tubo de escape para secreção gástrica.

Shunt portossistêmico transjugular intra-hepático (TIPS)

É um método não cirúrgico para o tratamento da hipertensão portal, consistindo na inserção transjugular de um *stent* metálico expansível entre a veia hepática e a veia porta. Está indicado quando há falha do tratamento habitual. Pode predispor ou piorar a encefalopatia hepática. Recentemente tem sido mais indicado na faixa etária pediátrica, com bons resultados[13].

Tratamento Cirúrgico

A cirurgia de emergência só está indicada quando há falha do controle de sangramento com todos os métodos previamente descritos. O *shunt* esplenorrenal distal tem sido a técnica cirúrgica mais utilizada[12,13].

CONCLUSÕES

A HD é frequente em pediatria, principalmente em crianças gravemente enfermas, nas quais as HDCS adquirem uma maior importância, com aumento dos custos e da morbimortalidade. A HDB em crianças é rara. Na HDA, o tratamento deve ser precoce, devendo-se realizar endoscopia em todos os casos, com finalidade diagnóstica e terapêutica. Nas HDA não varicosas, as lesões pépticas são as mais importantes, devendo ser tratadas preferencialmente com bloqueadores da bomba de prótons. Na HDA varicosa, deve ser reforçada a importância do tratamento combinado com utilização precoce do tratamento farmacológico.

REFERÊNCIAS BIBLIOGRÁFICAS

1. Conrad SA. Acute upper gastrointestinal bleeding in critically ill patients: causes and treatment modalities. Crit Care Med. 2002;30(6 Suppl):365-8.
2. Gauvin F, Dugas MA, Chäibou M, Morneau S. The impact of clinically significant upper gastrointestinal bleeding acquired in a pediatric intensive care unit. Pediatr Crit Care Med. 2001;2(4):294-8.
3. Chäibou M, Tucci M, Dugas MA, Farrell CA, Proulx F, Lacroix J. Clinically significant upper gastrointestinal bleed acquired in a pediatric intensive care unit: a prospective study. Pediatrics. 1998;102(4 Pt 1):933-38.
4. Heyland D, Gafni A, Griffith L. The clinical and economic consequences of clinically important gastro-intestinal bleeding in critical ill patients. Clin Intens Care. 1996;7:121-5.
5. Theocharis GJ, Thomopoulos KC, Sakellaropoulos G, Katsakoulis E, Nikolopoulou V. Changing trends in the epidemiology and clinical outcome of acute upper gastrointestinal bleeding in a defined geographical area in Greece. J Clin Gastroenrol. 2008;42(2):128-33.
6. Sawamura R. Hemorragia digestiva. In. Manual de rotinas de Terapia Intensiva Pediátrica. São Paulo: Tecmed; 2005.
7. Leederman V. Epidemiology of acute upper gastrointestinal bleeding. Best Pract Res Clin Gastroenterol. 2008;22(2):209-24.
8. Tsesmeli NE, Kotsaftis PS, Savopoulos CG, Hatzilolios AI, Kaiafa GD, Kounanis AD, et al. Incidence and etiology of acute non malignant upper gastrointestinal bleeding in northern Greece. J Gastroenterol Hepatol. 2007;22(7):1009-13.
9. Brzozowisk T, Zwirska-Korczala K, Konturek PC, Konturek SP, Sliwowski Z, Pawlik M, et al. Role of circadian rhythm and endogenous melatonin in pathogenesis of acute gastric bleeding erosions induced by stress. J Physiol Pharmacol. 2007;58(suppl 6):53-64.
10. Barkun A, Bardou M, Marshall JK. Consensus recommendations for managing patients with non variceal upper gastrointestinal bleeding. Ann Intern Med. 2003;139(10):843-57.
11. Bosch J, Abraldes JG, Berzigotti A, Garcia-Pagan JC. Portal hypertension and gastrointestinal bleeding. Semin Liver Dis. 2008;28(1):3-25.
12. de Franchis R. Evolving consensus in portal hypertension. J Hepatol. 2005;43(1):167-76.
13. Yachha SK. Gastrointestinal bleeding in children. J Gastroenterol Hepatol. 1996;11(10):903-7.

Seção XI

Disfunção hematológica

Distúrbios trombo-hemorrágicos no paciente gravemente doente

33

Woady Jorge Kalil Filho
Flávio Roberto Nogueira de Sá

Após ler este capítulo, você estará apto a:

1. Reconhecer e compreender os principais distúrbios trombo-hemorrágicos no paciente gravemente doente.
2. Detectar suas manifestações locais e sistêmicas.
3. Identificar suas causas.
4. Reconhecer situações que necessitem de intervenção emergencial.
5. Tratar, na medida do possível, os distúrbios apresentados.

INTRODUÇÃO

Várias doenças com características trombóticas e/ou hemorrágicas podem acometer as crianças, como a púrpura trombocitopênica imunológica, púrpura trombocitopênica trombótica, síndrome hemolítico-urêmica e a coagulação intravascular disseminada (CIVD). Pela sua maior incidência e gravidade em terapia intensiva, este capítulo abordará a CIVD.

A hemostasia compreende os mecanismos responsáveis por manter o sangue em um estado fluido, evitando ou reduzindo seu extravasamento após a lesão vascular e restabelecendo a permeabilidade da luz vascular após a formação de um processo oclusivo (trombo). Os distúrbios da hemostasia manifestam-se por hemorragias e/ou tromboses[1,2].

Esses distúrbios representam um dos maiores problemas encontrados entre as crianças gravemente doentes, sendo determinantes de altos índices de letalidade, independentemente de sexo ou idade. A identificação etiológica dos problemas da hemostasia é tão complexa quanto a terapia a ser empregada, tornando imperativo o rápido reconhecimento e tratamento. As alterações da coagulação são frequentemente provenientes de processos sépticos e de politraumas. O emergencista deve estar apto a reconhecê-las e tratá-las o mais precocemente possível, na tentativa de evitar as complicações concernentes à disfunção hemostásica, minimizando, dessa forma, a morbimortalidade[3].

Para melhor compreensão dos distúrbios da hemostasia, é preciso rever brevemente a fisiologia da coagulação: os vasos, após a lesão vascular, atuam por meio da vasoconstrição e liberação de mediadores pró-trombóticos (para estancar o sangramento) e de tromborresistência (para modular a formação do trombo, impedindo uma resposta exagerada). Proteínas localizadas no subendotélio (colágeno etc.), ou o fator tecidual (localizado nas camadas média e adventícia da parede vascular), ao entrarem em contato com o sangue, ativam as plaquetas, promovendo a sequência de adesão (ao vaso), secreção e agregação. O tampão plaquetário é constituído pelas plaquetas aderidas ao vaso (lesado) e agregadas entre si. A interação dos vasos sanguíneos com as plaquetas determina a hemostasia primária. A ativação plaquetária e a consequente secreção de seus grânulos promovem a ativação dos fatores da coagulação e a formação local dos polímeros de fibrina (hemostasia secundária), que reforçarão os trombos plaquetários, tornando-os mais resistentes. A ativação dos fatores da coagulação ocorre por uma sequência de ativações enzimáticas, a chamada cascata da coagulação (Figura 33.1); o cálcio é um cofator fundamental para as reações que ocorrem na cascata. Ao mesmo tempo em que se inicia a coagulação, fatores moduladores (ou inibidores fisiológicos da coagulação) são ativados e atuam em várias etapas da cascata, adequando a produção de fibrina; o sistema fibrinolítico tem a função de remover o coágulo, por meio da degradação da fibrina. Os principais inibidores fisiológicos da coagulação são a antitrombina III (ATIII), a proteína C (PC) e a proteína S (PS). O sistema fibrinolítico é constituído pelo plasminogênio (que se converte em plasmina), pelos ativadores do plasminogênio e seus inibidores[1,2,4,5].

A coagulação pode ser iniciada por componentes presentes no sangue (via intrínseca) ou em outros tecidos (via extrínseca)[1].

As drogas anticoagulantes previnem a formação de trombina por meio da catalisação da atividade da ATIII ou pela inativação direta da trombina (heparina de baixo peso molecular = LMWH; UFH = heparina não fracionada).

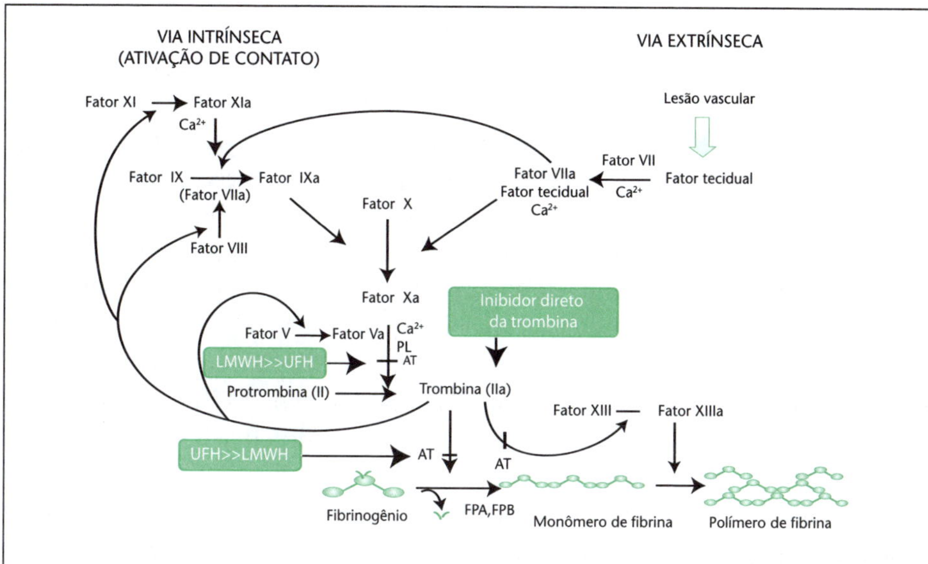

Figura 33.1 Cascata da coagulação: a coagulação fisiológica é iniciada pela lesão vascular com ativação da via extrínseca e exposição ao fator tecidual subendotelial, seguida pela ativação da via intrínseca (ativação de contato).

DEFINIÇÃO/EPIDEMIOLOGIA

CIVD é uma síndrome caracterizada pela ativação intravascular da coagulação, com formação e depósito de fibrina na microvasculatura, associado à inibição da fibrinólise. A obstrução difusa da microvasculatura resulta na disfunção orgânica progressiva[6]. A coagulação intravascular disseminada (CIVD) ocorre em até 35% dos casos de sepse grave. A CIVD também pode ser causada por tumores malignos, pancreatite, politransfusão, politrauma, complicações obstétricas e deficiência congênita de proteínas anticoagulantes. Os tumores malignos (sólidos e hematopoiéticos) também podem promover ativação da coagulação, seja pela expressão de fator tecidual pelas células cancerígenas, seja pela expressão de outras moléculas pró-coagulantes[6,7].

PATOGÊNESE

Os fenômenos trombo-hemorrágicos podem ser considerados uma síndrome patológica com manifestações provenientes da formação de trombina, consumo subsequente de proteínas coagulantes e anticoagulantes e produção de trombos de fibrina. A alteração de qualquer um dos componentes do sistema da coagulação vascular, como o endotélio, as proteínas plasmáticas (pró e anticoagulantes) e plaquetas, pode resultar no consumo descontrolado dos elementos hemostáticos[3].

Os processos de consumo refletem as múltiplas ações da trombina, desde sua ligação com as plaquetas, alterando sua forma e gerando agregação, até a produção de monômeros de fibrina, a partir do fibrinogênio[3]. A falência dos mecanismos hemostáticos inibitórios (anticoagulantes) como a PC, PS, ATIII e a plasmina predispõe a piora dos estados de hipercoagulabilidade[3]. A ATIII, sintetizada no fígado, com metabolismo independente da vitamina K, é um dos mais potentes inibidores da cascata da coagulação: bloqueia a atividade enzimática da trombina e dos fatores IXa, Xa, XIa e XIIa e age em conjunto com a heparina. A trombose venosa tem sido observada em pacientes com deficiência hereditária de ATIII (assim como de PC e PS)[3,6,8]. A PC é produzida no fígado, com síntese dependente da vitamina K, e também possui atividade antiinflamatória, sendo um inibidor plasmático proteico que, uma vez ativado, inibe a formação de coágulos e aumenta a fibrinólise[8]. Sua deficiência pode ser congênita ou adquirida, surgindo em situações bastante semelhantes às da deficiência de ATIII[4,5]. A deficiência de PC pode estar associada à CIVD e a processos necróticos da pele ou desfibrinação. A PS também é dependente da vitamina K e atua aumentando a atividade da PC. A deficiência de PS também tem sido notada como causa de síndromes de grande consumo, como a púrpura fulminante em recém-nascidos[3,8]. O plasminogênio é uma proteína inativa, circulante no plasma, e é convertido em plasmina após o início da coagulação, que, por sua vez, é capaz de provocar a lise da fibrina e de outros fatores proteicos da coagulação, como os fatores V e VIII[3].

O balanço entre a trombina e a plasmina determina se o quadro clínico é caracterizado por trombose e isquemia orgânica (predominância trombínica) ou ainda predominantemente por hemorragia (ação da plasmina)[3]. Inúmeros mecanismos fisiopatológicos interligam a coagulação e a resposta inflamatória; a inflamação sistêmica, como a que ocorre na sepse, no politrauma e na politransfusão, promove a ativação do sistema de coagulação por meio da liberação de citocinas (interleucina 6 e 1, fator de necrose tumoral). A trombose da microcirculação decorrente desses fenômenos caracteriza um estado de CIVD, levando ao comprometimento do fluxo sanguíneo dos diversos órgãos e provocando progressivamente, como consequência, as disfunções orgânicas e, menos frequentemente, os sangramentos[3]. Portanto, a coagulação intravascular disseminada representa uma ativação generalizada da cascata da coagulação e cursa com plaquetopenia e prolongamento dos tempos de coagulação, causados pelo consumo desses fatores[7].

MANIFESTAÇÕES CLÍNICAS DA COAGULAÇÃO INTRAVASCULAR DISSEMINADA AGUDA

Embora os eventos patológicos iniciais na CIVD sejam, na verdade, trombóticos, as manifestações clínicas normalmente relatadas são hemorragias de mucosas, equimoses, petéquias e perdas sanguíneas maciças do trato digestório. Os processos trombóticos oclusivos ocorrem como resultado de microtrombos, provocando hipoperfusão e isquemia teciduais[3].

A disfunção renal nos pacientes com CIVD é de origem complexa e multifatorial, estando normalmente associada a complicações decorrentes de hipovolemia e/ou hipotensão (vasomotora) com consequente azotemia, que, caso não sejam prontamente corrigidas, podem evoluir para necrose tubular aguda[3].

A disfunção cerebral decorrente de lesões focais manifesta-se por um quadro clínico inespecífico, com alterações do nível de consciência, convulsões e/ou coma[3].

A disfunção respiratória pode ocorrer como resultado de hemorragia intersticial, produzindo um quadro clínico e radiológico semelhante à síndrome do desconforto respiratório agudo. O surgimento de sinais de comprometimento pulmonar, com evidências de coagulopatia de consumo, deve alertar o intensivista para a possibilidade de embolia pulmonar[3].

O comprometimento gastrintestinal pode produzir ulcerações gástricas ou duodenais, secundárias à necrose submucosa, que não raramente resultam em hemorragia. Quando esses eventos trombóticos são complicados pelo surgimento da diátese hemorrágica, as alterações do trato digestório e do sistema nervoso central tornam-se muito mais complicadas de serem manipuladas, além de o córtex suprarrenal poder sofrer necrose hemorrágica, produzindo, assim, um quadro grave e fulminante conhecido como síndrome de Waterhouse-Friderichsen[3].

Uma combinação dos baixos níveis de fatores hemostáticos, depleção de inibidores da coagulação e fibrinólise secundária predispõe a manifestações hemorrágicas, em particular da pele e membranas mucosas. Frequente e paradoxalmente, as hemorragias encontram-se associadas a oclusões trombóticas da microvasculatura que, diante de procedimento invasivo ou cirurgia recente, podem causar sangramentos graves[3].

DIAGNÓSTICO/EXAMES COMPLEMENTARES

O diagnóstico de CIVD é realizado a partir da presença de uma doença desencadeante associada a alterações laboratoriais, como diminuição da contagem plaquetária e do fibrinogênio (pelo consumo), alargamento do tempo de protrombina (TP) e redução de sua atividade (AP) – dependente de vitamina K – e do tempo de tromboplastina parcial ativado (TTPA), aumento dos produtos de degradação da fibrina (PDF) e dímero-D[3]. A cascata da coagulação inclui as vias intrínseca, extrínseca e comum. O TP avalia as vias extrínseca e comum, enquanto o TTPA avalia as vias intrínseca e comum. O tempo de trombina (TT) avalia a transformação do fibrinogênio em fibrina, após a adição de trombina exógena[1,3]. Os PDF são importantes no diagnóstico da CIVD, porém vale a pena lembrar que eles podem estar aumentados também na cirrose hepática e na embolia pulmonar aguda. A trombina converte o fibrinogênio em fibrina pela separação de certos peptídeos – os produtos de desdobramento. Qualquer trombose maciça resulta no aparecimento dos PDF na circulação sistêmica, assim como do dímero-D. Outro mecanismo pelo qual se formam produtos de desdobramento e dímero-D é consequente à ação da plasmina sobre o fibrinogênio, fibrina e sobre os polímeros de fibrina (degradando-os)[3].

A dosagem de plaquetas, fibrinogênio, TP, TTPA, produtos de degradação da fibrina e dímero-D é essencial para o controle terapêutico[3]. No Quadro 33.1 estão listadas as diversas alterações de alguns distúrbios da hemostasia.

Quadro 33.1 – Diferencial dos distúrbios da coagulação

	CIVD	Deficiência de vitamina K	Doença hepática
■ TTPA	↑	Normal/↑	↑
■ TP	↑	↑	↑
■ Plaquetas	↓	Normal	Normal/↓
■ PDF	↑↑	Ausente	Normal/↑
■ Fibrinogênio	↓	Normal	↓
■ Dímero-d	↑↑	Ausente	Normal/↑
■ AP	↓	↓	Normal/↓
■ PC	Normal/↓	↓	Variável
■ AT III	Normal/↓	Normal	Normal/↓

TRATAMENTO

O tratamento da patologia de base é etapa fundamental para tratar a CIVD. Antibióticos devem ser administrados prontamente quando houver infecção bacteriana. Em pacientes obstétricos, a extração do feto e da placenta resulta em rápida reversão do quadro, assim como o tratamento do choque e da hipoxemia[3].

Quando a CIVD mantém-se, apesar do tratamento da patologia de base, pode-se intervir no sistema hemostático do paciente, repondo os fatores de coagulação que sofreram depleção com o uso de plasma fresco congelado (PFC), crioprecipitado, concentrados comerciais e transfusão de plaquetas. Infelizmente, ainda não se estabeleceu a terapêutica ideal para o tratamento com derivados sanguíneos, nem quais são as indicações absolutas da anticoagulação e do tratamento antifibrinolítico[3,7]. A transfusão de plaquetas ou de fatores não deve se basear somente nos resultados laboratoriais[3,7]: devem ser indicadas por risco iminente de sangramento (pacientes de alto risco com antecedentes recentes de sangramento, como oncológicos, hepatopatas etc.), pela presença de sangramento ativo ou, ainda, por necessidade da realização de procedimento invasivo[3].

Vitamina K

Pacientes gravemente doentes podem desenvolver coagulopatia por deficiência de vitamina K, causada pela depleção de seus estoques, devendo ser reposta na dose de 2 a 5 mg/dia, por 2 a 5 dias consecutivos. Seu uso preferencial é por via intravenosa, devendo ser utilizada apenas a vitamina K3; as vias intramuscular e subcutânea devem ser utilizadas somente quando a perfusão tissular for adequada e não houver riscos para hematomas e/ou grandes sangramentos. Há risco de anafilaxia e/ou embolia gordurosa no uso intravenoso da vitamina K, que deve ser evitado ao máximo[3,9].

Plaquetas

A decisão de transfundirem-se plaquetas depende da condição clínica do paciente, da contagem plaquetária, da causa da trombocitopenia e da capacidade funcional das plaquetas do próprio paciente. Com uma contagem plaquetária menor que 20.000/mm^3, o risco de um sangramento grave espontâneo é elevado e, na ausência de doença mediada por anticorpos, a transfusão está quase sempre indicada. Com uma contagem entre 20.000/mm^3 e 50.000/mm^3, indica-se a transfusão na presença de sangramento ativo ou quando há fatores de risco para tal, como história pregressa recente de sangramento ou, ainda, para realização de procedimentos invasivos. Na presença ou no risco de sangramento do sistema nervoso central, aconselha-se a manutenção da contagem de plaquetas acima de 100.000/mm^3. Usualmente transfunde-se de 4 a 8 unidades de plaquetas/m^2 de superfície corpórea, optando-se por uma oferta maior de plaquetas nos pacientes politransfundidos, em que há presença de aloanticorpos antiplaquetários, com uma diminuição na sobrevida das mesmas. Em crianças, 1 U/m^2 eleva a contagem plaquetária em 10.000/mm^3.

Plasma Fresco Congelado

O plasma fresco é capaz de repor quase todos os fatores da coagulação, como a ATIII e a PC (durabilidade < 24 horas) e os fatores II, VII e X; ao mesmo tempo, é a única fonte que contém os fatores V e XI. Usualmente, repõe-se PFC na dose de 10 a 20 mL/kg. Novamente ressalta-se que o valor absoluto do TP e do TTPA não são indicadores para a transfusão, mas sim a presença de sangramento ativo ou risco iminente para tal, ou a realização de procedimentos invasivos. Embora haja discussão quanto à possibilidade dessa conduta ser substrato para agravar o quadro trombótico da CIVD, não há nenhum dado clínico disponível que sustente tal temor[3,7].

Crioprecipitado

O crioprecipitado contém fibrinogênio, fator VIII e fator de von Willebrand. Caso o PFC não seja suficiente para manter a concentração de fibrinogênio acima de 50 mg/dL, o crioprecipitado pode ser usado. Uma unidade de crioprecipitado para cada 5 kg de peso eleva a concentração de fibrinogênio em cerca de 75 mg/dL e cada bolsa possui aproximadamente 100 U de fator VIII[3].

Heparina

Como a CIVD é uma ativação generalizada da coagulação, o tratamento com anticoagulantes pode ser considerado uma alternativa teórica racional. Apesar disso, não há evidências de que a heparina reduza a morbimortalidade na CIVD aguda. Tudo o que se pode concluir sobre seu papel na CIVD é que deveria ser usada com extrema cautela e em baixas doses, por haver risco de piora do sangramento. Seu uso em pacientes com púrpura fulminante e meningococcemia é discutível. Quando indicada, utiliza-se uma dose inicial de 25 U/kg em bolo, seguida por infusão contínua de 5 a 10 U/kg/hora. A eficácia de sua administração (na CIVD) é avaliada pela monitorização do sangramento clínico e aumento no número de plaquetas e fibrinogênio[3,9].

Outras Drogas

Estudos com ATIII e inibidor da via do fator tecidual permanecem controversos para utilização na CIVD[4,5]. Alguns estudos já sugeriram que a infusão de PC, com ou sem heparina, poderia ser útil no tratamento da CIVD, mas sua infusão tem sido raramente utilizada entre adultos, devendo-se ainda estabelecer seu uso em pediatria[8].

Agentes antifibrinolíticos, como o ácido épsilon-aminocaproico (EACA) e o ácido tranexâmico, têm-se mostrado benéficos naqueles pacientes com CIVD e com depleção de alfa-2-antiplasmina (< 40% do normal). Em CIVD, devem sempre ser utilizados em associação com heparina, devido ao risco de elevar a trombose microvascular. Seu uso deve ser criterioso. Existem alguns relatos do uso de fator VIIa recombinante em pacientes com CIVD e sangramentos intensos, mas seu uso ainda está em estudo nessa situação[5].

CONCLUSÕES

A CIVD é o distúrbio trombo-hemorrágico mais comum em UTI, acometendo até 35% dos casos de sepse grave/choque séptico. Também é comum em pacientes oncológicos e politraumatizados. É caracterizada pela ativação sistêmica da coagulação, levando a deposição generalizada de fibrina intravascular, o que contribui para a disfunção orgânica múltipla que acomete esses doentes. O consumo de plaquetas e fatores da coagulação pode causar sangramentos. O diagnóstico é feito pelo quadro clínico associado a exames laboratoriais. O tratamento deve sempre ser instituído para a doença causadora da CIVD. As indicações para transfusão de plaquetas, outros hemoderivados ou concentrados de fatores não deve se basear somente nas dosagens laboratoriais, mas sim na presença ou risco de sangramento ativo, no caso de procedimento invasivo. Diversas outras terapêuticas têm sido estudadas, ainda sem definição de seus reais benefícios[7].

REFERÊNCIAS BIBLIOGRÁFICAS

1. D'Amico EA, Chamone DAF, Carneiro JDA. Fisiologia da hemostasia e características clínicas dos distúrbios hemostáticos. In: Marcondes E, Vaz FAC, Ramos JLA, Okay Y. Pediatria básica – Tomo II. 9ª ed. São Paulo: Sarvier; 2003. p.715-20.
2. Furie B, Furie BC. Mechanisms of thrombus formation. N Engl J Med. 2008;359(9):938-49.
3. Kalil WJF, Barbieri C. Distúrbios trombo-hemorrágicos de consumo em crianças gravemente enfermas. In: Marcondes E, Vaz FAC, Ramos JLA, Okay Y. Pediatria básica – Tomo II. 9ª ed. São Paulo: Sarvier, 2003. p.514-17.
4. Inthorn D. Effect of antithrombin III supplementation on inflammatory response in patients with severe sepsis. Shock. 1998;10(2):90-6.
5. Blauhut B, Kramar H, Vinazzer H, Bergman H. Substitution of antithrombin III in shock and DIC: a randomized study. Thromb Res. 1985;39(1):81-9.
6. Zeerleder S, Hack CE, Wuillemin WA. Disseminated intravascular coagulation in sepsis. Chest 2005;128(4):2864-75.
7. Levi M. Disseminated intravascular coagulation. Crit Care Med. 2007;35(9):2191-5.
8. Gordon BR, Vincent JL, Laterre PF, et al. Efficacy and safety of recombinant human activated protein C for severe sepsis. N Engl J Med. 2001;344(10):699-709.
9. Mercer KW, Macik BG, Williams ME. Hematologic disorders in critically ill patients. Seminars in Respiratory and Crit Care Med. 2006;27(3):286-96.

34

Uso racional de hemoderivados na criança gravemente doente

Ricardo Silveira Yamaguchi
Hélio Massaharo Kimura

Após ler este capítulo, você estará apto a:

1. Indicar e prescrever os principais hemoderivados (concentrado de hemácias, plaqueta, plasma fresco congelado e crioprecipitado).
2. Reconhecer os possíveis efeitos adversos relacionados à transfusão de hemoderivados e tratá-los adequadamente.

INTRODUÇÃO

A primeira transfusão bem documentada em humanos ocorreu em 1818, porém, apenas no século XX, com a descoberta dos principais grupos sanguíneos, a transfusão de hemoderivados passou a fazer parte da prática clínica[1-3]. Uma grande preocupação em relação à transfusão de hemoderivados teve início na década de 1980, devido ao risco infeccioso relacionado a essa prática, principalmente a infecção pelo HIV[1]. Por outro lado, a necessidade dos hemoderivados tem aumentado nos últimos anos, como resultado do aumento das doenças crônicas, tecnologias e procedimentos cirúrgicos disponíveis[4]. Há poucas evidências sobre quando indicar a transfusão, principalmente em pediatria, e essas evidências, em sua maioria, são baseadas em opiniões de estudiosos, na prática clínica ou extrapolados dos dados em adultos[5,6]. A utilização de hemoderivados não é inócua, e é importante ser criterioso em sua indicação.

CONCENTRADO DE HEMÁCIAS

A anemia é comum nos pacientes internados em UTI. Ela é definida como uma concentração de hemoglobina abaixo da faixa normal para a idade e é observada em aproximadamente 37% das crianças graves internadas em UTI[5]. Estudos em adultos mostram que cerca de 95% dos pacientes admitidos em UTI apresentam anemia já no 3º dia de internação[2,3,7]. O concentrado de hemácias é o hemoderivado mais utilizado: aproximadamente 50% das crianças internadas em UTI o recebem[8].

A principal consequência clínica da anemia é a redução da oferta de O_2, que teoricamente seria corrigida com a transfusão de hemácias[1-3,7]. Porém, essa premissa pode não ser totalmente correta, pois, durante o armazenamento do sangue, há alterações estruturais e enzimáticas que aumentam a afinidade da hemoglobina ao oxigênio, dificultando sua liberação para os tecidos[1-3,9]. Além disso, há estudos demonstrando que, em adultos saudáveis, o organismo é capaz de se adaptar a concentrações de hemoglobina tão baixas quanto 5 g/dL. O equivalente na faixa etária pediátrica não é conhecido e é, provavelmente, mais alto devido ao metabolismo basal nas crianças ser mais elevado que nos adultos[1,5].

Uma das principais indicações do concentrado de hemácias é a perda sanguínea significativa (choque hemorrágico), sem resposta à infusão de cristaloides[2]. Nas demais causas, sem sangramento ativo, o limite para a indicação da transfusão, no qual os benefícios superam os riscos, não está bem definido[5,8].

Há poucas evidências clínicas, sendo a maioria das diretrizes existentes baseadas na opinião de estudiosos. Um dos poucos estudos randomizados em adultos, realizado no Canadá[21], demonstrou que a utilização de um limite de concentração de hemoglobina (Hb) para indicar a transfusão de 7 g/dL não apresentou desvantagens quando comparado ao limite de 10 g/dL. Além disso, no subgrupo de pacientes mais jovens e com menor gravidade, houve menor mortalidade no grupo conservador (Hb < 7 g/dL)[1-4,9]. Recentemente, estudo semelhante realizado por Lacroix et al. na faixa etária pediátrica também não demonstrou diferenças utilizando-se limite para indicar a transfusão de 7 g/dL em relação a 9,5 g/dL[7]. Esse estudo mostra que um limite mais conservador (Hb = 7 g/dL) também é seguro em crianças estáveis internadas em UTI, porém o autor utilizou concentrado de hemácias leucorreduzidos, o que provavelmente reduziu os efeitos adversos, principalmente no grupo liberal, que recebeu mais transfusão.

Algumas situações clínicas devem ser avaliadas com especial atenção, como é o caso de crianças com cardiopatias cianogênicas. Mesmo nessas patologias, não há consenso quanto ao nível de hemoglobina tolerável, porém a maioria dos trabalhos e livros indica a manutenção do Hb acima de 10 g/dL[5]. Outra situação clínica que merece ser avaliada separadamente é o choque séptico, sobretudo nas primeiras 6 horas do diagnóstico, pois foi demonstrado, tanto em adultos como em crianças, que há redução na mortalidade nesse período mantendo-se o Hb em torno de 10 g/dL, para garantir uma saturação venosa central de oxigênio maior que 70%[7,10]. Após esse período inicial de 6 horas, não há evidências que sustentem a manutenção da hemoglobina nesse nível.

Quando indicado, o volume de concentrado de hemácias a ser transfundido é de 10 a 15 mL/kg, o que eleva a concentração de hemoglobina em cerca de 2 a 3 g/dL, ou utiliza-se a fórmula:

$$V\ (L) = \frac{[\text{Hb desejada} - \text{Hb observada} \times \text{sangue total } (0{,}07 \text{ litros} \times \text{peso})]}{[\text{Hb da unidade de RBC}]}$$

Na qual: Hb desejada = concentração desejada de Hb após a transfusão; Hb observada = concentração de Hb medida; Hb da unidade de RBC = concentração de Hb da unidade de concentrado de hemácias.

O concentrado de hemácias deve ser administrado entre 1 e 2 horas, com tempo de infusão máximo de 4 horas. A velocidade de infusão deve ser avaliada individualmente, de acordo com as condições clínicas do paciente[11]. A tipagem sanguínea, incluindo tipagem do grupo ABO e Rh e testes de anticorpos, é importante para proceder uma transfusão com menor risco. Em uma situação de emergência, apenas a tipagem ABO pode garantir uma transfusão segura, dando-se preferência para o grupo Rh negativo (doador universal) (Quadro 34.1).

Quadro 34.1 – Compatibilidade dos produtos do sangue

Produtos do sangue	Receptor	Doador
■ Unidade de concentrado de RBC e sangue total	A	A,O
	B	B, O
	O	O
	AB	AB, A, B, O
	Rh+	Rh+ ou Rh-
	Rh-	Rh-
■ Plasma ou plaquetas	A	A, AB
	B	B, AB
	O	O, A, B, AB
	AB	AB
■ Plaquetas	Rh+	Rh+ ou Rh-
	Rh-	Rh+ ou Rh-*

*Administrar vacina anti-D, se o receptor for Rh^+ e as plaquetas forem Rh^-. RBC: hemácias.

Tão importante quanto a indicação correta do concentrado de hemácias é reconhecer os fatores iatrogênicos na instalação da anemia na criança gravemente doente e minimizá-los. O principal deles é a coleta de exames, devendo-se utilizar tubos de coleta menores, quando possível, e reduzir o número de coletas ao estritamente necessário. Outros pontos são a correção de coagulopatias e a profilaxia de úlcera de estresse, quando indicados[5,9].

PLAQUETAS

A trombocitopenia é comumente encontrada em pacientes internados em UTI, principalmente nos pacientes oncológicos, vítimas de trauma e naqueles submetidos a grandes procedimentos cirúrgicos[12,13]. A transfusão de plaquetas pode ser indicada de forma profilática ou terapêutica em pacientes com trombocitopenia ou disfunção plaquetária. Algumas situações clínicas, como plaquetopenia induzida por heparina e púrpura trombocitopênica trombótica, contraindicam a transfusão de plaquetas, portanto, é importante saber a causa da trombocitopenia antes de indicar a transfusão[13-16].

A transfusão de plaquetas é dita terapêutica se indicada para pacientes com trombocitopenia e sangramento ativo, devendo-se manter a contagem de plaquetas acima de 50.000/mm[3,11,13]. A indicação profilática em pacientes sem sangramento ativo deve ser indicada apenas se a contagem de plaquetas estiver abaixo de 10.000/mm^3, na ausência de fatores que aumentem o risco de sangramento, como uremia, coagulopatias associadas e sepse[13,15,16].

Na profilaxia de sangramento em pacientes com plaquetopenia que serão submetidos a procedimentos invasivos, como laparotomia, biópsia e passagem de cateter venoso central, é indicado manter a contagem de plaquetas acima de 50.000/mm[3]. Já em procedimentos menos invasivos, como punção lombar em crianças estáveis e mielograma, não há indicação de transfusão de plaquetas se a contagem estiver acima de 10.000/mm[3]. Nos casos de sangramento do sistema nervoso central (SNC) ou na profilaxia de sangramento em craniotomias, orienta-se manter a contagem de plaquetas acima de 100.000/mm[3,6,12]. Algumas situações com indicações especiais estão listadas no Quadro 34.2.

Quadro 34.2 – Indicações de transfusão de plaquetas[12-16]

Situação clínica	Indicação
Procedimentos cirúrgicos, endoscopia com biópsia, cateter venoso central, toracocentese[12-16]	Manter plaquetas acima de 50.000/mm^3
Profilaxia no caso de sepse, coagulopatias e uremia[12-16]	Não há consenso quanto ao limite entre 10.000 e 50.000/mm^3
Púrpura trombocitopênica trombótica Trombocitopenia induzida por heparina[13-15]	Transfusão de plaquetas contraindicada pelo risco elevado de complicações trombóticas
Biópsia de medula[12-16]	Transfusão não indicada
Punção lombar em crianças[13]	Manter plaquetas acima de 10.000/mm^3

Quando indicada, a dose a ser ministrada é de 1 unidade de plaqueta para cada 10 kg de peso, ou então 6 a 8 unidades por m^2 de superfície corpórea[11,15,16]. É importante avaliar a efetividade da transfusão de plaquetas, que pode ser feita pela monitorização do sangramento na transfusão terapêutica, ou então, na profilática, pela avaliação do aumento na contagem de plaquetas. Existem algumas fórmulas para avaliar esse incremento, porém, na prática clínica, o importante é que o número de plaquetas atinja o limite mínimo aceitável após a transfusão, a depender da indicação da transfusão[14,16].

Um paciente é considerado refratário à transfusão de plaquetas caso não apresente resposta adequada em duas ou mais transfusões. A refratariedade pode ter causas imunológicas (aloimunização, incompatibilidade ABO, autoanticorpos contra plaquetas etc.) ou não imunológicas (infecção, antifúngicos, esplenomegalia etc.). Para reduzir os riscos de refratariedade, sobretudo nos pacientes que provavelmente necessitarão de múltiplas transfusões, deve-se utilizar plaquetas com tipagem ABO compatíveis, sempre que possível utilizar plaquetas por aférese (apenas um doador) e com menor tempo de armazenamento[14-17]. Outra terapêutica auxiliar, no caso de refratariedade, é a administração de imunoglobulina intravenosa[16].

PLASMA FRESCO CONGELADO

O plasma fresco congelado (PFC) contém as proteínas do plasma e fatores de coagulação. É o derivado sanguíneo menos compreendido e, provavelmente, mais incorretamente utilizado[17]. As principais indicações clínicas são[6]:

- Deficiência de um único fator de coagulação, caso não haja produto de reposição do fator purificado. Essa indicação é aplicável principalmente na deficiência de fator V[17,18].
- Deficiência de múltiplos fatores de coagulação na presença de sangramento ativo e/ou coagulação intravascular disseminada (CIVD). O PFC não é indicado na CIVD sem sangramento ativo[6,17,18].
- Reversão dos efeitos da warfarina em pacientes com sangramento ativo. O PFC tem apenas efeito parcial, pois geralmente contém quantidade insuficiente de fatores II, VII, IX e X[17,18].
- Púrpura trombocitopênica trombótica[17,18].
- Sangramento durante ou após procedimento cirúrgico, se houver coagulopatia associada. O PFC não deve ser utilizado simplesmente como expansor volêmico[17,18].
- Sangramento ativo ou profilaxia de sangramento em crianças com doença hepática e alargamento do tempo de protrombina[6,18].

- Transfusão maciça, definida como troca da volemia do paciente em 24 horas, ou 50% do volume sanguíneo em 3 horas, o que leva a uma coagulopatia dilucional. A transfusão de PFC está indicada apenas nos casos de coagulopatia dilucional com sangramento ativo[17,18].
- Doença hemorrágica do recém-nascido. PFC juntamente com vitamina K intravenosa deve ser administrado no caso de sangramento ativo[6,17].
- PFC não deve ser utilizado como expansor volêmico no caso de choque ou hipovolemia[6,17,18].

A principal indicação do PFC é o controle do sangramento ativo. Há poucas evidências para a indicação de transfusão de PFC como profilaxia em procedimentos invasivos, como paracentese, instalação de cateter venoso central e cateter de monitorização de pressão intracraniana, com alteração do coagulograma. Estudos mostram que, no caso de alterações discretas ou moderadas do coagulograma (INR < 1,7), a transfusão de plasma não foi efetiva na correção da coagulopatia; essa correção só ocorreu com INR acima de 1,7[19].

A dose a ser prescrita do PFC é de 10 a 15 mL/kg de peso corpóreo, podendo ser maior no caso de transfusão maciça ou na dificuldade de controle do sangramento nos pacientes com coagulopatias graves[11,17,18]. O PFC deve ser compatível com o grupo sanguíneo (ABO) do paciente.

CRIOPRECIPITADO

O crioprecipitado é uma fração do plasma rica em fator VIII, fator de von Willebrand, fator XIII, fibronectina e fibrinogênio[17,18]. A principal indicação do crioprecipitado é na hipofibrinogenemia secundária a transfusão maciça e na CIVD, sendo indicado quando o fibrinogênio plasmático estiver abaixo de 100 mg/dL e o paciente apresentar sangramento ativo ou for submetido a procedimento invasivo[11,18]. Outras indicações menos comuns do crioprecipitado são a doença de von Willebrand, não responsiva a desmopressina (DDAVP), e a deficiência de fator XIII, em crianças com sangramento ativo ou que serão submetidas a procedimentos invasivos. A dose a ser utilizada é de 1 a 2 unidades para cada 10 kg de peso corpóreo[11].

EFEITOS ADVERSOS DOS HEMODERIVADOS

A transfusão de hemoderivados leva a uma série de riscos para o paciente. A presença de proteínas, incluindo anticorpos do doador, e possíveis agentes infecciosos, mesmo com todo avanço tecnológico na detecção desses agentes, pode causar efeitos adversos, classificados segundo sua fisiopatologia (Quadro 34.3 e Tabela 34.1)[20].

Quadro 34.3 – Complicações da transfusão de hemácias

Complicações precoces (< 24 horas)	Frequência
Sistema respiratório	
■ Lesão pulmonar aguda relacionada à transfusão (TRALI)	0,001 a 0,3%
Sistema cardiovascular	
■ Sobrecarga circulatória	1%
■ Hipotensão	++
■ Vasoconstrição local	Desconhecida
■ Microagregados, embolia gasosa	Desconhecida
■ Insuficiência respiratória tecidual	Desconhecida
Sistema imunológico	
■ Erro de transfusão (reação ao antígeno da hemácia)	1/12.000
■ Anafilaxia	1/20.000
■ Reação transfusional febril não hemolítica	1%
Sistema hematológico	
■ Leucocitose	+++
– Reação transfusional hemolítica (aguda)	1/25.000
– Coagulopatia (transfusão maciça, dilucional)	+++
– Trombocitopenia (transfusão maciça, dilucional)	++
Metabólico	
■ Hipotermia	++
– Toxicidade ao citrato	Desconhecida
– Alcalose metabólica	+
– Hipocalcemia	++
– Hipomagnesemia	±
– Hipercalemia	Desconhecida
Morte (1/6 por erro de transfusão)	**≥ 1/100.000**
Complicações tardias	**Frequência**
Sistema imunológico	
■ Imunomodulação	Desconhecida
■ Imunossupressão	Desconhecida
■ Infecções nosocomiais	+++
■ Ativação do processo inflamatório	++
■ Síndrome da disfunção de múltiplos órgãos	+++
■ Aloimunização (risco para meninas)	++
■ Trombocitopenia aloimune	8%
■ Urticária	Desconhecida
■ Púrpura pós-transfusional	0,3 a 1%
■ Doença enxerto *versus* hospedeiro	?
■ Outras complicações	< 1%
■ Infecções (Tabela 34.1)	+
■ Morte	≥ 1/100.000

Tabela 34.1 – Principais infecções que podem ser causadas por transfusão de hemácias

Infecção	Risco	Dias possíveis de transmissão (*screen* falso-positivo)
HIV	1/1.900.000	22
Hepatite B	1/137.000	59
Hepatite C	1/1.000.000	82
Vírus linfotrópico humano I e II	1/641.000	51
Hepatite A	?	Casos ocasionais

Os efeitos adversos mais observados em todos os hemoderivados são as reações alérgicas leves, como febre e urticária, podendo ser observadas em até 1 a 3% das transfusões[1,15,20]. Essas reações leves não indicam a interrupção da transfusão, apenas a diminuição na velocidade de infusão do hemoderivado associada à administração de um anti-histamínico. A reação anafilática, extremo da reação imunológica, é rara, observada em torno de 1 a cada 20.000 a 50.000 transfusões[1,2], e sua incidência é maior nos pacientes com deficiência de IgA[20].

A lesão pulmonar aguda relacionada à transfusão é considerada a principal causa de mortalidade associada à transfusão de hemoderivados[15,20]. Tem uma incidência variável entre 1:1.500 a 1:1.000[1,15,20]. No entanto, acredita-se que seja subdiagnosticada, existindo maior risco nos hemoderivados que contêm plasma, como plaquetas e PFC[20]. Clinicamente apresenta-se como uma síndrome de desconforto respiratório agudo, com início entre 2 e 6 horas do início da transfusão, sendo seu diagnóstico feito após a exclusão de outras etiologias[20].

Com relação às complicações infecciosas, houve uma redução significativa das infecções virais nos últimos anos, com incidências muito baixas para infecções conhecidas, como HIV, hepatite B e C[1,20], porém algumas infecções virais emergentes começam a ser mais observadas, como a variante da doença de Creutzfeldt-Jakob[20]. Quanto às infecções bacterianas, há um risco baixo relacionado à transfusão de concentrado de hemácias e PFC, pois esses produtos permanecem armazenados em temperaturas baixas, com baixo risco de proliferação bacteriana[1,20]. Porém, o armazenamento de plaquetas deve ser feito entre 20 e 24°C, o que eleva o risco de contaminação bacteriana, principalmente se o tempo de armazenamento for prolongado.

Muitas das reações adversas relacionadas com a transfusão de hemoderivados, principalmente as imunológicas e a infecção por citomegalovírus (CMV), podem ser reduzidas com a utilização de hemoderivados com leucorredução, o que deve ser feito sempre que possível[15,20].

Um esquema para avaliação e conduta em relação às reações adversas relacionadas à infusão de hemoderivados é proposta na Figura 34.1.

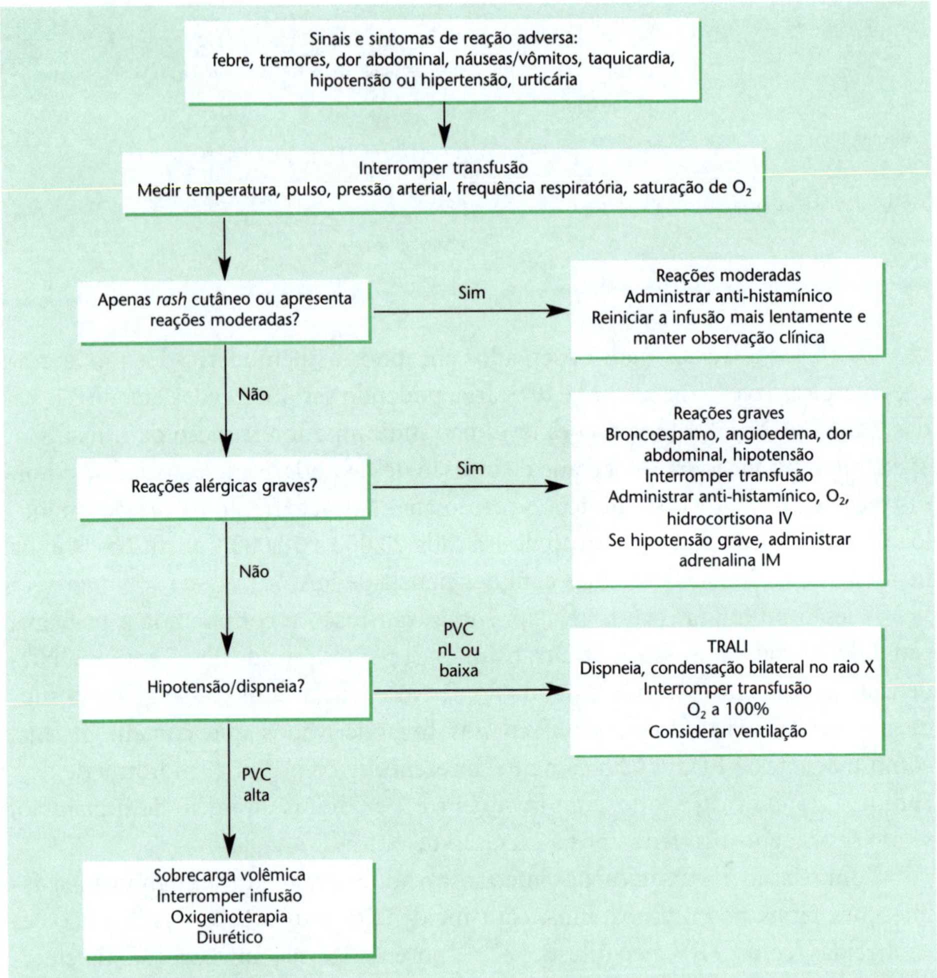

Figura 34.1 Avaliação e conduta na reação adversa à administração de hemoderivados[21]. PVC: pressão venosa central; TRALI: lesão pulmonar aguda relacionada à transfusão.

CONCLUSÕES

A administração de hemoderivados em pacientes críticos é frequente; entretanto, não isenta de efeitos adversos. A utilização dos hemoderivados deve basear-se nas diretrizes estabelecidas e na avaliação dos potenciais riscos e benefícios ao paciente.

REFERÊNCIAS BIBLIOGRÁFICAS

1. Klein HG, Spahn DR, Carson JL. Red blood cell transfusion in clinical practice. Lancet. 2007;370(9585):415-26.
2. Gould S, Cimino MJ, Gerber DR, Johnson RW. Packed red blood cell transfusion in the intensive care unit: limitations and consequences. Am J Crit Care. 2007;16(1):39-49.
3. Corwin HL, Surgenor SK, Gettinger A. Transfusion practice in the critically ill. Crit Care Med. 2003;31(Suppl.):S668-S671.
4. Marik PE, Corwin HL. Efficacy of red blood cell transfusion in the critically ill: a systematic review of the literature. Crit Care Med. 2008;36(9):2667-74.
5. Desmet L, Lacroix J. Transfusion in pediatrics. Crit Care Clin. 2004;20(2):299-311.
6. Goldenberg NA, Manco-Johnson MJ. Pediatric hemostasis and use of plasma components. Best Pract Res Clin Haematol. 2006;19(1):143-55.
7. Lacroix J, Herbert PC, Hutchison JS, Hume HA, Tucci M, Ducruet T, et al. Transfusion strategies for patients in pediatric intensive care units. N Engl J Med. 2007; 356(16):1609-19.
8. Hérbert PC, Tinmouth A, Corwin HL. Controversies in RBC transfusion in the critically ill. Chest. 2007;131(5):1583-90.
9. Vincent JL, Piagnerelli M. Transfusion in the intensive care unit. Crit Care Med. 2006;34(Suppl.):S96-S101.
10. Oliveira CF, Oliveira DSF, Gottschald AFC, Moura JDG, Costa GA, Ventura AC, et al. ACCM/PALS haemodynamic support guidelines for paediatric septic shock: an outcomes comparison with and without monitoring central venous oxygen saturation. Intensive Care Med. 2008;34(6):1065-75.
11. Roseff SD, Chambers L, Eder A, Pisciotto P, Sloan S, Strauss R. Transfusão pediátrica – Manual para médicos. 1ª ed. Maryland: American Association of Blood Banks, 2006. p.1-49.
12. Heal JM, Blumberg N. Optimizing platelet transfusion therapy. Blood Rev. 2004;18(3):149-65.
13. Gajic O, Dzik WH, Toy P. Fresh frozen plasma and platelet transfusion for nonbleeding patients in the intensive care unit: Benefit or harm? Crit Care Med. 2006;34(Suppl.):S170-S173.
14. British Committee for Standards in Haematology, Blood Transfusion Task Force. Guidelines for the use of platelet transfusions. Br J Haematol. 2003;122(1):10-23.
15. Stroncek DF, Rebulla P. Platelet transfusions. Lancet. 2007;370(9585):427-38.
16. Slichter SJ. Platelet transfusion therapy. Hematol Oncol Clin N Am. 2007;21(4):697-729.
17. Spence RK. Clinical use of plasma and plasma fractions. Best Pract Res Clin Haematol. 2006;19(1):83-96.
18. O'Shaughnessy DF, Atterbury C, Bolton Maggs P, Murphy M, Thomas D, Yates S, et al. Guidelines for the use of fresh-frozen plasma, cryoprecipitate and cryosupernatant. Br J Haematol. 2004;126(1):11-28.
19. Holland L, Sarode R. Should plasma be transfused prophylactically before invasive procedures? Curr Opin Hematol. 2006;13(6):447-51.
20. MacLennan S, Barbara JAJ. Risks and side effects of therapy with plasma and plasma fractions. Best Pract Res Clin Haematol. 2006;19(1):169-89.
21. Herbert PC, Wells G, Blachman MA, et al. A multicenter, randomized, controlled clinical trial of transfusion requirements in critical care. N Engl J Med. 1999;340:409-17.

Índice Remissivo